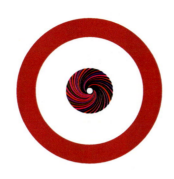

最新 新生児外科学

編 集

元 和歌山県立医科大学　学長特命教授
窪田昭男

大阪大学大学院　教授
奥山宏臣

ぱーそん書房

■ 執筆者一覧

■ 編　集

窪田　昭男（元 和歌山県立医科大学第2外科　学長特命教授）

奥山　宏臣（大阪大学大学院医学系研究科小児成育外科　教授）

■ 執筆者（執筆順）

窪田　昭男（元 和歌山県立医科大学第2外科　学長特命教授）

米倉　竹夫（近畿大学医学部奈良病院小児外科　教授）

西川　正則（大阪母子医療センター放射線科　主任部長）

清水　義之（大阪母子医療センター集中治療科　副部長）

橘　　一也（大阪母子医療センター麻酔科　主任部長）

竹内　宗之（大阪母子医療センター集中治療科　主任部長）

稲村　　昇（近畿大学医学部小児科学　講師）

石井　智浩（近畿大学医学部奈良病院小児外科　准教授）

上原秀一郎（日本大学医学部小児外科　准教授）

佐々木隆士（近畿大学医学部外科学小児外科部門　准教授）

田附　裕子（大阪大学大学院医学系研究科小児成育外科　准教授）

曹　　英樹（大阪母子医療センター小児外科　部長）

奥山　宏臣（大阪大学大学院医学系研究科小児成育外科　教授）

竹本　　理（大阪母子医療センター脳神経外科　主任部長）

臼井　規朗（大阪母子医療センター小児外科　主任部長）

澤井　利夫（奈良県立医科大学消化器・総合外科　准教授）

渡邉　高士（和歌山県立医科大学第2外科）

合田　太郎（和歌山県立医科大学第2外科）

川原　央好（浜松医科大学小児外科　特任准教授）

山内　勝治（近畿大学医学部奈良病院小児外科　診療講師）

八木　　誠（近畿大学医学部外科学小児外科部門　教授）

飯干　泰彦（りんくう総合医療センター　診療局長補佐／外科部長／栄養管理センター長）

神山　雅史（大阪市立総合医療センター小児外科　副部長）

三谷　泰之（和歌山県立医科大学第2外科）

上野　豪久（大阪大学大学院医学系研究科小児成育外科　講師）

中村　哲郎（大阪急性期・総合医療センター小児外科　主任部長）

位田　　忍（大阪母子医療センター　副院長）

北山　保博（医療法人五月会平野若葉会病院　副院長）

奈良　啓悟（浜松医科大学小児外科　特任講師）

長谷川利路（国立病院機構福山医療センター　副院長）

黒田　征加（国立病院機構福山医療センター小児外科　医長）

大植　孝治（兵庫医科大学小児外科　教授）

米田　光宏（国立成育医療研究センター　臓器・運動器病態外科部外科診療部長、同小児がんセンター腫瘍外
　　　　　　科診療部長）

正畠　和典（大阪母子医療センター小児外科　医長）

松井　　太（大阪母子医療センター泌尿器科　副部長）

松本　富美（大阪母子医療センター泌尿器科　部長）

矢澤　浩治（大阪母子医療センター泌尿器科　副部長）

左合　治彦（国立成育医療研究センター　副院長/周産期・母性診療センター長）

遠藤　誠之（大阪大学大学院医学系研究科産科学婦人科学　講師）

笹原　　淳（大阪母子医療センター産科　副部長）

石井　桂介（大阪母子医療センター産科　主任部長）

渡邊　美穂（東京大学医学部附属病院小児外科）

辻　　尚人（医療法人歓喜会介護老人保健施設れいんぼう夕陽丘　施設長）

推薦のことば

　このたび私の郷里 金沢の，金沢大学医学部ご出身で大阪大学で小児外科に専従され，その後第46回日本周産期・新生児学会会長として学術集会を開催され，現在も新生児外科のさまざまな分野でトップリーダーとして活躍しておられる窪田昭男先生と，わが国小児外科の名門である大阪大学で故岡田 正教授，福澤正洋教授の後を継がれて教授として，また現在は日本小児外科学会理事として，わが国の小児外科領域で指導的立場に立ってお仕事をされておられる奥山宏臣先生との編集で『最新 新生児外科学』が出版されましたことを心よりお慶び申し上げます．

　新生児外科の書としては，英国のP.P. Rickhamの『Neonatal Surgery』（1969年）は名著として知られており，日本でも『新生児外科学』（1979年）などがありますが，いずれも40年以上前に出版されており，当然のことですが近年の新生児外科の進歩についてはまったく記載がありません．したがって，このたび出版されました『最新 新生児外科学』は今後の日本の小児外科の発展にかけがえのない役割を果たすと思います．

　拝読しますと，総論には窪田先生が詳細に記述された『わが国における新生児外科の歴史』から始まり，新生児外科の基本的事項，さらには新生児外科に従事する際に極めて重要な新生児外科の倫理，新生児外科術後長期予後，QOL，心理社会的影響の項目まで含まれています．今までの教科書ではみられない大切なことであります．個々の疾患については，最新の知見をもれなく，美しい写真とともに多くのシェーマが使用されて，簡潔でわかりやすく記載されているのも本書の特徴と言えましょう．

　医学生には必携の新生児外科の教科書であり，小児医療に従事しておられる医師にとりましても役に立つ本であります．

　このたび立派な書『最新 新生児外科学』を出版されました窪田先生，奥山先生をはじめ執筆者の先生方のご努力に深甚の感謝と敬意を捧げます．

　　平成31年1月吉日

順天堂大学名誉教授　**駿河 敬次郎**

序

　新生児外科は，小児外科領域でも特に重要な分野であり，小児外科専門医，指導医あるいは施設認定の認定基準でも，手術総数と並んで最重要項目となっている．

　一方，わが国における新生児外科学書は，1979年に駿河敬次郎順天堂大学小児外科教授（当時）が『新生児外科学』（医歯薬出版）を編集されたが，初版以来改訂されていない．過去30数年の間にわが国における新生児外科は飛躍的な進歩を遂げたのと同時に，新生児外科を取り巻く環境も大きく変わった．特記すべき変化は，①超低出生体重児の出生数が倍増し，その救命率が著しく改善されたために，超低出生体重児に対する手術を行う機会が著明に増えたこと，②出生前診断の普及により胎児治療あるいは周産期管理の対象となる先天性外科疾患が増えてきたこと，③超重症の，あるいは染色体異常を合併した先天性外科疾患が出生前診断されるに従い，また，従来救命されなかった超重症症例が救命されるに伴い，周産期医療にかかわる生命倫理が新生児外科領域でも大きな課題になったこと，④新生児外科領域でも内視鏡外科手術が急速に普及しつつあること，⑤後遺症を伴う重症の長期生存例が増えたことにより，移行期あるいは成人期の医療が小児外科領域でも重大な課題となったこと，⑥新生児期外科的侵襲が長期的な精神・知的発達および心理社会的発達に及ぼす影響が注目されるようになったこと，などが挙げられる．

　これらの課題を踏まえた新しい新生児外科学書が必要であると考え，本書を編集した．書名に「最新」と付けたのは，時代の変化に伴い改訂を重ねたいとの意味が込められている．読者のご意見，ご批判を糧により良い教科書に改訂してまいる所存です．

　平成31年1月吉日

窪田　昭男

奥山　宏臣

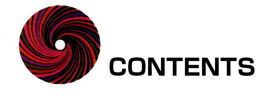

CONTENTS

総　論

I　わが国における新生児外科の歴史 ――――――――――――――――――（窪田昭男）3
Ⅰ．わが国の小児外科の揺籃期を支えた先達 …… 3
Ⅱ．わが国における小児外科の黎明期 ………… 3
Ⅲ．発展期〜わが国の小児外科が欧米先進国に比肩するまで〜 ……………………………… 4
Ⅳ．新生児医療から周産期医療・成育医療へ …… 4
Ⅴ．「わが国の新生児外科の現況」から見る新生児外科の進歩―主要新生児外科疾患の死亡率の推移― ………………………………… 5

II　新生児外科と生命倫理 ―――――――――――――――――――――――（窪田昭男）8
Ⅰ．生命倫理とは何か ………………………… 8
Ⅱ．周産期医療になぜ生命倫理が必要か ……… 8
Ⅲ．"The fetus as a patient" と生命倫理〜決定権は誰にあるか〜 …………………… 9
Ⅳ．新型出生前診断がもたらす問題と新生児外科 ……………………………………………… 10

III　出生前診断 ―――――――――――――――――――――――――――――（米倉竹夫）11
Ⅰ．概　念 …………………………………… 11
Ⅱ．小児外科疾患における出生前診断症例 …… 11
Ⅲ．出生前診断に用いる各種診断方法 ………… 11
Ⅳ．胎児の well-being の評価 ……………… 13
Ⅴ．胎児形態異常 …………………………… 14

IV　新生児外科疾患の画像診断 ―――――――――――――――――――――（西川正則）26
Ⅰ．Ｘ線検査法 ……………………………… 26
Ⅱ．CT, MRI, US …………………………… 31
Ⅲ．核医学検査 ……………………………… 33

V　新生児外科の栄養・輸液管理 ――――――――――――――――――――（清水義之）36
Ⅰ．新生児の輸液管理の特徴と実際 …………… 36
Ⅱ．新生児における栄養管理の特徴と注意点 …… 37
Ⅲ．外科手術を受ける新生児の栄養管理 ……… 38

VI　新生児外科の麻酔と呼吸管理 ―――――――――――――――（橘　一也，竹内宗之）40
Ⅰ．新生児外科の麻酔 ………………………… 40
Ⅱ．新生児外科と呼吸管理 …………………… 43

目 次

Ⅶ 先天性心疾患合併症例における循環管理 ——————————（稲村 昇）47

Ⅰ．周産期における循環動態の変化 ……………47
Ⅱ．新生児期に悪化する先天性心疾患 …………48
Ⅲ．先天性心疾患の循環管理 …………………51

Ⅷ 新生児外科の基本手技 ——————————————————54

1. 腸管吻合 ———————————（窪田昭男）54
   Ⅰ．概要：腸吻合の要点 ……………………54
   Ⅱ．Gambee 縫合（全層一層縫合）…………54
   Ⅲ．全層一層縫合（内翻縫合）………………54
2. 胃瘻造設 ————————————（石井智浩）56
   Ⅰ．適 応 ……………………………………56
   Ⅱ．方 法 ……………………………………56
   Ⅲ．周術期管理 ………………………………57
   Ⅳ．合併症 ……………………………………58
3. 消化管ストーマ造設術 ———（上原秀一郎）59
   Ⅰ．種類と適応 ………………………………59
   Ⅱ．ストーマの形態と特徴, 使用腸管の決定 ····59
   Ⅲ．合併症 ……………………………………60
   Ⅳ．実際の手術手技 …………………………61
4. 気管切開 ————————————（佐々木隆士）63
   Ⅰ．新生児気管切開の適応 …………………63
   Ⅱ．新生児の解剖学的特徴 …………………63
   Ⅲ．手技の実際 ………………………………63

Ⅳ．術後管理 …………………………………64
Ⅴ．合併症とその対策 ………………………64
Ⅵ．抜 管 ……………………………………65
5. 腹腔・胸腔ドレナージ ———（田附裕子）66
   Ⅰ．腹腔ドレナージ …………………………66
   Ⅱ．胸腔ドレナージ …………………………67
6. 血管確保・体外循環治療 ———（曹 英樹）68
   Ⅰ．血管確保 …………………………………68
   Ⅱ．体外循環治療 ……………………………69
7. 内視鏡外科手術 ————————（奥山宏臣）72
   Ⅰ．対象疾患と適応 …………………………72
   Ⅱ．手術室レイアウト, 体位, ポート配置 ……72
   Ⅲ．手術機材, システム ……………………72
   Ⅳ．麻酔管理, 内視鏡外科手術の呼吸・循環へ
      の影響 ……………………………………73
   Ⅴ．手術手技 …………………………………74
   Ⅵ．主要疾患の手術成績 ……………………75

Ⅸ 新生児期の外科的侵襲が精神発達, 心理社会的発達と長期的 QOL に及ぼす影響
——————————————————————————（窪田昭男）78

Ⅰ．乳幼児期の全身麻酔が神経認知機能に及ぼ
   す影響 ……………………………………78
Ⅱ．新生児期の外科的侵襲が精神・知的発達に
   及ぼす影響 ………………………………78

Ⅲ．新生児期の外科的侵襲が心理社会的発達に
   及ぼす影響 ………………………………79
Ⅳ．新生児期の外科的侵襲が長期的 QOL およ
   び母親の PTSD に及ぼす影響 ……………79

各　論

Ⅰ　脳神経外科疾患 ———————————————————— 83

1．水頭症，二分脊椎 —————（竹本　理）83
　Ⅰ．新生児脳神経外科概説 ………………… 83

　Ⅱ．水頭症 …………………………………… 83
　Ⅲ．二分脊椎 ………………………………… 85

Ⅱ　横隔膜の疾患 ———————————————————— 89

1．先天性横隔膜ヘルニア ———（臼井規朗）89
　Ⅰ．概　念 …………………………………… 89
　Ⅱ．発生頻度 ………………………………… 89
　Ⅲ．発生・病因 ……………………………… 89
　Ⅳ．病　態 …………………………………… 89
　Ⅴ．症　状 …………………………………… 90
　Ⅵ．診　断 …………………………………… 90
　Ⅶ．鑑別診断 ………………………………… 92
　Ⅷ．治　療 …………………………………… 92
　Ⅸ．予　後 …………………………………… 93

2．横隔膜弛緩症・挙上症 ———（臼井規朗）94
　Ⅰ．概　念 …………………………………… 94
　Ⅱ．発生・病因 ……………………………… 94
　Ⅲ．病　態 …………………………………… 94
　Ⅳ．症　状 …………………………………… 94
　Ⅴ．鑑別診断 ………………………………… 94
　Ⅵ．診　断 …………………………………… 94
　Ⅶ．治　療 …………………………………… 95
　Ⅷ．予　後 …………………………………… 96

Ⅲ　呼吸器・胸部の疾患 ————————————————— 97

1．先天性気管狭窄症，気管軟化症
　———————————（澤井利夫）97
　Ⅰ．先天性気管狭窄症 ……………………… 97
　Ⅱ．気管・気管支軟化症 ……………………100

2．先天性嚢胞性肺疾患とその類縁疾患
　———————————（澤井利夫）102
　Ⅰ．先天性嚢胞性肺疾患概説 ………………102
　Ⅱ．気管支閉塞群 ……………………………102
　Ⅲ．先天性肺気道異常 ………………………104
　Ⅳ．肺分画症群 ………………………………105
　Ⅴ．前腸重複嚢胞群 …………………………107

3．気管無形成，喉頭閉鎖症
　——————（渡邉高士，奥山宏臣）110
　Ⅰ．気管無形成 ………………………………110
　Ⅱ．喉頭閉鎖症 ………………………………111

4．乳び胸水，乳び腹水
　——————（合田太郎，奥山宏臣）114
　Ⅰ．概　念 ……………………………………114
　Ⅱ．リンパ系の役割・発生 …………………114
　Ⅲ．病　因 ……………………………………114
　Ⅳ．臨床像 ……………………………………114
　Ⅴ．診　断 ……………………………………115
　Ⅵ．治　療 ……………………………………115

Ⅳ　食道・胃の疾患 —————————————————— 117

1．先天性食道閉鎖症 ————（奥山宏臣）117
　Ⅰ．発生・病因 ………………………………117
　Ⅱ．病型と病態 ………………………………117
　Ⅲ．症状・診断 ………………………………118
　Ⅳ．治　療 ……………………………………119

　Ⅴ．予後と合併症 ……………………………120

2．先天性食道裂孔ヘルニア，胃食道逆流症
　———————————（川原央好）122
　Ⅰ．概　念 ……………………………………122
　Ⅱ．分　類 ……………………………………122

Ⅲ．発生頻度 ……………………………… 122
Ⅳ．病因・病態 …………………………… 122
Ⅴ．症　状 ………………………………… 124
Ⅵ．診　断 ………………………………… 124
Ⅶ．治　療 ………………………………… 125
Ⅷ．予　後 ………………………………… 125

3．特発性胃破裂，胃穿孔 ——————（山内勝治）126
Ⅰ．概　要 ………………………………… 126
Ⅱ．発生頻度 ……………………………… 126
Ⅲ．病　因 ………………………………… 126
Ⅳ．病　態 ………………………………… 127

Ⅴ．診　断 ………………………………… 127
Ⅵ．治　療 ………………………………… 128
Ⅶ．予　後 ………………………………… 128

4．肥厚性幽門狭窄症 ——————（川原央好）129
Ⅰ．概　念 ………………………………… 129
Ⅱ．発生頻度 ……………………………… 129
Ⅲ．病因・病態 …………………………… 129
Ⅳ．症状・診断 …………………………… 129
Ⅴ．治　療 ………………………………… 129
Ⅵ．予後・遠隔期の問題 ………………… 131

Ⅴ　十二指腸・小腸の疾患 ————————————————————— 133

1．先天性十二指腸閉鎖症・狭窄症
——————————————（八木　誠）133
Ⅰ．概　念 ………………………………… 133
Ⅱ．発生頻度および併存疾患 …………… 133
Ⅲ．病　因 ………………………………… 133
Ⅳ．病　型 ………………………………… 133
Ⅴ．症　状 ………………………………… 134
Ⅵ．診　断 ………………………………… 134
Ⅶ．鑑別診断 ……………………………… 135
Ⅷ．治　療 ………………………………… 135
Ⅸ．予　後 ………………………………… 136

2．先天性小腸閉鎖症・狭窄症
——————————————（佐々木隆士）137
Ⅰ．概　念 ………………………………… 137
Ⅱ．発生頻度 ……………………………… 137
Ⅲ．病因・病態 …………………………… 137
Ⅳ．症　状 ………………………………… 139
Ⅴ．診　断 ………………………………… 139
Ⅵ．鑑別診断 ……………………………… 139
Ⅶ．治　療 ………………………………… 140
Ⅷ．予　後 ………………………………… 141

3．消化管重複症，腸間膜囊腫 ——（田附裕子）142
Ⅰ．概　念 ………………………………… 142
Ⅱ．発生頻度 ……………………………… 142
Ⅲ．病因・病態 …………………………… 142
Ⅳ．症　状 ………………………………… 142
Ⅴ．鑑別診断 ……………………………… 142
Ⅵ．診　断 ………………………………… 143
Ⅶ．治　療 ………………………………… 144

Ⅷ．生命予後および機能的予後 ………… 144

4．腸回転異常，中腸軸捻転 ——（飯干泰彦）145
Ⅰ．概　念 ………………………………… 145
Ⅱ．発生頻度 ……………………………… 145
Ⅲ．病因・病態 …………………………… 145
Ⅳ．症　状 ………………………………… 146
Ⅴ．鑑別診断 ……………………………… 146
Ⅵ．診　断 ………………………………… 146
Ⅶ．治　療 ………………………………… 147
Ⅷ．予　後 ………………………………… 148

5．胎便性腹膜炎 ——————（神山雅史）150
Ⅰ．概　要 ………………………………… 150
Ⅱ．発生頻度 ……………………………… 150
Ⅲ．病因・病態 …………………………… 150
Ⅳ．症　状 ………………………………… 151
Ⅴ．診　断 ………………………………… 151
Ⅵ．鑑別診断 ……………………………… 152
Ⅶ．治　療 ………………………………… 152
Ⅷ．予　後 ………………………………… 152

6．壊死性腸炎 ——————（奥山宏臣）153
Ⅰ．概　念 ………………………………… 153
Ⅱ．発生頻度 ……………………………… 153
Ⅲ．病因・病態 …………………………… 153
Ⅳ．臨床症状・診断 ……………………… 154
Ⅴ．予防と治療 …………………………… 154
Ⅵ．予後および遠隔期合併症 …………… 156

7．限局性腸穿孔 ——————（奥山宏臣）157
Ⅰ．概　念 ………………………………… 157
Ⅱ．頻　度 ………………………………… 157

Ⅲ．疾患概念・病因 ･･････････ 157
Ⅳ．症　状 ･･････････････････ 157
Ⅴ．診　断 ･･････････････････ 158
Ⅵ．治　療 ･･････････････････ 159
Ⅶ．予　後 ･･････････････････ 159

8. 胎便関連性腸閉塞症 ━━━━ (窪田昭男) **160**
Ⅰ．概　念 ･･････････････････ 160
Ⅱ．発生頻度 ･･････････････････ 160
Ⅲ．病因・病態 ･･･････････････ 160

Ⅳ．症　状 ･･････････････････ 161
Ⅴ．鑑別診断 ･････････････････ 161
Ⅵ．診　断 ･･････････････････ 162
Ⅶ．治　療 ･･････････････････ 162
Ⅷ．予　後 ･･････････････････ 162

9. 臍腸管遺残症・メッケル憩室，腸重積
━━━━━━━━━━━━ (三谷泰之) **164**
Ⅰ．臍腸管遺残症・メッケル憩室 ･･･ 164
Ⅱ．腸重積症 ･･････････････････ 167

Ⅵ 肝・胆・膵の疾患 ━━━━━━━━━━━━━━━━━━━━ 169

1. 胆道閉鎖症 ━━━━━━ (上野豪久) **169**
Ⅰ．概　念 ･･････････････････ 169
Ⅱ．発生頻度 ･････････････････ 169
Ⅲ．病因・病態 ･･･････････････ 169
Ⅳ．症　状 ･･････････････････ 169
Ⅴ．診　断 ･･････････････････ 169
Ⅵ．治　療 ･･････････････････ 173
Ⅶ．予　後 ･･････････････････ 174

2. 先天性胆道拡張症，膵胆管合流異常
━━━━━━━━━ (中村哲郎) **176**
Ⅰ．概　念 ･･････････････････ 176
Ⅱ．病型・分類 ･･･････････････ 176

Ⅲ．発生病因 ･････････････････ 176
Ⅳ．症　状 ･･････････････････ 178
Ⅴ．診　断 ･･････････････････ 178
Ⅵ．治　療 ･･････････････････ 179
Ⅶ．予後・遠隔期の諸問題 ･･････ 180

3. 膵・脾・門脈の疾患
━━━━━━━━ (佐々木隆士，窪田昭男) **181**
Ⅰ．先天性膵形態異常 ･･･････････ 181
Ⅱ．先天性高インスリン血症 ･････ 182
Ⅲ．無脾症候群，多脾症候群 ･････ 184
Ⅳ．門脈発生異常 ･･････････････ 184

Ⅶ 大腸・肛門の疾患 ━━━━━━━━━━━━━━━━━━━━ 186

1. ヒルシュスプルング病 ━━━ (曹　英樹) **186**
Ⅰ．概　念 ･･････････････････ 186
Ⅱ．発生頻度 ･････････････････ 186
Ⅲ．病因・病態 ･･･････････････ 186
Ⅳ．症　状 ･･････････････････ 187
Ⅴ．鑑別診断 ･････････････････ 188
Ⅵ．診　断 ･･････････････････ 188
Ⅶ．治　療 ･･････････････････ 190
Ⅷ．予　後 ･･････････････････ 192

2. ヒルシュスプルング病類縁疾患
―Hypoganglionosis, CIIPS, MMIHS,
IMG，その他― ━━ (田附裕子，窪田昭男) **193**
Ⅰ．概　念 ･･････････････････ 193
Ⅱ．発生頻度 ･････････････････ 193
Ⅲ．病　因 ･･････････････････ 193
Ⅳ．病態および症状 ･･･････････ 194

Ⅴ．診　断 ･･････････････････ 195
Ⅵ．鑑別診断 ･････････････････ 196
Ⅶ．治　療 ･･････････････････ 196
Ⅷ．予　後 ･･････････････････ 197

3. 新生児・乳児消化管アレルギー(新生児・
乳児食物蛋白誘発胃腸症) ━━ (位田　忍) **198**
Ⅰ．概　念 ･･････････････････ 198
Ⅱ．病因 (消化管アレルギーの成立) ･･ 198
Ⅲ．症　状 ･･････････････････ 198
Ⅳ．診　断 ･･････････････････ 200
Ⅴ．治　療 ･･････････････････ 202
Ⅵ．予　後 ･･････････････････ 202

4. 肛門周囲膿瘍，乳児痔瘻 ━━ (北山保博) **203**
Ⅰ．概　念 ･･････････････････ 203
Ⅱ．病因・病態 ･･･････････････ 203
Ⅲ．症　状 ･･････････････････ 203

目　次

Ⅳ．治療法 …………………………… 204
Ⅴ．予　後 …………………………… 204

5. 消化管ポリープ；若年性ポリープ，肛門ポリープ ────（北山保博）205
Ⅰ．消化管ポリープ（若年性ポリープ）……… 205
Ⅱ．肛門ポリープ ……………………… 206

6. 直腸・肛門異常 ──────（奈良啓悟）207
Ⅰ．概　念 …………………………… 207
Ⅱ．発生と発生頻度 ………………… 207
Ⅲ．病型分類 ………………………… 207
Ⅳ．症　状 …………………………… 207
Ⅴ．合併異常 ………………………… 207

Ⅵ．病型診断 ………………………… 208
Ⅶ．治療の流れ ……………………… 210
Ⅷ．術式の選択 ……………………… 210
Ⅸ．手　術 …………………………… 210
Ⅹ．予　後 …………………………… 212

7. 総排泄腔遺残 ──────（米倉竹夫）214
Ⅰ．概　念 …………………………… 214
Ⅱ．発生・頻度 ……………………… 214
Ⅲ．病型と臨床所見および合併異常 … 215
Ⅳ．診　断 …………………………… 215
Ⅴ．治　療 …………………………… 217
Ⅵ．予後・保護者への説明 ………… 220

Ⅷ　腹壁形成異常 ──────────────────────────── 221

1. 臍帯ヘルニア ──────（長谷川利路）221
Ⅰ．概　念 …………………………… 221
Ⅱ．発生・頻度 ……………………… 221
Ⅲ．病型，合併異常 ………………… 221
Ⅳ．診　断 …………………………… 222
Ⅴ．治　療 …………………………… 223
Ⅵ．予　後 …………………………… 224

2. 腹壁破裂 ──────（長谷川利路）225
Ⅰ．概　念 …………………………… 225
Ⅱ．発生と頻度 ……………………… 225
Ⅲ．合併異常 ………………………… 225
Ⅳ．診　断 …………………………… 225
Ⅴ．治　療 …………………………… 226
Ⅵ．予　後 …………………………… 227

3. 総排泄腔外反症 ──────（窪田昭男）229
Ⅰ．概　念 …………………………… 229
Ⅱ．発生・頻度 ……………………… 229
Ⅲ．病型と臨床所見および合併異常 … 229
Ⅳ．診　断 …………………………… 230
Ⅴ．治　療 …………………………… 231
Ⅵ．予　後 …………………………… 233

4. 臍ヘルニア，臍肉芽腫 ────（黒田征加）234
Ⅰ．臍ヘルニア ……………………… 234
Ⅱ．臍肉芽腫 ………………………… 236

5. 鼠径ヘルニア ──────（米倉竹夫）238
Ⅰ．概　念 …………………………… 238
Ⅱ．発生と病型・頻度 ……………… 238
Ⅲ．臨床所見と診断 ………………… 239
Ⅳ．治　療 …………………………… 239
Ⅴ．術後合併症と予後 ……………… 243

Ⅸ　固形腫瘍 ──────────────────────────────── 244

1. 新生児固形腫瘍総論と Oncologic emergency ──（大植孝治）244
Ⅰ．新生児固形腫瘍総論 …………… 244
Ⅱ．新生児の oncologic emergency ……… 244
Ⅲ．出生前診断された腫瘤病変に対する治療方針 …………………………………… 245

2. 神経芽腫 ──────（米田光宏）247
Ⅰ．概　念 …………………………… 247
Ⅱ．疾患概念 ………………………… 247

Ⅲ．疫　学 …………………………… 248
Ⅳ．病　態 …………………………… 248
Ⅴ．診　断 …………………………… 248
Ⅵ．治療戦略 ………………………… 249
Ⅶ．予　後 …………………………… 250

3. 肝腫瘍，腎腫瘍 ──────（大植孝治）251
Ⅰ．新生児肝腫瘍 …………………… 251
Ⅱ．新生児腎腫瘍 …………………… 253

4. 胚細胞腫瘍—頭頸部・仙尾部を中心に—
———————（正畠和典，臼井規朗）**255**
- Ⅰ．概　念 ····················· 255
- Ⅱ．発生頻度 ····················· 255
- Ⅲ．病因・病態 ····················· 255
- Ⅳ．組織分類 ····················· 255
- Ⅴ．診　断 ····················· 255
- Ⅵ．治　療 ····················· 255
- Ⅶ．予　後 ····················· 255
- Ⅷ．仙尾部胚細胞腫瘍 ············· 255
- Ⅸ．頭頸部胚細胞腫瘍 ············· 257

5. 血管奇形と血管性腫瘍 ——（上原秀一郎）**259**
- Ⅰ．概　念 ····················· 259

- Ⅱ．分　類 ····················· 259
- Ⅲ．診　断 ····················· 259
- Ⅳ．血管奇形の特徴，治療 ········· 260
- Ⅴ．血管性腫瘍の特徴，治療 ······· 262

6. 卵巣囊腫 ———————（正畠和典，臼井規朗）**265**
- Ⅰ．概　要 ····················· 265
- Ⅱ．発生頻度 ····················· 265
- Ⅲ．病　因 ····················· 265
- Ⅳ．症　状 ····················· 265
- Ⅴ．診　断 ····················· 265
- Ⅵ．鑑別診断 ····················· 266
- Ⅶ．治　療 ····················· 266
- Ⅷ．予　後 ····················· 267

Ⅹ　泌尿・生殖器の異常 ———————————————— 268

1. 上部尿路通過障害 ————（松井　太）**268**
- Ⅰ．総　論 ····················· 268
- Ⅱ．先天性水腎症 ················· 269
- Ⅲ．巨大尿管 ····················· 270
- Ⅳ．異所性尿管と尿管瘤 ··········· 271

2. 膀胱の異常 ———————（松井　太）**273**
- Ⅰ．総　論 ····················· 273
- Ⅱ．先天性膀胱憩室 ··············· 273
- Ⅲ．膀胱低形成/無形成 ············ 274
- Ⅳ．先天性巨大膀胱 ··············· 275
- Ⅴ．膀胱外反症・総排泄腔外反症・尿道上裂··· 276

3. 前部・後部尿道弁 ————（松井　太）**278**
- Ⅰ．概　念 ····················· 278
- Ⅱ．発生頻度 ····················· 278
- Ⅲ．病因・病態 ··················· 278
- Ⅳ．診断（胎児診断） ············· 278
- Ⅴ．後部尿道弁 ··················· 279
- Ⅵ．前部尿道弁 ··················· 280

4. 尿道下裂 ———————（松本富美）**281**
- Ⅰ．概　念 ····················· 281
- Ⅱ．病　因 ····················· 281
- Ⅲ．疫　学 ····················· 282
- Ⅳ．治　療 ····················· 282
- Ⅴ．長期予後 ····················· 283

5. 停留精巣，精索捻転，精巣腫瘍
———————————（矢澤浩治）**284**
- Ⅰ．停留精巣 ····················· 284
- Ⅱ．精索捻転 ····················· 285
- Ⅲ．精巣腫瘍 ····················· 286

6. 女児外陰部の異常 ————（松本富美）**288**
- Ⅰ．陰唇間腫瘤 ··················· 288
- Ⅱ．陰唇癒合 ····················· 289
- Ⅲ．Perineal Groove ·············· 290

7. 性分化疾患 ———————（松本富美）**291**
- Ⅰ．必要な検査の進め方 ··········· 291
- Ⅱ．性別の判定 ··················· 292
- Ⅲ．外科的治療 ··················· 292

Ⅺ　新生児外科疾患の胎児治療 ———————————— 295

1. 胎児鏡下気管閉塞術（FETO）
———————————（左合治彦）**295**
- Ⅰ．概　念 ····················· 295
- Ⅱ．胎児治療法の変遷 ············· 295
- Ⅲ．FETO の手術方法 ············· 295
- Ⅳ．FETO の治療成績 ············· 296

2. EXIT procedure ———————（遠藤誠之）**298**
- Ⅰ．概　念 ····················· 298
- Ⅱ．EXIT procedure の種類と適応 ··· 298
- Ⅲ．EXIT の禁忌 ················· 300
- Ⅳ．EXIT procedure の実際 ········ 300

vii

3. シャント術（胎児胸水症, 肺嚢胞, 尿路閉塞）
——————————————（笹原　淳, 石井桂介）**303**

Ⅰ. 胎児胸水症 ·······················303

Ⅱ. 肺嚢胞性疾患 ···················305

Ⅲ. 尿路閉塞 ·······················305

4. 子宮開放手術 ——————————（渡邊美穂）**306**

Ⅰ. 概　念 ···························306

Ⅱ. 胎児治療における生命倫理 ·······306

Ⅲ. 子宮開放手術の対象疾患 ·········306

Ⅳ. 子宮開放手術の実際 ·············309

Ⅰ．わが国における新生児外科の歴史
Ⅱ．新生児外科と生命倫理
Ⅲ．出生前診断
Ⅳ．新生児外科疾患の画像診断
Ⅴ．新生児外科の栄養・輸液管理
Ⅵ．新生児外科の麻酔と呼吸管理
Ⅶ．先天性心疾患合併症例における循環管理
Ⅷ．新生児外科の基本手技
Ⅸ．新生児期の外科的侵襲が精神発達，心理社会的発達と長期的 QOL に及ぼす影響

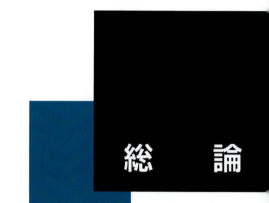

総　論

I わが国における新生児外科の歴史

●はじめに

わが国の小児外科が始まったのは, 欧米に比べ40年遅れていたと言われていた. しかし, この半世紀の間に, わが国の小児外科は世界の最先端に比肩するまでに発展した. その歴史を振り返ることは, 更なる発展にとって意味のあることと思われる.

I. わが国の小児外科の揺籃期を支えた先達

1952年:駿河敬次郎(賛育会病院)が, わが国における最初の新生児外科手術(小腸閉鎖症)に成功した. 1911年にドイツのFockerが初めて回腸閉鎖症の手術に成功してから40年後のことであった.

1953年:植田 隆(大阪大学)と葛西森夫(東北大学)がヒルシュスプルング病の根治術(Swenson法)に成功した. 米国のSwensonが初めてヒルシュスプルング病の根治術に成功した1948年から5年後であった.

1955年:葛西は世界に先駆けて胆道閉鎖症の手術に成功した.

1956年11月〜1957年3月:日本大学の若林 修は日本人で初めて欧米の小児外科を視察した. 帰国直後の4月, 第57回日本外科学会(於:福岡)で小児外科に関する初めての本格的な発表が行われた. 駿河の先天性腸閉塞症の手術, 葛西の小児輸液の基礎研究および植田のヒルシュスプルング病の病態と手術についてなどであった. とくにこの3つを聴いた若林は, 「本邦における小児外科事始め」と書き残している. 欧米では小児外科手術が日常に行われていることを間近に見た若林は, 教室を挙げて小児手術の準備をしたが, 産科や麻酔科医に新生児の先天性異常の手術は理解されず, 1, 2年間患者はほぼ皆無であったという. 新生児外科は外科医だけではできないと考えた若林は, 1960年12月に産科, 麻酔科, 小児科および内科医の協力を得て「東京小児外科懇談会」を立ち上げた.

1960年12月:若林 修(日本大学)と植田 隆が1日違いで東京と大阪でわが国最初の先天性食道閉鎖症の手術に成功した. 米国でLadd(1939年)およびHaight(1941年)が成功してから20年後のことであった.

1961年:「東京小児外科懇談会」設立された. その翌年, 大阪でも「近畿小児外科懇談会」が誕生した. 小児外科懇談会は福岡, 仙台など各地に広がり, 産科医, 小児科医に先天性異常が外科手術の適応疾患であることを広く知らせるのに役立った.

II. わが国における小児外科の黎明期

1963年11月:小児外科に対する全国的な機運の高まりの中で, 臨床外科医学会(於:京都, 会長:河村謙二)の際に, 「小児外科学会設立の下相談の会」が開かれた(参加者;若林, 植田, 駿河, 葛西, 萩原 徹, 柳沢文憲, 森田 建). 同年12月, 学士会館において「小児外科学会創立相談会」が, 翌年1月, 東京大学好人会食堂で「日本小児外科学会発起人会」が開かれた.

1964年6月:東京, 朝日生命ホールにて第1回日本小児外科学会が若林会長の下に開催された. 予想をはるかに超える900人の参加があった. 1948年に世界初の小児外科の学術集会であるアメリカ小児科学会の外科分科会(Surgical Section of American Academy of Pediatrics)が誕生してから16年, 1953年にBAPS(British Association of Paediatric Surgeons)が誕生してから11年後のことであった. PAPS(Pacific Association of Paediatric Surgeons)が設立されたのは4年後の1968年であった.

1965年:東京の日経ホールにて第2回日本小児外科学会が福田 保会長(順天堂大学)の下に開催された. 会長講演は「わが国における新生児外科の現況」であったが, これは1964年における新生児外科に関する全国調査の結果であり, 以来今日に至るまで5年に1度行われてきた新生児外科全国調査の第1回目の報告であった.

1967年:広島の平和祈念館で第4回日本小児外科学

3

会が上村良一会長(広島大学)で開催され、会長講演は「新生児・乳児外科における感染防止策」であった。特別講演に招聘された英国のRickhamは「新生児における小腸広汎切除」を講演した。以上でわかるように、日本小児外科学会の歴史は黎明期より新生児外科の歴史でもあった。

III. 発展期～わが国の小児外科が欧米先進国に比肩するまで～

わが国の小児外科医のパイオニアは欧米諸国に留学して、その進んだ小児外科を持ち帰って、わが国の小児外科の発展に大きく貢献してきた。

1956年、若林はボストン(GrossのChildren's Medical Center)を中心にドイツ、スウェーデン、スイスなどを4ヵ月かけて視察した。1959年、葛西は米国のフィラデルフィア、駿河はピッツバーグ、1962年、植田はシカゴに留学した。一方、欧米から世界の指導的小児外科医が多数来日し、日本の小児外科医に大きな刺激を与えた。1961年、フィラデルフィア小児病院のKoopが来日し、各地で小児外科、とくに新生児外科に関する啓発的な講演を行った。続いて、Swenson(米国)、Sulamana(フィンランド)、Kiesewetter(米国)、Clatworthy(米国)、Howard(豪州)らが来日した。今日に至るまで、日本小児外科学会はほぼ毎回欧米の指導的小児外科医を特別講演に招聘しているが、最初に小児外科学会に招聘されたのは1967年、英国のRickhamであった。

同時にわが国においても小児外科医養成および小児外科診療体制も徐々に整い始めた。大学で最初に小児外科診療体制を整えたのは、1957年の日本大学第一外科(若林 修)であった。次いで1960年の慶應大学外科(傳田俊男)、1961年の東京大学第2外科(角田昭夫、澤口重徳)であった。1968年に順天堂大学にわが国初めての小児外科の講座が開設され、駿河敬次郎がわが国最初の小児外科の教授となった。ハーバード大学のLaddが、1940年に世界最初の"Professor of Children's Surgery"の称号を授与されてから28年後のことであった(欧米の教授は講座とは直接結びつかないので、独立した小児外科の講座が何時何処に開設されたかは不明である)。1971年に東京大学に国立大学で初めての小児外科診療科(科長:石田正統)が開設された。1974年に金沢医科大学にわが国2番目の小児外科の講座(教授;梶本照穂)が開設された。1976年に九州大学に国立大学では初めての小児外科講座が開

設され、池田恵一が初代の教授となった。診療科開設は、1977年に千葉大学、久留米大学、1981年に新潟大学、1982年に大阪大学などが続いた。現在までに、小児外科の独立した講座があるのは国公立大学で12校、私立大学で13校である。

1958年に東京都立清瀬小児病院が、わが国最初の公立の小児病院として開設された。7年後の1965年に国立小児病院、大阪市立小児医療センターが続き、1970年に兵庫県立こども病院、神奈川県立こども医療センター、愛知県立心身障がい者コロニー中央病院が相次いで開設された。2003年に宮城県立こども病院が開設されて、国公立の小児病院は17施設となった(そのうち国立は2施設である)。

1979年に日本小児外科学会は独自の認定医制度を導入した。理念は<全国津々浦々で安心して小児外科の診療を受けられる>というものであった。その理念の大きな特徴は、必ずしも小児外科の手術ができる小児外科医が勤務している施設ではなく、患児にとって最適な治療・手術が受けられる施設はどこかが判断できる小児外科医が勤務している施設という意味であった。認定医制度のもう1つの特徴は、臨床経験の指標として1認定施設の新生児症例数を研修医数で除して得られた認定指数を用いたことである。すなわち、術者として手術した症例数より同一施設で経験した症例数を実績としたことである。このような理念に基づいた認定制度は、2003年に日本外科学会に倣って手術数による評価からなる専門医制度に移行した(2006年までに移行は終了した)。2013年1月の時点で認定施設数は149施設(教育関連施設56施設を含む)、専門医数は596名であった。ちなみに、この年の「わが国における新生児外科の現況」で集計された新生児外科症例数は3,753例であった。すなわち、1認定施設および1専門医あたりの症例数は、それぞれ25.2症例および6.3症例であった。2018年1月現在、認定施設数および専門医数はそれぞれ164施設(教育関連施設67施設を含む)および専門医数は567名である。

IV. 新生児医療から周産期医療・成育医療へ

1980年代に超音波検査などによる出生前診断が普及するに従って、新生児外科は周産期医療の一環となった。このような概念に基づいて、1981年に周産期医療センターとして大阪府立母子保健総合医療センターが設立された。新生児科と産科を一体化する周産

期医療という概念から，1996 年に厚生省は(母体・胎児集中治療管理室および新生児集中治療管理室を有する)産科，小児科，麻酔科その他の関係診療科目を有する施設を総合周産期母子医療センターとして認定した．残念ながら，小児外科に関しては，「小児外科を有しない場合には，小児外科を有する他の施設と緊密な連携を図るものとする」と付記されるにとどめられた．現在までに，国公立の小児病院 17 施設(いずれも新生児外科診療を行っている)のうち 11 施設，小児外科の講座のある国公立大学のうち 7 施設，私立大学の 4 施設が総合周産期母子医療センターに認定されているが，まだ過半数の総合周産期母子医療センターでは新生児外科医が勤務していない．

新生児医療が周産期医療に含まれるという流れの中で，2003 年に日本新生児医学会(1965 年設立)と日本周産期学会(1983 年設立)は統合されて日本周産期・新生児医学会となった．1980 年に駿河敬次郎が小児外科医で初めて新生児学会(第 16 回)の会頭を務めた．以後 5 年毎に小児外科医が会頭・会長を務めてきた．1985 年(第 21 回)は麻酔科医の岩井誠三，以後，池田恵一，岡松孝男，宮野　武(以上，新生児学会)，水田祥代，窪田昭男，田口智章(以上，周産期・新生児医学会)が会長を務めた．2017 年 7 月の時点で，日本周産期・新生児医学会の医師会員の構成は，産科医 4,790 名(57.2%)，小児科医 3,022 名(36.1%)，小児外科医 452 名(5.4%)である．

新生児外科の進歩により重症疾患が救命されるに従い，機能障害や後遺症を抱えたまま成人に至る症例が増えてきた．小児外科医は，このような症例を成人期以降もキャリーオーバーと称して自らフォローアップしてきた(1997 年 5 月発行の『小児外科』第 29 巻の特集は「小児外科のキャリーオーバー診療―成人における小児外科診療―」であった)．2002 年に国立小児病院はキャリーオーバーのみならず reproductive life cycle を網羅する医療体系に対応するという理念の下に名称を国立成育医療センターと改めた．

一方，小児科領域では，従来救命されなかった先天性心疾患や悪性腫瘍などが救命されるに従い，さまざまな医学的問題，診療体制の問題や保険制度の問題を抱えたまま成人期に至る症例が増えてきた．その数が膨大であったために，小児科医がキャリーオーバーすることは不可能であり，移行期医療として社会問題となった．国は小児慢性特定疾患の枠を大幅に広げた．また，2014 年には「難病の患者に対する医療等に関する法律」(難病法)が制定され，先天性外科疾患で成人期以降もフォローアップが必要なものは大部分が指定難病とされ，医療費助成の対象となった．

V. 「わが国の新生児外科の現況」から見る新生児外科の進歩―主要新生児外科疾患の死亡率の推移―

第 1 回日本小児外科学会開催と同時に始まった主要新生児外科疾患に関する全国調査は，わが国の新生児外科の術後成績の推移を示すと同時に，約半世紀の間にわが国の新生児外科が世界水準に達した軌跡を示す，世界にも類を見ない貴重な資料である．主要新生児外科疾患の死亡率の著明な低下には目に見える要因と目に見えない要因が寄与している．前者について見ると，1979 年に小児外科認定制度ができるまで，新生児外科症例数とともに新生児外科取り扱い施設も増加していたが，症例数は 1983 年以降も増え続けていたにもかかわらず，施設数は 210 前後で固定された(図 I-1)．小児外科認定制度ができて以来，新生児外科症例が限られた施設に集約され，質の高い診療が受けられてきたことを示すものと考えられる．主要新生児外科疾患の死亡率の推移を見ると，食道閉鎖症は 1960 年まで救命症例はなかった．すなわち，死亡率 100%であったが，本調査が始まった 1964 年には 64%まで低下した(図 I-2)．最初に食道閉鎖症の手術に成功した植田は，救命率が上がった要因として，呼吸管理とくに無気肺，嚥下性肺炎の予防を挙げている．このことからも NICU における新生児医療の進歩が，新生児外科症例の術後成績向上に大きく貢献してきたことがわかる．小腸閉鎖症の死亡率は，1968 年の調査以降，ほかの疾患に比して著しく急速に低下した．1968 年に Dudrick が世界で初めて静脈栄養に成功したが，その 2 年後には日本で平井慶徳，続いて遠藤昌夫，岡田正が新生児の静脈栄養に成功し，その後急速に全国に広がり，小腸閉鎖症の死亡率低下に大きく寄与したと考えられる．先天性横隔膜ヘルニアの死亡率は，統計が取られ始めてから暫くは上昇を続けたが，これは早期に診断されるに従って，治療法が確立していない，より重症例が小児外科医の俎上に上がったためと考えられる．1988 年の調査以降低下に転じた．1980 年代後半に出生前診断が急速に普及するに伴い，重症例が出生前に専門施設に搬送され，周産期から管理・治療されるようになったためと考えられる．消化管穿孔の死亡率は，1993 年頃までは順調に低下傾向を示してきたが，1993 年頃上昇傾向に転じたのは，超低出生体

総論

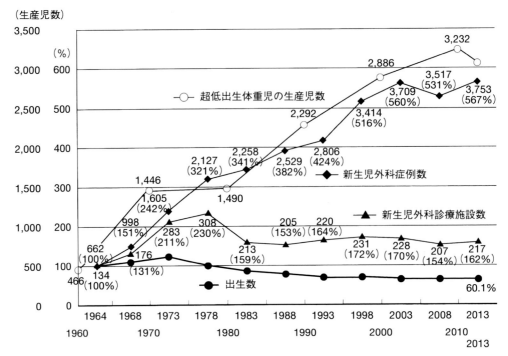

図 I-1　新生児外科症例数・新生児外科診療施設数の年次推移と出生数の割合（それぞれ 1964 年の数値を 100 として）および超低出生体重児の生産児数の推移

（「わが国の新生児外科の現況」（日小外会誌 20, 26, 30, 35, 40, 46, 51 巻）および「母子保健の主なる統計」（母子保健事業団平成 29 年度刊行）による）

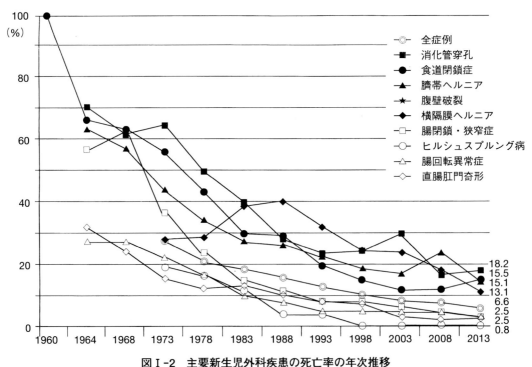

図 I-2　主要新生児外科疾患の死亡率の年次推移

（「わが国の新生児外科の現況」（日小外会誌 20, 26, 30, 35, 40, 46, 51 巻）による）

重児（ELBW）の出生数が増加し続けていたことと（図 I -1），その救命率が上昇したために，ELBW の絶対数と ELBW 特有の消化管穿孔数が増加したことによって死亡率が上昇したものと推測される．新生児医療，とくに低出生体重児に対する医療の進歩により再び低下傾向に転じたが，未だ最も生命予後の悪い疾患である．ごく最近になって，食道閉鎖症や臍帯ヘルニアの死亡率が上昇傾向を示しているのは，従来治療の対象にならなかった重症染色体異常合併例や超重症例が治療の対象となったことが関係している可能性が考えられる．

超低出生体重児，重症染色体異常，超重症症例に対する治療戦略，出生前診断にかかわる生命倫理，長期的な機能的予後・QOL，新生児期の外科的侵襲が精神・知的発達に及ぼす影響などが新生児外科の今後の大きな課題となるであろう．

（本文の人物名の敬称は省略させて頂きました）

（窪田　昭男）

【参考文献】

1) 植田隆先生引退記念事業会（編）：小児外科と共に；植田　隆先生引退記念誌（非売品）．1983.
2) 日本小児外科学会記念誌実行委員会（編）：日本小児外科学会25年のあゆみ．日小外会誌 24（3），1988.

II 新生児外科と生命倫理

I. 生命倫理とは何か

「倫理学」とは，社会的存在としての人間の間での共存の規範・原理を考究する学問である(広辞苑)．道徳の規範となる原理を求める学問と言い換えることもできる．「道徳」とは，人間の行為の善悪を判断する内面的規範原理であり，社会で生きてゆくために必要な基本的同意事項である[1]．一方，「倫理」の「倫」は「仲間」の意味であることから，「倫理」は仲間内で互いに考えを摺り合わせて，生きてゆく社会で最も良い考えを作り上げる過程と言える．道徳が改めてその是非を論じる必要がない基本的同意事項であるのとの基本的な違いである．したがって，「生命倫理」は，「生きていくうえの基本的な価値観に大きな相克が生じた場合，その仲間内で互いに摺り合わせて，最善の考え方，対応を求めること」である[2]．最善の考え方は，当然のことながら社会ごとに，あるいは国ごとに異なる可能性がある．それぞれの国による法律あるいは保険制度の違いは，法的に胎児に人権があるか，わが子を保護する(治療を受けさせる)義務と権利が法的に定められているかどうか，または胎児治療に保険が利くかどうかの違いとなり，とり得る最善の手段が同一でない可能性を生む．経済・人口問題に関する国情の違いは，膨大な医療費を必要とする超早産児や重症先天性異常の治療はさしひかえて，その分を早産や重症先天性異常を伴わない疾患にだけに使うという考え方を最善と考える可能性を生む．何より大きな違いは，それぞれの国の生命倫理はそれぞれの国固有の文化と価値観に基づいて作られてきたことである．松田一郎は，日本の生命倫理は日本固有の文化と価値観に基づいて作られてきたと考えているが，その基本を聖徳太子の「和の思想」に求めている[3]．仏教・儒教にその原理を求めた「和の思想」とは，一言で言えば仏教の「慈悲」，儒教の「仁」を基本とした思惟である．「慈」は友情と親密の意味であり，「悲」は不利益と苦難を除く意味である．「仁」は人間関係の大切さを指している．つま

り，個人の権利と義務の原則あるいは正義に基づいて成り立つ西欧の倫理学と違って，日本の伝統的な価値観に基づいた倫理学は，思いやりと介護(ケアリング)と人間関係(絆)に基づいていると言える．松田は，こうした「和の思想」は1980年代に米国のGilliganやNoddingsらによって提唱された「ケアの倫理」に最も近い思惟と考えている[3]．

当然のことながら，同じ社会でも10年前の医療水準と現在，また10年後の医療水準は違ってくる可能性を考えると，その社会のその時点で善とされた考えも，「時と処」によって変化するし，また変化しなければならない．このことは，ヘルシンキ宣言やその他の指針が時を経て変わってきたことを見てもわかる．問わなければならないのは，「現在の日本」に合った生命倫理である．

II. 周産期医療になぜ生命倫理が必要か

近年の出生前診断の進歩・普及により主要な先天性外科疾患の過半数が胎児超音波検査によって診断されるようになり，トリソミー(trisomy)の診断も母体の採血によってほぼ100%出生前に可能となった．新生児医療の進歩は極早産児までの救命率を100%に近づけ，成育限界以下とされていた在胎22週の超早産児の救命率を50%に近づけている．

これらの変化に伴い，診断が可能な重症先天性異常や染色体異常を持った胎児については，その妊娠を継続させるか，人工中絶するかの判断・選択が日常の周産期診療での課題の1つとなってきた．新生児外科の場合，たとえば上顎体に対するEXIT(ex utero intrapartum treatment)，胎児胸水症に対する胎児胸腔羊水腔シャント術，超重症横隔膜ヘルニアに対する胎児鏡手術などのように，出生前診断に基づく胎児治療や周産期管理によって，これまで救命されなかった疾患が後遺症なく救命される症例が増えてきている．その一方で，出生前診断されなければ，ごく普通

に，かつ後遺症なく治療されてきた症例が，出生前に診断されたばかりに，人工中絶される症例も増えてきている．仮に，出生前診断の恩恵を受けて周産期からの医学的対応により救命される重症疾患症例の数よりも，出生前診断されることによって中絶される軽症症例の数のほうが多いとすれば，果たして出生前診断の進歩は医学の進歩と言えるだろうか，という単純な疑問も浮かんでくる[4]．出生前診断は，また，予後が不良で救命されても重篤な後遺症を残す可能性のある先天性異常児，染色体異常児あるいは超早産児について，その児の治療を見合わせて妊娠を中断するか，妊娠を継続して治療を試みるかと言う"いのちの選択"を母体（両親）に強いると言う深刻な問題をもたらすかもしれない．

こうした課題の解決には従来の医学的判断だけでは不十分であり，倫理的判断が不可欠なものとなった．すなわち，出生前診断が進歩・普及し，超早産児や超重症児の救命が可能になった今日，周産期医療は生命倫理の素養が最も必要とされる領域となったのである[1]．

III. "The fetus as a patient" と 生命倫理～決定権は誰にあるか～

現在の周産期医療，あるいは reproductive life cycle を網羅する医療体系である成育医療は，胎児を将来の1人の人間，すなわち"The fetus as a patient/a person"として認めることが前提の医療体系である．これは，"the fetus"（胎児診断された"その胎児"）が一人の人間として治療の対象であると同時に，人権と尊厳が守られなければならないことを意味している．すなわち，出生後に治療の適応がないと判断されても，選択肢は妊娠中断だけではなく，出生後の治療の有無にかかわらず妊娠を継続させ，母親と胎児が残された貴重な時間を共有する"Fetal Palliative Care"を選ぶ選択肢があることを意味する[5]．重要なことは，妊娠継続は必ずしも出生後の治療をすることを意味しないと言う選択肢は，限られた時間内で妊娠の継続か中断かという脅迫とも言えるいのちの選択から妊婦を解放することである．

一方，出生後すでに治療が始まっている場合でも，長期的生存が困難である場合あるいは生存しても重篤な後遺症が残ることが予測される場合には，生命を維持させることは必ずしも赤ちゃんの人権と尊厳を守ることにならないことがある．この場合も，「赤ちゃんの最善の利益（best of interest）」の原則と，生命倫理における重要な原則である「自律の原則（autonomy）」＝「患者（代理人である両親）の自己決定権の尊重の原則」に基づいた生命倫理的判断が優先されなければならない．しかし，このような状態における「赤ちゃんの最善の利益」は，個々の症例の病態と両親の受け止め方によって異なり，その決定は必ずしも容易ではない．「赤ちゃんの最善の利益」が何かを両親に見出せるように医療スタッフが支えることが極めて重要であり，そのためのガイドラインが提案されている[6]．

しかし，実際の臨床の場において，赤ちゃんの法的代理人である両親の決定と赤ちゃんの「最善の利益」あるいは医学的に最善と考えられる医療が一致しない事例にときに遭遇する．母親が精神疾患を患っていたり，うつ状態であったり，種々の理由でわが子である胎児に愛着が形成されていなかったり，あるいは病気の赤ちゃんが父親や家族に受け入れられない場合がこれに相当する．この場合は，「恩恵の原則（beneficence）」，すなわち「赤ちゃんの最善の利益」が「自律の原則」に優先する．従来，「赤ちゃんの最善の利益」とは何かと言う決定は，医師が経験とそれに基づく信念によって患児（代理人である両親）のために決定してきたが，今日，このような決定は患者（代理人である両親）の自律を不適切に制限するパターーナリズムとして否定的に捉えられている[7]．物言わぬ赤ちゃんの「最善の利益」を第三者が決めることは容易な作業ではない．周産期医療にかかわるすべての職種が平等の立場で参加し，かつ医療機関と利害関係がなく客観的な観点から意見が述べられる第三者が加わった臨床倫理委員会に委ねられなければならない[8]．周産期医療において生命倫理的判断が求められることがまれではなくなった今日，周産期医療を行うすべての医療機関は臨床倫理委員会を持たなければならない．

生命倫理の基本原則は4項目からなるが，最も重要なのは，「侵害回避の原則（maleficence）」あるいは「無害原則（do no harm）」であるが，この害には医療者として患者のためになすべき義務を果たさないことによる侵害（不作為による侵害）も含まれている[9]．生命倫理のバイブルと言われる『生命医学倫理』で，Beauchamp らも「一般臨床の場で，個人の自律を尊重することに対する比重のかけ方はミニマムであり，一方，侵害回避や恩恵に対する比重はマキシムである」と述べている[3]．ちなみにもう1つの基本原則，「公正の原則（justice）」とは，「物の分配において，恣意的にある人に多くある人に少なくすることがない」

と言う意味であり，「最も必要としている人に，優先権が与えられること」に要約される．「限られたものをみんなに同じ量だけ分配する(要らない者には多すぎ，欲しい者には足りないことが起こる)」と言う意味の平等とは異なる．周産期医療がほとんど例外なく育成医療などの公費で賄われるわが国では，この公正の原則が問題になることはないと言って良い．

IV. 新型出生前診断がもたらす問題と新生児外科

　母体の血中には胎児由来のDNAの断片(cell-free DNA)が少量存在するが，1990年後半に至ってこのDNAの塩基配列を短時間で解読できる高速遺伝子配列解読装置が出現した．これにより，理論上胎児の全ゲノムの解析が可能になったが，とくに異数体であるトリソミーの診断精度は高く，世界27施設が参加したコホート研究によると，21トリソミーの場合の感度は99.1%，特異度は99.9%であった[10]．すなわち，陰性的中率はほぼ100%であったが，陽性的中率は21トリソミー(trisomy)の罹患率によって異なる．たとえば，母体が42歳で罹患率1/50であれば97.1%，35歳で1/300であれば84.2%である[10]．新型出生前診断(non-invasive prenatal genetic testing：NIPT；当初は無侵襲的出生前遺伝学的検査と呼ばれていた)はスクリーニング検査であるので，確定診断は羊水穿刺を行わなければならない．2013年，産科医からなるNIPTコンソーシアムに加盟する施設において，日本医学会，日本医師会，日本産婦人科学会などの承認を得て，トリソミーを対象としたNIPTが臨床研究として始められたが，陽性の判定で羊水検査を受けないまま人工中絶した妊婦が少なからずいた．つまり，この検査にはある頻度で疑陽性があることから，正常の胎児が人工中絶を受けている可能性も否定されないために，NIPTによる出生前診断には重大な倫理的問題がある．また，NIPTコンソーシアム加盟施設では2017年までに5万余件の検査を行ったが，21トリソミーと確定診断されたのは700例で，そのうち654例(93%)が妊娠中絶された．生命倫理の先進国とされているフランスでは，NIPTがスクリーニング検査として導入されていて，21トリソミーの92%が胎児期に検出され，その96%が妊娠中絶されている[11]．フランスには，法的に「胎児条項」が存在するが，もし胎児条項を持たない日本で，このNIPTがスクリーニングとして広く実施されることになれば，これはいのちの選択につながる可能性がある．

　目まぐるしい医学の進歩と海外から流入する新しい知識と技術は，周産期医療にこれまで想像もできなかった倫理的課題をもたらすであろう．しかし，周産期医療の一翼を担う新生児外科医は，日本固有の文化と価値観を念頭においた生命倫理的判断によってこれに対応しなければならない．

(窪田　昭男)

【参考文献】
1) 仁志田博司：なぜ，周産期医療に生命倫理は必要か．窪田昭男，斉藤　滋，和田和子（編著），周産期医療と生命倫理入門，pp1-11，メディカ出版，大阪，2014.
2) Warren T Reich (edt)：Encyclopedia of Bioethics (revised edition). Simon & Schuster Macmillan, NY, 1995.
3) 松田一郎：日本文化・価値観を元に日本の生命倫理を考える．窪田昭男，斉藤　滋，和田和子（編著），周産期医療と生命倫理入門，pp13-24，メディカ出版，大阪，2014.
4) 窪田昭男：出生前診断の光と影．窪田昭男，斉藤　滋，和田和子（編著），周産期医療と生命倫理入門，pp113-125，メディカ出版，大阪，2014.
5) 船戸正久，宮田　都：周産期生命倫理における胎児緩和ケアの意味．窪田昭男，斉藤滋，和田和子（編著），周産期医療と生命倫理入門，pp49-61，メディカ出版，大阪，2014.
6) 田村正徳，内田美恵子，齋藤依子：重篤な疾患を持つ家族と医療スタッフの話し合いのガイドライン．窪田昭男，斉藤滋，和田和子（編著），周産期医療と生命倫理入門，pp207-220，メディカ出版，大阪，2014.
7) 松田一郎：和の思想と個人の権利．生命医学倫理ノート—和の思想との対話—，pp47-59，日本評論社，東京，2004.
8) 板井孝壱郎：臨床倫理委員会の在り方．窪田昭男，斉藤滋，和田和子（編著），周産期医療と生命倫理入門，pp97-112，メディカ出版，大阪，2014.
9) 仁志田博司：生命倫理の基礎．仁志田博司（編），出生と死をめぐる生命倫理，pp221-229，医学書院，東京，2015.
10) 岡井　崇：NIPTと生命倫理．窪田昭男，斉藤　滋，和田和子（編著），周産期医療と生命倫理入門，pp75-85，大阪，メディカ出版，2014.
11) 坂井律子：出生前診断が浸透した国2013年フランス．坂井律子著「いのちを選ぶ社会　出生前診断のいま」，pp45-105，NHK出版，東京，2013.

III 出生前診断 (Antenatal diagnosis)

I. 概念

① 診断技術の進歩と普及に伴い出生前診断症例は増加し，新生児外科疾患の約1/3は出生前に診断されるようになった．

② 胎児形態異常は，周産期死亡の最大の原因の1つであるが，出生前診断に基づいた周産期の集学的管理や治療は，新生児外科疾患の予後改善に大きく貢献することが期待できる．

③ 一方，対象疾患は多種多様で重複合併異常も多く，また胎児期に病態が変化することもあり，診断や予後評価が困難なことも少なくない．

④ 重症疾患や染色体異常合併例の出生前診断例が増えるに従い，妊娠継続や中絶かの選択など生命倫理的な問題に直面する機会も増えてきた．

⑤ 患児の長期的なQOLの改善や家族に対する支援体制などへの配慮も重要である．

II. 小児外科疾患における出生前診断症例

出生前診断症例の割合は年々増加し，2013年の日本小児外科学会新生児外科全国集計では，新生児外科疾患のうち35％が出生前診断症例であった．主な疾患における出生前診断の割合は，腹壁破裂が85％，横隔膜ヘルニアが72％，腸閉鎖が60％，臍帯ヘルニアが58％，食道閉鎖症は43％であった[1]．

III. 出生前診断に用いる各種診断方法[2)3)]

1. 超音波 (2D/3D/4D)・ドップラー検査

身体計測（表III-1）（図III-1）と妊娠週数による評価項目（表III-2, 3）の評価を行う．

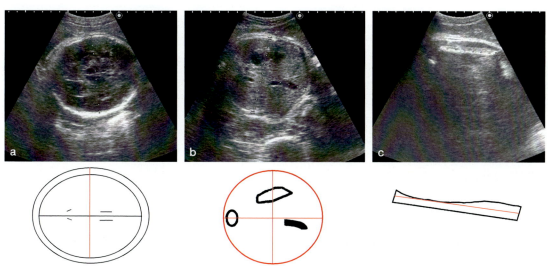

図III-1 胎児発育の計測方法
a：BPD 頭部正中線エコーを中心に透明中隔と四丘体槽が左右対称になるように描出される断面．
b：APTD, TTD, FTA, AC 腹部大動脈に直交する面で，胃泡および前方1/3に肝内臍静脈が描出される断面．
c：FL 大腿骨の両端の中央部分．

総論

表Ⅲ-1 胎児計測のパラメータスクリーニング検査項目

CRL	crown rump length	頭殿長（8〜14週）
BPD	biparietal diameter	児頭大横径
FTA	fetal trunk cross-section area	躯幹横断面積
AC	abdominal circumference	腹囲
FL	femoral length	大腿骨長
EFW	estimated fetal weight	胎児推定体重
HC	head circumference	児頭周囲長

表Ⅲ-2 妊娠初期のスクリーニング項目

在 胎	項 目
6週〜	胎児心拍数
8週〜	頭殿長，頭部
10週〜	上肢・下肢
11週〜	臍帯動脈数，臍帯血流
10〜14週	Nuchal Translucency，四腔断面・肺肝境界，膀胱・腎

表Ⅲ-3 妊娠中期・後期の胎児スクリーニング項目

①左右の判定，身体計測 　皮下浮腫 ②羊水量 　AFI, amniotic pocket ③頭　部 　頭蓋形態，脳室，脈絡叢 　小脳横径，大槽，脳梁 　中大脳動脈（MCA）血流， 　児頭周囲長 ④顔　面 　前額部，眼球，鼻 　口唇，下顎 ⑤胸　郭 　胸郭形態 　肺（エコー輝度） 　胸水の有無	⑥心　臓 　位置（心尖の方向，胃泡） 　cardiac axis 　四腔断面 　左右室流出路 　3 vessel view 　3 vessels trachea view 　大動脈弓，左右肺静脈 ⑦腹　部 　腹壁形態 　腹水の有無 　胃泡（位置，大きさ） 　肝臓，腸管 ⑧泌尿器 　左・右腎臓（エコー輝度） 　腎盂前後径，尿管の拡張 　膀胱（bladder cycle）	⑨臍　帯 　動脈の数，静脈の太さ 　臍帯嚢胞の有無 　臍帯動脈（UA），臍帯静脈 　（UV）の血流 ⑩外性器・内性器 　陰茎陰嚢・外陰部 　子宮の拡張の有無 ⑪四　肢 　長管骨，関節 　指（overriding） 　拇指位置，踵，足底 ⑫背部・脊椎 　頸椎・胸椎・腰椎・仙骨 ⑬胎　盤

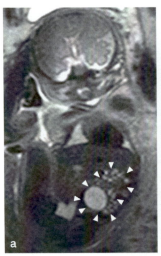 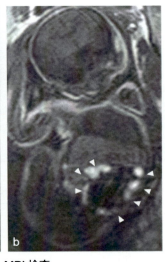

図Ⅲ-2　MRI検査
a：T2強調 True-FISP 像では，高信号を呈する大小の嚢胞性病変からなる腫大した多嚢胞性異形成腎（△で囲んだ部分）を認める．
b：aと同一症例．T1強調 FLASH 像では，胎便が高信号化として描出され（△），低信号を呈する尿路疾患との鑑別が容易．

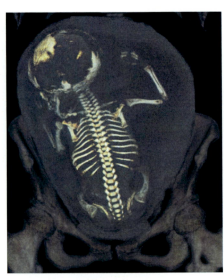

図Ⅲ-3　CT検査
在胎34週，osteogenic imperfecta typeⅢ．膜様頭蓋骨，大腿骨の著明な短縮と彎曲，胸郭低形成を認める．

2. MRI 検査

中枢神経系，胸部，尿路系の病変の診断に有用(図Ⅲ-2)．胎生 18 週以降に行う．

3. CT 検査

重度骨系統疾患を対象として，胎生 28 週以降に行う(図Ⅲ-3)．

4. 染色体検査

母体血清検査(クアトロ検査やトリプルマーカー検査)のほか，2013 年から臨床研究として 13・18・21 トリソミー(trisomy)を対象に新型出生前診断(non-invasive prenatal genetic testing：NIPT)がコンソーシアム認定施設で導入された．確定診断には絨毛検査や羊水検査が必要．

IV. 胎児の well-being の評価[2]

1. 羊水量

羊水インデックス(amniotic fluid index：AFI)や最大羊水深度(amniotic pocket：AP)で評価する(表Ⅲ-4)．羊水過多は消化管閉鎖などが，羊水過少は前期破水や尿路異常などが原因となる．

2. 胎児心拍・血行動態

胎児の well-being が悪化すると，臍帯動脈(umbilical artery：UA)の PI(pulsatility index)と RI(resistance index)は上昇し，中大脳動脈は低下する．さらに悪化すると，臍帯動脈の拡張期の途絶・逆流が出現し(図Ⅲ-4)，下大静脈では preload index が上昇し，臍帯静脈(umbilical vein：UV)に波動が出現する．

表Ⅲ-4　羊水量の評価

	AFI	AP
羊水過多	24 cm<	8 cm
正　常	5〜24 cm	2〜8 cm
羊水過少	<5 cm	<2 cm

AFI：amniotic fluid index，子宮腔を 4 分割し，各分画の最大羊水深度を合計したもの．
AP：amniotic pocket，子宮腔内で羊水腔が最も広くなる断面での最大羊水深度．

AFI の測定

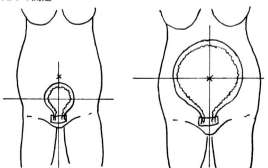

・左図：妊娠中期（前期）．子宮腔を 4 分割して各分画の最大羊水深度を測定し合計する．15 週以上はほぼ正常域は一定．
・右図：妊娠後期（36〜40 週）．臍部を中心に 4 分割して測定．

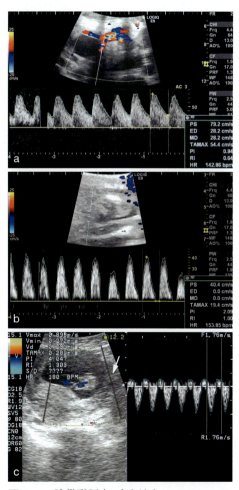

図Ⅲ-4　臍帯動脈(UA)血流と well-being の評価
　　　　a：正常．
　　　　b：UA の拡張期の途絶．
　　　　c：UA の拡張期の逆流．

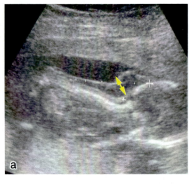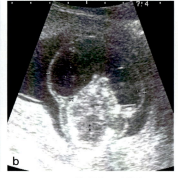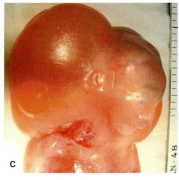

図Ⅲ-5 後項部の浮腫
a：GA 14 週胎児．後項部に 10 mm の NT（両矢印）を認める．母体のパルボウイルス感染．
b：GA 14 週胎児．後項部に大きな cystic hygroma を認める．80〜90％が IUFD になる．
c：上記胎児の娩出後写真．

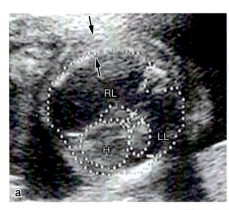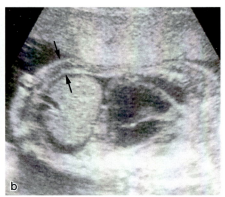

図Ⅲ-6 胎児水腫
a：GA 25 週．皮下浮腫（→），胸水貯留をも認める．胸水穿刺吸引で肺の圧排は改善．13 番環状染色体と診断（RL：右肺，LL：左肺，H：心臓）．
b：GA 26 週．皮下浮腫（→），著明な心拡大，胸水・腹水の貯留を認める．

3. Nuchal Translucency(NT)・胎児浮腫・胎児水腫(hydrops fetalis：HF)

NT が GA（gestational age：在胎期間）11〜13 週で 3 mm 以上は 3〜4％に，6 mm 以上は約 50％に染色体異常を合併する（図Ⅲ-5）．妊娠中期以降，皮下浮腫とともに心嚢液，胸水または腹水が貯留すると HF となり，予後は不良となる（図Ⅲ-6）．

V. 胎児形態異常[2)4)]

1. 染色体異常：13・18・21 トリソミー

50〜80％に心奇形の合併を認め，13 トリソミーでは全前脳胞症，小眼球症や臍帯ヘルニア（図Ⅲ-7），18 トリソミーでは頭蓋の strawberry sign と小脳低形成，小顎症，finger overlapping, rocker-bottom feet（図Ⅲ-8）の合併が特徴的である．21 トリソミーは心内膜床欠損（心内膜床欠損症例の 2/3 は 21 トリソミー），10％に十二指腸閉鎖などの消化管閉鎖の合併がある．子宮内胎児死亡（intrauteraine fetal death：IUFD）となることもある．

2. 中枢神経系異常

頭蓋内病変の有無，後頭蓋窩や小脳を観察する（表Ⅲ-3）．側脳室三角部幅（atrial width：AW）が 10 mm 以上は脳室拡大を疑い，高次医療機関に紹介する（図Ⅲ-9）[5)]．

3. 心大血管の異常

構造の異常（表Ⅲ-5）（図Ⅲ-10, 11）：心臓の位置と軸，4-chamber view や左右流出路，3-vessel view

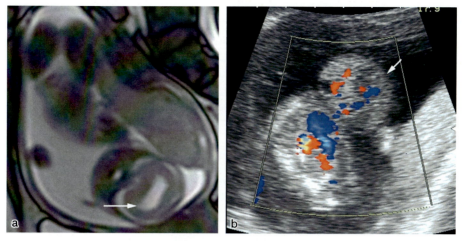

図Ⅲ-7 13トリソミー
a：GA 31週．全前脳胞症（alobar type）を認める（矢印）．
b：GA 16週．臍帯ヘルニア（肝臓脱出）を認める（矢印）．

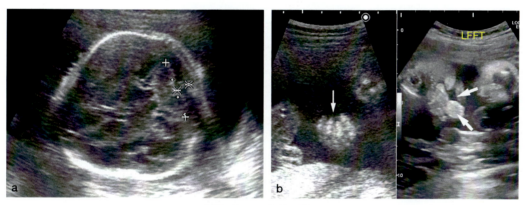

図Ⅲ-8 18トリソミー
a：GA 33週．頭蓋はイチゴ状を呈し（strawberry sign），小脳低形成（31 mm）と大槽の開大（＊－＊）を認める．
b：GA 27週．左：finger overlapping（矢印），右：口唇裂（太矢印）を認める．

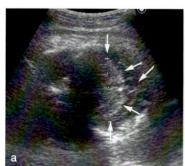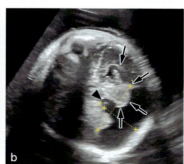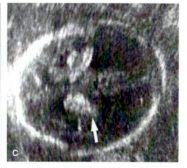

図Ⅲ-9 中枢神経異常
a：GA 35週，キアリⅡ型奇形．大槽は認めず，小脳はバナナ様に変形（矢印）．
b：GA 31週，Dandy-Waker奇形．小脳低形成と小脳虫部の欠損（▲），後頭蓋窩の拡大．
c：GA 21週．atrial widthは18 mmと拡大，脈絡叢のhanging choroid sign（太矢印）を認める．

総論

表Ⅲ-5 胎児心臓のスクリーニング項目

1. 患者の左右, 心臓・心尖の方向と胃泡との位置関係：下行大動脈・下大静脈の位置
2. 心拍数・リズム
3. 4-chamber view：cardiac axis（正常 25〜60°）
   左右心室のバランス（TV/MV＝1.0〜1.2, 週数とともに大きくなる）
   中心構造の確認（卵円孔, 中隔の欠損や偏移の有無）
   TCD（total cardiac dimension）：在胎 22 週以降は週数 mm 以下
   CTAR（cardiac thoracic area ratio）：35％以下
4. 左右流出路
5. 3-vessel view（3 VV）：mPA＞aAo＞SVC, on line
6. 3-vessel tracheal view（3 VTV）
7. カラードップラー：両心房間および 3 VTV での肺動脈・動脈管と大動脈弓の血流方向
   房室弁の逆流の有無
8. 肺静脈の左房への還流

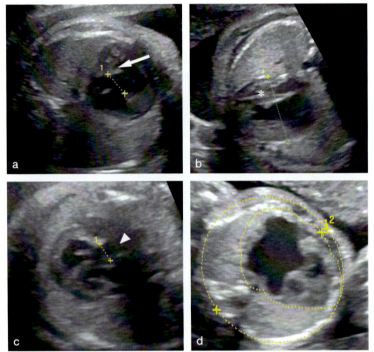

図Ⅲ-10 4-chamber view と左右流出路の異常
a：GA 35 週, 単心室・単心房. common AV valve（太矢印）.
b：GA 30 週, 左心低形成（＊）.
c：GA 32 週, 肺動脈閉鎖兼心室中隔欠損症. 流出路は 1 つのみしかない（△）.
d：GA 26 週, エプスタイン病. CTAR は 48％, 右心房の拡大により心臓軸は極端な levocardia を示す.

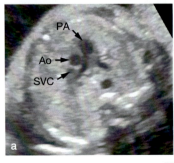 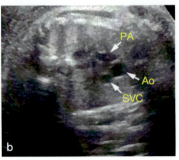 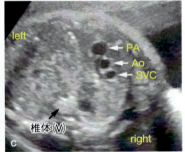

図Ⅲ-11 3-vessel view（3 VV）とその異常
a：GA 26 週, 正常胎児. PA＞Ao＞SVC で on line.
b：GA 34 週, 大血管転位. Ao＞PA＞SVC で, Ao が前方に位置.
c：GA 30 週, 左横隔膜ヘルニア. 3 VV が右前方に偏移.

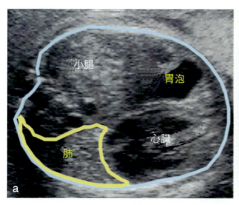
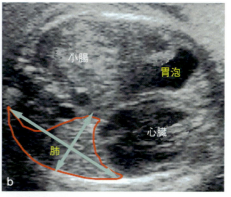

図Ⅲ-12　横隔膜ヘルニアにおける肺低形成の評価法
a：L/T 比＝健側肺断面積／胸郭断面積
b：LHR＝健側肺長径×肺短径／児頭周囲長

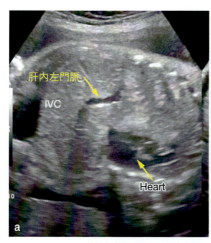
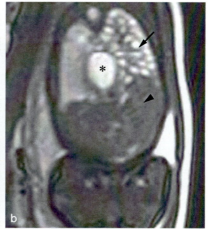

図Ⅲ-13　Liver up を合併した左横隔膜ヘルニア
a：GA 30 週，超音波冠状断．肝左葉は左胸腔内に挙上し，心臓は右胸腔に偏移．
b：GA 32 週，MRI 冠状断（右が頭側）．胃は胸部正中（＊）に位置し，左胸腔内に腸管（矢印）と肝左葉（▲）が一部挙上している．

や 3-vessel tracheal view で正常の確認ができない場合は，高次病院に紹介する．

4．胸部の異常

1）横隔膜ヘルニア

　心臓の位置異常，胸腔内の胃泡や腸管像で発見される．左側で胃の挙上がない場合や，右側で肝臓のみ挙上している場合は注意が必要である．肺低形成の評価として，肺胸郭断面積比（L/T 比）や肺断面積児頭周囲比（LHR）が用いられる（**図Ⅲ-12**）．予後不良因子として，L/T 比が 0.08 未満，肝左葉の挙上，胸腔内の胃泡の右方偏移（**図Ⅲ-13**），重症心奇形・染色体異常の合併などがある．

2）囊胞性肺疾患

　先天性肺気道異常（congenital pulmonary airway malformation：CPAM）の出生前診断症例はその病変の囊胞サイズに従い，Stocker 分類が用いられている（**図Ⅲ-14**）．病変は GA 28 週までは増大するが，以後は縮小し，10～20％は自然退縮する．しかし，CPAM volume-to-head circumference ratio（CVR）が 1.6 以上は，75％に胎児水腫を合併し，出生直後は重篤な呼吸障害を合併する．気管支閉鎖症や肺分画症（bronchopulmonary sequestration：BPS）は，超音波では高輝度，MRI-T2 画像でも高信号（**図Ⅲ-15**）の病変として描出されるが，BPS はカラードップラーで大動脈からの異常動脈を同定することができる（**図Ⅲ-16**）．大半の症例は出生までに退縮するが，CPAM と同様

総論

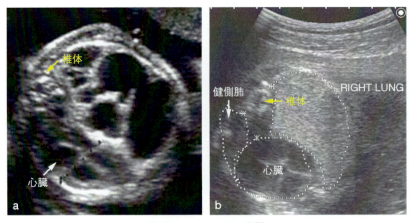

図Ⅲ-14 Stocker 分類
Ⅰ型：1 cm 以上の多囊胞性病変（a）．Ⅱ型：1 cm 未満の多囊胞性病変．Ⅲ型：均一の高エコーを呈する実質性病変（b）．病変により縦隔は健側に偏移し，しばしば羊水過多を認める．

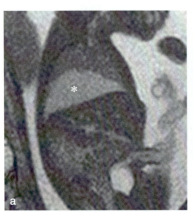
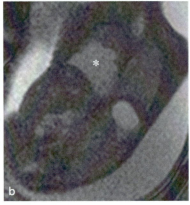

図Ⅲ-15 気管支閉鎖
GA 25 週の MRI（a；矢状断，b；冠状断）
右下葉に高信号を呈する病変を認める（＊）．

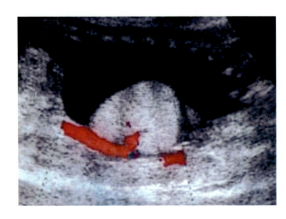

図Ⅲ-16 肺葉外肺分画症の超音波とカラードップラー画像
肺葉外分画肺で肺は高エコー輝度を呈し，胸部大動脈からの直接流入する異常血管と胸水貯留を認める．

に胎児水腫をきたす症例もある．

3）胎児胸水（pleural effusion）

乳び漏による一次性と，胎児水腫などによる二次性があり，後者が大半を占める．両側大量貯留症例では肺低形成を合併し，胎児治療の適応となる（図Ⅲ-17）．

4）気管・喉頭閉鎖症，CHAOS（congenital high airway obstruction syndrome）

両側肺は肺（胞）液貯留により高エコー輝度を呈し，圧排により横隔膜は凹状となる（各論の図Ⅲ-17，112頁を参照）．

5．消化管の異常

1）食道閉鎖

羊水過多は60％に合併し，頸部の管腔構造や囊胞像（upper neck pouch sign）から診断される（図Ⅲ-18）．胃泡は，C型では小さな胃泡を認めるが，A型では認めない．染色体異常やVACTER associationなど合併症の評価が重要である．

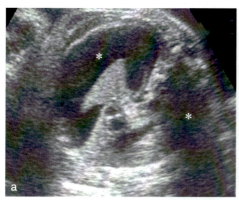
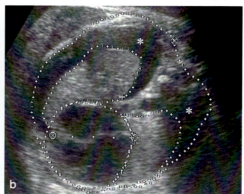

図Ⅲ-17　胸水
a：両胸腔内に大量の胸水貯留（＊）を認める．
b：胸水吸引後，肺は良好に拡張．

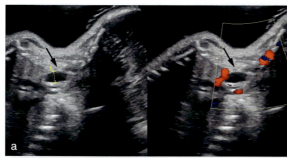
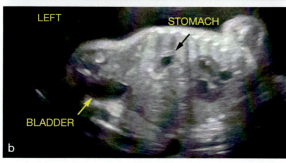
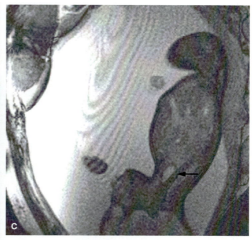

図Ⅲ-18　食道閉鎖症
a：GA 32週，C型食道閉鎖．頸部に5mm径幅の管状の無エコー病変を認め（矢印），ドップラーでは血流は観察されない．
b：aと同一症例．小さな胃泡を認める．
c：GA 34週，A型食道閉鎖．著明な羊水過多とupper neck pouch sign（矢印）とを認める．胃泡を認めない．

2）腸閉鎖（図Ⅲ-19）

閉鎖部位が口側ほど羊水過多を呈する．下部ほど拡張腸管像（bubble像）が増え，閉鎖部近くには胎便が混在し，拡張腸管の蠕動運動を確認できる．十二指腸閉鎖では25〜40%に21トリソミーを合併する．

3）胎便性腹膜炎（図Ⅲ-20）

腸管蠕動が出現するGA 24週以降に消化管が穿孔し発生する．60%に羊水過多を合併．穿孔直後は腹水と胎便が混在（snow storm background）し，generalized typeとなり，経過とともに腸管が厚い被膜で覆われたfibroadhesive typeや，穿孔部が被包化され高輝度エコーの腫瘤を形成（meconium pseudocyst）したcystic typeとなる．

6．体壁の異常

1）臍帯ヘルニア

胎児の前腹壁の形成不全で，有囊状の臍帯中に腸，肝臓，胃，脾，膀胱などが脱出する（図Ⅲ-21）．60%に合併異常を，50%に染色体異常を認める．巨大臍帯ヘルニアは肺低形成を合併する．

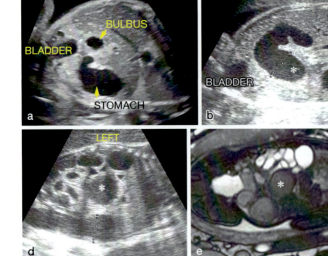

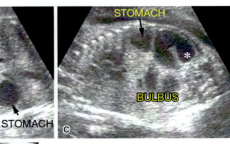

図Ⅲ-19　腸閉鎖症
a：GA 32週，十二指腸閉鎖．
b：GA 31週，空腸起始部の閉鎖（＊）．
c：GA 28週，空腸上部の閉鎖（＊），triple bubble像．
d：GA 38週，回腸閉鎖（＊），multiple bubble像．
e：d図と同時期のMRI-T2冠状断．口側腸管はhighに，閉鎖部は胎便により低信号に描出され，閉鎖部位（＊）が同定される．

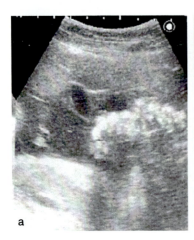
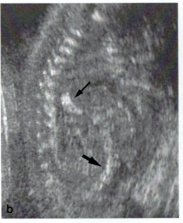
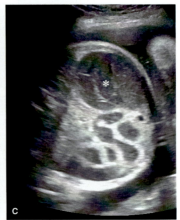

図Ⅲ-20　胎便性腹膜炎
a：GA 32週．Snow storm backgroundを呈する腹水貯留を認める．腸管表面に石灰化を認める．
b：GA 33週．横隔膜下（→），腸管表面（➡）に石灰化を認める．
c：GA 36週．Meconium pseudocyst（＊）を形成．

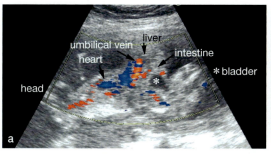
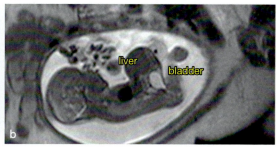

図Ⅲ-21 臍帯ヘルニア
GA 21週(a. 超音波矢状断, b. MRI矢状断). 巨大臍帯ヘルニアで肝臓・腸管・膀胱の脱出を認める.

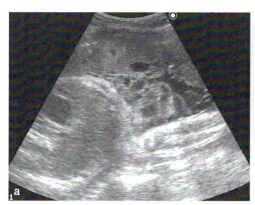
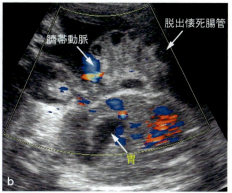

図Ⅲ-22 腹壁破裂
a：GA 36週. 軽度壁肥厚を伴う腸管ループの脱出を認める.
b：GA 33週, closed gastroschisis. 脱出腸管はほぼ一塊となり, 血流シグナルはない. 脱出腸管は壊死に陥っている.

2) 腹壁破裂（図Ⅲ-22）

臍帯近傍から羊水中を浮遊する壁肥厚を伴う腸管を認める. 胃や膀胱の脱出を認めることもある. 腹壁欠損部が狭小化し, 脱出腸管が絞扼すると(closed gastroschisis), 腸管の拡張・壁肥厚・血流障害が出現する.

3) 体壁形成不全（図Ⅲ-23）

Body stalk anomaly(limb-body wall complex)は内臓脱出, 強度側彎, 四肢異常, 肺低形成, 重症心奇形, 短臍帯などを認める. 染色体異常はなく, 原因としては羊膜索症候群や血流障害が推測されているが不明で, 救命は困難である. そのほかにCantrell症候群, cloacal exstrophy, 心脱出, 結合体などがある.

7. 腎・尿路の異常[6]

胎児期に病態が進行するものがあり, 羊水量, 膀胱サイクル, 腎のサイズ・形態・エコー輝度により胎児腎機能を予測する必要がある.

1) 水腎症（図Ⅲ-24）

約0.1%の胎児に見られる. 水腎症の程度は, Society for Fetal Urology grading system(SFU)の分類に従う. 腎盂尿管移行部閉塞(pelviureteric junction obstruction：PUJO)が60〜80%を, 膀胱尿管逆流症は10〜20%を占め, 後者では尿管拡張を認める.

2) 腎形成異常（図Ⅲ-25）

多嚢胞性異形成腎(multicystic dysplastic kidney：MCDK)は大小の巨大な多嚢胞病変を呈し, 腸閉鎖とは正常腎が同定できないことから鑑別できる. MCDKの大半は出生後自然退縮するが, 約30%に対側尿路異常を合併する. 常染色体劣性多嚢胞腎(autosomal recessive polycystic disease：ARPKD)では, 両腎は腫大し高エコー輝度を呈し, 羊水過少・肺低形成を合併し出生早期に死亡する. そのほか腎無形

総論

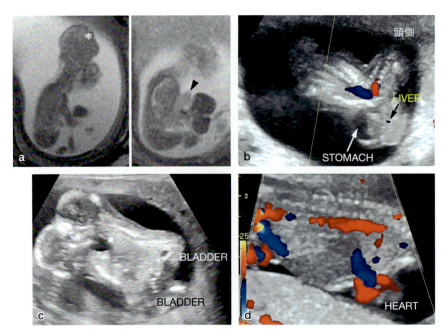

図Ⅲ-23 体壁形成不全
a：GA 13 週，羊膜索症候群．脳瘤（＊），心臓（▲），肝・腸管が脱出．
b：GA 13 週，body stalk anomaly. 腹腔内臓器は脱出し，脊椎はL字に屈曲し，胸郭低形成を認める．
c：GA 14 週，胸腹結合体．臍帯は1本のみで心・肝を共有．
d：GA 14 週，心臓脱．
（米倉竹夫ほか：小児外科の役割．日小放会誌，2015[8])より一部改変）

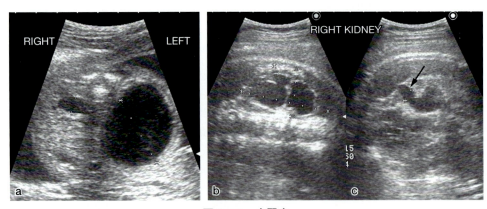

図Ⅲ-24 水腎症
a：GA 23 週，PUJO. 左腎は左側腹部を占拠する重度水腎症を，右腎は2度の水腎症を認める．
b・c：GA 38 週，VUR. 腎盂・腎杯の著明な拡張を認める(b)．排尿によりサイズが変化する尿管拡張（矢印）を認める(c)．

成，腎異形成，癒合腎などがある．

3）尿管瘤・尿管異所開口（図Ⅲ-26）

尿管瘤は膀胱内の囊胞病変として描出される．尿管異所開口は，男児では尿道や精囊に，女児では尿道，腟，会陰に開口する．ともに所属腎は水尿管水腎症となる．

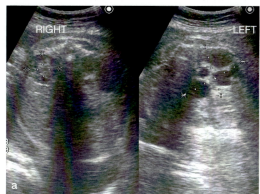
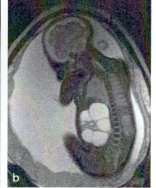
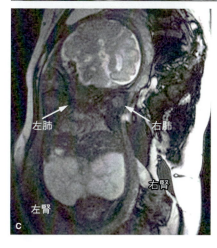

図Ⅲ-25 腎形成不全

a：GA 33週，左 MCDK．左腎は大小不同の多数の囊胞からなり，囊胞壁のエコー輝度は高い．右腎は正常．
b：GA 36週，右 MCDK．で右腎は大小の囊胞からなり，右側腹部を占拠．
c：GA 34週，ARCKD．両側腎臓は腫大し，high intensity を呈し，後腹膜を占拠する．膀胱・羊水とも認めない．肺低形成を認める．

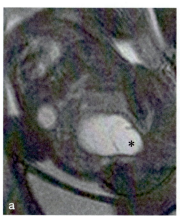
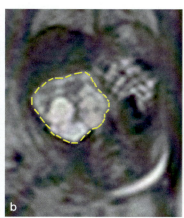
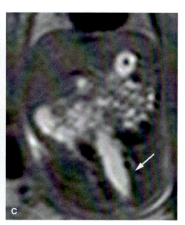

図Ⅲ-26 尿管瘤・尿管異所開口

a：GA 30週，異所性尿管瘤(*)．膀胱内に囊胞性病変として認める．
b：GA 31週，尿管異所開口．癒合腎(破線枠)で下極腎は異形成となっている．
c：GA 31週．所属尿管(矢印)は異所開口(のちに精囊に開口と判明)．

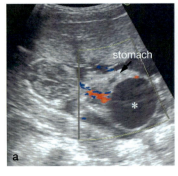 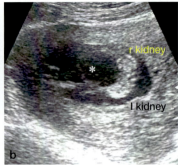 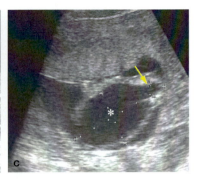

図Ⅲ-27 下部尿路閉塞
a・b：GA 13 週，尿道閉鎖．膀胱は腹腔内をほぼ占拠し（*），肝臓・横隔膜を頭側に圧排．両側腎臓はエコー輝度は高く，羊水過少を認める．
c：GA 14 週，後部尿道弁．冠状断で膀胱底部に keyhole sign（矢印）を認める．

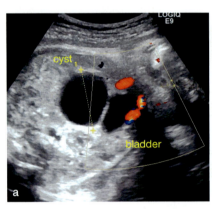 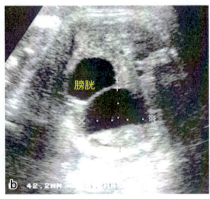

図Ⅲ-28 卵巣嚢腫
a：GA 35 週．膀胱（左右の臍帯動脈の間）の左側に 4 cm 大の嚢腫を認める．
b：GA 34 週．捻転をきたし，嚢腫内に出血による鏡面像を形成．

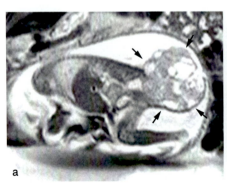 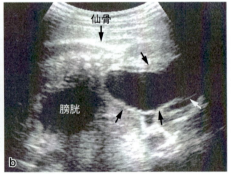

図Ⅲ-29 仙尾部奇形腫
a：MRI 矢状断．Altman 分類 typeⅡ，mixed type．
b：超音波矢状断．Altman 分類 typeⅡ，cystic type．

4） 下部尿路閉塞（尿道無形成・低形成，後部・前部尿道弁）（図Ⅲ-27）

　重症例では GA 10 週以降に，腹腔内を占拠する巨大膀胱を認め，両側腎は高エコー輝度を呈する．重症例では腎障害・肺低形成が進行する．

8．腫瘍・腫瘤性病変

1） 卵巣嚢腫（図Ⅲ-28）

　女児で下腹部に無エコーの囊胞性病変として描出される．内腔にデブリスを認める場合，捻転による血流

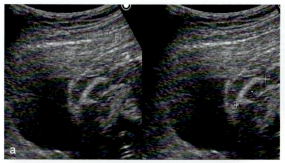
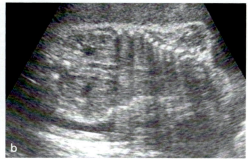
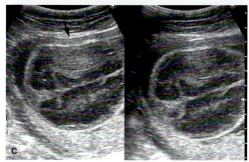

図Ⅲ-30　重症の骨系統疾患
a：GA 25 週，thanatophoric dysplasia．大腿骨は著明に短縮・彎曲し，telephone receiver 様を呈す．
b：GA 26 週，campomelic dysplasia．Bell-shaped thorax, 両側水腎症を認める．
c：GA 26 週，osteogenesis imperfecta type 2．圧迫により頭蓋骨が変形(矢印)．

障害が疑われる．

2）仙尾部奇形腫(sacrococcygeal teratoma：SCT)(図Ⅲ-29)

充実性，囊胞性または混在性の臀部腫瘤を呈する．GA 32 週未満で羊水過多や胎児水腫を合併する症例(胎児SCTの約15％)は予後不良である．1～2週ごとに超音波検査を行い，肺発育が得られたら早期の分娩を検討する．

3）その他の腫瘍

リンパ管腫，血管腫，神経芽腫やmesoblastic nephromaなどがある．

9．骨系統疾患(図Ⅲ-30)[7]

胎児診断される骨系統疾患は100種類以上ある．Thanatophoric dysplasia, hypophosphatasiaやcampomelic dysplasiaは長管骨の彎曲を認め，大腿骨はtelephone receiver 様を呈する．osteogenesis imperfecta type 2(OS type 2)では，骨折による変形や超音波プローブの圧迫により胎児頭蓋は容易に変形する．GA 20 週前後に発見される症例は胸郭低形成による肺低形成を合併し，予後不良な疾患が多い．

10．肺低形成

胎生26週未満の羊水過少は肺の発育障害を惹起し，死亡率は約80％に達する．その原因としては，前期破水，重度腎機能障害，先天性横隔膜ヘルニアなどの胸郭内占拠性疾患，重症骨系統疾患，横隔膜挙上をきたす神経筋疾患がある．

●まとめ

出生前診断は，胎児も1人の患者としてその人権を擁護しつつ，家族が前向きに受容できるための十分な情報と時間を与え，またチーム医療として患児・家族に対し包括的かつ継続的なサポートを行う必要がある．また予後不良例では児を看取るための心の準備や，次回妊娠への対応も必要である．

(米倉　竹夫)

【参考文献】
1) 日本小児外科学会学術・先進医療検討委員会：わが国の新生児外科の現況—2013年新生児外科全国集計．日小外会誌 51：1234-1245, 2015.
2) 米倉竹夫：出生前診断(antenatal diagnosis)．系統小児外科学(第3版), 福澤正洋(編). pp75-117, 永井書店, 大阪, 2013.
3) 夫　律子：最新3D/4D胎児超音波診断．メディカ出版, 大阪, 2004.
4) Sander RC (ed)：Structural fetal abnormalities. 2nd ed, Mosby, St. Louis, 2002.
5) 胎児期水頭症ガイドライン委員会：胎児期水頭症—診断と治療ガイドライン．改訂2版, 山崎麻美(編), 金芳堂, 京都, 2010.
6) 米倉竹夫, 小角卓也, 黒田征加ほか：胎児期の尿路先天異常のスクリーニング．小児外科 41：104-115, 2009.
7) 西村　玄, 室月　淳, 澤井英明(編)：骨系統疾患—出生前診断と周産期管理．メディカルビュー社, 東京, 2011.

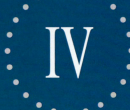

IV 新生児外科疾患の画像診断

●はじめに

画像診断のmodalityには，単純X線写真，超音波検査(ultrasonography：US)，CT，MRI，各種造影検査，核医学検査などが挙げられる．それぞれの画像診断法の特徴や利点，欠点などを熟知したうえで，正しい診断に結びつくように，目的に合った検査法を選択することが重要である．

また，新生児は放射線に対する感受性が高いと言われており，放射線被曝を極力減らす必要がある．その点では，とくにUSの活用が望まれる．

I．X線検査法

1．単純X線写真

単純X線写真は，画像診断の中でも最も基本となる診断法であり，正しく読影することで多くの情報が得られる．

単純X線写真では，X線が体内を透過する組織によって吸収の度合いが異なり，その程度により写真上の白黒の度合いが決まる．X線写真上で見られる境界線は，そこにX線吸収の程度の異なるものが接して存在して(かつX線が境界面に接線方向に入って)いることを示しており，X線吸収が同じ程度のものが接し

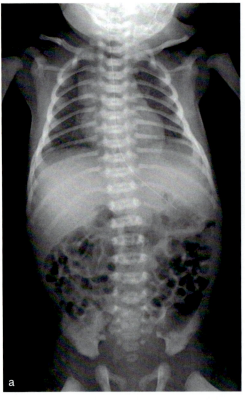

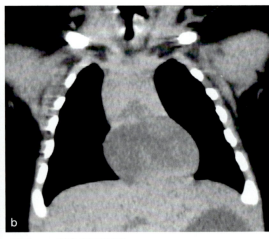

図IV-1 新生児正常例
a：胸腹部単純X線写真　心縦隔陰影は胸腺と心臓が境界のない一塊の陰影として認められる(心胸腺陰影)(同一症例のCT冠状断像をbに示す)．腹部には多数のガス像が認められる．ガス像の形態から小腸と大腸の区別は困難である．新生児では正常像である．個々のガス像の径が太く拡張すると，同部より肛側での通過障害・閉塞が疑われる．
b：胸部CT冠状断再構成画像　aと同一症例．胸腺は前縦隔に存在し，心臓と接して存在している．単純写真上は，シルエットサインの原理から同じ水濃度のものが接して存在しているため，接線方向にX線が通過したとしても両者の境界はみられない(a)．

26

Ⅳ. 新生児外科疾患の画像診断

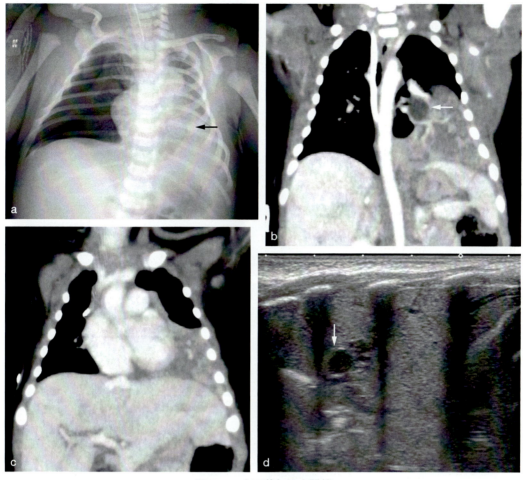

図Ⅳ-2 左下葉気管支閉鎖
a：胸部単純Ｘ線写真　右胸郭は透過性が亢進．外套部は血管影が見られないので，気胸によるものと考えられる．左胸郭は下肺野で透過性は低下．心臓の左辺縁，左横隔膜のラインが見られなくなっている．左肺門部に円形の陰影あり（矢印）．
b・c：胸部造影CT（冠状断再構成画像）　左下葉は全体に無気肺になっており，心臓および横隔膜とべったり接している．このことから，シルエットサインの原理により，単純写真上の心臓および横隔膜の辺縁のラインは見られなくなったと考えられる．左下葉の気管支が見られず，肺門部にmucous impactionに相当する低濃度の円形の陰影あり（矢印）．手術，病理で左下葉の気管支閉鎖が確認された．気管支閉鎖では，病変部が本例のように無気肺になる場合と，側副路から空気が入り込み過膨張になる場合がある．
d：超音波像　左側胸部からの縦断像．左下葉は全体に充実性の輝度を示し，肺門部に囊胞状の構造が認められている（矢印）．CTと同様の像が得られている．

ているときは，両者の間の境界線は見えなくなる．この現象を応用したものがシルエットサインと呼ばれるもので，正常で見えているはずの線が見えなくなったときは，その部分に接して同じ濃度のものが存在していると考えて所見を拾い上げる（図Ⅳ-1，2）．逆に通常は見えないはずの線が見えたときには，同部に異なる濃度のものが接していることになり，これも異常所見となる（図Ⅳ-3）．

1）胸部単純Ｘ線写真

①肺野の含気・透過性の程度，気管の状態，心臓の大きさ，形態，肺血管陰影などを評価する．新生児においてはとくに以下のことに注意して読影する．

ⅰ）呼吸相による変化：肺野の透過性の程度は吸気，呼気の程度で大きく変化するため，臨床状態と合わせて評価する必要がある．

ⅱ）心胸腺陰影（cardiothymic shadow）：心縦隔陰影では，胸腺陰影に注意して読影する必要がある．胸腺は心臓に接して前縦隔に存在する臓器で，単純Ｘ線

総論

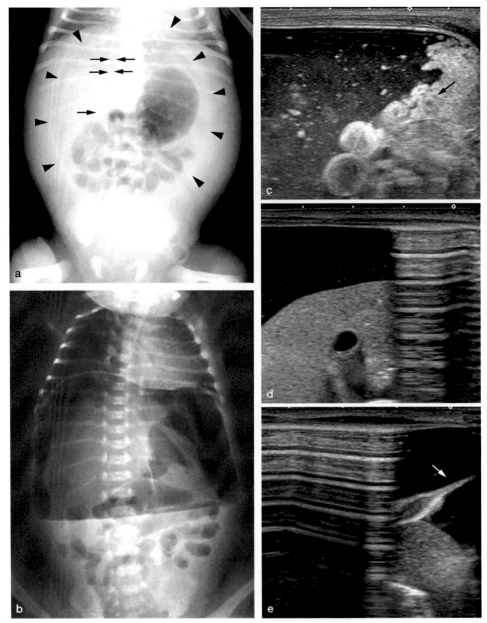

図Ⅳ-3 小腸閉鎖・穿孔・胎便性腹膜炎症例

a：腹部単純X線写真 腹部中央に集まった腸管ガス像が認められる(大量腹水を示すサイン). 上腹部に大きな透亮像が認められ(football sign：▲で囲んだ部分)，その中央部を縦に走る線状の陰影がわずかに見られる(矢印). それぞれ free air と肝鎌状靱帯による陰影. 肝鎌状靱帯が見えるということは，その周囲に空気が接しているということになり，free air が存在していることのサインになる.

b：胸腹部立位単純X線写真 特発性胃破裂症例. 多量の free air と腹水によって鏡面像を呈する(saddle bag sign).

c：腹部超音波像 大量腹水と，腹水中に debris が浮遊. 左側腹部に debris の貯留と，その中に細い腸管(下行結腸)が埋もれるように見られる；microcolon(矢印). 小腸閉鎖と穿孔があり，胎便が腹腔内に漏れ出ている像と考えられる.

d：腹部超音波像 臥位. 正中寄りの腹壁直下に多重反射のアーチファクトが見られ，free air によると思われる.

e：腹部超音波像 左側臥位では空気が移動し，アーチファクトも天井側(画面の左側)へ移動している. これに伴い，正中に存在する肝鎌状靱帯が見られるようになっている(矢印).

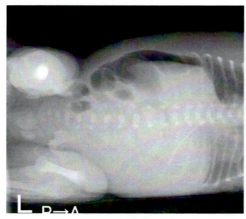 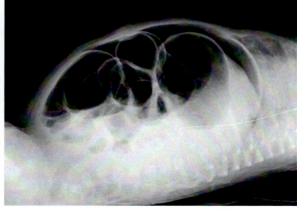

a：左下側臥位　　　　　　　　　　　　　　　　b：背臥位

図Ⅳ-4　気腹 cross-table lateral 像
左下側臥位では肝臓の表面側に，背臥位では腹壁直下で肝臓の表面あるいは腸管周囲にそれぞれ free air が認められる．b図では腸管の壁が明瞭に認められる（腸管の内と外に空気があることを示す）．

写真の成り立ちの原理から（同じ濃度のものが接しているため）胸腺と心臓との間には境界線は見られず，一塊の陰影として見られることになる．これを心胸腺陰影と呼ぶ（図Ⅳ-1）．正常胸腺は非常に柔らかい臓器で体位や呼吸のタイミングなどによって容易に大きさや形態を変化しうる．

iii）挿管チューブなどの位置確認：気管内挿管チューブ，中心静脈・PIルート，経鼻胃管，胸腔・腹腔ドレーンなどのチューブやカテーテルが正しく挿入，留置されているかどうかを確認することも重要である．気管内チューブの先端の高さは，顔の向きや顎の位置によって容易に上下する．

②外科的疾患では，肺あるいは胸郭に非対称性の所見や mass effect などが見られることが多い（図Ⅳ-2）．

③単純X線写真のみで鑑別困難なときは，多くの場合，CT が有用となる．

2）腹部単純X線写真

①腹部概観の観察，消化管ガス像の分布や形態，遊離ガス（free air）や異所性ガス（腸管壁内ガス，門脈内ガスなど）の有無，臓器腫大の有無，異常濃度（脂肪や石灰化）の有無などを見ることが主な役割となる．腸閉塞や腹腔内遊離ガスによる air-fluid formation を見るとき以外は，臥位での撮影が基本となる．

②正常の腹部ガス像：出生直後では胃内に空気が認められ，生後6時間で胃と小腸の大部分に，24時間までには直腸まで空気像が認められるようになる．その後から乳児期では生理的に小腸内にもガスが多く認められる（図Ⅳ-1）．

先天的な閉塞や通過障害がある場合では，病変部より口側の腸管ガス像の拡張（正常像で見られる小腸ガス像よりも径が拡張したガス）がループ状に連なって認められる．

③消化管穿孔による気腹像：大量であれば，臥位で football sign を呈する（図Ⅳ-3a）．立位にすると，横隔膜下に集まり鏡面像が見られ，大量の場合は saddle bag sign を呈する（図Ⅳ-3b）．立位での撮影が難しい場合，左下側臥位での前後像や背臥位での側面像（cross-table lateral）などが有用である（図Ⅳ-4）．

2．造影検査

新生児に対し造影検査を行う際は，透視室の温度を適温に保っておくこと，吸引や酸素投与の準備をしておくことなどにも注意する．

1）消化管造影

i．造影剤

①消化管の形態や走行を見るためには，30～50 W/V％程度のバリウムあるいは非イオン性，低あるいは等浸透圧性の水溶性ヨード造影剤を使用する．バリウムは，穿孔の疑いのある場合や，大腸の完全閉塞状態での上部消化管からの投与は禁忌である．

②ガストログラフィンは高張（原液で約1,700 mOsm）であるため，肺に誤嚥された場合は肺水腫をきたしたり，腸管内では水を引き込んで脱水をきたしたりするので注意が必要である．胎便関連性腸閉塞症の注腸造影では，この高張であることを利用して治療的効果（腸管内に水を引き込み，胎便を柔らかくして

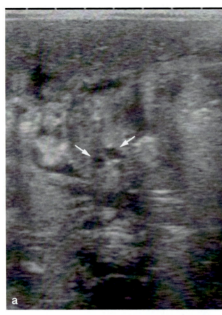 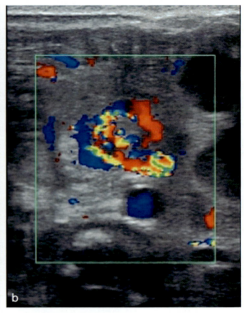

図Ⅳ-5　中腸回転異常，中腸軸捻転の超音波像
a：膵臓レベルの横断面で，上腸間膜動脈(左矢印)の左側に上腸間膜静脈(右矢印)が認められる．回転異常が疑われるサインとなる(上腸間膜動静脈の左右の位置関係が逆転している)．
b：このさらに尾側レベルの断面で，上腸間膜動脈を軸にして上腸間膜静脈が時計方向に巻き付いている像が認められる場合は，これを whirlpool sign と呼び，中腸軸捻転のサインである．本例のようにカラードップラーで見るとわかりやすい．

排出を促進させる)を期待して3倍程度に希釈して用いられる．

ii．注腸造影

単純写真で拡張した小腸ガス像が多く見られ，下部消化管の閉塞・狭窄が疑われるときは，小腸閉鎖，胎便関連性腸閉塞症，ヒルシュスプルング(Hirschsprung)病などとの鑑別のため注腸造影検査が行われる．小腸閉鎖では，microcolonと呼ばれる径の小さな大腸が造影される．胎便関連性腸閉塞症でもmicrocolonを呈する．ヒルシュスプルング病では，無神経節腸管は口側の腸管に比較して細く(narrow segment)，正常部の内腔は正常か拡張しており，両者の間に移行帯(transitional zone)，caliber changeが認められるとされるが，初回検査で典型的像を示すのは70%程度とそれほど多くなく，疑わしいときは生検を積極的に考える．

中腸回転異常(midgut malrotation)，中腸軸捻転(midgut volvulus)では，単純X線写真のガス像はさまざまな像を示し，非特異的で診断が難しい．造影検査により，十二指腸4th portionがトライツ(Treitz)靱帯のある左上腹部にないこと，あるいは注腸造影で盲腸が右下腹部にないことで診断する．ただし，新生児では盲腸部の固定がゆるいため，正常でも盲腸が右上腹部にまで移動することがあるので注意を要する．volvulusをきたせば，十二指腸が椎体の右側で捻れて狭窄している像(corkscrew appearance あるいは pig tail sign)が認められるが，US(超音波)像でもwhirlpool signを認め，診断可能である(図Ⅳ-5)．

2) 尿路系造影

尿路系の造影には，経静脈性(腎盂)尿路造影(intravenous pyelography：IVP)，排泄性膀胱尿道造影(voiding cystourethrography：VCUG)が挙げられる．

①VCUGは，主に尿路感染症の原因としての膀胱尿管逆流の検索のため施行される．カテーテルを膀胱内に挿入した後，静水圧で造影剤(非イオン性水溶性ヨード造影剤)を注入する．透視下に膀胱の形態，尿管への逆流の有無を確かめながら，できるだけ大量の造影剤を注入した後，カテーテルを抜去(排尿直前には膀胱頸部が開いてくるので，このときに抜去)し，排尿時の撮影を行う．この際，男児では後部尿道弁の検索のため，強い斜位にして排尿時の尿道全体を観察する．

②IVPは，炎症性疾患，とくに逆流性萎縮性腎盂腎炎や各種尿路系の奇形や腫瘍による圧排などの検索のために行うが，USで得られる情報で十分なことも

多い.

3) 膵胆道系造影

膵管胆道系の先天異常に対する検索が主となるが,新生児期にこれらの検査を行うことは少なく, US やMRCP(magnetic resonance cholangio-pancreatography)の情報で十分なことが多い. 経静脈性胆道造影検査(drip-infusion cholangiography：DIC),内視鏡的逆行性膵胆管造影検査(endoscopic retrograde cholangio-pancreatography：ERCP), 経皮経肝胆道造影検査(percutaneous transhepatic cholangiography：PTCG)などがある. DIC を施行する際は, CT を撮影(DIC-CT)することで, 胆管や胆嚢管の分岐の変異などの情報が得られるほか, 膵胆管合流異常では拡張総胆管から膵管への造影剤の逆流が見られることがあり, 合流異常の診断が確実となる.

4) 血管造影

ほとんどは心不全をきたしているような短絡の多い血管奇形や, 多血性腫瘍の破裂に対する緊急的な血管塞栓術などのIVR目的で施行される. 主な血管解剖の情報は造影CTやMRA(MR angiography)で十分であることが多い.

II. CT, MRI, US

CT, MRI, US は, いずれも断層画像による画像診断法であり, これらが現在の画像診断の主流を占めている. いずれも各部位における詳細な解剖学的な情報, 組織学的な情報などが得られる.

それぞれに特徴があり, おのおのの利点, 欠点(表Ⅳ-1)をよく理解して適応を検討する必要がある. そ

のうえで, お互いに補い合う検査として活用することで, 正確な診断により近づくことができる.

1. CT(computed tomography)

1) 原理・画像表示

CT は, X線管が身体の周囲を回転しながら人体に向けてX線を出し, 人体を透過したX線を対側にある検出器で測定し, これを繰り返し行うことによって設定された断面の1回転分のデータから, コンピュータにより横断画像を合成する方法である. 近年では, X線管球が連続高速回転を続け, 寝台も連続的に移動させながら撮影する方法(helical CT)に検出器を多列化(4〜320列)した方式(multidetector row CT：MDCT)が主流を占め, より詳細な画像が短時間で撮影できるようになってきている.

X線吸収の程度は組織固有の電子密度によって異なり, 空気を−1,000, 水を0, 緻密骨組織を1,000と定めて, これに対する比率(CT値, Hounsfield Unit：H.U.)で表される. 通常, 出血や石灰化などは高濃度に見え, 浮腫, 水(嚢胞)などは低濃度に見える. 脂肪はマイナスのCT値を示し低濃度に見える. 腫瘍では細胞成分や出血の関与でさまざまの濃度に見られる.

CT画像は, ある一定の幅のCT値の範囲(window幅)を, ある一定の値を中心(windowレベル)として, 白から黒の濃度差で表示している. 観察したい部位により, これらの値をそれぞれ適宜(縦隔・腹部では250〜400/30前後, 肺野は1,000〜/−700前後などに)設定して観察する.

2) 撮像方法

スライス厚は目的や部位により適宜変更するが, できる限り薄めの画像で観察する. 多くの部位では5

表Ⅳ-1 CT, MRI, US の比較

	利 点	欠 点
CT	○空間分解能に優れる ○肺野・骨や心血管・尿管（造影剤要）の観察に優れる ○石灰化, 脂肪成分の判明が容易 ○3D画像などの再構成画像が容易に作成できる	○被曝がある ○造影剤の投与が必要であることが多い
MRI	○組織分解能（コントラスト）に優れる ○骨髄・軟骨・脳・脊髄・子宮・卵巣などの観察に優れる ○被曝がない	○体内に金属がある児や状態の悪い児には施行困難 ○撮像に時間がかかり鎮静がいる ○石灰化の情報が得にくい
US	○手軽に施行できる ○被曝がない ○血流情報が造影剤なしに得られる ○内部性状の観察に適している（solid or cystic）	○客観的情報に乏しい ○術者の技術に依存する

mm厚を基本として，目的・部位により1mm前後厚でも観察する．また，3D画像や冠状断や矢状断などの再構成画像も併せて観察することで，病変の三次元的な広がりがより詳細に把握でき，有用である（図Ⅳ-2）．

単純CTのみではコントラストが乏しく，各臓器や腫瘍，血管などの境界が不明瞭となるため，経静脈性の造影剤の投与が有用だが，新生児では腎機能が未熟であることもあり，造影CTの施行は慎重に判断し，USなどでの代替ができないか検討する必要がある．また，造影剤はショックなどの過敏性反応を示すことがあるため，注意深い観察を行う．投与開始より1時間から数日後に発現する遅発性の副作用の可能性もあるため，投与後にも注意する．

造影剤量は300mgI/mlの濃度で2ml/kgを基本にするが，腎機能や目的とする部位などによって量や濃度，撮影するタイミングなどを適宜変更する．たとえば，心血管の解剖学的情報だけが目的であれば，150mgI/mlの濃度の造影剤でも管電圧を120kVから80kVに低くするなどの工夫で十分なコントラストが得られる．

2．MRI（magnetic resonance imaging）

1）原理・画像表示

MRIは，核磁気共鳴現象を利用して人体の断面を画像化したものである．体内にある水素原子核は，電荷を持ちスピンしており，このため電流が生じ磁気ベクトルが生じている．ここにパルス波が照射されると水素原子核は共鳴状態になり，磁気ベクトルが一定方向に揃う．パルス波を切ると徐々に安定状態に戻るが，それまでの時間を緩和時間と呼び，各組織でこの時間はほぼ決まっている．縦方向の緩和時間を強調したものをT1強調画像，横方向の緩和時間を強調したものをT2強調画像と呼んでおり，それぞれ緩和時間の差が画像上の信号強度の差となって表示される（T1時間は短いと高信号，長いと低信号，T2時間は短いと低信号，長いと高信号を示す）．MRIでは，これらのほかに血液などの流れ，動き，局所磁場の不均一性，拡散など多数の因子が画像の濃淡に関与し，それらを強調して表示する撮像法も種々開発されている．

MRIで表示される信号強度は相対的なものとなり，またさまざまな因子が関与しているため，非特異的なことが多いが，比較的特異的な信号パターンを示すものとして以下のものがある．

出血は，赤血球に含まれるヘモグロビンによる常磁性体効果のため特異な信号を示す．ヘモグロビンが酸化され，メトヘモグロビンが形成されるとT1強調画像で高信号を示す．出血後時間が経過して，ヘモジデリンが沈着するとT2強調画像で低信号となる．

脂肪や高蛋白濃度の液状内容や壊死に陥った組織などは，T1強調画像で高信号に描出される．

石灰化は一般にはT1強調画像，T2強調画像とも低信号・無信号を示すが，ときにT1強調画像で高信号を示すことがある．

鉄が沈着すると，それによる磁場の不均一性のためにT2強調画像で低信号を示す．

2）撮像法

MRIの撮像法は複雑で，上述のスピンエコー（spin echo：SE）法のほかにも高速撮像法や特殊な撮像法が多数開発されている．

代表的な高速撮像法であるファーストスピンエコー（FSE）法のほか，FLAIR（fluid attenuated inversion recovery）法（CSFの信号をゼロにし，T2高信号病変を判別しやすくした画像）や拡散強調画像（diffusion weighted image：DWI．水分子の拡散運動を強調して画像化）などが挙げられる．

脂肪抑制を併用したheavy T2強調画像では，胆管・膵管，尿管を高信号に明瞭化して描出することができ，これを再構成してMRCP，MR urographyと呼ばれる像を作成する方法もよく用いられている（図Ⅳ-6）．

造影MRIではガドリニウム造影剤を用いる．増強される部位はガドリニウムによるT1短縮効果により，T1強調画像で高信号に描出される．このほかに，肝細胞に選択的に取り込まれる造影剤もある［EOBプリモビスト®；静脈内投与後，血管内および細胞間隙に非特異的に分布した後，肝細胞に特異的に取り込まれる．この肝細胞造影相では肝細胞機能がない病変は造影されなくなり，肝実質と病巣（肝芽腫など）とのコントラストが増強する］．

3）適　応

MRIは，体内に金属片がある場合は検査できない場合がある．胎児の撮影の際には，母親側のチェックが必要となる．心臓ペースメーカーがある場合は原則禁忌であり，入れ墨，アイラインなどの化粧品，カラーコンタクトにも金属が含まれていることがあり，これらのものに関しては事前に詳細な問診が必要となる．

Ⅳ. 新生児外科疾患の画像診断

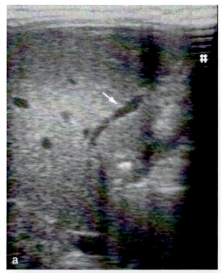
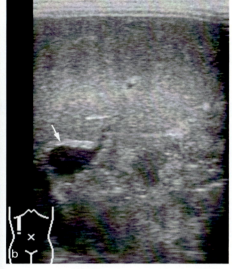
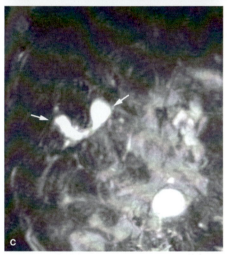

図Ⅳ-6 胆道閉鎖症（Ⅰ cyst 型）
a, b：超音波像　生後 51 日目の男児．黄疸を主訴．他院から胆道拡張症疑いで紹介された．超音波では小さく張りのない胆嚢（図 a の矢印）が見られ，これに連続して肝門部に囊胞状構造（図 b の矢印）が見られた．胆道閉鎖に特徴的な超音波像として，小さく張りのない胆嚢像のほかに，肝門部に見られる組織塊が門脈の腹側に厚みのある高輝度帯として認められる像（triangular cord sign）がある．全例で見られるわけではなく，本例でも triangular cord は見られなかった．
c：MRCP　MRCP では，肝門部に胆嚢（左矢印）と連続する囊胞状構造（右矢印）が見られるのみで，総胆管，肝内胆管の拡張像は見られなかった．胆道閉鎖のⅠ cyst 型と診断した．

3．US（ultrasonography：超音波検査）

US の原理・特徴

人体に接触させた探触子（プローブ）から超音波を発生させ，人体内で反射して戻ってくる反射波を検出することで画像を構成する診断方法である．

周波数が高いほど，組織内での減衰が強く深部には伝わらないが，一方で周波数が高いほど分解能は向上する．このため，新生児のように小さい体格では，腹部全体でも高周波数のプローブで深部まで観察することができ，かつ分解能の高い画像を得ることができる．被曝がなく，新生児には非常に有用な画像診断方法となり，ほかの検査の代替となる情報がUSで得られることも多い（図Ⅳ-2〜7）．中腸軸捻転（図Ⅳ-5）や腸重積，肥厚性幽門狭窄症など，USのみで診断できる外科的疾患も多い．新生児では頭蓋内や脊髄管内の観察も可能であり，また病変が充実性か囊胞性かの性状の判別にも有用である．

超音波は，液体や実質臓器内はよく伝搬するが，骨や石灰化，気体の表面では反射し，後方には伝わらない．したがって，肺や消化管内の空気は観察の障害となったり，アーチファクトの原因となったりする．これを逆に利用して気胸や気腹の診断を行うこともある（図Ⅳ-3）．

Ⅲ．核医学検査（nuclear medicine）

核医学検査は，各種の放射性医薬品を体内に投与し，体内に分布した核種から放出される放射線を体外にある検出器により計測し，その分布を画像化するものである．二次元的な分布を画像化したものをシンチグラフィと呼び，三次元的な分布を断層画像として映

像化するものをSPECT(single photon emission CT)と呼ぶ.ほかの画像診断法に比較して分解能は低いが,機能的画像診断として有用な情報が得られる.

放射性医薬品の投与量については,過少な投与量で診断に必要な画像が得られなければ無用な被曝をしただけとなるし,必要以上の投与による過剰な被曝は言うまでもなく避けなければならない.小児に対する投与量の決定法は,年齢や体重,体表面積などから求め

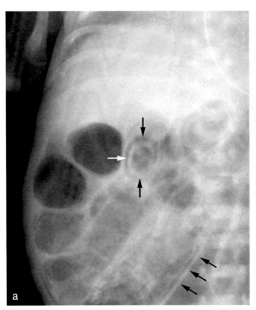
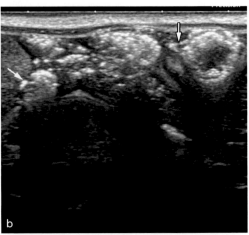
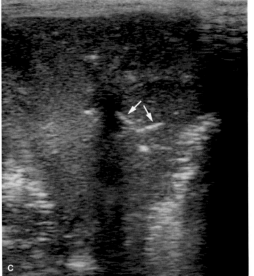

図IV-7 壊死性腸炎(NEC)
a:腹部単純写真 拡張した腸管が見られ,一部の壁に壁在気腫(pneumatosis intestinalis)が認められる.腸管壁に沿ってlinearに見える部分(下側の矢印)と腸管を囲むようにcircular(上側の矢印)に見える部分がある.
b:腹部超音波像 腸管壁に沿って点状の高輝度が多数認められる.一部は壁の外周に沿うように見られ,壁在気腫を見ているものと考えられる(矢印).
c:腹部超音波像 肝内に樹枝状に分かれる高輝度が認められる(矢印).門脈内空気(portalvenous gas)によるものと考えられる.

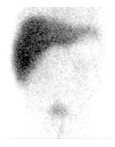
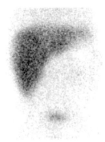

ANT 3H　　　　　ANT 6H　　　　　ANT 24H

図IV-8 胆道閉鎖症
99mTc-PMTによる胆道シンチグラフィ.投与後24時間経ってもRIの腸管への排泄が見られない.胆道閉鎖にcompatibleな所見である.新生児肝炎でも腸管への排泄が見られないこともある.

Ⅳ．新生児外科疾患の画像診断

表Ⅳ-2　新生児外科領域で使用される主な放射性医薬品

	放射性医薬品	概　　略	投与量 MBq（体重 3 kg）	投与後計測開始時間
肺血流	^{99m}Tc-MAA	急性肺塞栓症の診断	13.2	直後
肝・胆道	^{99m}Tc-PMT	胆汁の胆道系への排泄を検索 胆道閉鎖症の診断	20	直後
消化管出血	^{99m}Tc-HSA	出血部位でのみ漏出 0.05 ml/分以上の出血を検出	80	直後～24 時間
メッケル憩室	^{99m}Tc-O$_4^-$	（異所性）胃粘膜に集積	20	直後～60 分
腎　臓	^{99m}Tc-DMSA	腎静態　形態・位置異常の検索	25.6	1 時間
	^{99m}Tc-MAG3	レノグラム　尿細管機能を反映	34	直後
	^{99m}Tc-DTPA	レノグラム　糸球体濾過率を反映	34	直後
骨	^{99m}Tc-MDP/HMDP	骨代謝亢進部に集積 神経芽腫にも集積	40	2～3 時間
腫　瘍	^{67}Ga-citrate	腫瘍・炎症巣に集積 悪性リンパ腫・不明熱の病巣検索	10	48～72 時間
神経芽腫	^{123}I-MIBG	交感神経支配臓器・カテコラミン産生臓器 神経芽腫転移巣検索 viability の評価	40	6，24 時間
リンパ管	^{99m}Tc-HSA	リンパの流れ・閉塞や漏出部位の同定 両足背 1・2 趾間などから皮下（皮内）注入	（30～40 前後）*	直後～60 分
	^{99m}Tc-O$_4^-$			

半減期：^{99m}Tc：6 時間，^{123}I：13.2 時間，^{67}Ga：3.26 日
投与量は「小児核医学検査適正施行のコンセンサスガイドライン」による体重が 3 kg としての推奨投与基本量あるいは最少量．
＊：リンパ管シンチの投与量はガイドラインに記載がない．（　）内は大阪母子医療センターでの投与量．

る種々の方法があるが，2013 年に日本核医学会の小児核医学検査適正施行検討委員会から出された「小児核医学検査適正施行のコンセンサスガイドライン」（http://www.jsnm.org/guideline/2013/0318）が参考になる．

図Ⅳ-8 に新生児外科領域で最も使用頻度が高い核医学検査である胆道シンチグラフィを示した．また，新生児外科領域で有用ないくつかの核医学検査の概略を表Ⅳ-2 に示す．

（西川　正則）

Ⅴ 新生児外科の栄養・輸液管理

●はじめに

　わが国において，この半世紀における新生児外科の進歩は目覚ましく，主要新生児外科疾患の全体の救命率は90%を超えるにまで至った．これは，小児外科学の進歩の賜物であるのと同時に，新生児外科周術期における栄養・輸液管理の発展が寄与するところも極めて大きい．一方，現在においても壊死性腸炎や中腸軸捻転などで認められる腸管虚血再灌流障害や長期間の静脈栄養を必要とするヒルシュスプルング(Hirschsprung)病類縁疾患や短腸症候群などで認められる静脈栄養に起因する肝障害(parenteral nutrition-associated liver disease：PNALD)など，未解決の問題もある．本項では，新生児外科における栄養・輸液管理の理論と実践について述べる．

Ⅰ. 新生児の輸液管理の特徴と実際

1. 体液組成，尿・電解質バランスの特徴

　新生児は成人に比し，身体構成成分のうち水分の占める割合が高い．生後24時間までは，分娩時のストレスなどにより分泌される抗利尿ホルモン(ADH)の作用や腎臓の未熟性により，ADH不適合分泌症候群(ADH分泌過剰傾向)を示し，尿量が少ない．それ以降(生後24〜72時間)は多量の低浸透圧尿の排出を認める．生後72時間以降の新生児期においては，Na，Clなどの尿中排泄量も増加するので，通常の維持輸液を投与することになる．

2. 新生児輸液の実際

　上記のように，未熟な腎機能とADH分泌過剰傾向であるため，10%ブドウ糖液を基本とし50〜60 ml/kg/日で開始する．低血糖に注意しつつ，水分バラン

表Ⅴ-1　新生児外科症例の輸液投与例（3 kg の成熟児例）

1. 末梢ルートのみの場合			
出生当時		10%ブドウ糖液	7 ml/時
生後1〜3日		10%ブドウ糖液	7〜12 ml/時
利尿が得られた後		糖濃度5〜7.5%の3号輸液	12〜15 ml/時
2. 末梢ルート＋PIカテーテル®（ダブルルーメン）の場合.			
（必要時PIサブよりカテコラミン類を投与する）			
出生当時	PIメイン	10%ブドウ糖（ヘパリン1単位/ml添加）	1 ml/時
	PIサブ	10%ブドウ糖（ヘパリン1単位/ml添加）	3 ml/時
	末梢ルート	10%ブドウ糖	3 ml/時
生後1〜3日目（10%ブドウ糖液を合計7〜12 ml/時投与する）			
	PIメイン	10%ブドウ糖（ヘパリン1単位/ml添加）	1〜9 ml/時
	PIサブ	10%ブドウ糖（ヘパリン1単位/ml添加）	3 ml/時
	末梢ルート	10%ブドウ糖もしくは細胞外液	1〜必要量 ml/時
		（場合により5%アルブミンもしくは血液製剤）	
利尿が得られた後	PIメイン	10%糖濃度3号輸液（ヘパリン1単位/ml添加）	3 ml/時
		もしくは高カロリー輸液	
	PIサブ	10%糖濃度3号輸液（ヘパリン1単位/ml添加）	3 ml/時
	末梢ルート	10%ブドウ糖もしくは細胞外液	1〜必要量 ml/時
		（場合により5%アルブミンもしくは血液製剤）	

スや体重の偏移変動を観察しながら，徐々に増量し，生後1週間を目途に120〜140 ml/kg/日（病態によって増減する．早産児では多めにする）くらいまで徐々に増量する．生後48〜72時間前後で1〜2 ml/kg/時以上の利尿が得られたら，電解質を含んだ輸液に変更する．すなわち，利尿が得られたら直ちにNaは2 mEq/kg/日から始め，Kは1日おいて1 mEq/kg/日から始め，血清電解質濃度を見ながら増量する．在胎週数や出生体重によりCaを適宜投与する．

また，当小児集中治療室での新生児外科症例の輸液投与例を示す（表V-1）．

II. 新生児における栄養管理の特徴と注意点

1. 新生児における経腸栄養剤の種類と選択

1）母　乳

種々の感染防御因子や生理学的な物質を含み壊死性腸炎の予防効果が示されている母乳は，ほぼすべての新生児にとって理想的な経腸栄養剤となる[1]．ただし，1 mlあたりのエネルギー量は0.61〜0.65 kcal/mlにとどまるため，重症病態や先天性心疾患合併症例など水分制限が必要な場合は母乳強化物質（HMS-1, 2）を添加する（例：母乳100 mlあたりHMS-1を3包もしくは5包添加して，それぞれ0.74, 0.8 kcal/mlとなる）．ただし，強化母乳は，新生児，とくに超早産児の術後で腸蠕動が弱い場合には，ミルクカードによる腸閉塞（ミルクカード症候群）[2]をきたす可能性があるので避けたほうが良い．

2）調製粉乳

母乳が使用できない場合，具体的には，①母乳自体が足りない場合，②腎不全などでリン（P）やカリウム（K）などの制限が必要な場合（明治低カリウム中リンフォーミュラ8806H®，森永低リン乳MM-5®），③乳び胸・腹水などで長鎖脂肪酸を制限したい場合（明治MCTフォーミュラ®），④ミルクアレルギーの場合（森永ニューMA-1®），に病態に応じて投与する．

3）小児用成分栄養剤（エレンタールP®）

そのほとんどが化学合成され，ほぼ消化する必要が

ない成分栄養剤である．循環動態に与える影響も少なく，重症病態に陥った新生児に適応になるほか，乳び胸・腹水時やミルクアレルギーが疑われる場合，胆汁分泌不全となっている病態にも適応となる．注意点として，浸透圧が高い（1 kcal/mlで760 mOsm/l）ため，通常0.4 kcal/ml（300 mOsm/l）くらいの濃度から始め，下痢などの合併症がないことを確認しながら徐々に濃度アップを図り，0.8 kcal/ml以上の濃度には通常しない．長期に使用する場合には，セレンやカルニチンなど，現在ではほぼ必須となっている栄養素を適時補充する必要がある．

2. 新生児における静脈栄養（小児用アミノ酸製剤の特徴）

新生児では，成人や年長児と比しアミノ酸代謝は大きく異なり，これら代謝上の特性を加味して開発されたのが小児用アミノ酸製剤のプレアミンP®である[3]．アミノ酸組成の具体的な特徴としては，タウリンが添加されていること，システインが増量されフェニルアラニンが減量されていること，チロシンが増量されていることである．原則5歳くらいまでの小児に本アミノ酸製剤が適応となる．

3. 静脈栄養に伴う肝障害（PNALD）

このように，新生児領域における静脈栄養は大きな進歩を遂げた一方で，未解決の問題も存在する．静脈栄養に起因する肝障害（PNALD）は，成熟児では肝内胆汁うっ滞として発現するが，早産児，とくに消化管穿孔患児では肝細胞壊死あるいは肝線維化として発現する[4]．肝内胆汁うっ滞は経腸栄養を開始し，静脈栄養から離脱することによって軽快治癒するが，早産児においては肝線維化を伴う肝障害はしばしば不可逆的であり，門脈圧亢進症を伴うので経腸栄養によって却って増悪する．肝線維化の程度は静脈栄養時の絶食期間に相関する[5]．したがって，唯一の予防法は絶食期間を可能な限り短くすることである．

一方，早産児では出生後早期からの積極的な栄養投与（early aggressive nutrition）が，身体的な成長のみならず精神発達も促進することが知られるようになった[6]．

最近，新生児・乳児のPNALD予防にfish oilに含まれるω3系脂肪酸の有用性が注目されている[7]．

総 論

III. 外科手術を受ける新生児の栄養管理

1. 経腸栄養か静脈栄養か

新生児においても，小児や成人と同様に経腸栄養が可能なら，これを施行することが望ましい．とくに早産児においては，微量でも良いので経腸栄養(minimal enteral feeding)を行い，絶食期間を短くすることでintestinal failure-associated liver disease (IFALD)による不可逆的な肝障害を回避するように努める．したがって，外科術後においても，循環動態が安定していれば可能な限り早期に経腸栄養を試みる．投与エネルギー量が必要量に満たない場合は，躊躇せずに静脈栄養を併用する．

2. 経腸栄養のアクセスルート

経腸栄養が可能であっても経口哺乳ができない場合には，経鼻胃管(4〜6 Fr)を留置し経腸栄養を行う．重症病態などで胃排泄遅延が顕著な場合や，食道閉鎖症術後や食道裂孔ヘルニアなどで胃食道逆流が認められる場合には幽門後投与を行う．空腸や回腸に腸瘻を造設している場合には，腸瘻から小児用成分栄養剤を注入する．この場合は，腸瘻以下の小腸の長さによって成分栄養剤の濃度と注入速度を加減する．胃から口

表V-2　経腸栄養投与スケジュール

1. 経鼻胃管からの間欠投与の場合（体重3kg，循環動態は安定）
経腸栄養開始1日目　　　　　母乳10ml×8回
経腸栄養開始2日目　　　　　母乳20ml×8回
（以降，1日あたり10mlずつアップ）
経腸栄養開始5日目　　　　　母乳50ml×8回

2. 鼻胃管からの間欠投与の場合（体重3kg，カテコラミン使用例）
経腸栄養開始1日目　　　　　母乳5ml×8回
経腸栄養開始2日目　　　　　母乳10ml×8回
（以降，1日あたり5mlずつアップ）
経腸栄養開始10日目　　　　　母乳50ml×8回

3. 持続投与の場合（体重3kg，ECMO装着例）
経腸栄養開始1日目　　　　　母乳0.5〜1ml/時
経腸栄養開始2日目　　　　　母乳1〜2ml/時
（以降，1日あたり1〜2ml/時ずつアップ）
経腸栄養開始10〜15日目　　　母乳15ml/時もしくは強化母乳12ml/時

表V-3　中心静脈栄養組成例

当院でのTPN処方例（＋高カロリー輸液用総合ビタミン剤も加える）
ソリタックスH®　　　　　　500ml
プレアミンP®　　　　　　　100ml
ミネリック®　　　　　　　　1ml
（糖濃度10.4%，NPC/N比212，エネルギー0.47kcal/ml，アミノ酸0.013g/ml）
特徴：カテーテル先端位置が浅くても投与可能

リハビックスK2®　　　　　　500ml
プレアミンP®　　　　　　　200ml
10%NaCl　　　　　　　　　10ml
ミネリック®　　　　　　　　1ml
（糖濃度14.7%，NPC/N比178，エネルギー0.68kcal/ml，アミノ酸0.021g/ml）
特徴：当院での標準的なTPN処方，脂肪乳剤を加えるとNPC/N比が200程度に

ハイカリックNCH®　　　　　700ml
プレアミンP®　　　　　　　400ml
ミネリック®　　　　　　　　1ml
（糖濃度22.7%，NPC/N比212，エネルギー1.01kcal/ml，アミノ酸0.028g/ml）
特徴：水分制限が必要な場合，カテーテル先端位置に注意する

側人工肛門までのみならず，肛門側の人工肛門からも小児用成分栄養剤を注入し経腸栄養を行うことも考慮される．

3．経腸栄養の投与方法と投与量

外科手術を受けた児の場合，自律哺乳を行うよりも量と回数を決めて，経腸栄養投与による腹部症状の変化や循環呼吸状態を観察しながら投与量の増加を考えてゆく．1日8回などに投与回数を分けて(例：母乳を5 ml×8回)，徐々に1回あたりの投与量を増加させてゆく．持続投与の場合も同様に少量から始め漸増させる．消化管の状態や病態の重症度にもよるが，5〜10日程度かけて目標投与量(100〜150 ml/kg/日)まで増量する．具体的な投与例を**表V-2**に示す．

4．静脈栄養のアクセスルート

静脈栄養を行う場合，末梢挿入式中心静脈カテーテルもしくは臍静脈カテーテルからの投与を行う．PICC(peripherally inserted central catheter)の出現により，通常の中心静脈カテーテルは中心静脈圧の測定や大量輸液が必要な場合を除き留置する機会が減ってきている．

5．静脈栄養の投与方法と投与量

維持輸液量をそのまま高カロリー輸液の投与量に置き換える場合が多い．しばらくは血糖の上昇がないか注意する必要がある．PICC留置例ではとくに先端位置に注意し，中心静脈から外れている場合は糖濃度を上げることができない場合もある．最終的には，成熟児で静脈栄養のみの場合，80〜90 kcal/kg/日くらいを目安に投与する．当院での輸液組成例を示す(**表V-3**)．

（清水　義之）

【参考文献】

1) Lucas A, Cole TJ：Breast milk and neonatal necrotising enterocolitis. Lancet 336：1519-1523, 1990.
2) Wagener S, Cartwright D, Bourke C：Milk curd obstruction in premature infants receiving fortified expressed breast milk. J Pediatr Child Health 45：228-230, 2009.
3) Imura K, Okada A, Fukui Y, et al：Clinical studies on a newly devised amino acid solution for neonates. JPEN J Parenter Enteral Nutr 12：496-504, 1988.
4) Kubota A, Mochiduki N, Shiraishi J, et al：Parenteral-nutrition-associated liver disease after intestinal perforation in extremely low-birthweight infants；Consequent lethal portal hypertension. Pediatrics International 55：39-43, 2013.
5) Hirano K, Kubota A, Nakayama M, et al：Parenteral nutrition-associated liver disease in extremely low-birthweight infants with intestinal disease. Pediatrics International 57：677-681, 2015.
6) Shim SY, Ahn HM, Cho SJ, et al：Early aggressive nutrition enhances language development in very low-birthweight infants. Pediatr Int 56：845-850, 2014.
7) Gura KM, Lee S, Valim C, et al：Safety and efficacy of a fish-oil-based fat emulsion in the treatment of parenteral nutrition-associated liver disease. Pediatrics 121：e678-e686, 2008.

VI 新生児外科の麻酔と呼吸管理

I. 新生児外科の麻酔

〈要点〉

①胎児・新生児も痛みを感じ，ストレス下ではストレスホルモンを分泌する．疼痛やストレスの不適切な管理は，長期的な発達に悪影響を及ぼす可能性がある．

②多くの麻酔薬は発達期の脳に障害を与える可能性が示唆されている．可能な限り3歳以下の手術は回避し，行う場合も単回，短時間での手術が望ましい．ただし，必要と判断される手術はその施行時期を遅らすべきではない．

1. 新生児と痛み

痛みを感じるのに必要な神経経路は在胎21～28週ぐらいまでに形成され，在胎28～30週頃には胎児は痛みを感じるようになると考えられている．実際，在胎20～30週の胎児に侵害刺激を加えた場合，βエンドルフィンやコルチゾールが上昇し，胎児にストレス反応が認められる．したがって，出生後間もなく手術を必要とする早産児や新生児においても当然痛みを感じ，ストレスのある状況下では，ストレスホルモンが大量に分泌される[1]．麻薬であるフェンタニルを胎児へ投与することによって，胎児のストレス反応が抑制されることも示されている[2]．

新生児に対して浅い麻酔で行われた外科手術によってストレス反応が増強し，術中，術後の合併症や死亡率が上昇すると報告されている[3]．また，新生児期に繰り返しの，あるいは長時間に及ぶ痛み刺激は，その後の痛みに対する感受性を変化させてしまうことも明らかになっている．このように，胎児や新生児においても，疼痛やストレスなどの侵襲を適切に管理しなければ，術後経過だけでなく長期的な発達にも悪影響を及ぼす可能性がある．

2. 新生児と麻薬

1) モルヒネ，フェンタニル

わが国で使用されてきたモルヒネやフェンタニルなどの麻薬は，新生児では作用が遷延する．とくに新生児におけるモルヒネのクリアランスは悪く，排泄半減期が長いので，その作用が遷延する．現在，術中の鎮痛薬として最も多用されているフェンタニルのcontext sensitive half-time（状況感受性半減期；持続投与中止後の血中濃度が半減するまでの時間）は，投与期間が長くなるほど延長する（図Ⅵ-1）[4]．新生児の外科手術において，フェンタニルは循環への影響が少なく使用しやすい麻薬であるが，呼吸抑制が遷延するため，術後の呼吸観察が十分に行われる環境が必須である．

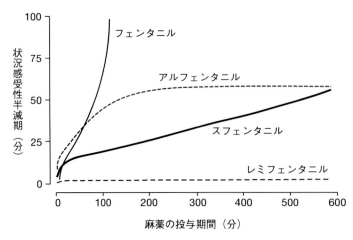

図Ⅵ-1 麻薬のcontext sensitive half-time
Context sensitive half-time（状況感受性半減期）とは，持続投与中止後に血中濃度が半減するまでの時間である．フェンタニルは，投与期間が長くなるほどcontext sensitive half-timeが長くなる．一方，レミフェンタニルは，投与期間にかかわらずcontext sensitive half-timeは一定で，非常に短い特徴を有する．
（Egan TDら：Anesthesiology 79, 1993[4]による）

VI. 新生児外科の麻酔と呼吸管理

表VI-1　局所麻酔薬：最大投与量

	単回投与 (mg/kg)	持続投与 (mg/kg/時)	持続投与（6ヵ月未満） (mg/kg/時)
ブピバカイン	3	0.4〜0.5	0.2〜0.25
レボブピバカイン	3	0.4〜0.5	0.2〜0.25
ロピバカイン	3	0.4〜0.5	0.2〜0.25
リドカイン	5	1.6	0.8
エピネフリン含有リドカイン*	7	適応なし	適応なし

*20万倍エピネフリン　　　　　　　　　　　　　　　　　（文献7）による）

2）レミフェンタニル

レミフェンタニルはオピオイド μ 受容体の特異的アゴニストで，フェンタニルと同等の鎮痛作用を有する麻薬であり，わが国でも小児での使用経験が蓄積されつつある．レミフェンタニルの context sensitive half-time は短く，年齢に関係なく一定である特徴を有する．また，その投与量や持続投与期間が延長しても context sensitive half-time は延長せず3〜4分と短く（図VI-1），蓄積性がない麻薬であり，新生児の外科手術においても使用しやすい．ただし，容量依存性に筋硬直や呼吸抑制などの副作用が認められることは他の麻薬と同様である．また，徐脈や血圧低下など循環に影響を及ぼす可能性もあり，十分な観察下に投与する必要がある．また，レミフェンタニルは，中止後に血中濃度の低下が速やかであるために急性疼痛が生じる可能性が高く，術後疼痛管理には配慮が必要である．

3．神経ブロック

1）神経ブロック併用の利点

新生児外科手術時の周術期鎮痛は重要であるが，術中にフェンタニルなどの麻薬鎮痛薬を使用すると術後に無呼吸を引き起こす可能性があり，その使用を制限しなければならない場合がある．受胎後60週未満の児では術後無呼吸を起こす可能性が高い[5]ため，術後手術室内で抜管した新生児症例では患児の呼吸状態に注意が必要である．乳児・幼児同様，新生児においても神経ブロックを施行することにより，より少ない麻薬投与量で適切な周術期の疼痛管理が行え，麻薬の副作用軽減へとつながる．

2）超音波ガイド下神経ブロック

近年，新生児や乳児でも，術中および術後急性期の鎮痛法として超音波ガイドによる神経ブロックが有用と報告されている[6]．神経ブロックとしては，腹横筋膜面ブロックや腹直筋鞘ブロックをはじめ，さまざまな神経ブロックの有用性が報告されているが，超音波ガイド下穿刺はランドマーク法による穿刺と比較して，①成功率が高まる，②効果発現が早くなる，③効果時間を延長させる，④局所麻酔薬の必要量を減少させる，などの利点が報告されている．ただし，新生児を対象とした大規模な研究報告はなく，その有用性の評価は今後の報告が期待される．一方，局所麻酔薬中毒は常に注意すべき合併症の1つである[7]（表VI-1）．

4．発達期の脳への障害

新生児期の手術侵襲に対し，十分な鎮痛・鎮静を行うことの必要性は上述の通りである．一方で，近年，麻酔薬が発達過程の脳に障害を与える可能性が示唆されている．

1999年に亜酸化窒素やケタミン，その他の N-methyl-D-aspartate（NMDA）受容体拮抗薬といった麻酔薬を幼若ラットに投与することにより，脳に広範囲な神経変性（アポトーシス）を起こすことが報告された[8]．さらに，幼若ラットが長時間にわたってミダゾラム，イソフルラン，亜酸化窒素による麻酔に曝された場合も，脳に多発的な神経変性を起こし，後に学習機能や記憶機能の低下を引き起こす可能性があることも報告された．その後，動物実験において，われわれが実際に臨床で使用する麻酔薬，鎮静薬の神経毒性や，神経細胞死の増加を認めたとの報告が次々となされた．これらの報告は，臨床の場において小児や妊婦に，ケタミン，亜酸化窒素，ミダゾラム，イソフルランといった鎮静薬，麻酔薬，抗痙攣薬を投与することによって，未熟な脳に神経変性をもたらし，のちに高次脳機能障害を引き起こす可能性があることを示唆した．その結果，脳が未だ発達過程にある新生児に対し，これらの NMDA 受容体を阻害する麻酔薬や，γ-aminobutyric acid-A（GABA$_A$）受容体を増強するとされる麻酔薬（表VI-2）の使用は慎重であるべきとの意

総　論

表Ⅵ-2　脳神経細胞に障害を与える可能性が示唆されている麻酔薬

	NMDA 受容体拮抗薬	GABA$_A$ 受容体アゴニスト
吸入麻酔薬	亜酸化窒素（笑気）イソフルランキセノン	ハロタンイソフルランセボフルラン
静脈麻酔薬	ケタミンプロポフォール	プロポフォールミダゾラムバルビツレート

見が出された．しかし，これらの麻酔薬の使用により，脳の広範囲に神経変性を引き起こしたという動物研究の結果は，実際のヒトに対する臨床麻酔にはすぐに反映されない可能性もある．その根拠として，①ヒト以外の動物を対象とした実験結果であり，種が異なる．②実験における麻酔曝露時間が非常に長い（ヒトに対して数週間の麻酔期間に相当）．③麻酔薬による細胞への影響は量依存性であるが，実験での麻酔薬の量が非常に多い．④実験中の低栄養状態が神経変性に影響を及ぼした可能性がある．⑤実験中の呼吸循環のサポートがなされておらず，また低酸素や脳虚血のモニターもなされていなかった．⑥実験モデルの痛みがない状態での麻酔薬投与と，実際の外科手術の際のストレス下での麻酔薬の影響は異なる可能性がある．などが指摘され，実際の臨床に近い条件下での研究の必要性が強調されている．

ヒトの脳において，シナプス形成は妊娠第三半期（28〜40週）に始まり，3〜4歳頃までにその形成が完成する．この形成過程が麻酔薬や鎮静薬によって中断されると，脳への障害が起こる可能性がある[9]．動物実験では，長時間あるいは複数回の麻酔曝露によって，組織学的な神経障害や長期的な神経認知障害の発生が確認されている．

ヒトを対象とした後ろ向き調査でも，4歳までに複数回の麻酔を受けた子供においては，神経認知障害を認めたと報告されている[10]．一方で，3〜4歳までに数時間の麻酔を単回受けただけでは，長期的な障害は起こらないことも示されている．現時点で，麻酔薬がヒトの脳に及ぼす影響について明確なことは言えないが，3歳までに不必要な手術や麻酔は行うべきではない[9]が，必要と判断される手術は，その施行時期を遅らすべきではないと考えるべきである．麻酔薬が発達過程の脳に及ぼす影響については，今後新たに報告される知見に注目すべきである．

5. 麻酔の実際

1) 術前情報と準備

新生児症例への全身麻酔時には，術前診察として家族の麻酔歴の情報のほかに，妊娠経過や出生週数，出生体重，出生後の呼吸循環動態をはじめとする全身状態の詳細を把握しておく必要がある．手術前の呼吸状態，人工呼吸サポートの有無，心臓超音波検査による先天性心疾患の有無，動脈管の開存の有無，肺高血圧の程度や血管作動薬の使用の有無，頭蓋内出血やその他の合併奇形についても麻酔管理上重要な情報となる．また，経口哺乳の内容も確認し，麻酔導入前の絶飲食を指示する．ミルク摂取は麻酔導入6時間前まで，母乳は4時間前まで，糖水などの清澄水は2時間前まで摂取可とする．低出生体重児や新生児では，ミルク中止時に静脈路を確保し，10%の糖液投与により術前の低血糖を予防する必要がある．また，低出生体重児や全身状態の悪い新生児の麻酔導入時には，観血的動脈圧をモニターしながら麻酔導入を行うほうがより安全である．

2) 術中モニター

手術時のモニターとして，心電図，経皮的動脈血酸素飽和度（SpO$_2$），非観血的動脈圧は必須である．新生児期の開腹手術においては，持続的血圧モニターのほかに，術中の血糖値，電解質，血液ガス，ヘマトクリット値，生化学検査，止血凝固検査などを確認するためにも観血的動脈圧ラインを確保することが望ましい．呼吸器系のモニターとして，呼気終末二酸化炭素分圧を含めた呼気ガスモニター，1回換気量，気道内圧をモニターする．また，症例によっては通常の麻酔器では死腔が大きい，正確な換気量がモニターできないなどの理由から，いわゆる人工呼吸器を使用したほうが良い症例もある．SpO$_2$モニターは，pre-ductalとpost-ductalの2ヵ所でモニターし，pre-ductalに比してpost-ductalが低値を示した場合には右左シャントの増加と考え，肺血管抵抗の変化を予測することが可能となり有用である．

3) 麻酔管理上の注意点（表Ⅵ-3）

新生児期の麻酔管理上重要なことの1つとして，術中のさまざまな侵襲により容易に肺血管抵抗が上昇することである．浅麻酔による手術侵襲，高二酸化炭素血症，アシドーシスなどは，肺血管抵抗を上昇させる原因となるので注意が必要である．最近では，食道閉

VI. 新生児外科の麻酔と呼吸管理

表VI-3　新生児麻酔管理上の注意点

1. 気管チューブの管理
　　容易に気管チューブが狭窄・閉塞する. 事故抜管にも注意を要する
2. 肺血管抵抗が容易に上昇する
　　浅麻酔, 高 CO_2 血症, アシドーシスなどで肺高血圧をきたしやすい
3. 手術操作による呼吸・循環への影響
　　下大静脈, 心臓, 気道の圧排により容易に呼吸や循環動態が影響を受ける
4. 適切な輸液管理
　　輸液量, 電解質, 血糖管理が大事
5. 抜管後の無呼吸
　　受胎後 60 週までは無呼吸をきたしやすい
6. 体温管理
　　容易に低体温となる

表VI-4　新生児の気道の特徴

1. 鼻呼吸
2. 頭が大きく, 仰臥位で気道が狭窄しやすい
3. 舌が大きく, 沈下しやすい
4. 気道が狭い
5. 換気量が小さく頻呼吸
6. 肺胞が虚脱しやすい
7. 呼吸筋が疲労しやすい

鎖根治術や新生児に手術が必要となる重症の先天性肺気道異常(CPAM)など, 出生後間もなく片肺換気下に胸腔鏡による手術を施行することも多い. その際には, 高二酸化炭素血症, アシドーシスをきたすことが多く, 呼吸と循環が大きな影響を受ける可能性があり, 肺高血圧発作を招きうる著明なアシドーシスは早期の補正が必要である. そのほか新生児の術中管理では, 鈎などの圧迫により容易に静脈還流が障害されたり, 心臓が圧排されて血圧低下をきたすことがあるので, 常に術野と呼吸循環のモニターとを同時に観察する必要がある.

II. 新生児外科と呼吸管理

〈要点〉

①新生児と成人とでは, 気道の解剖, 呼吸生理が大きく異なるため, その特徴を理解した呼吸管理が重要である.

②新生児は無気肺を形成しやすい. 術中呼吸管理が術後経過, 予後に影響を及ぼす可能性がある.

1. 新生児と成人との気道の比較

新生児の気道は成人と比較した場合, 表VI-4 に挙げた特徴を有する. 余力がないため早期に介入を要することが多く, 周術期には注意深い観察が必要となる.

1）気道が狭い

たとえば, 新生児の気道の直径が 4 mm であった場合, 全周性に 1 mm の気道浮腫が生じただけで, その断面積は 1/4 になり, 気道抵抗は 16 倍となる. 気管

挿管チューブの選択には十分な注意を払い, 抜管後に気道狭窄症状が出現しないかどうか十分な観察が必要である.

2）換気量が小さい

新生児(体重 3.0 kg とすると)の 1 回換気量は 20 ml 前後と小さいため, 気管挿管後は死腔の影響を大きく受ける. 麻酔回路はできるだけ死腔が小さくなるように工夫し, 一般的には人工鼻は使用せずに加温加湿器を組み込んだ T ピース回路(ジャクソンリース回路)を用いるのが良い. これにより死腔が小さく, 呼気抵抗が小さい回路が提供できる.

現時点の麻酔器では, 回路のコンプライアンスが補正されない機種もあり, 新生児症例の麻酔器に表示される 1 回換気量は不正確である. さらにチューブリークがあると, 正確な 1 回換気量のモニターはより困難となる. このように, より正確な 1 回換気量モニターを必要とする症例では, 麻酔器ではなく人工呼吸器を使用するほうが良い. ただし, 人工呼吸器では吸入麻酔薬の使用はできない. 肺の状態が悪い症例や肺血管抵抗が高く換気状態のわずかな変化によって循環が影響を受ける症例では, 人工呼吸器による管理が良い.

3）肺胞が虚脱しやすい

一般的に, 全身麻酔導入後には間もなく無気肺が形成されることが示されている. その原因の 1 つに, 全身麻酔の導入により機能的残気量が低下し, 気道閉塞を起こし, 閉塞気道より遠位でのガスの再吸収が起こり, 無気肺が発生すると考えられる. 無気肺の形成により低酸素血症となると, 高濃度酸素を使用して対応するが, 高濃度酸素の使用によって, さらに吸収性無気肺が増加し悪循環となる.

図VI-2A は窒素洗い出し曲線であるが, これに示される phase IV(closing volume：末梢気道が閉塞する肺容量)の肺活量に対する割合は, 年齢が若いほど大きいことが示されている(図VI-2B). つまり, 年齢が若いほど末梢気道が閉塞しやすいことを示している.

43

総論

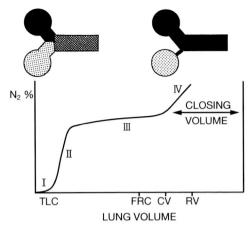

図Ⅵ-2A　窒素洗い出し曲線
100％酸素を吸入後に息を吐き，呼気中の窒素濃度を測定．呼気中の窒素濃度が急上昇を示す phase Ⅳ を closing volume と言い末梢気道の閉塞を意味する．

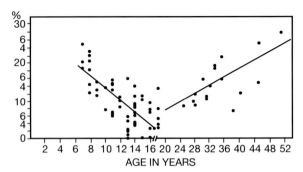

図Ⅵ-2B　年齢別 vital capacity に対する phaseⅣ の割合
年齢が若いほど肺活量に対する closing volume の割合が高くなる．

(Mansell AC, et al：Airway closure in children. J Appl Physiol, 33：711, 1972 による)

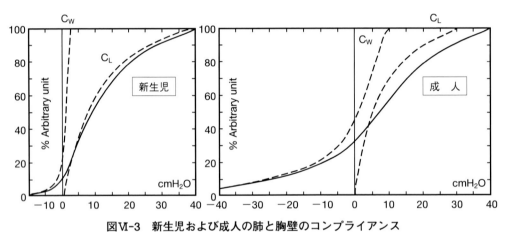

図Ⅵ-3　新生児および成人の肺と胸壁のコンプライアンス
肺のコンプライアンスは新生児と成人で相違ないが，新生児の胸壁コンプライアンスは成人に比べ高い．
C_L：肺コンプライアンス，C_W：胸壁コンプライアンス

　新生児の胸郭は成人と比較して柔らかい．肺自体のコンプライアンス（ある圧を掛けたときにどれだけ容量が増加するか）は新生児と成人で変わらないが，胸郭のコンプライアンスは新生児では成人と比較して非常に高い（図Ⅵ-3）．その結果，新生児の機能的残気量は成人と比較すると小さい特徴を有し，低酸素血症をきたしやすい．小児を対象に十分な酸素投与をした後に，SpO_2 が 100％から 95％までに低下する時間を測定した研究では，年齢が若いほど短い時間で SpO_2 が低下することが示されている[11]（図Ⅵ-4）．新生児の麻酔導入時には，年長児と比較し無呼吸時間を短くする必要がある．そのほか，新生児では側副気道（Kohn 孔）が未発達であり，無気肺を形成しやすい．とくに右上葉や中葉は無気肺になりやすい．

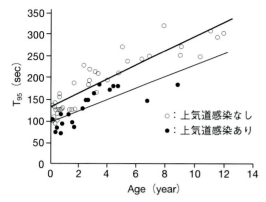

図VI-4 年齢と無呼吸後のSpO₂低下の関係
100%酸素投与後に無呼吸とし，SpO₂が100%から95%に低下するまでの時間を計測．T_{95}：SpO₂が100%から95%に低下するまでの無呼吸時間．
(Kinouchi Kら：Anesthesiology, 1992[11]による)

4) 疲労しやすい

術後抜管後の呼吸管理において，新生児で注意すべきこととして，呼吸疲労をきたしやすい点が挙げられる．その理由として，成人では横隔膜の形状はドーム型をしており，その収縮により効率よく大きな換気量が得られるが，新生児の横隔膜の形状は平坦であり，その収縮によっても大きな換気量は得られず効率が悪い．一方，体重あたりの酸素消費量は成人(3.4 ml/kg/分)よりも新生児(6.0 ml/kg/分)で多く，結果，呼吸疲労をきたしやすい．また，新生児の横隔膜は，疲労に強いtype I 型筋線維が年長児や成人に比べて少ないため，容易に筋疲労をきたし呼吸停止に陥る．

2. 術中の呼吸器設定

前述のように，新生児の肺は成人と比較して無気肺を形成しやすい．人工呼吸器によって引き起こる肺傷害(人工呼吸器関連肺傷害)は，①肺の過伸展と，②肺の虚脱再開放の繰り返し，この2つが続くことによって引き起こされると考えられている．人工呼吸器関連肺傷害を術中全身麻酔下の呼吸管理中に起こさないためには，肺胞が常に開放状態で維持され，かつ過伸展しない呼吸器設定を行うことである．具体的には，肺胞を開放させた状態で再虚脱しないような呼気終末陽圧(positive end-expiratory pressure：PEEP)を設定し，肺が過膨張しないドライビング圧(最高気道内圧－PEEP)を設定することである．

麻酔導入後に生じる無気肺に対して，小児では6 cmH₂OのPEEPにより無気肺は予防できると考えられる[12]．健常な肺を持つ成人における術中に推奨される呼吸器設定として，PEEPは必要がない(≦2 cmH₂O)とされた[13]が，上述のように，新生児では成人と比較して無気肺を形成しやすいことを考えると，成人で推奨される術中呼吸器設定をそのまま新生児に取り入れることは適切でない可能性がある．さらに，新生児や低出生体重児の場合に無気肺を生じないための適切なPEEPが，小児で報告されている数値と同等でない可能性もあり，酸素化や1回換気量の変化，手術内容に合わせて，症例ごとに適切な呼吸器設定を行う必要がある．合併症のない正期産児の麻酔導入後の呼吸器条件の1例として，pre-ductal SpO₂が95%前後となるように吸入酸素濃度を設定し，圧規定換気で最高気道内圧15 cmH₂O，PEEP 4〜5 cmH₂O，換気回数20回/分，吸気時間0.7〜0.8秒とする．その後，1回換気量が7〜8 ml/kg程度となるよう最高気道内圧を再調整する．超低出生体重児で術前に気管挿管され人工呼吸器下に管理されている患児では，術中も使用していた人工呼吸器で管理するほうが良い．その際，麻酔薬および筋弛緩薬投与後は人工呼吸器条件の再設定を必ず行う．

一方，PEEPを含め高い陽圧換気をすることによる弊害もある．高い陽圧換気による弊害として，①胸腔内陽圧により心臓への静脈還流血が減少し心拍出量の低下を招く，②静脈圧が高くなることにより各臓器血流が低下する，③組織浮腫が増す，可能性などが挙げられる．これら循環への影響を考慮したうえで，適切な呼吸器設定を行うことが大切である．

近年，全身麻酔が患者予後に及ぼす影響が注目されている．その1つとして，術中の呼吸管理がどのように患者の術後経過に影響を及ぼすか，入院期間などの長期的な予後に及ぼす影響などが調査されている．小児におけるこれら術中呼吸管理と患者予後に関する研究は未だ報告は少なく，今後の報告が期待されている．

（橘　一也，竹内　宗之）

【参考文献】

1) Barker DP, Rutter N：Stress, severity of illness, and outcome in ventilated preterm infants. Arch Dis Child Fetal Neonatal Ed 75：F187-F190, 1996.
2) Anand KJ, Sippell WG, Aynsley-Green A：Randomised trial of fentanyl anaesthesia in preterm babies undergoing surgery：effects on the stress response. Lancet 1 (8527)：243-248, 1987.
3) Anand KJ, Hickey PR：Halothane-morphine compared with high-dose sufentanil for anesthesia and postoperative analgesia in neonatal cardiac surgery. N Engl J Med 326：1-9, 1992.
4) Egan TD, et al：The pharmacokinetics of the new short-acting opioid remifentanil in healthy adult male volunteers. Anesthesiology 79：881-892, 1993.
5) Cotá CJ, Zaslavsky A, Downes JJ, et al：Postoperative apnea in former preterm infants after inguinal herniorrhaphy. A

combined analysis. Anesthesiology 82 : 809–822, 1995.

6) Guay J, Suresh S, Kopp S : The use of ultrasound guidance for perioperative neuraxial and peripheral nerve blocks in children ; A Cochrane review. Anesth Analg 124 : 948–958, 2017.

7) Flack S, Lang RS : Regional anesthesia. Smith, s Anesthe sia for Infants and children, 9th edt, Davis PJ, Cladis FP (eds), pp461–511, Elsevier, Philadelphia, 2017.

8) Ikonomidou C, Bosch F, Miksa M, et al : Blockade of NMDA receptors and apoptotic neurodegeneration in the developing brain. Science 283 : 70–74, 1999.

9) Olutoye OA, Baker BW, Belfort MA, et al : Food and Drug Administration warning on anesthesia and brain development ; implications for obstetric and fetal surgery. Am J Obstet Gynecol 218 : 98–102, 2018.

10) Wilder RT, Flick RP, Sprung J, et al : Early exposure to anesthesia and learning disabilities in a population–based birth cohort. Anesthesiology 110 : 796–804, 2009.

11) Kinouchi K, Tanigami H, Tashiro C, et al : Duration of apnea in anesthetized infants and children required for desaturation of hemoglobin to 95%. The influence of upper respiratory infection. Anesthesiology 77 : 1105–1107, 1992.

12) von Ungern–Sternberg BS, Regli A, Frei FJ : Decrease in functional residual capacity and ventilation homogeneity after neuromuscular blockade in anesthetized preschool children in the lateral position. Paediatr Anaesth 17 : 841–845, 2007.

13) Güldner A, Kiss T, Serpa Neto A, et al : Intraoperative protective mechanical ventilation for prevention of postoperative pulmonary complications ; a comprehensive review of the role of tidal volume, positive end–expiratory pressure, and lung recruitment maneuvers. Anesthesiology 123 : 692–713, 2015.

VII 先天性心疾患合併症例における循環管理

I. 周産期における循環動態の変化[1]

1. 胎児循環（図VII-1）

正常児の胎児循環の特性は，右心室（以下，右室と略）と左心室（以下，左室と略）が並列循環をなし（右室，左室の拍出量はそれぞれ55％，45％である），胎盤を有し，胎盤で酸素化が行われているため肺循環の必要性が少ないことである（肺循環は総心拍出量の17％）．このため，胎児循環には1つの心内短絡（卵円孔）と2つの心外短絡（静脈管，動脈管）が存在する．胎盤で酸素化された臍静脈血は，静脈管を経由して肝臓を通過することなく下大静脈へ流れ込む（総心拍出量の49％）．下大静脈から右心房（以下，右房と略）に流れ込む血流の方向と心房中隔は，空間的に直行する位置関係にある．静脈管の血液は左肝静脈血と一緒に卵円孔を通過し，総心拍出量の28％が卵円孔を通って左心房（以下，左房と略）に入り，肺静脈還流血（総心拍出量の17％）と混ざり左室に入り，上行大動脈へと流れる（総心拍出量の45％が左室）．このことで，高い酸素飽和度をもった血液が冠動脈および頭部へ供給（総心拍出量の31％）されることになる．一方，下大静脈の血液と上大静脈からの血液が一緒に右室へ入り，肺動脈へと流れる（総心拍出量の55％）．一部は肺に流れ，ほとんどが動脈管を通って下行大動脈へと流れる（総心拍出量の39％）．ここで左室からの血液と合流し，総心拍出量の49％が胎盤へ供給される．

2. 新生児循環

出生することで胎盤循環は終わる．肺で酸素が取り込まれ，二酸化炭素が排出される．血液の循環は並列循環から直列循環に移る．全静脈血は右房に還流し右室へ，そして酸素化を受けるべく肺に拍出される．酸素化を受けた血液は左房に還流し，左室から全身の組織に拍出される．卵円孔と動脈管は，出生後の循環が確立するために解剖学的にも閉鎖しなければならない．

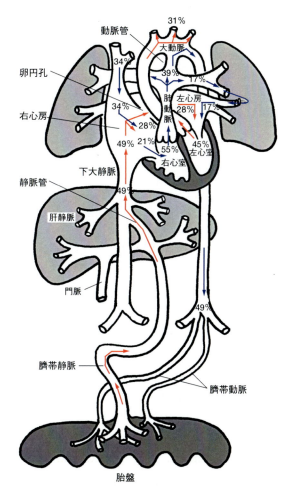

図VII-1　正常胎児の循環動態
％表示は，すべて総心拍出量に対する割合を示す．

卵円孔は，妊娠20週から30週で卵円孔を通過する血流が，総心拍出量の34％から18％に低下する．これは肺血流量が増加し，肺還流血が増加するためで，出生後は肺循環が確立することで肺還流血がさらに増加し左房圧が上昇し閉鎖する．

動脈管は妊娠中広く開存しているが，出生後，急速に狭窄する．満期で出生したヒトの新生児では，機能的閉鎖が通常12〜15時間以内に起こる．動脈管はPO_2の上昇によって収縮し，胎盤から産生されるプロ

総論

スタグランジンによって弛緩する．出生後，肺呼吸によるPO₂の上昇，胎盤循環の離脱によるプロスタグランジンの低下によって動脈管は収縮する．

3. 出生後の循環動態の変化

出生後，循環動態の変化は胎盤循環の離脱と動脈管の閉鎖および肺循環の開始である．胎盤は血管抵抗の低い組織である．このため，出生後の右室は胎盤からより血管抵抗の高い肺へ血液を送るため，後負荷が増大する．一方，胎児期に上半身に血液を送っていた左室は，動脈管の閉鎖により出生後全身に血液を送ることになる．このため，左室の拍出量は出生後約3倍になる．

II. 新生児期に悪化する先天性心疾患

新生児期に発症する先天性心疾患は重症である．この重症化には動脈管と卵円孔が関与していることが多い．動脈管は，胎児期には右室の血流を体循環に誘導するのに必要な血管である．胎内では胎盤から産生されるプロスタグランジン誘導体で開存している．出生後，胎児は胎盤から切り離されるため，プロスタグランジンがなくなり動脈管は閉鎖する[2]．卵円孔は全身に必要な血液を左室に導く重要な通路であるが，出生後は肺循環の開始で左房圧が上昇し閉鎖する．このような動脈管と卵円孔の閉鎖過程は，正常新生児では生理的な過程であるが，先天性心疾患では病状を悪化さ

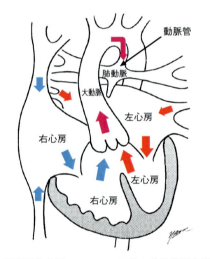

a：肺循環依存型　ファロー四徴症兼肺動脈弁閉鎖

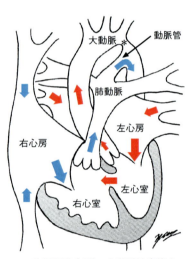

b：体循環依存型　大動脈縮窄複合

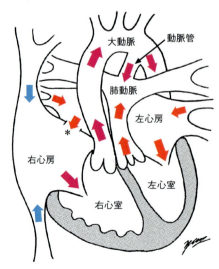

c：動静脈血混合型　完全大血管転位

図VII-2　動脈管の閉鎖が病状を悪化させる先天性心疾患の循環動態
a：動脈管（→）を介し肺血流を維持しているため，動脈管が閉鎖すると肺血流が維持できない．
b：大動脈縮窄（＊）より下は，動脈管を介し体循環を維持している．動脈管（→）が閉鎖すると体循環が維持できない．
c：動脈管（→）の閉鎖で肺血流量が減少する．卵円孔（＊）が狭小化すると，心房レベルでの静脈血と動脈血の混合が悪化する．

せる原因となる．

1. 動脈管の閉鎖が病状を悪化させる先天性心疾患(図Ⅶ-2)

動脈管の閉鎖が病状を悪化させる動脈管依存性心疾患は，動脈管に依存する血流の違いにより以下の3つのタイプに分類できる．

1) 肺循環依存型(図Ⅶ-2a)

重症肺動脈弁狭窄，純型肺動脈弁閉鎖，ファロー四徴症兼肺動脈閉鎖などは，右室流出路が狭小・閉鎖しているため右室から肺動脈に十分な血流を駆出できない．胎児期から動脈管を介して，大動脈から肺動脈に血液を流して肺血流を維持している．このため，動脈管が閉鎖すると肺血流が維持できず強いチアノーゼを呈する．動脈管を開存させ，肺血流量を維持することが必要である．また，動脈管が開存していても肺血管抵抗の低下により肺血流量が増大し，体血流量と体血圧(拡張期圧)が低下し循環不全を呈する[3]．

2) 体循環依存型(図Ⅶ-2b)

大動脈縮窄，大動脈弓離断，左心低形成症候群(大動脈弁閉鎖/狭窄，僧帽弁閉鎖/狭窄)などは，左室から大動脈に十分な血流を駆出できない．胎児期から動脈管を介し体血流を維持している．このため，動脈管が閉鎖すると体血流が維持できずショック症状を呈する．また，動脈管が開存していても，肺血管抵抗の低下により体血圧(拡張期圧)が低下し循環不全を呈する[4]．

3) 動静脈血混合型(図Ⅶ-2c)

完全大血管転位は，右室から大動脈，左室から肺動脈が起始するため，出生後は酸素化されない静脈血が直接全身に流れる．このため，出生直後から重篤なチアノーゼを呈する．動脈管の閉鎖で肺血流量が減少することが原因である．一方，卵円孔が狭小化すると心房間レベルでの左右短絡がなくなり，静脈血と動脈血の混合が悪化することもチアノーゼを悪化させる．完全大血管転位の動脈管の役割は，肺循環や体循環に血液を供給し，それぞれの循環を維持するのとは異なる．完全大血管転位の動脈管は，動静脈血の混合に重要な役割を担っている．動脈管を開存させ肺血流量を増やすことで，左房への還流血を増やす．この結果，卵円孔での左右短絡が増加し，動静脈血の混合を促進させて全身の酸素飽和度を維持することができる[5]．

2. 卵円孔の閉鎖が病状を悪化させる先天性心疾患(図Ⅶ-3)

胎児期の卵円孔は，右房から左房へ血流を導く扉状の構造をしている．このため，肺循環の開始によって左房圧が上昇すると閉鎖する．三尖弁閉鎖，僧房弁閉

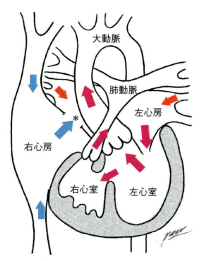 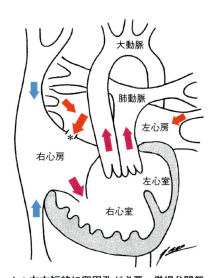

　　a：右左短絡に卵円孔が必要　三尖弁閉鎖　　　　b：左右短絡に卵円孔が必要　僧帽弁閉鎖
図Ⅶ-3　卵円孔の閉鎖が病状を悪化させる先天性心疾患の循環動態
　a：卵円孔(＊)が狭くなると，左房に流れる血液(→)が停滞する．右房圧が上昇し，左房への血流が減少するため，体循環も悪化する．
　b：卵円孔(＊)が狭くなると，右房に流れる血液(→)が停滞する．左房圧が上昇し，肺うっ血を呈する．

鎖のように片側の房室弁が閉鎖していると，卵円孔の閉鎖は循環不全の原因となる．三尖弁閉鎖は右室に血液が入れないため右房圧が上昇し，左房への血流が減少するため体循環も悪化する（図Ⅶ-3a）．

一方，僧帽弁閉鎖は左室に血液が入れないため左房圧が上昇し肺うっ血を呈し，強いチアノーゼと呼吸不全に陥る（図Ⅶ-3b）．

3. 動脈管や卵円孔に関係なく病状が悪化する先天性心疾患（図Ⅶ-4）

1）総肺静脈還流異常（TAPVC）（図Ⅶ-4a，b）

4本の肺静脈は合流し共通肺静脈となる．垂直静脈を経て肝臓・門脈に還流する．出生後は静脈管が閉塞するため，肺静脈血圧は上昇する．肝臓を経由した動脈血と静脈血は混ざり合い，右房に流入する．全身への循環を維持するためには，卵円孔を経た血液が左房に流入できないといけない．左室には動脈血と静脈血が流入するうえ，重度の肺うっ血のため，肺血流量は減少し強いチアノーゼを呈する．

2）総動脈幹遺残（図Ⅶ-4c）

発生過程で動脈幹が大動脈と肺動脈に分かれなかった心疾患．総動脈幹から直接肺動脈が分岐する．動脈管は無形性のことが多い．出生後肺循環が始まると肺血管抵抗の低下により急激に肺血流が増加する．両大血管の間に交通があるため，動脈管の有無にかかわらず体循環が維持できない．また，体血圧の拡張期圧が低下することで組織灌流が悪化する．窒素による低酸素換気だけでは対応できないこともあり，早期の肺血流調節のための肺動脈絞扼術が必要になる．

3）大動脈肺動脈窓（図Ⅶ-4d）

発生過程で大動脈と肺動脈の間の隔壁が形成されず，windowを介し両血管がつながる．出生後，総動脈幹遺残と同様の循環動態をとる．窒素による低酸素換気だけでは対応できないこともあり，早期の外科治療が必要になる．

4）Ebstein奇形（図Ⅶ-4e）

三尖弁と右室の発生異常が原因の心疾患．三尖弁が右室側に落ち込み，右房化右室を形成する．強い三尖弁閉鎖不全のため，右房が巨大化し，心不全症状を呈する．胎児期からの心拡大のため肺低形成を合併することがあり，重症例は出生後の呼吸循環が維持できないことがある．内科的治療では対応が困難であることが多い．心房縫縮を含めた早期の姑息術または根治術が必要である．

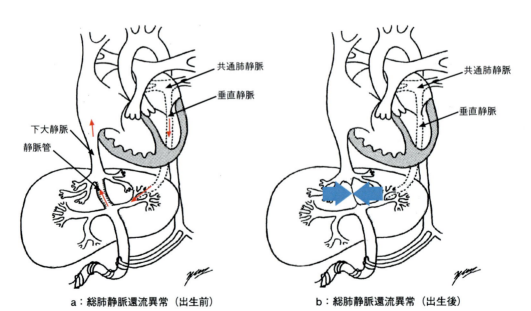

a：総肺静脈還流異常（出生前）　　　　b：総肺静脈還流異常（出生後）

図Ⅶ-4　動脈管や卵円孔に関係なく病状が悪化する先天性心疾患の循環動態①

a：下心臓型．左右の肺静脈は共通肺静脈を形成し，左房につながらずに垂直静脈を経て門脈に還流する．肺静脈血は門脈を逆行し，静脈管を経て下大静脈，右房に還流する．

b：下心臓型．出生後，静脈管が閉鎖すると，門脈を逆行した肺静脈血は右房に還流できなくなり，肝臓内で停滞する．肺内はうっ血が進行し，強いチアノーゼ，呼吸不全を呈する．

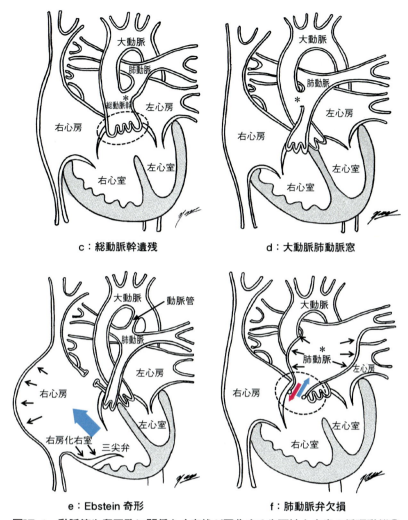

図Ⅶ-4 動脈管や卵円孔に関係なく病状が悪化する先天性心疾患の循環動態②
c：総動脈幹（点線枠）を形成し，直接肺動脈が分岐する（＊）．
d：発生過程で大動脈と肺動脈の間の隔壁が形成されず，window（＊）を介し両血管がつながる．
e：三尖弁が右室側に落ち込み（↑）右房化右室を形成する．強い三尖弁閉鎖不全のため，右房が巨大化する．
f：肺動脈弁が形成されない心疾患．強い肺動脈弁閉鎖不全で肺動脈が巨大化し，気管・気管支を圧迫する．

5）肺動脈弁欠損（図Ⅶ-4f）

肺動脈弁が形成されない心疾患．動脈管も形成されないため，強い肺動脈弁閉鎖不全で肺動脈が巨大化し，気管・気管支を圧迫する．出生後は強い呼吸不全を呈し，呼吸循環が維持できないことがある．内科的治療では呼吸不全の改善は困難である．肺動脈の縫縮を含めた早期の姑息術または根治術が必要である．

Ⅲ. 先天性心疾患の循環管理（表Ⅶ-1）

1. 新生児症例の循環管理

1）動脈管の維持

ショック状態や重症チアノーゼで入院となった心疾患児は動脈管依存性心疾患と診断し，動脈管の狭小化を認めた場合，プロスタグランジン（PGE$_1$）製剤の投与を開始し，動脈管の維持が必要である．体循環依存

総　論

表Ⅶ-1　動脈管依存性心疾患の内科管理

1．PGE₁製剤	出生後から維持量で開始 Lipo-PGE₁ 3 ng/kg/分 肺循環依存型：SpO₂　80〜90％を目標に漸減する． 体循環依存型：動脈管は広く開けておく，狭小化を認めれば PGE₁-CD に変更する．
2．低酸素療法 　（窒素療法）	主に体循環依存型 ヘッドボックスを使用し，自発呼吸下，ヘッドボックス内の酸素濃度を17〜18％に調節 人工呼吸下では呼吸器の FIO₂ が 0.17〜0.18 になるよう窒素を混合する．
3．強心薬	ドパミン　　1〜5 µg/kg/分 ドブタミン　2〜5 µg/kg/分 ミルリノン　0.25〜0.75 µg/kg/分 を必要に応じて投与
4．その他	利尿薬　ラシックス® 0.5〜1 mg/kg/回，1日3回 鎮　静　フェノバール，ドルミカムなど必要に応じて使用

型の心疾患（大動脈狭窄など）の動脈管が閉鎖している場合は早急に動脈管を開ける必要がある[6]．この場合，高濃度で使用しやすい PGE₁-CD（アルプロスタジルアルファデクス）製剤が使用される．一方，肺循環依存型（肺動脈閉鎖など）は動脈管の狭小化が少ない場合は動脈管の維持が必要である．この場合，低濃度で使用でき，副作用の少ない lipo-PGE₁ 製剤が使用されることが多い．PGE₁ 製剤の副作用として無呼吸が挙げられ，新生児では注意が必要である．

2）体循環の維持

体循環依存型心疾患は，PGE₁ 製剤の使用で動脈管の開存が得られても，肺血管抵抗が徐々に低下する．このため，体血圧（拡張期圧）が低下し，臓器灌流が悪化する．とくに，左心低形成は冠循環の悪化が致命傷となることがある．このような肺血管抵抗の低下による体循環への影響は，肺循環依存型の心疾患でも見られる．このため，血管内の循環血液量を十分に保つことが重要である．輸液量の調節，volume expanderの投与，強心薬の投与も重要である．最近は，窒素吸入による低酸素換気が有用とされている．吸入酸素濃度を 17％程度に調整することで肺血管抵抗を高く保ち，肺血流を減らすことで体血圧（拡張期圧）を高め，体血流を維持する有効な治療法である[7]．

2．小児外科疾患を合併した症例の管理

先天性心疾患には，新生児期に重症化し治療を必要とする症例が存在する．新生児期に治療が必要な先天性心疾患と，小児外科疾患が合併した症例における治療戦略については，一定の見解はない．しかし，先天性心疾患の病態生理と臨床症状は規則性があるため，心疾患を軸に治療戦略を考えることができる．

1）動脈管を必要とする先天性心疾患

体循環が動脈管に依存している症例（左心低形成，大動脈縮窄など）は，入院時にショック症状を呈していることがある．速やかに PGE₁ 製剤の投与を開始し病状の安定をはかる．病状の安定，とくに肝機能や止血機能が安定すれば体循環は安定するので，必要な小児外科疾患の治療を行う．小児外科疾患の治療が生後2週以降で構わない疾患であれば，心疾患の治療を優先させる．肺循環が動脈管に依存している症例（ファロー四徴症など）は，チアノーゼの改善が得られたら必要な小児外科疾患の治療を行う．

2）卵円孔を必要とする先天性心疾患

卵円孔を必要とする心疾患（大血管転位，三尖弁閉鎖など）は早期にバルーン心房中隔開口術（balloon atrial septostomy：BAS）が必要である．なかでも完全大血管転位（transposition of great arteries：TGA）は，卵円孔の血流方向が左右であるので三尖弁閉鎖などと異なる．TGA は入院後直ちに BAS を行うべきである．三尖弁閉鎖などの卵円孔の血流方向が右左の心疾患は，肺血流の増加とともに卵円孔は狭小化するため，生後1〜2週に BAS を行えば良いので小児外科疾患を優先しても良い．

3）動脈管や卵円孔に関係なく病状が悪化する先天性心疾患

総肺静脈還流異常であるが，肺うっ血が認められれ

ば早急に心臓手術を行わねばならない．しかし，肺うっ血がない場合は小児外科疾患が優先される．

総動脈幹遺残，大動脈肺動脈窓は，窒素を使用することで循環管理ができるなら，小児外科疾患が優先される．Ebstein 奇形，肺動脈弁欠損は，呼吸不全が強く集中管理が十分できない症例は，呼吸不全を安定化するための外科治療が優先される．

4）小児外科疾患に偶発する循環不全

小児外科疾患は生後早期に治療を必要とする例が多い．手術は全身麻酔下で行われる．出生後早期の全身麻酔は肺血管抵抗の早期低下を引き起こす危険がある．一方，肺血流増加型の先天性心疾患は，肺血管抵抗の低下に伴い肺血流が増加し，高肺血流の症状が出現する．肺血流増加型の先天性心疾患を合併した小児外科疾患は，全身麻酔によって病状の出現が早まる可能性がある．とくに動脈管が十分に閉鎖していない生後0日や1日の手術は十分な注意が必要である．単なる心室中隔欠損でも動脈管が十分に閉鎖していない時期に手術を行うと，動脈管と卵円孔が短絡に加わりトリプル・シャントの状態になり，急激な肺血流の増加は体血流をも低下させ強い循環不全を引き起こす[8]．できれば動脈管が狭小または閉鎖したことを確認してから手術をするか，もしくは窒素による低酸素換気を行うことが望ましい．

●まとめ

小児外科疾患に先天性心疾患が合併すると治療成績は悪化する．染色体異常が関与している症例も存在するが，動脈管が関与する循環不全も注意が必要である．小児外科疾患に先天性心疾患を合併する場合は，先天性心疾患の循環動態を理解し，病状が急変することへの準備が必要であり，小児循環器医師，集中治療科医師との術前カンファランスが必須である．

（稲村　昇）

【参考文献】

1) 稲村　昇：胎児循環生理．小児循環器学会誌 32：451-461，2016.
2) Momma K：Ductus arteriosus and cardiovascular system in the neonate. Curtis-Prior PB（ed），Prostaglandins, pp476-489, Churchill Livingstone, Edinburgh, 1988.
3) Wald RM, Adatia I, Van Arsdell GS, et al：Relation of, limiting ductal patency to survival in neonatal Ebstein's anomaly. Am J Cardiol 96：851-856, 2005.
4) Kishimoto H, Kawahira Y, Kawata H, et al：The modified Norwood palliation on a beating heart. J Thorac Cardiovasc Surg 118：1130-1132, 1999.
5) Maeno YV, Kamenir SA, Sinclair B, et al：Prenatal features of ductus arteriosus constriction and restrictive foramen ovale in d-transposition of the great arteries. Circulation 99：1209-1214, 1999.
6) Shivananda S, Kirsh J, Whyte HE, et al：Accuracy of clinical diagnosis and decision to commence intravenous prostaglandin E_1 in neonates presenting with hypoxemia in a transport setting. J Crit Care 25：e1-e9, 2010.
7) Keidan I, Mishaly D, Berkenstadt H, et al：Combining low inspired oxygen and carbon dioxide during mechanical ventilation for the Norwood procedure. Paediatr Anaesth 13：58-62, 2003.
8) 川田博昭：先天性心疾患を増悪させる小児外科疾患とその外科治療；治療時期と予後．日本外科学会雑誌 112：225-230，2011.

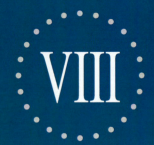

VIII 新生児外科の基本手技
1. 腸管吻合 (Intestinal anastomosis)

I. 概要：腸吻合の要点

①新生児の細く，かつ脆弱な腸管の吻合を狭窄と縫合不全をきたさないで行う要点は，全層一層結節縫合で，粘膜を内翻させることに尽きる．

②腸管径が大きく，壁がしっかりしている場合には，層々結節縫合あるいは粘膜連続縫合筋層結節縫合が行われることがあるが，この場合も粘膜縫合を筋層で完全に覆い，粘膜層を外反させないことが重要である．

③縫合糸は 6-0 または 5-0 の monofilament の吸収糸を用いる（6-0 または 5-0 PDS®）．

II. Gambee 縫合（全層一層縫合）

全層一層縫合であるが，創縁で粘膜を拾うので，確実に内翻縫合が可能である（図VIII-1a）．ただし，結紮するとこの部分の粘膜が膨隆する（図VIII-1b）ので，全周で Gambee 縫合をすれば，吻合部狭窄をきたす．4ヵ所くらいにとどめるなどの工夫がいる．低出生体重児や腸管壁が菲薄で脆弱な症例では，Gambee 縫合の適応はない．

III. 全層一層縫合（内翻縫合）

全層一層内翻縫合の原則は，粘膜の縫い代を極力短

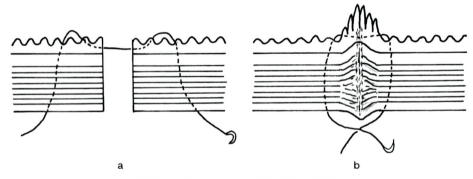

図VIII-1　Gambee 法による全層一層縫合

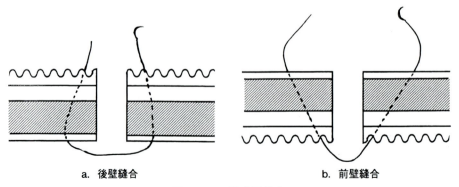

a. 後壁縫合　　　　　　　　　b. 前壁縫合

図VIII-2　一層全層縫合

VIII. 新生児外科の基本手技　1. 腸管吻合

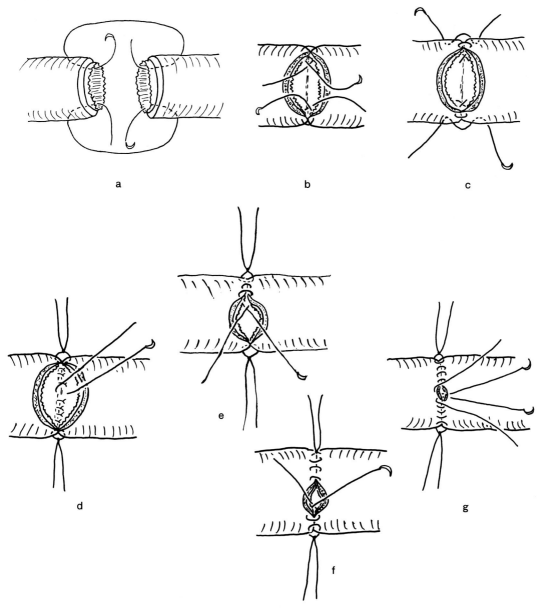

図VIII-3　全層一層縫合（内翻縫合）

くすることである（図VIII-2a, b）. 前壁も粘膜側（腸管腔内）で結紮すれば内翻吻合になる（図VIII-3e, f）.

　①両端の縫合は内外―外内と運針し（図VIII-3a, b），内側（粘膜側）で結紮する（図VIII-3c）. 後壁縫合を開始する前に，両端の漿膜筋層に支持糸をかける（図VIII-3c）.

　②後壁縫合は，内外―外内と運針し，内側（粘膜側）で結紮する（図VIII-3d）.

　③後壁縫合が終わったら，前壁縫合に移る. 前壁縫合は，内外―外内と運針し（図VIII-3e～f），内側（粘膜側）で結紮する.

　④前壁の最後の2針は外内―内外と運針し，粘膜が外翻しないように，助手にモスキート鉗子で粘膜を内翻させてもらいながら，漿膜側で結紮する（図VIII-3g）.

　⑤前壁の縫合が終わったら，全周を見て，粘膜が外翻していないことを確認する. 粘膜が見えるところがあれば，漿膜筋層縫合を追加して縫合閉鎖する.

　⑥腸間膜を合わせて手術を終了する.

（窪田　昭男）

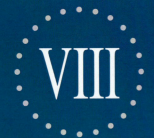

新生児外科の基本手技
2. 胃瘻造設 (Gastrostomy)

I. 適 応

 小児における胃瘻造設は，長期間にわたる経管栄養や消化管減圧を目的に行われるが，新生児期にはいずれも経鼻(あるいは経口)胃管で行われることが多い．したがって，新生児期に胃瘻を造設することは少なく，①経鼻(経口)胃管が挿入できない(一期的根治術ができない先天性食道閉鎖症)，あるいは②経鼻(経口)胃管の挿入が困難な疾患(口腔・咽頭の腫瘍性病変など)に限られる．また，③先天性気管無形成では食道を気道として用いるため，出生直後に下部食道離断術とともに胃瘻が造設されることがある．胃瘻造設にあたっては，胃より肛門側の消化管通過障害のないことが条件となる．

 なお，以前は先天性食道閉鎖症術後に合併症発症時への対応として胃瘻造設が併施されることがあった．しかし，近年では手術手技や周術期管理の進歩などにより合併症が減少しており，その必要性は低下している[1]．

II. 方 法

 小児全般においては，従来の開腹法より内視鏡を用いた方法(経皮内視鏡的胃瘻造設術，percutaneous endoscopic gastrostomy：PEG)や腹腔鏡を用いた方法(laparoscopic/laparoscopy-assisted gastrostomy)の報告が増えているが，新生児では体格の問題(身体が小さい)や必要となる基礎的病態(緊急性，内視鏡が施行できないなど)から，開腹法が多く用いられる．

1. 開腹法(図VIII-4)

 原則として一般小児に対するものと大きく変わることはなく，Stamm法が多く用いられる．気管食道瘻を有しない食道閉鎖症では，羊水嚥下がないため胃は極めて小さく，Stamm法であっても胃壁への縫合糸のかけ方には注意を要する．また，用いるカテーテルの径やバルーンサイズも胃の容積を考慮して選択する．8 Frの腎瘻カテーテルや10号の栄養チューブなどが使用可能だが，体表のバンパーがないため，カテーテルが消化管内に進まないよう注意が必要である．なお，原則として全身麻酔下で造設するが，患児の状況によってはベッドサイドで局所麻酔下に造設されることもある．

 ①患児を仰臥位とし，左上腹部に2～3 cmの横切開(あるいは縦切開)をおいて開腹し，胃を同定する．
 ②胃体下部前壁に4-0ないし5-0吸収糸を用いて二重に巾着縫合(purse-string suture)をおく．新生児の胃は小さく，余裕をもって二重に縫合糸をかけにくい場合もある．挿入するカテーテルの太さを考慮して運針する．
 ③胃瘻カテーテルは，開腹創とは別の部位から腹腔内に挿入することが望ましく，開腹創近傍に小さな皮膚切開をおいてカテーテルを通しておく．
 ④巾着縫合部の中心に小切開をおき，カテーテルの先端を胃内に挿入し，胃粘膜が内翻するように縫合糸を締める．バルーンカテーテルの場合はこの時点でバルーンを膨らませ，大きさが適切であるか(胃内容に対して大き過ぎないか)確認する．
 ⑤胃瘻カテーテルを挿入した胃壁前壁と腹壁を4ヵ所縫合固定し，胃瘻カテーテルは皮膚と縫合固定する．
 ⑥最後に開腹創を閉鎖する．

2. 経皮内視鏡的胃瘻造設術(PEG)

 PEGは上部消化管内視鏡が施行できることが条件だが，新生児に使用可能な内視鏡やPEGキットなどのデバイスの問題があり，新生児での報告は少ない．また，push法，pull法に用いられるキット製品の内部ストッパー(バンパー)が大きく，咽頭から食道を通過する際に損傷する可能性がある．このため，途中まではpull法に準じ，内部ストッパーが口腔外にある段階で腹壁外でカテーテルを切断し，これを外套としてintroducer法に準じてバルーンタイプの胃瘻カテー

VIII．新生児外科の基本手技　2．胃瘻造設

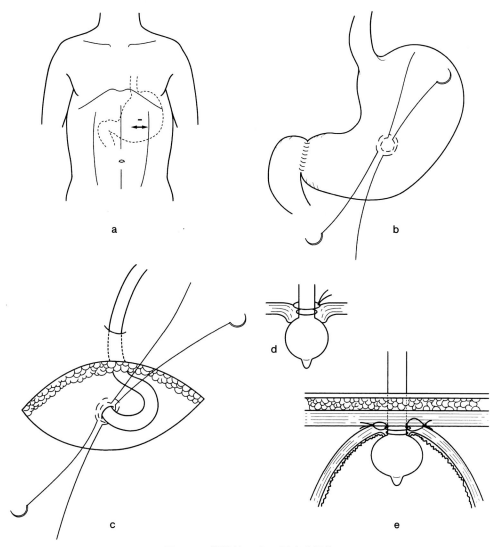

図VIII-4　開腹法による胃瘻造設術
a：左上腹部の皮膚切開（2〜3 cm）．胃瘻カテーテル用に，挿入する胃瘻カテーテルの太さに応じた別（図では頭側）の皮膚切開をおく．
b：胃瘻挿入部位（胃体下部前壁）に二重の purse-string suture をおく．
c：二重の purse-string suture の中心から胃瘻カテーテルを挿入する．
d：胃粘膜が内翻するように2本の purse-string suture を締める．
e：胃壁と腹壁を縫合固定する．

テルを挿入する（pull-introducer technique）などの工夫が必要である[2]．

3．腹腔鏡を用いた胃瘻造設術

腹腔鏡を用いた胃瘻造設術にはいくつかの方法があるが，新生児ではカメラポートから胃瘻造設部まで距離が短く腹腔鏡操作が困難となりやすい．

また，先天性心疾患などを合併している例では循環に対する気腹の影響を考慮する必要があり，新生児への適応は限られている．腹腔鏡は観察のみとし，T-fasteners pexy suture（鮒田式のような胃壁と腹壁の固定器具）を用いる方法などの報告がある[3]．

III．周術期管理

いかなる胃瘻造設法であっても，周術期に感染予防目的に抗菌薬（第一世代セフェム系など）投与が行われる．胃瘻造設直後は，胃瘻を開放して胃内の減圧をはかる．胃瘻からの注入は，腸管蠕動が回復していれば術翌日から少量ずつ開始可能である[4]．

総　論

胃瘻の初回交換は 2〜3 ヵ月後にする.

IV. 合併症

　新生児期以外の小児期胃瘻造設術後の合併症と大きく変わるところはない. 最も重篤な合併症は, 腹壁からの胃壁脱落や胃瘻チューブ交換時の腹腔内挿入であり, 確実な胃壁と腹壁の固定やチューブ交換時の愛護的な操作が必要である. また, 容量の少ない胃に対する胃瘻造設術後は, 交換時の胃後壁損傷のリスクもあり, 胃瘻注入によりある程度胃の容積が増した後に交換するほうが安全である. 小さな胃への胃瘻造設では, 適切な位置への造設が困難な場合もあるため, カテーテル先端位置異常(十二指腸への迷入)などにも注意が必要である.

（石井　智浩）

【参考文献】

1) Bishop PJ, Klein MD, Philippart AI, et al：Transpleural repair of esophageal atresia without a primary gastrostomy；240 patients treated between 1951 and 1983. J Pediatr Surg 20：823–828, 1985.
2) Kirberg A, Diaz B, Flores E, et al：Combined endoscopic gastrostomy（"Pull-Introducer Techinque"）；a new less traumatic technique for preterm and small for gestational age patients. J Pediatr Surg 51：688–690, 2016.
3) Hassan SF, Pimpalwar AP：Modified laparoendoscopic gastrostomy tub（e LEGT）placement. Pediar Surg Int 27：1249–1254, 2011.
4) Acker S, Partrick DA：Gastrointestinal tract feeding access. Ziegler MM, Azizkhon RG, von Allmen D, Weber TR（eds）, Operative Pediatric Surgery, 2nd ed, pp517–522, McGraw Hill Education, 2014.

VIII
新生児外科の基本手技
3. 消化管ストーマ造設術 (Stoma)

I. 種類と適応

　従来，新生児期の消化管ストーマは，病変がある場合，その口側に diversion enterostomy として作成されてきたが，近年は肛門側腸管内に経腸栄養剤や口側腸管の腸液を再注入することも目的とした消化管ストーマ造設術を行う機会も増えている．

　前者では直腸肛門異常，Hirschsprung(ヒルシュスプルング)病，あるいは腸管の壊死，虚血性変化，うっ滞などが適応となる．後者は低出生体重児の壊死性腸炎，胎便関連性腸閉塞症や消化管穿孔などが適応となる．

　一方，新生児期の消化管ストーマの大部分は一時的なストーマであるが，骨盤底筋群の高度の低形成を伴う総排泄腔外反や後腸形成不全などでは永久的ストーマが必要となる．

II. ストーマの形態と特徴, 使用腸管の決定

1. ストーマの形態と特徴

　新生児期に造設する消化管ストーマには，大きく双孔式 [ループ式，二連銃式および完全分離型ストーマ

(2つの単孔式ストーマ)]，単孔式(ハルトマン式)がある(表Ⅷ-1，図Ⅷ-5a～c)．Bishop-Koop 式や Santulli 式は造設手技がやや煩雑であるので，新生児期に行うことはまれである．以下に述べるような各ストーマの特徴に習熟したうえで，適切な種類を選択する．

1) 双孔式 (ループ式) ストーマ (図Ⅷ-5a)

　腸間膜を処理しないため，血流が保たれることが最大の利点である．一方，腹壁創が大きくなるため，腹圧による腸管の外翻脱出，傍ストーマヘルニアが起こりやすい．また，腸管が連続しているため肛門側への便の垂れ込み(ジャンピング)が起こるので，直腸尿道瘻症例では尿路感染の危険性がある．膀胱尿管逆流症や下部尿道狭窄がある症例では避けたほうが良い．

2) 双孔式 (二連銃式) ストーマ (図Ⅷ-5b)

　肛門側への便の垂れ込みがなく，固定が確実なため，腸管の外翻脱出，傍ストーマヘルニアは起こりにくい．しかし，腸間膜を処理するので，断端に血流障害をきたす危険がある．

3) 双孔式 (完全分離型) ストーマ (図Ⅷ-5c)

　口側ストーマから腸液を採取し，肛門側ストーマに注入するのに適している．経腸栄養の再開が早期にできること，ストーマ閉鎖までの期間が短いことなどの

表Ⅷ-1　新生児期に造設する消化管ストーマの長所と短所

種　類	長　所	短　所
双孔式 （ループ式）	血流が良好 合併症が少ない	腸管の外翻脱出，傍ストーマヘルニアが起こりやすい 肛門側への便の垂れ込みがある
双孔式 （二連銃式）	肛門側への便の垂れ込みが少ない 肛門側への注入が可能	血流障害をきたす可能性がある
双孔式 （完全分離型）	口側からの腸液採取，肛門側への注入が容易 ストーマケアがしやすい	手術時間が長い 血流障害をきたす可能性がある
単孔式 （ハルトマン式）	手術時間が短縮できる	肛門側腸管の廃用性萎縮の可能性があり，再吻合時の口径差が大きい

その他，Bishop-Koop 式，Santulli 式がある．

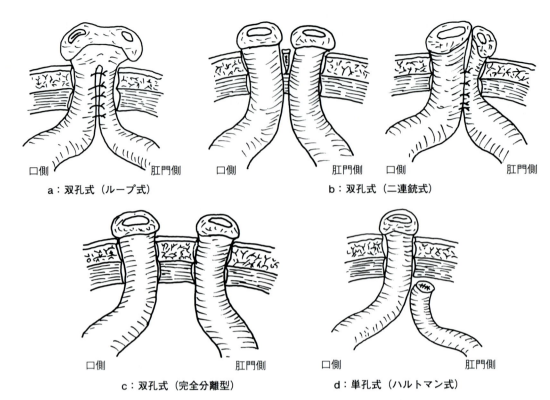

図Ⅷ-5　新生児の一般的な消化管ストーマの形態

4) 単孔式（ハルトマン式）ストーマ（図Ⅷ-5d）

腸管切除を伴うストーマに適しており，肛門側の腸管を用いたストーマ造設は不要なので，時間の節約が可能である．また，便の垂れ込みがない．しかし，肛門側腸管は廃用性萎縮するため，口側腸管と再吻合が必要な場合，口径差が大きく吻合に難渋することがある．

とくに永久ストーマ造設前にはWOCナースとよく相談のうえ，ストーマサイトマーキング(stoma site marking)を施行しておく．臍，上前腸骨棘，腹直筋外縁を確認しながらマーキングディスクが安定する箇所を決定しておく．また，術中判断によりストーマ位置が変わる可能性があるので，マーキングは2, 3ヵ所しておく．術創は術後創感染，創変形などの可能性もあるので，手術創から2 cmは離しておくことが重要である．

2. 一時的・永久的ストーマ

1) 一時的ストーマ

ループ式，二連銃式，分離型ストーマあるいは分離型ストーマの1つであるsutureless enterostomy（後述）などがある．

直腸肛門異常では，一般的にループ式が選択されることが多い．膀胱尿管逆流症や下部尿道に通過障害のある症例では，尿路感染を防ぐために完全分離型を選択する．使用腸管について，直腸肛門異常では横行結腸瘻として作成することが多いが，心奇形合併例で将来的に開心術が行われる予定の症例には，ストーマは下腹部に造設する．S状結腸にストーマ造設する場合には，根治的で楽に直腸が引き下ろせるように，可及的に近位に造設する．腸間膜動脈は極力温存する．

2) 永久的ストーマ

永久的ストーマでは，後腸とくに直腸の先端で単孔式ストーマが作られることが多い．患児の成長，発達を見込んだうえでストーマサイトマーキングをするが，理想的な部位，形態が選べない場合には，将来の再造設を念頭において安全性を最優先する．

Ⅲ. 合併症

新生児期に造設された消化管ストーマは，術後の早

表Ⅷ-2 低出生体重児のストーマ造設および管理上の問題点

1. 皮膚，腸管壁が未熟で脆弱，菲薄である．
2. 造設時には緊急状態であり，術前には全身状態不良のことが多い．
3. 腸管血流の悪化を認めることが多い．
4. 術前のストーマサイトマーキングが困難なことが多い．
5. 低出生体重児用のストーマの装具が少なく，管理が困難である．

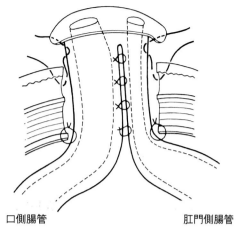

図Ⅷ-6 ループ式消化管ストーマ造設術
（米倉竹夫：系統小児外科学，第3版[1]による）

期，晩期とも合併症の発生率が30%程度と非常に高いことを念頭において，安全性を最優先に術式を選択し，細心の注意を払ってストーマを造設することと術後管理をすることが必要である．なかでも表Ⅷ-2に示すような理由から，超低出生体重児や新生児期に複数のストーマを必要とする症例にはとくに留意する．主な合併症としては，狭窄・自然閉鎖，壊死・脱落，腸管のprolapse（外翻脱出），傍ストーマヘルニア，腸管と皮膚の瘻孔形成，感染などがある[1]．新生児の腸管壁は薄く脆弱なので，腸管壁の固定糸で容易に瘻孔形成をきたす．とくに超低出生体重児では，壊死・脱落により狭窄・閉鎖をきたすこともある[2]．これらの合併症は，経腸栄養を困難にし，また静脈栄養からの離脱を遅らせるため，肝障害をきたしたり，ときに致命的となる．上述の特徴を踏まえたうえで，合併症を極力抑える術式を選択することが重要である．

Ⅳ．実際の手術手技

1．新生児のループ式ストーマ造設術（図Ⅷ-6）

以下，一般的で，かつ頻用される新生児のループ式ストーマ造設術について述べる．

①マーキング部位に1.5〜2.0 cmの横切開をおく．この際，腸管脱出を避けるために開腹創は最小限にする．腹直筋前鞘を横切開し，腹直筋はsplitして，腹直筋後鞘・腹膜を横切開する．

②結腸ヒモや大網の付着などを確認しながら予定腸管を確保する．その頂点の腸間膜にネラトンチューブを通して，腸間膜の緊張がないように腹腔外に誘導する．鎖肛など，口側腸管の拡張している症例では，頂点の腸管に小切開をおき，内容を吸引してから腹腔外に誘導する．そうすることで腹壁創を当初の切開から開大する必要がなく，腸管の脱出が予防できる．

③腸間膜が収まるようにループを形成し，腸管同士を5-0吸収糸で4〜5針縫合固定する．

④ストーマの高さが2〜3 cmとなるように，腸管壁と腹膜・腹直筋後鞘を5-0吸収糸で全周にわたって6〜8針で固定する．腸管壁は全層に針糸がかかると瘻孔形成の原因となるので，漿膜筋層のみとする．

⑤口側腸管と肛門側腸管の開口部が7：3くらいになるように腸管の頂点を長軸方向に切開する．この操作は，感染予防のために術後1〜2日経ってから行っても良い．

⑥皮膚—腸管壁—腸管開口部全層で数針固定しても良いが，無理に腸管粘膜面を翻転せず，そのままとしても良い．とくに超低出生体重児では，翻転すると腸管壁の血流障害をきたす可能性があるので翻転すべきでない．

2．超低出生体重児に対するsutureless enterostomy（図Ⅷ-7）

大橋ら[3]が超低出生体重児に対して良好な結果を報告しているsutureless enterostomyを以下に示す．とくに術後合併症である壊死，狭窄，穿孔，脱落，腸管脱出などが少ないことを利点として挙げている．腸管そのものは腸間膜側からの血流よりもむしろ腸管壁内の血流が大切であること，腸管を固定するための針穴による腸管壁の損傷，穿孔，瘻孔形成が回避できる利点がある．小腸穿孔例は穿孔部をループの頂点にしてネラトンチューブを腸間膜に通して，脱落を防ぎつつ，腸管に針糸はかけずに生体接着剤であるシアノアクリレートにより腹壁と腸管を固定する方法も有効である[4]．両術式とも腸管の固定や腸管壁の翻転などを

総論

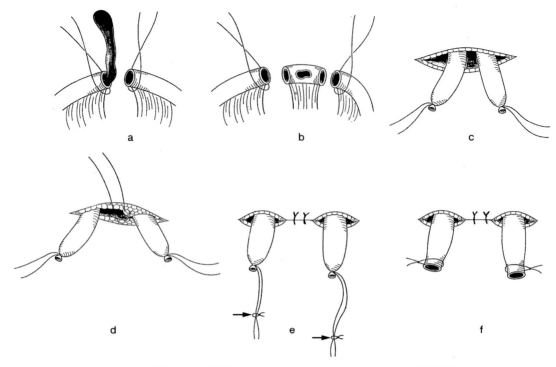

図Ⅷ-7 超低出生体重児における sutureless enterostomy の手術手技
a：開腹し診断が胎便関連性腸閉塞症（MRI）であれば粘稠な胎便を摘出する．
b：限局性腸穿孔（FIP）であれば穿孔部小腸を部分切除する．処置後に腸管断端は絹糸で結紮する．
c：腸管断端を結紮した糸を牽引することで，腸管に極力触れず開腹創から創外へ引き出す．腸管断端をそれぞれ左右の創外縁に配置する．
d：腸管の間にブリッジを作成するため，腹壁（腹膜筋膜）を1〜2針の吸収糸（4-0程度）で閉鎖する．
e：腸管脱落を防止するために，前述の腸管断端の結紮糸を腹壁皮膚に固定する（矢印）．
f：手術創感染の防止のため，術後1〜2日間経過してから腸管断端の結紮糸を抜糸し，ストーマを開放する．
(Ohashi Kら：J Pediatr Surg, 2017[3]による)

行わないため，合併症が回避が可能である点，手術時間の短縮などの点などで極めて有用である．

以下，手技を述べる．

①1.5〜2.0 cmの横切開を置く．腹直筋は離断する．

②腹腔内を検索し，胎便関連腸閉塞症の場合は小腸の caliber change を認めることが多いので，その口側に造設する．限局性腸穿孔の場合は，穿孔部位にストーマを造設するが，穿孔部周囲に壊死性変化を認めれば，その部位を切除し，腹腔内を加温生理食塩水で洗浄する．壊死性腸炎でも病変部小腸を切除する．

③離断された腸管の断端は，口側，肛門側とも4-0絹糸で結紮する．

④腸管断端を結紮した糸で牽引し，腸管に極力触れず愛護的に腸管断端を開腹創から創外に引き出す．腸管を2〜3 cm引き出したところで，腸管断端をそれぞれ左右の創外縁に置く．

⑤腸管の間に腹壁でブリッジを作成するため，腹膜筋膜を4-0吸収糸で閉鎖する．皮膚は4-0ナイロンで閉鎖する．

⑥腸管脱落防止のため，腸管断端の結紮糸を腹壁皮膚に固定する．

⑦術後1〜2日間経過してから腸管断端の結紮糸を抜糸し，ストーマを開放する．

(上原　秀一郎)

【参考文献】
1) 米倉竹夫：人工肛門造設術，消化管ストーマ造設術．福澤正洋ほか（編），系統小児外科学，第3版，pp282-286，永井書店，大阪，2013．
2) 上原秀一郎，窪田昭男，川原央好ほか：超低出生体重児におけるストーマ造設術．小児外科 41：1226-1229, 2009．
3) Ohashi K, Koshinaga T, Uehara S, et al：Sutureless enterostomy for extremely low birth weight infants. J Pediatr Surg 52：1873-1877, 2017．
4) Nose S, Sasaki T, Saka R, et al：A sutureless technique using cyanoacrylate adhesives when creating a stoma for extremely low birth weight infants. Springerplus 5：189, 2016．

VIII 新生児外科の基本手技
4. 気管切開 (Tracheostomy)

I. 新生児気管切開の適応

　近年，小児の気管切開術は増加かつ低年齢化の傾向にあるが，一方で管理技術や機器の進歩により，以前に比べ長期間の安定した挿管管理が可能となっている．現在，新生児期の気管切開はほぼ緊急の気道確保目的に限定される．すなわち，上気道の先天奇形(声門下腔狭窄，気管狭窄など)，口腔や頸部の腫瘍性病変(リンパ管腫，奇形腫など)，咽喉頭の解剖学的異常，一部の感染(急性喉頭蓋炎など)などが適応となる．

II. 新生児の解剖学的特徴

　新生児は一般に，頭部が大きく短頸であり，また気管は相対的に声門下腔が狭く，気管分岐部までの距離が短い．これらの解剖学的特徴のため，気管切開の位置，カニューレのサイズ・形状などの自由度が限られ，また実際の手術手技においても，これらの特徴を十分念頭に置く必要がある．

III. 手技の実際

1. 体位(図VIII-8a)

　肩枕を入れて頭部後屈・頸部伸展位とし，円座，砂嚢などを利用して正面位を保持する．

2. 皮膚切開(図VIII-8b)

　甲状軟骨下端と胸骨切痕の中点を通る横切開を置

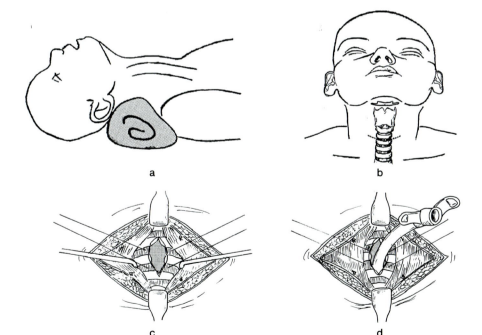

図VIII-8　気管切開の手順
a：肩枕を入れて十分な頸部伸展位をとり，円座や砂嚢を用いて正面位を保持する．
b：甲状軟骨下端と胸骨切痕の中点を通る横切開をおけば，ほぼ第2，3軟骨輪あたりになる．
c：気管切開線の両外側にナイロンの支持糸をかけて牽引する．
d：支持糸はゆるく結紮して，前胸部にテープ固定し，初回カニューレ交換まで置いておく．

63

総論

く．不用意な出血を避けるため，皮下の前頸静脈は，確実に外側に避けるか結紮切離する．

3．気管前面への到達

前頸筋群を正中で分け，甲状腺は峡部で離断し，常に正中を意識しながら最小限の剥離で気管前面に到達する．

4．気管の切開（図Ⅷ-8c，d）

第2〜3気管軟骨の正中を縦切開する．切開予定線の左右外側にナイロンの支持糸をかけ，11番メスで間を切開する．支持糸を左右に牽引して切開口を広げつつ素早くカニューレを挿入し，直ちに換気を行って胸郭の動き，聴診による確認を行う．

酸素投与されていることが多いので，気管の切開には原則として電気メスは使用しない．

5．終了

創閉鎖カニューレの周囲はルーズにする（airtightにすると皮下・縦隔気腫をきたす危険がある）．支持糸は創から出して前胸部にテープで固定する．カニューレの紐は堅結びにする（フランジを皮膚に縫合固定する施設もある）．Ｘ線でカニューレ先端の位置と肺野を確認する．気管支鏡で観察できればなお良い．

6．気管切開カニューレの選択

気管切開カニューレは，上気道で最も狭い声門下腔を通らないため，一般に経喉頭気管チューブよりも1サイズ太いものが入る．しかしながら，前述した新生児の解剖学的特徴のため，長さや角度（彎曲）の点で選択が限られることも多い［ちなみに，気管切開カニューレは一般に材質や強度保持のために，同じ内径でも気管チューブより肉厚（外径が大きい）である］．カニューレ形状の不適合は，換気不良だけでなく肉芽形成や気管腕頭動脈瘻などの重大な合併症リスクとなる．挿入時には，できれば太さ，長さなどいくつかの規格を用意するのが望ましい．固定の際に挟み込むガーゼの厚さを変えるなどの微調整も有用である．

Ⅳ．術後管理

術後早期は創部の安静と後述の合併症防止のために，適切な鎮痛，鎮静，抑制を行う．厳密なSpO$_2$モニターや呼吸器のアラーム設定は必須であるが，決してモニターを過信せず患児の注意深い観察を行う．創

部は通常の汚染創に準じた予防抗菌薬投与と治癒促進のため軟膏塗布を行い，通常術後1〜2週間後に初回カニューレ交換を行う．

Ⅴ．合併症とその対策

1．早期（術直後〜初回カニューレ交換まで）

1）事故抜管

細く短いカニューレは，軽微な外力によって容易に気管外に逸脱しうる．ガーゼ交換などの処置は2人以上で行い，ベッドサイドには予備のカニューレを備えておく．事故抜管時は，気管切開口の左右にかけた支持糸を左右に牽引して，気管口を確認しながら再挿入する．

2）換気不良

カニューレの向きや深さ以外にも，気道分泌物増加，創部浸出液の垂れ込み，加湿不足など，換気不良をきたす要因が多い．こまめな観察・評価により個々に対応する．

3）皮下・縦隔気腫

創がairtightになると発症し，とくに陽圧換気時には重篤化して呼吸障害，静脈還流障害による循環虚脱，縦隔炎などをきたしうる．開創して外ドレナージを図る．

4）その他

肺炎，無気肺，創感染，創出血など．

2．遠隔期（1ヵ月以降）

1）気道出血

多くはカニューレや吸引チューブの機械的刺激（擦過）による一過性かつ少量の出血であるが，持続・反復するものでは以下を考える．

2）気管内肉芽

機械的刺激と感染（炎症）により生じる．カニューレの位置や向きの調整と局所ステロイド投与などで対処するが，難治性で出血や気道狭窄が問題となる場合は外科的切除やレーザー焼灼などを行う．

3）気管腕頭動脈瘻

カニューレ先端による圧迫と，腕頭動脈（無名動脈）

の拍動の刺激で，気管壁が菲薄化し穿通を起こす．まれではあるが極めて死亡率の高い合併症である．予防が重要であり，画像検査によるリスク評価とともに，気管支鏡での定期的な観察が推奨される．カニューレの変更などで対処できなければ，腕頭動脈の離断，バイパスなどを考慮する．

4）その他

気管食道瘻，誤嚥・肺炎など．

VI. 抜　管

新生児で多い器質的気道通過障害に対する気道確保目的の気管切開の場合，原疾患の治療後に綿密な計画の下に抜管を行う．

（佐々木　隆士）

【参考文献】

1) Vijayasekaran S, Maschhoff K：Airway disorders of the fetus and neonate；an overview. Semin Fetal Neonatal Med 21：220–229, 2016.
2) DeMauro SB, Akinbi H, Maschhoff K, et al：Tracheostomy for the neonate and infant；indications, complications, timing, and outcomes. Lioy J, Sobol SE（eds）, Disorders of the neonatal airway；fundamentals for practice, pp263–279, Springer, New York, 2015.
3) Campisi P, Forte V：Pediatric tracheostomy. Semin Pediatr Surg 25：191–195, 2016.
4) Dal'Astra AP, Quirino AV, Caix a JA, et al：Tracheostomy in childhood；review of the literature on complications and mortality over the last three decades. Braz J Otorhinolaryngol 83：207–214, 2017.
5) 佐野光仁：気管切開カニューレのマネジメント（小児気道疾患のマネジメント）．小児耳鼻咽喉科 31：253–256, 2010.

VIII 新生児外科の基本手技
5. 腹腔・胸腔ドレナージ
（Abdominal・Thoracic drainage）

●はじめに

新生児に腹腔・胸腔ドレナージを行うという時点で、その患者は特殊な病態下にある。ドレナージの目的は、治療的ドレナージと情報的・予防的ドレナージの2種類があるが、目的に関係なく処置には患者への侵襲が伴うため、実施にあたっては十分な準備とともに家族からの同意を得たうえで実施する。処置中に生じうる、いかなる事態にも対応できるように、酸素投与・挿管セットなどの蘇生カートがベッドサイドにあることも確認しておく。

I. 腹腔ドレナージ

1. 適応と対象疾患・病態

1）治療的ドレナージ

①穿孔性腹膜炎（壊死性腸炎などによる）で全身状態が悪く、開腹術に耐えられない場合にドレナージを置いて、全身状態の回復を待つ。
②胎便性腹膜炎で癒着が高度で腸瘻造設ができない場合、ドレナージで second-look 手術を待つ。
③特発性消化管穿孔では、ドレナージが根治術になることがある。
④乳び腹水に対して、保存的治療の一環としてドレナージを留置する。

2）情報的・予防的ドレナージ

①消化管吻合術後、縫合不全や消化管穿孔の可能性がある場合。
②開腹術後、剥離部からの出血あるいは遺残膿瘍の可能性がある場合。
③肝・胆道系の手術後。

2. 術前準備

①処置の必要性について十分に説明し、保護者から手術承諾書を取る。
②酸素・挿管セットなど、蘇生の準備を行う。

③消毒、切開・縫合セットなどの処置に必要な物品を準備する。
④準備物品：消毒・鑷子・ガーゼ・覆布（四角と丸穴付き）・ガウン・手袋・マスク・帽子・局所麻酔薬・切開セット（メス刃）・ドレーン*・固定糸（4-0ナイロン糸）。

> *選択するドレーンの種類：開放式と閉鎖式がある。目的に応じて種類・サイズを選択する。

⑤モニタリングを実施のうえで、必要に応じて適切な鎮静を行う。

3. 手 技

①穿刺・切開部位の消毒を行い、清潔な覆布をかける。
②超音波（エコー）検査で腹腔内のフリースペースの確認を行う。
③穿刺・切開部位に至適量の局所麻酔を行う。1%塩酸リドカイン、1%エピネフリン入り塩酸リドカインなどが使用されることが多い。
④穿刺法であれば、エコー下のフリースペースへ向けてアンギオカット®などの留置針の外筒を慎重に進め、穿刺ドレナージ（腹水採取）を行う。切開法であれば、皮膚を少し切開し、ペアンなどで皮下を剥離しドレーンを慎重に挿入する。一般的には、側腹部からダグラス窩・骨盤腔内に向けて留置し、チューブを皮膚と固定する。
⑤X線検査でドレナージチューブの走行を確認する。

4. 管理方法および合併症

1）位置異常

ドレーンは、腸管蠕動などにより先端の位置が変化するため、適宜、腹部X線検査で確認する。

2）腹水量・性状

ドレナージによる腹水喪失が多い場合は、細胞外液による補充輸液を行う。血清電解質を頻回に測定し、過不足が起これば、適宜補正輸液を行う。腹水の性状

にも注意し，感染兆候が出現・増悪した場合は腹水培養検査を行う．

3) ドレーン刺入部痛

機嫌不良・持続する啼泣で表現されることがある．

4) 予定外抜去

ドレーン留置が治療上必須と判断される間は皮膚との固定を毎日確認する．固定が外れたり，抜浅している場合は再固定する．

Ⅱ. 胸腔ドレナージ

1. 適応と対象疾患・病態

1) 気　胸

先天性横隔膜ヘルニアや肺胞性疾患における緊張性気胸に対して治療的に実施する．air-leak が続いている場合はドレーンを留置する．止まっている場合は穿刺脱気だけにする．

2) 胎児胸水・乳び胸水

保存的治療を行いながら必要に応じて治療的なドレナージを行う．

3) 情報的・予防的ドレナージ

食道閉鎖術後，肺切除後，気管切除・吻合手術後に，縫合不全，気瘻，出血などの情報を得る目的で留置する．

2. 準備物品

①処置の必要性について十分に説明し，保護者から手術承諾書を取る．

②酸素・挿管セットなど，蘇生の準備を行う．

③消毒，切開・縫合セットなどの処置に必要な物品を準備する．また，充電された持続吸引器に水封ボトルを設置しておく．

④準備物品：消毒，鑷子，ガーゼ，覆布（四角と丸穴付き），ガウン，手袋，マスク，帽子，局所麻酔薬，切開・縫合セット（メス刃），ドレナージチューブ/キット*，固定糸（4-0 ナイロン糸）．

> ＊選択するドレーンの種類：
> アスピレーションキット™（6 Fr/8 Fr/12 Fr）またはトロッカーカテーテル™（8 Fr/10 Fr/12 Fr）．

⑤モニタリングを実施のうえで，必要に応じて適切な鎮静を行う．

3. 手　技

新生児の場合，呼吸などが安定していれば，開胸法で行うことが多い．

①タオルなどを用いて穿刺が行いやすい体位をとる（穿刺する胸腔側が上になるように斜位か側臥位をとる）．

②胸水穿刺であればエコーで，穿刺部位（肋間）の確認を行う．

③穿刺部位の消毒を行い，清潔な覆布をかける．

④穿刺部位に十分な局所麻酔を行う．1％塩酸リドカイン，1％エピネフリン入り塩酸リドカインなど．

⑤開胸法：トロッカー挿入部位の皮膚を小切開し，ペアンなどで鈍的に皮下を剥離し肋骨上縁に沿わせて壁側胸膜を貫通させ開胸する．この開胸創から準備していたドレーンを胸腔内へ慎重に挿入する．

穿刺法：アスピレーションキット™などを用いて，安全に胸腔穿刺が可能な場合にのみ行う．穿刺する針（チューブ）長を決めてエコーガイド下に挿入する．

⑥先端位置について：気胸の場合は空気が上部（胸側）に貯留するため，鎖骨中央線上，第2〜3肋間から肺尖部に向けて挿入する．一方，胸水は重力によって下部（背側）に貯留するため，中腋窩線上第6〜8肋間から背中側や肺底部に向けて挿入する．

⑦注射器をつけて問題なく吸引できることを確認する．確認後，挿入したドレーンをすぐにクランプし気胸を防ぎ，速やかに水封ボトルと接続し，低圧で持続吸引を開始する．

⑧皮膚とチューブを固定する．X線検査でチューブ先端位置を確認後，最終固定を行う．

⑨密封性の良いドレッシング材で穿刺部位を保護する．チューブは予定外抜去しないように児の体幹にしっかりと固定する．

4. 管理方法および合併症

①出血・副損傷（肺，心臓，肝臓など）・皮下気腫・気胸．

②チューブ閉塞，予定外抜去．

③過膨張性肺水腫：吸引の圧を急にかけることで生じる．ゆっくり陰圧にする．

④胸水量・性状：ドレナージされる胸水が多い場合は，適切に細胞外液の補正を行う必要がある．また胸水の性状にも注意し，感染兆候が出現・増悪した場合は胸水培養検査を行う．

（田附　裕子）

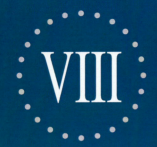

VIII 新生児外科の基本手技
6. 血管確保・体外循環治療
(Vascular access・Extracorporeal circulation therapy)

I. 血管確保

1. 概 要

①新生児外科疾患の治療は，血管の確保がなければ始まらない．とくに超低出生体重児では，血管確保が文字通り life line であり，血管確保の成否が生死を分けると言っても過言ではない．新生児では，末梢静脈ルート，動脈ライン，中心静脈ルートの確保が重要になる．ここでは，とくに中心静脈栄養ルート作成について概説する

②短腸症候群やヒルシュスプルング病類縁疾患など，長期的な静脈栄養が必要と予想される疾患では，血管を温存する確保法を選択する必要がある．

2. 中心静脈ルート

1) 適 応

新生児の中心静脈ルートとして第一選択は，細径の末梢留置型中心静脈カテーテル(Peripheral inserted central catheter：PI カテーテル)である．

中心静脈カテーテル挿入の適応は，①呼吸・循環管理が必要な症例，②長期的な静脈栄養ルートが必要な場合，③PI カテーテルの挿入が困難な場合，である．

2) カテーテルの選択

①呼吸・循環管理目的では，マルチルーメン型カテーテルをエコーガイド下に内頸静脈穿刺による留置が選択される．

②長期的な栄養管理目的では，シリコン製のカテーテルをカットダウン法にて留置する．新生児では，3.6 Fr のシリコンカテーテルもしくは 4.2 Fr ブロビアック・カテーテル(カフ付・長期留置型)を血管のカットダウン法により挿入・留置する．

③新生児で血管穿刺する場合には，細径のセルジンガーキットを用いる．

3) 挿入方法

ⅰ．エコーガイド下血管穿刺法

リアルタイムエコーガイド下でセルジンガー法で行う．血管穿刺用の超音波診断装置により内頸静脈を描出する．リアルタイムに描出しながらシリンジにつないだ穿刺針を，陰圧をかけながら穿刺する．先端が血管内に入れば逆血が確認できる．穿刺前におおよその血管までの距離を計測しておき，深すぎないように注意する．所定の長さまで穿刺して逆血がない場合は，血管を貫通していることがあるので，ゆっくり陰圧を継続しながら抜浅する．十分な逆血が確認されれば針を抜去し，ガードワイヤーを挿入する．ガードワイヤー挿入に抵抗があればうまく穿刺されていないことが多く，無理にワイヤーを進めずに，透視で確認するか，もしくは穿刺をやり直す．ガイドワイヤーが留置されたのが確認できたら，ダイレーターを用いて拡張し，カテーテルを留置する．

ⅱ．静脈切開(カットダウン)法

左右の外頸静脈が第一選択となる．外頸静脈が見つからない場合は顔面静脈が用いられる．内頸静脈に巾着縫合をかけて直接挿入すると，カテーテルの断裂や血管の狭窄の原因となるので推奨されない．代表的な外頸静脈カットダウン法を示す(図Ⅷ-9〜13)．

頸部伸展位で顔を反対側に向ける．外頸静脈の走行

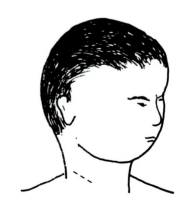

図Ⅷ-9 頸部皮膚切開(右外頸静脈)

VIII．新生児外科の基本手技　6．血管確保・体外循環治療

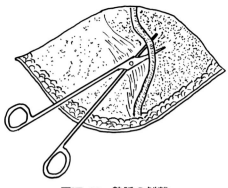

図VIII-10　静脈の剝離

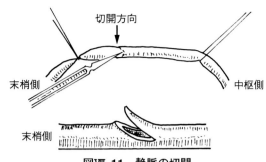

図VIII-11　静脈の切開

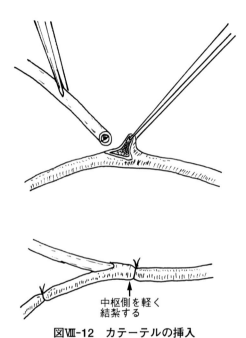

図VIII-12　カテーテルの挿入

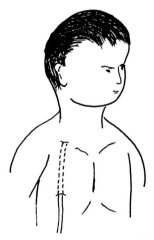

図VIII-13　皮下トンネルの作成

を確認し，その直上で横切開を置く（図VIII-9）．皮下を剝離すると，筋肉より前面に血管が確認できるので，これを剝離する（図VIII-10）．頭側を結紮し，中枢側をtapingする．血管は，メスまたは剪刀で前面を1/3〜1/2切開する（図VIII-11）．頭側の糸を軽く牽引し，切開部の中枢側の血管壁を鑷子で把持しながらカテーテルを挿入する（図VIII-12）．逆血を確認し，位置をX線透視で確認後，中枢側の糸を血液が漏出しない程度に結紮する．皮下トンネルを作り，前胸部で固定する（図VIII-13）．頸部の静脈への留置が困難な場合には，上腕静脈，腋窩静脈，大伏在静脈が選択肢となる．

II. 体外循環治療

1. 概　要

新生児における体外循環治療として，①呼吸・循環管理目的の膜型人工肺（extracorporeal membrane oxygenation：ECMO），②多臓器不全・腎不全に対する血液浄化療法としての持続的血液濾過（continuous hemofiltration：CHF），③持続的血液濾過透析（continuous hemodiafiltration：CHDF），④血漿交換（plasma exchange：PE），がある．

69

総　論

表Ⅷ-3　EURO consortium consensus における ECMO 適応基準

- Preductal saturations＞85％ もしくは postductal saturations＞70％ を保てない場合
- 最適な呼吸条件にもかかわらず pH＜7.15 の呼吸性アシドーシスに陥った場合
- pH 28 cmH$_2$O もしくは MAP＞17 cmH$_2$O で SpO$_2$＞85％ を保てない場合
- Lactate≧5 mmol/l かつ pH＜7.15
- Volume 負荷，昇圧剤に抵抗性の低血圧，乏尿（＜0.5 ml/kg/h）が 12〜24 時間続いた場合
- Oxygenation index（mean airway pressure×F$_1$O$_2$×100/PaO$_2$）≧40 が持続する場合

（文献 1）による）

2．膜型人工肺（ECMO）

1）概　念

呼吸不全患者の体内の血液を体外に誘導し，人工肺を通しガス交換を行い，再び体内に戻すことにより，呼吸の補助を行う．ガス交換を行う人工肺機能と，循環補助するポンプ機能もある．

2）適　応

大きな侵襲を伴い，重篤な合併症をきたすこともあるため，適応は回復可能な疾患・病態と言うのが原則である．新生児の小児外科疾患では，重症の先天性横隔膜ヘルニア（CDH）や囊胞性肺疾患が適応となる．CDH に対する ECMO の基準を**表Ⅷ-3** に示す．

3）アクセス

ⅰ．V-V Bypass

静脈で脱血，静脈に送血する．循環補助の効果は乏しく，またガス交換効率も V-A に比べると劣るが，自己心拍により脈圧は維持できるため，頭蓋内出血を起こしにくい利点がある．

ⅱ．V-A bypass

静脈で脱血，動脈で送血する．循環補助機能があるので，重症の肺高血圧症例，心不全症例が適応となる．脱血管は内頸静脈より右心房内に挿入し，送血管は総頸動脈より挿入する．カテーテルサイズは，体重 3 kg の新生児の場合，脱血側は 10〜12 Fr，送血側は 8〜10 Fr を目安とする．

4）方　法

100 ml/kg/時（心拍出量の 80％程度）を目標に徐々に流量を増加する．維持の際には，常時に詳細な循環呼吸のモニタリング，血液ガス分析（患者血液，送返血液）を行う．患者病態が改善すれば，徐々に流量を減らしながら自己心拍で維持できることを確認したうえで離脱する．血液ポンプは，血液破壊が少なく，過剰な送・脱血圧のかからない遠心ポンプが主流である．

5）抗凝固療法

体外回路使用中は，回路内血栓の予防目的で血液の抗凝固療法が必要である．血中半減期が短いナファモスタットメシル酸塩（フサン®）が用いられることが多い．ACT（activated coagulation time：活性凝固時間）を患者側血液で 150 秒，回路側で 200 秒前後にコントロールする．

6）合併症

血栓・溶血，感染，過剰な抗凝固療法は，頭蓋内出血などの重篤な合併症をきたすので慎重なモニタリングが必要である．ECMO 開始後 1 週間を過ぎると，こうした合併症の頻度が高くなるので 1 週間以内に離脱することが望ましい．

3．血液浄化療法

1）概　念

新生児の多臓器不全では，従来は交換輸血が行われてきたが，近年，循環ポンプ，透析回路，血液フィルターの進歩により，新生児でも体外循環を用いた持続的血液浄化療法が可能となった．

2）適　応

腎不全（循環障害によるものも含む）と，肝不全，敗血症，播種性血管内凝固症候群（disseminated intravascular coagulation：DIC），先天性代謝異常などが適応となる．

3）方　法

ⅰ．持続血液濾過（CHF）

主に腎不全の際，水分除去を目的に行われる．体外循環回路に接続したフィルターを用いた限外濾過により，水分および不要物質を除去し，補充液を投与する．腹膜透析が困難な場合や，ECMO 装着中に行われる．

ⅱ．持続血液濾過透析（CHDF）

CHF で酸塩基平衡の是正が困難な場合や，溶質の除去が困難な場合，血液濾過に加えて，透析液を還流

することにより，濃度勾配により電解質など小分子量の物質を同時に除去する方法である．

iii．血液吸着療法

敗血症症例などでは，エンドトキシンや薬物，ビリルビンを吸着できるカラムを用いた血液・血漿吸着療法を併用することにより，治療効果の向上が期待できる．

iv．血漿交換（PE）

交換輸血の代わりに血漿分離器を通して血液の血漿成分を除去し，代わりに5％アルブミン液や新鮮凍結血漿で血漿を置換するのが血漿交換である．高分子物質の除去に加えて，凝固因子や蛋白成分の補充が可能で，血液透析では対応できない急性肝不全や血液凝固障害が適応となる．

4）血管アクセス

新生児では6〜10 Fr の透析用カテーテルが用いら
れる．2 kg 前後の新生児でも挿入可能である．エコーガイド下による内頸静脈穿刺が第一選択となる．病態によっては内頸静脈切開，大腿静脈穿刺・切開が行われる．ECMO 装着中に回路に並列して組み込むこともある．

5）抗凝固療法・合併症

体外循環の合併症として上述の ECMO と同様である．

（曹　英樹）

【参考文献】

1) Reiss I, Schaible T, van den Hout L, et al：Standardized postnatal management of infants with congenital diaphragmatic hernia in Europe；the CDH EURO Consortium consensus. Neonatology 98（4）：354-364, 2010.

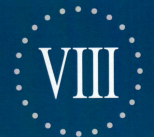

新生児外科の基本手技
7. 内視鏡外科手術（Endoscopic surgery）

●はじめに

　新生児，乳幼児期の手術創は，身体の成長とともに大きくなり，患児に精神的な負担を強いることも少なくない．なかでも開胸創は美容上の問題ばかりでなく，胸郭変形や肩甲骨挙上の要因ともなり，新生児外科における長期QOLに大きな影響を及ぼす．近年，小児においても内視鏡外科手術の適応が急速に広がりつつある．新生児に対する内視鏡外科手術は，整容性の改善ばかりでなく，視野の拡大による確実な手術操作と言った利点も期待できる．本項目では，新生児に対する内視鏡外科手術の実際とその有用性や問題点について述べる．

I. 対象疾患と適応

　内視鏡外科手術の適応となる新生児疾患は，先天性食道閉鎖，先天性横隔膜ヘルニア，嚢胞性肺疾患，先天性十二指腸閉鎖・小腸閉鎖，卵巣嚢腫などがある．これらの疾患に対して内視鏡外科手術を安全に行うには，まずは十分なworking spaceを確保できる体格が必要であり，一般的には体重2 kg前後がその下限と考えられている．

　もう1つの適応条件としては，安定した気胸や気腹を行えることが挙げられる．とくに胸腔鏡下手術は呼吸循環系への影響が大きいため，食道閉鎖，横隔膜ヘルニア，肺疾患に関しては，それぞれの術式の体位と気胸に耐えられることが前提条件となる．

　したがって，現時点では肺合併症のある食道閉鎖や，肺低形成が高度な重症横隔膜ヘルニアは胸腔鏡下手術の適応外と考えられる．一方，気腹が呼吸循環系へ及ぼす影響は軽度であり，体格の条件を満たす多くの新生児症例が腹腔鏡下手術の適応となりうる．

II. 手術室レイアウト，体位，ポート配置

　新生児は体格が小さいため，術式に応じた適切な体位とポート配置が重要となる．術者，カメラ助手，麻酔医，モニターは，疾患ごとに適切な配置を考慮する必要がある．主な新生児疾患の手術室レイアウト・体位，ポート配置を示す．

1. 手術室レイアウト・体位（図Ⅷ-14A）

　食道閉鎖では右を少し挙上した腹臥位として，術者は手術台の左に立ち，モニターはその対側に配置する．麻酔医は頭側．横隔膜ヘルニア（左）では右側臥位で，術者は患児の頭側に立ち，モニターは足側に配置する．麻酔医は手術台の右側．十二指腸閉鎖では背臥位で，術者は患児の足元に立ち，モニターは頭側に配置する．麻酔医は頭側．

2. ポート配置（図Ⅷ-14B）

　食道閉鎖では，まず肩甲骨下端に3 mmカメラポート（CP）を挿入し，気胸を確立後，カメラのガイド下に腋窩に5 mmワーキングポート（WP），背側に3 mm WPを追加する．横隔膜ヘルニア（左）では，腋窩に3 mm CPを挿入し，気胸を確立後，前腋窩線に5 mm WP，後腋窩線に3 mm WPを追加する．十二指腸閉鎖では，臍にオープン法で3 mm CPを挿入し，気腹を確立後，左上腹部に5 mm WP，右側腹部に3 mm WP 2本を追加する．

　いずれの術式も縫合操作が必要なため，右手のWPは針の出し入れが容易な5 mmポートとする．

III. 手術機材，システム

　新生児ではワーキングスペースが限られているので，従来の鏡視下手術用鉗子に比べて細く短い新生児用鉗子（径3 mm/長さ20 cm）が有用である．また，CO_2送気による低体温を予防するため，術野からのCO_2漏れを最小限とすること，加温できる気腹装置を用いるなどの工夫が必要である．

　食道や十二指腸などの消化管の吻合には，5-0，6-0の吸収糸を使用する．縫合に用いる針は，3〜5 mm

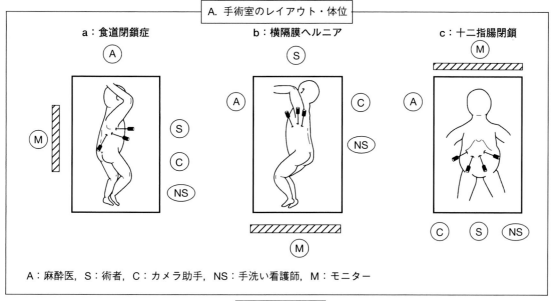
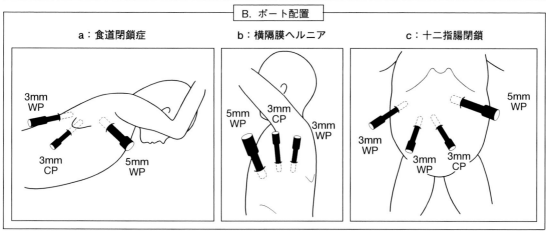

図Ⅷ-14　代表的な新生児疾患に対する内視鏡外科手術の手術室レイアウト・体位，ポート配置

ポートより出し入れすることを考慮して，11 mm または 13 mm 長の弱彎針(3/8)を用いる．

縫合に際しては，ワーキングスペースが狭く体腔内結紮が困難なため，ノットプッシャーを用いた体腔外結紮が用いられることが多い．

2018年に 3 mm シーリングシーシステム，5 mm 自動縫合器が本邦でも入手可能となり，新生児領域への応用が期待できる．

Ⅳ. 麻酔管理，内視鏡外科手術の呼吸・循環への影響

CO_2 送気による気腹や気胸が，呼吸生理学的にも解剖学的にも成人とは異なる新生児にどのような影響を及ぼすかは未だ明らかでない点が多い．Kalfa ら[1]は，新生児を対象とした内視鏡外科手術中に SpO_2 低下や $ETCO_2$ が上昇し，さらにこの変化が胸腔鏡手術でより顕著であったと報告している．このような傾向は成人に比べ小児でより強く，腹膜や胸膜を介した CO_2 の吸収以外に，気腹に伴う横隔膜挙上や人工気胸による肺の圧迫などがその原因と考えられている．

最近では，食道閉鎖や横隔膜ヘルニアの胸腔鏡手術時に高 CO_2 血症，アシドーシス，脳血流の低下などが見られることが指摘され，これらの変化は横隔膜ヘルニアにおいてより顕著であると報告されている[2]．このような内視鏡外科手術の呼吸循環系への不都合な影響は，手術中の一時的なものであるとされているが，長期的な神経学的予後に及ぼす影響は未だ明らかでは

ない. いずれにしろ, 成人に比べて新生児は気胸や気腹の影響を受けやすく, 術中の動脈圧, SpO_2, $ETCO_2$の連続モニタリングは不可欠である. 以上をふまえて, 新生児では, 送気は0.5〜1.0 l/分の低流量で行うことが安全であり, 気腹圧は8 mmHg前後, 気胸の維持圧は4〜5 mmHgとする.

V. 手術手技

1. 新生児内視鏡手術手技の注意点

新生児に対する内視鏡外科手術は, 視野の拡大効果が期待できる反面, ワーキングスペースが小さく組織が脆弱なので, 隣接臓器の損傷を引き起こしやすい. また, 送気したCO_2が少しでも漏れると, 小さなワーキングスペースは容易に虚脱し, 安全に手術を遂行することは困難である. 以下, 新生児内視鏡手術において特に配慮すべき点を示す.

1) ポート挿入

腹腔鏡では臍よりOpen Hasson法で第一ポートを挿入する. 気腹確立の後, ワーキングポートを挿入するが, 腹膜は伸展性に富み, スペースも限られているので, 十分な注意が必要である. 胸腔鏡では, 皮膚小切開の後, 胸膜を小さく穿破し肺を虚脱させて第一ポートを挿入すると, 肺損傷を避けることができる. 横隔膜ヘルニアでは, 腸管だけでなく脾・肝などの実質臓器もしばしば胸腔内に脱出してるので, 気胸により十分なスペースを確保して, 直視下にポートを挿入することが極めて重要である. ポート挿入部の皮膚切開は最小限とし, 周囲にタバコ縫合をおいてポートを固定し, ポート脱落と送気漏れを予防する.

2) 鉗子操作

新生児に適した太さ・長さの鉗子を用いることが, 安全に手術を進めるうえで重要である. 通常3 mm径, 20 cmの鉗子を用いる. 術野はモニター上に大きく拡大されるので, 鉗子操作は通常よりも意識的にゆっくり行う. 通常の速度で操作すると, 鉗子は容易に視野から外れ, 臓器損傷の原因となる.

3) 縫合・結紮操作

スペースが小さく, ポートも細いので, 縫合に使用できる針は限られる. 13 mm弱彎針は5 mmポート, 11 mm弱彎針は3 mmポートから出し入れが可能であり, 適宜縫合糸と組み合わせて用いる. ワーキングスペースが小さいため, 体腔外結紮を用いることが多い. 良好な術野を維持するには, 結紮時のCO_2の漏れを最小限に止める工夫が必要である.

2. 各 論

主な新生児内視鏡外科手術手技を述べる.

1) 食道閉鎖症(図Ⅷ-15)

4-8 mmHg圧の人工気胸により肺を虚脱させ, 腹側に圧排して, 後縦隔の術野を確保する. はじめに縦隔胸膜を切開して, 奇静脈を切離する. 迷走神経をガイドに下部食道を同定し, 気管近くまで剥離の後, 気管食道瘻を血管クリップあるいは結紮糸で閉鎖する. 次に, 口側食道盲端を同定し, 気管膜様部から十分に剥離する. 上下の食道が緊張無く引き寄せられることを確認後に, 上下食道を切離して吻合操作に移る. まず後壁を4-5針全層縫合し, trans-anastomotic tubeを留置後に, 前壁も同様に4-5針全層縫合する. 上下食道のgapが2 cm以上であれば一期的吻合は困難で, 食道延長を併用した多期手術を考慮する.

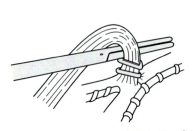 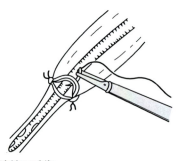

図Ⅷ-15 食道閉鎖症に対する胸腔鏡下手術
クリップによる気管食道瘻の閉鎖(左)と前壁の縫合(右).

2）十二指腸閉鎖症（図Ⅷ-16）

 肝円索を頭側に挙上し，リトラクターで肝を腹側に圧排すると，拡張した十二指腸球部が同定できる．十二指腸と膵頭部を後腹膜より剥離して（Kocher 授動術），十二指腸閉鎖部と肛門側十二指腸を確認する．肛門側十二指腸を十分に剥離して，上下の十二指腸が緊張なく吻合できることを確認後に，口側ならびに肛門側に約 2 cm の切開を加え，ダイアモンド吻合あるいは側々吻合を行う．基本的には開腹術と同じ操作であるが，腹腔鏡では肛門側腸管開存性の確認が困難であるため，胎便排出などにより十二指腸以下の通過性を術前に確認しておく．

3）先天性横隔膜ヘルニア（図Ⅷ-17）

 胸腔鏡手術は呼吸循環系への影響が大きいため，適応は側臥位と気胸に耐えられる全身状態の安定した症例に限られる．第一ポートを慎重に挿入して気胸を確立し，腸管→脾・肝の順に腹腔内に戻す．特に実質臓器の還納には愛護的操作が必須である．還納操作が進むに伴いワーキングスペースが確保でき，最終的に欠損孔の全周が確認できる．欠損孔の閉鎖は直接・パッチ共に可能であるが，剥離操作は最小限にとどめ，無理せずに大きめのパッチで閉鎖することが再発予防に有用である．大きな欠損孔では，横隔膜外側の縫合が困難であり，ラパヘルクロージャー™（株式会社八光）などを用いた体腔外からの操作を併用するなどの工夫を要する．

Ⅵ．主要疾患の手術成績

 主な疾患である食道閉鎖，横隔膜ヘルニア，十二指腸閉鎖に対する内視鏡外科手術の成績を示す．

1．先天性食道閉鎖症

 先天性食道閉鎖症に対する胸腔鏡下根治術は，1999年に Lobe らが A 型の乳児例，2000年に Rothenberg らが C 型の新生児例に対する根治術を報告した．Holcomb ら[3]が報告した多施設の集計によれば，胸腔鏡下食道閉鎖根治術 104 例の手術成績は，縫合不全 7.6%，吻合部狭窄 31.7%，気管食道瘻再発 1.9%，死亡率 0.9% と，これまで報告されている開胸手術のシリーズと同等の成績であった．奥山ら[4]の本邦 58 例の集計報告でも，縫合不全 18.9%，吻合部狭窄 48.2%，気管食道瘻再発 5.2%，死亡率 1.7% と，縫合不全や吻合部狭窄の頻度がやや高いものの，開胸例とほぼ同等の成績であった（表Ⅷ-4）．一方，胸腔鏡下手術例における胸郭変形などを含めた長期予後は未だ明らかではない．

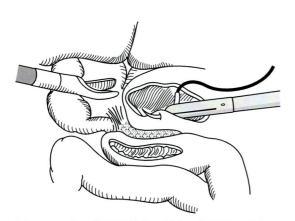

図Ⅷ-16　十二指腸閉鎖症に対する腹腔鏡下手術．後壁の縫合

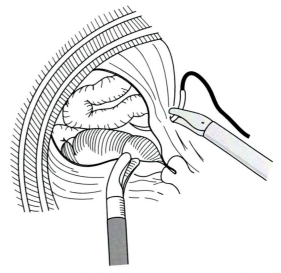

図Ⅷ-17　先天性横隔膜ヘルニアに対する胸腔鏡下手術．欠損孔の直接縫合

表Ⅷ-4 Outcomes of Previous Large Series of Repairs of Esophageal Atresia/Tracheoesophageal Fistula 〈Thoracoscopic & open〉

	Present study (n=58)	Holcomb et al.(2005) (n=104)	Yanchar et al.(2001) (n=90)	Engum et al.(1995) (n=174)
Thoracoscopic/open repair	Thoracoscopic	Thoracoscopic	Open	Open
Conversion to open repair	6 (10.0%)	4.8%		
Staged	1 (1.7%)	1.0%		
Body weight (kg)	1.2〜4.6	2.6±0.5	1.1〜4.2	
Age at operation (days)	0〜196	1.2±1.1		
Operative time (minutes)	115〜428	130±55		
Intraoperative complication	0			
Death	1 (1.7%)[a]	2.9%	1.1%	4.5%
Gap (vertebral bodies)[b]	0〜4			
Anastomotic leak	11 (18.9%)	7.6%	16.6%	
Anastomotic stricture[c]	28 (48.2%)	31.7%	17.0%	32.7%
Recurrent TEF	3 (5.2%)	1.9%	3.3%	2.2%
Lung complication	11 (19.0%)			
Tracheomalacia	4 (6.9%)	6.7%		
Fundoplication	13 (22.4%)	24.0%	32.2%	25.2%

Data are expressed as range or mean±standard deviation valies.
[a] Not related to esophageal atresia/tracheoesophageal fistula (TEF).
[b] Distance between the proximal and distal esophagus.
[c] Requiring at least one episode of dilatation.
(文献4)による)

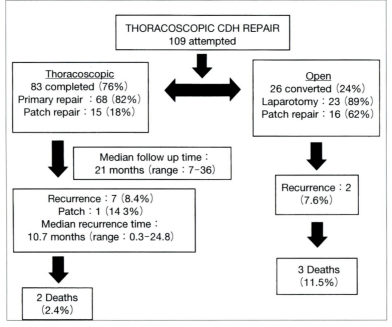

図Ⅷ-18 胸腔鏡下横隔膜ヘルニア根治術成績(109例の集積)
(文献5)による)

2. 先天性横隔膜ヘルニア

　開腹しないため術後腸閉塞の発生は少ない一方、ヘルニアの再発は高率であるとの報告が多い。Katrinaらが多施設より集計した109例の解析では、open conversionを24%、再発を8.4%に認め、とくに再発はパッチ閉鎖症例に多かったと報告している[5]（図Ⅷ-18）。今後は、再発などの長期予後を考慮した適応基準の検討が必要である。

VIII. 新生児外科の基本手技　7. 内視鏡外科手術

表VIII-5　腹腔鏡下十二指腸閉鎖症根治術の成績（ケースシリーズの review）

References	Number	Body weight at the time of operation（kg）	Time to first oral feeding（days）	Time to reach full oral feeding（days）	Postoperative hospital days	Stenosis or stricture
Spilde et al	15	3.22±1.54	5.4	9	12.9	1（6.7%）
Kai et al	17		8（3-18）	12（5-28）		0
Hill et al	22	2.5（1.6-8.5）	7（0-36）			0
Li et al	40	3.1（2.4-3.5）	3-7		9-14	1（2.5%）
Jensen et al	20	2.56（1.74-3.44）	10（4-44）	15（6-72）		1（5%）
Present study	22	2.53（1.63-3.18）	5（3-9）	11（6-19）	13（10-60）	0

（文献6）による）

3.　先天性十二指腸閉鎖

　十二指腸閉鎖症に対する腹腔鏡下根治術は，Bax ら が 2001 年に初めて報告して以来，いくつかのケース シリーズが報告されている．Oh らは6つのケースシ リーズを review して，十二指腸閉鎖症に対する腹腔 鏡下根治術は新生児にも安全に実施可能であり，術後 成績も開腹術と変わりないと報告している[6]（**表VIII-5**）．

●まとめ

　新生児疾患に対する内視鏡外科手術は，麻酔管理の 向上や新生児に適した手術機材の開発により，今後よ り多くの新生児疾患・症例に適応されてゆくと考えら れる．しかしその一方で，内視鏡外科手術を受けた新 生児症例の長期予後を明らかにすることで，その適応 や有用性を再評価することが必要である．

（奥山　宏臣）

【参考文献】

1) Kalfa N, Allal H, Raux O, et al：Tolerance of Laparoscopy and Thoracoscopy in Neonates. PEDIATRICS 116：e785-e791, 2005.
2) Bishay M, Giacomello L, Retrosi G, et al：Decreased cere-bral oxygen saturation during thoracoscopic repair of con-genital diaphragmatic hernia and esophageal atresia in infants. J Pediatr Surg 46：47-51, 2011.
3) Holcomb GW III, Rothenberg SS, Bax K MA, et al：Thora-coscopic Repair of Esophageal Atresia and Tracheoesopha-geal Fistula；A Multi-Institutional Analysis. Ann Surg 242：422-430, 2005.
4) Okuyama H, Koga H, Ishimaru T, et al：Current Practice and Outcomes of Thoracoscopic Esophageal Atresia and Tra-cheoesophageal Fistula Repair；A Multi-institutional Analy-sis in Japan. J Laparoendosc Adv Surg Tech A 25：441-444, 2015.
5) Weaver KL, Baerg JE, Okawada M, et al：A Multi-Insti-tutional Review of Thoracoscopic Congenital Diaphragmatic Hernia Repair. J Laparoendosc Adv Surg Tech A 26：825-830, 2016.
6) Oh C, Lee S, SLee SK, et al：Laparoscopic duodeno-duode-nostomy with parallel anastomosis for duodenal atresia. Surg Endosc 31：2406-2410, 2017.

IX 新生児期の外科的侵襲が精神発達，心理社会的発達と長期的 QOL に及ぼす影響

●はじめに

新生児外科の究極の目的は，重症な新生児外科疾患を救命することと，生涯にわたって高いQOL（quality of life）を得られるように最大限に機能を温存あるいは回復させることである．しかし，新生児期に外科的侵襲を受けた児を長期的にフォローアップしていると，小児外科医が心血を注いで温存した機能と長期的QOLが乖離していることに気づく．また，情緒や行動面に問題がある児，あるいは精神発達遅滞が疑われる児に遭遇することもある．

身体とともに中枢神経の未熟な新生児に対する全身麻酔を含めた外科的侵襲，身体的・精神的苦痛を伴う術後処置あるいは本来あるべき出生直後からの母親との接触・家庭環境からの分離が，児の精神発達，心理社会的発達および長期的QOLに及ぼす影響について述べる．

I. 乳幼児期の全身麻酔が神経認知機能に及ぼす影響

近年，幼若な動物を使った実験によって，長時間あるいは複数回の麻酔曝露が組織学的神経障害や長期的な神経認識障害をきたすことはよく知られるようになった．幼若なヒトにおいても全身麻酔が精神発達に及ぼす影響に対する関心は高く，多数の臨床研究がなされている．乳児期に鼠径ヘルニア根治術を受けた症例あるいは生後3ヵ月齢未満に肥厚性幽門狭窄症に対して根治術を受けた症例を15～16歳時に対照児と比較して，精神発達に差がなかったと結論づけたNationwide Cohort Studyがある[1]．また，鼠径ヘルニア根治術を乳児期に全身麻酔下（Sevoflurane使用）または局所麻酔下に行い，2歳時に精神発達検査を行った多施設共同のRCT（Randomized Clinical Trial；無作為化臨床試験）が報告されている[2]．結論は，全身麻酔群と局所麻酔群の間で精神発達にまったく差を認めないという強い証拠が得られたというものである．これらから，乳児期に全身麻酔下に比較的短

い手術を単数回行っても，その後の精神・知的発達に影響を及ぼさないと考えられている[3]．一方，幼若小児の全身麻酔が精神・心理学的発達に及ぼす影響は評価する領域によって異なる．たとえば，言語能力は影響を受けるが，学力は影響を受けないとの報告もあり，今後の研究が注目される[4]．

従来の報告は，短時間の手術を単数回した場合の麻酔の影響を見たものであるが，長時間の手術，複数回の手術の影響を見ることが今後の課題である．また，精神・心理学的発達への影響が全身麻酔そのものの影響か，術後の侵襲的ケアや低栄養あるいは長期入院の影響かについても今後明らかにされなければならない．

II. 新生児期の外科的侵襲が精神・知的発達に及ぼす影響

新生児期の外科的侵襲がその後の精神・知的発達に及ぼす影響を見た報告は極めて少ない．Katoら[5]は，新生児期に手術を受けた児の学齢期における精神・知的発達をWISC-R testを用いて検討した．それによると，学齢期の知能指数は新生児期の外科的侵襲スコア，手術回数と入院日数の総和と相関したことより，新生児期の外科的侵襲や長期入院によるストレスがその後の精神・知的発達に影響を及ぼすことを明らかにした．Kubotaら[6]は，新生児期に種類と程度の異なる3つの外科的侵襲（出生直後に呼吸・循環障害を呈することが多い先天性横隔膜ヘルニア，呼吸・循環障害は呈さないが長期的に機能障害を呈することが多い直腸肛門異常，および両者の障害を呈することが多い食道閉鎖症）を受けた児の学齢期における精神・知的発達検査をWISC-IIIを用いて行った．その結果，精神発達遅滞の発生頻度は3疾患間で差を認めなかったが，一般対照児に比し有意に高率であった．全検査IQは，手術回数，life-threatening eventの既往，継続的在宅医療的ケアの有無などとは相関しなかったが，初回入院期間のみと負の相関することを示した．一方，言語性IQは初回入院期間および手術回数（2回以上）の

影響を受けた.

すなわち,外科的侵襲の大きさや種類にかかわらず新生児期に外科的侵襲を受けたことと,それに続く長期入院が精神・知的発達に悪影響を及ぼすことを示した.本来出生直後から受けるべき母親からの刺激・スキンシップや家族環境からの刺激を受けられないことが精神発達障害の原因になると考えられる.新生児の手術後は,術後入院期間を可及的に短くすることと,母親の面会時間を長くし母児分離による悪影響を減らすことや,医師,看護師あるいは保育士が頻回に声掛けやスキンシップすることによって母児分離が精神・知的発達に及ぼす悪影響を最小限にするように努めなければならない.手術回数が単回および複数回で言語性IQに差を認めたことは,手術回数も精神・知的発達に影響をおよぼすことを示唆しており,このことは念頭におく必要がある.一方,近年,超早産児が外科的侵襲を受ける機会が増えてきているが,超早産児における術後の長期的な精神・知的発達にも注意を払う必要がある.Huntら[7]は,超早産児で新生児期に手術を受けた症例と手術を受けてない症例を8歳時に精神発達検査を行い,手術症例158例と非手術症例341例の脳性麻痺または精神発達遅滞(IQ<−2 SD)の頻度はそれぞれ33%と10%で,手術症例で有意に高率であったと報告した.手術症例では初回入院期間が長いことが精神発達遅滞の要因と考えられるが,超早産児では正期産児に比べ学齢期に至っても精神発達障害が残っていると言う報告が多数見られることから,外科疾患のある超早産児では外科的侵襲そのものの影響の可能性もあるが,出生後早期の栄養障害の関与も大きいと思われる.

III. 新生児期の外科的侵襲が心理社会的発達に及ぼす影響

新生児期の外科的侵襲が長期的なQOLや心理社会的発達に及ぼす影響を系統的に見た報告は少ないが,直腸肛門異常やヒルシュスプルング病術後の排便機能が悪い児あるいは長期間にわたって肛門拡張術など継続的な治療が必要な児では,長期的な(学齢期以降の)QOLが低かったり,Child Behavior Checklist(CBCL)を用いた検査で心理社会的な問題が残ることが多いと言う報告がある[8)9)].一方,退院後の継続的治療の有無にかかわらず新生児期に外科的侵襲を受けた児は,学齢期にCBCLを用いた検査で情緒・行動面での問題を有する頻度が高いと言う報告もある[10].新生児期に外科的侵襲を受けたこと,あるいは新生児外科疾患を有していることと情緒・行動面の問題との詳細な因果関係は明らかではないが,新生児期に外科的侵襲を受けた児はさまざまな形で情緒や行動面の発達に障害を受けやすいことは,小児外科医として知っておく必要がある.

IV. 新生児期の外科的侵襲が長期的QOLおよび母親のPTSDに及ぼす影響

新生児期に手術を受けた児を長期間外来でフォローアップしていると,児のQOLが母親のQOLに大きく依存していることに気づく.たとえば,直腸肛門異常術後の排便機能が悪かったり,永久的人工肛門を造設されていても,家庭環境が良く両親の愛情に包まれている児のQOLは良好であるが,排便機能が良好であっても,家庭内が不和であったり,虐待を受けている児のQOLは悪い.Kubotaら[10]は,新生児期に外科的侵襲を受けた児を対象に,学齢期にCBCLを用いた心理社会的発達検査とQOLの定量的評価を,母親のQOLと心的外傷後ストレス障害(post traumatic stress disorder:PTSD)の定量評価とともに行い,児のQOLと母親のQOLが正の相関を示したと報告している.また,母親のPTSD得点が児の心理社会的発達検査を定量化したT得点と正の,児のQOLと負の相関を示したと報告した.すなわち,新生児期に外科的侵襲を受けた児の母親は,児が学齢期に達してもPTSD症状をきたすことが多いことと,それが児の長期的な情緒・行動問題やQOLに影響を及ぼす可能性があることを明らかにした.長引くPTSD症状の原因となる心的外傷が何かはこの研究では明らかにされていないが,胎児診断された外科的疾患に対するの不適切な告知の仕方や告知のタイミング,妊娠・分娩に対する夫や周囲からの祝福や労りの欠如,家族,とくに父親が疾患を含めて丸ごと新生児を受け入れられないこと,繰り返す外科的侵襲・長引く在宅医療あるいは出生後長期間に及ぶ母児分離などが心的外傷になり得る.新生児期に外科的侵襲を受けた児の長期的QOLを良くするためには,母親の精神的ケアも不可欠である.

(窪田　昭男)

【参考文献】

1) Hansen TG, Pedersen JK, Henneberg SW, et al：Educational outcome in adolescence following pyloric stenosis repair

before 3 months of age ; a nationwide cohort study. Pediatr Anesthesia 23 : 883–890, 2013.
2) Davidson AJ, Disma N, de Graaff JC, et al : Neurodevelopmental outcome at 2 years of age after general anaesthesia and awake–regional anaesthesia in infancy (GAS) ; an international multicentre, randomised controlled trial. Lancet 387 : 239–250, 2016.
3) Sun LS, Li G, Miller TL, et al : Association Between a Single General Anesthesia Exposure Before Age 36 Months and Neurocognitive Outcomes in Later Childhood. JAMA 315 : 2312–2320, 2016.
4) Ing CH, DiMaggio CJ, Malacova E, et al : Comparative analysis of outcome measures used in examining neurodevelopmental effects of early childhood anesthesia exposure. Anesthesiology 120 : 1319–1332, 2014.
5) Kato T, Kanto K, Yoshino H, et al : Mental and intellectual development of neonatal surgical children in a long–term follow–up. J Pediatr Surg 28 : 123–129, 1993.
6) Kubota A, Nose K, Yamamoto E, et al : Psychosocial and cognitive consequences of major neonatal surgery. J Pediatr Surg 46 : 2250–2253, 2011.
7) Hunt RW, Hickey LM, Burnett AC, et al : Early surgery and neurodevelopmental outcomes of children born extremely preterm. Arch Dis Child Fetal neonatal Ed 103 : F227–F232, 2018.
8) Diseth TH, Egeland T, Emblem R : Effects of anal treatment and incontinence on mental health and psychological functioning of adolescents with Hirschsprung, s disease and low anorectal anomalies. J Pediatr Surg 33 : 468–475, 1998.
9) Ojmyr–Joelsson M, Nisell M, Frenckner B, et al : High and intermediate imperforate anus ; psychological consequences among school–aged children. J Pediatr Surg 41 : 1272–1278, 2006.
10) Kubota A, Yamakawa S, Yamamoto E, et al : Major neonatal surgery ; psychosocial consequence of the patient and mothers. J Pediatr Surg 51 : 364–367, 2016.

Ⅰ. 脳神経外科疾患
Ⅱ. 横隔膜の疾患
Ⅲ. 呼吸器・胸部の疾患
Ⅳ. 食道・胃の疾患
Ⅴ. 十二指腸・小腸の疾患
Ⅵ. 肝・胆・膵の疾患
Ⅶ. 大腸・肛門の疾患
Ⅷ. 腹壁形成異常
Ⅸ. 固形腫瘍
Ⅹ. 泌尿・生殖器の異常
Ⅺ. 新生児外科疾患の胎児治療

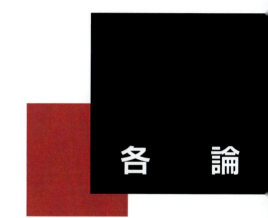

各 論

I 脳神経外科疾患

1. 水頭症, 二分脊椎
（Hydrocephalus, Spina bifida）

I. 新生児脳神経外科概説

　小児脳神経外科は，脳腫瘍や外傷などのすべての脳神経外科疾患の小児患者と，二分脊椎などの小児期に特有な疾患を守備範囲とする．このうち，新生児期に治療の必要な疾患はごく限られている．私どもの施設における過去10年（2007〜2016年）の新生児脳神経外科手術を表I-1に示す．該当期間の手術総数は1,976件で，そのうち新生児手術件数は143件（7.2％）であった．疾患群としては，水頭症が圧倒的に多く86件（60.1％），続いて二分脊椎32件（22.4％）で，脳瘤13件（9.1％）が3位である．まれながら，頭蓋内出血・脳腫瘍・頭蓋縫合早期癒合症なども治療している．

　本項では，これらのうち症例数の多い水頭症と二分脊椎について述べる．

II. 水頭症（hydrocephalus）[1]

1. 概　念

　①水頭症は，新生児脳神経外科疾患の約半数を占める．

　②新生児期早期に発見しVPシャントを施すことにより，頭囲拡大と神経症状の悪化を最低限にできる．

　③シャント不全では，頭痛・嘔吐・意識障害が急速に進み，VPシャントの再建が遅れると死に至ることがある．

　1960年頃までは，水頭症は不治の病で，多くの児が死亡した．その後，過剰な髄液をシリコンチューブにて髄液腔外に導出し，閉鎖的に腹腔に流すシャント手術（脳室-腹腔短絡術；ventriculo-peritoneal shunt：VP shunt）が確立し，良好な治療成績が得られるようになった（図I-1）．1990年頃まではシャントの設定圧は固定式であったが，近年は体表外から磁力により変更できる圧可変式バルブシステムが一般的である．

表I-1　大阪母子医療センター脳神経外科における過去10年の新生児期脳神経外科手術の内訳

疾患群	術　式	件数　（％）
水頭症	脳室ドレナージ術	50 （35.0）
	VPシャント術	36 （25.2）
二分脊椎	脊髄髄膜瘤修復術	25 （17.5）
	脊髄脂肪腫摘出・脊髄繋留解除術	7 （ 4.9）
二分頭蓋	脳瘤修復術	13 （ 9.1）
頭蓋内出血	血腫除去術	4 （ 2.8）
脳腫瘍	脳腫瘍摘出術	2 （ 1.4）
頭蓋縫合早期癒合症	眼窩前頭蓋窩拡大術	2 （ 1.4）
くも膜嚢胞	嚢胞開窓術，CPシャント術	2 （ 1.4）
	その他	5 （ 3.5）
計		143

（重複があるため，手術件数としては延べ146件である）

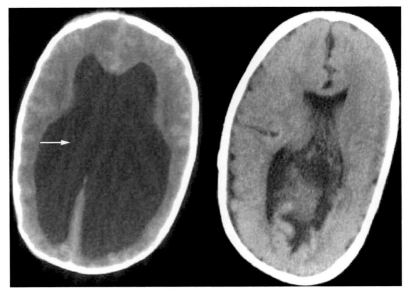

a：治療前　　　　　　b：VPシャント後

図Ⅰ-1　水頭症のCT像

水頭症児の治療経過を示す．低出生体重児脳室上衣下出血後水頭症例で，手術前(a)とVPシャント後(b)である．手術前には，脳室は著しく拡大し(矢印)，脳溝や大脳半球間裂も確認できない．VPシャント後，脳室は縮小し，脳溝や大脳半球間裂はよく見えるようになった．脳実質の再構築も良好である．

表Ⅰ-2　水頭症の原因分類

1．原発性水頭症	2．続発性水頭症
・中脳水道狭窄症	A）先天性水頭症
・脊髄髄膜瘤に伴う水頭症	・軟骨異栄養症
・Dandy-Walker症候群	・トキソプラズマ感染症
・X連鎖性遺伝性水頭症	・サイトメガロウイルス感染症
・脳瘤に伴う水頭症	・その他
・狭頭症に伴う水頭症	B）後天性水頭症
・全前脳胞症に合併する水頭症	・低出生体重児脳室上衣下出血
・くも膜嚢胞に伴う水頭症	・化膿性髄膜炎，脳膿瘍
・その他	・脳腫瘍
	・外傷後水頭症
	・ガレン大静脈瘤
	・その他

(文献1)より改変)

2．発生・病因

脳脊髄液(cerebrospinal fluid：CSF；髄液)は新生児期には約100 ml/日産生され，2歳では成人(450～500 ml/日)と変わらないくらいまで増加する．

水頭症では，この髄液の産生と吸収のバランスが崩れ脳室内に髄液が貯留する．結果的に脳室は拡大し，頭蓋内圧(intracranial pressure：ICP)は亢進する．ICPは，乳児期は4～8 cmH$_2$Oで，その後少しずつ上昇し，成人では12～15 cmH$_2$O程度となる．

脈絡叢で産生された髄液は左右のMonro孔から第3脳室に入り，中脳水道を通って第4脳室に至る．第4脳室から左右のLuschka孔と正中のMagendie孔を通り，くも膜下腔へ出る．大部分の髄液はそのまま頭側へ流れ，天幕切痕部〜脳表を還流し，上矢状洞周辺のくも膜顆粒から血液循環に入る．

脈絡叢乳頭腫というまれな腫瘍では，髄液の産生過多による水頭症が起こるが，ほとんどはくも膜下腔までの循環が閉塞する閉塞性水頭症か，くも膜顆粒の吸収障害による交通性水頭症である．

先天性や後天性のさまざまな原因で水頭症は起こる（**表Ⅰ-2**）．先天性の原因によるものでは胎児期から水頭症をきたし，出生直後より治療が必要となることもある．新生児期には，脊髄髄膜瘤に合併する水頭症，Dandy-Walker症候群や全前脳胞症候群に合併するものが多い．一方，後天性の原因による新生児期の水頭症としては，髄膜炎後の水頭症，種々の原因による出血後の水頭症などが挙げられる．

3. 症　状

新生児期の初発症状は，大泉門膨隆と頭囲拡大が多い．

新生児期から大泉門が閉鎖する生後1歳半までは，水頭症により頭蓋骨縫合の離開が起こりやすく，頭囲拡大や大泉門の開大・膨隆，頭皮静脈の拡張などを呈する．頭蓋自体が開大するため，ICP亢進に基づく症状は出にくい．進行すると眼球が下転し虹彩が下眼瞼に重なる落陽現象（setting sun phenomenon）が出現する．

頭囲拡大は，頭囲の成長曲線から容易に判断できる．頭部CTとMRIにより，脳室の拡大の有無と程度，解剖学的変化が詳しくわかる．超音波検査は非侵襲的に簡便に頭蓋内を評価できる．大泉門から脳室拡大の程度などを確認できるので，外来初診時や新生児の脳室拡大の経過観察には極めて有用である．

4. 治　療

水頭症の治療の目標は，ICP動態を正常化することである．臨床症状や脳室拡大，頭囲拡大が進行する例では，VPシャントが必要となる．これにより，髄液貯留による脳実質への障害が解除され，その再構築が促され，脳室が縮小することが多い．体重が極端に小さい（1,500 g以下）例や脳実質が強く圧迫されている場合，一時的にCSFリザーバーを留置し，それを介して間欠的に（ときに持続的に）髄液を排出し，体重の増加や脳実質の再構築を待ってVPシャントを行うこともある．

5. 予　後

VPシャントを受けたのち，その閉塞により髄液が再び貯留した状態をシャント不全という．症状の進行速度にはかなり差があり，時間単位で悪化することや，かなりゆっくり進行すること，また無症状で偶然発見されることまである．適切な対応がなされないと神経症状を残し，最終的には死に至る．退院するとき

には，VPシャントが一生涯必要なことを理解してもらい，シャント不全についても説明する．シャント不全時の迅速な対応は，家族の注意深い観察から始まる．もちろん，精神運動発達の観察やCTによる脳室サイズの観察も重要で，定期的な外来通院の必要性も指導する．

長期予後は，水頭症の原因・水頭症発生からVPシャントまでの期間・シャント直前の症状と脳損傷の程度・シャント手術後の経過（合併症の有無や脳の再構築）などに左右される．脳腫瘍以外の水頭症で，2歳以下でシャントを受けた児のシャント関連死亡は，約1%と言われる．機能予後としては，就学可能な児はおおよそ60%と言われている．

Ⅲ. 二分脊椎（spina bifida）[2]

1. 発生・病因

神経管の閉鎖は胎生第4週に頸部より始まる．22～25日で前神経孔が，それから2日遅れて後神経孔が閉鎖する．その後，中胚葉がこれを取り囲み髄膜・骨が形成される．引き続いて，caudal cell massを起源としてS_2より尾側に二次神経管が形成される．後に，これは退縮し終糸に変化する．脊髄と脊柱の発達のずれから脊髄円錐はゆっくり上昇し，出生時には$L_{2～3}$間に位置する．

脊髄髄膜瘤（脊髄披裂）を中心とする嚢胞性二分脊椎や脊髄脂肪腫・脊髄皮膚洞などの潜在性二分脊椎は，このあと神経孔の閉鎖異常が原因とされる．脊髄円錐部の病変がほとんどである．順に解説する．

2. 脊髄髄膜瘤（myelomeningocele）

1）概　念

①胎生4週に神経管が閉鎖されず，脊髄が露出した状態で生まれてくるものである．両下肢運動感覚障害や膀胱直腸障害が必発．

②約9割に水頭症を合併し，外科治療（VPシャント）を必要とする．

③髄膜瘤の修復は治療の第一段階で，水頭症・キアリ奇形の観察，下肢の運動障害に対する整形外科的治療，膀胱直腸障害に対する泌尿器科的・外科的治療など集学的治療が必要．

脊髄髄膜瘤は顕在性二分脊椎・嚢胞性二分脊椎とも言われ，神経管が閉鎖されず，脊髄が皮膚に覆われることなく露出し髄液漏をきたす．形態学的にはさまざ

まに分類されるが、実際はplacodeを形成する脊髄披裂(myeloschisis)が大部分である(図Ⅰ-2)．腰部〜腰仙部に7割，胸腰部〜腰部に2割，仙骨部に1割と言われる．頸部にもまれに発生する．脊髄障害の障害により，出生時より種々の程度の両下肢運動感覚障害や膀胱直腸障害がある．約9割に水頭症を合併し，外科治療(VPシャント)を必要とする．また，画像上9割にキアリ奇形(Ⅱ型)を合併するが，手術を要する例は約1割程度である(図Ⅰ-3)．発生頻度は10,000出生に対し2〜3人．第1子が脊髄髄膜瘤である場合，第2子のリスクは上がり5%前後と言われる．

脊髄髄膜瘤を含むopen neural tube defect (NTD)に対する葉酸の予防効果が確認されており，妊娠可能年齢の女性への啓発が必要である．欧米では，妊婦の葉酸摂取の強化などにより発生率は減少しているが，わが国ではその傾向はない．

多くの症例では胎児診断がなされ，計画的出産の後，検査と治療が行われる．しかし，未だに出生時に発見され転院して治療を受ける例も少なくない．

2) 診 断

MRIは，脊髄髄膜瘤においてその構造を理解しやすく診断に役立つ．瘤の内容は，脊髄・神経か髄液腔だけか，脊髄の脱出はどのレベルか，脊柱後彎はあるかないかなどを検討する(図Ⅰ-3)．さらに，CTによる水頭症のチェックが必須である．キアリ奇形のチェックは少し落ち着いてからで良い．泌尿器科や整形外科の診察は急がない．

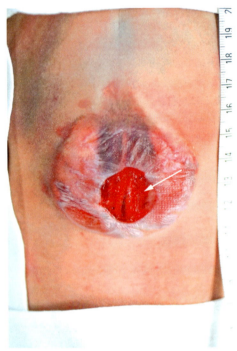

図Ⅰ-2　脊髄髄膜瘤(脊髄披裂)の肉眼所見
横径7cmもある大きな脊髄披裂(myeloschisis)の中央部以外の瘤表面は薄い表皮で覆われている．中央部にはplacode(矢印)が確認できる．

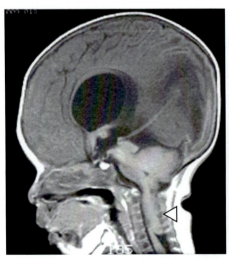 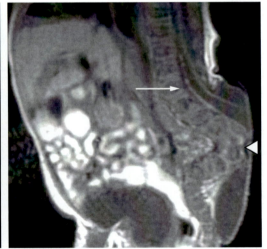

a：脊髄髄膜瘤患者の頭部正中部のMRI像　　　　　b：矢状断T1/WI

図Ⅰ-3　脊髄髄膜瘤(脊髄披裂)患者のMRI像
a：矢状断T1/WI．小脳扁桃はC5レベルまで下垂し(△)延髄・上位頸髄を前方に強く圧迫する．
b：脊髄は腰椎レベルで脱出しplacodeを形成する(矢印)．脱出部より下位の腰椎は高度の後彎を示す(△)．

3）治 療

　古くは，欧米では Lorber's adverse criteria という積極的治療を行わない例の選択基準が存在した．これに反し，本邦では積極的に治療が行われ，既に成人になっている人も多く，出産を経験している女性もいる．

　胎児診断例では，近年は帝王切開による出産が計画される．出生前に両親に説明する機会を作り，出生後の検査と手術を手配する．

　出生から 48 時間以内の早期手術は，髄膜炎の発生率に有意差がなく，可能であればこの時期に閉鎖する．水頭症の治療（VP シャント）と髄膜瘤修復術を同時に行うと髄膜炎のリスクが上がるという意見もあり，筆者は可能な限り水頭症治療を遅らせる．手術までは腹臥位で管理し，髄膜瘤への圧迫を避ける．乾燥と汚染を避けるため生食ガーゼやアダプテック®（Johnson & Johnson）などで覆う．抗生剤を予防的に投与する．

　手術の目的は，露出した placode の脊柱管内への還納と硬膜管形成，その背側の筋膜・皮膚形成である．術後は便による創部の汚染を避け，また皮下髄液漏を避けるため 7～10 日間を腹臥位（Matson の体位）で過ごす．

　髄膜瘤の修復は治療の第一段階に過ぎず，水頭症・キアリ奇形の観察，下肢の運動障害に対する整形外科的治療，膀胱直腸障害に対する泌尿器科的・外科的治療，発達のフォローアップ，栄養の管理など集学的治療が必要．

　水頭症は 90％に合併する．脊髄髄膜瘤に合併する先天性水頭症は，他の先天性水頭症に比べ有意に知能予後が良い．IQ 80 以上が約 70％との報告もある．VP シャントの管理は重点の 1 つになる．落ち着けば，年に 1 回 CT を撮って脳室サイズを評価する．

　キアリ奇形は，画像上 90％の症例に確認できる（図 I -3）．キアリ II 型奇形である．多くは無症状で，10％の症例で呼吸障害や嚥下障害のため大孔減圧術（FMD）が必要である．

　下肢運動障害では，残存髄節が L$_5$ 以上の場合，装具なしで歩行可能．L$_{3\sim4}$ 以上では短下肢装具と杖にて歩行できる．膀胱直腸障害はほぼ必発．尿閉や膀胱尿管逆流（VUR）現象，引き続く尿路感染などの治療のため清潔間欠導尿（clean intermittent catheterization：CIC）が必要．1 日に 2～6 回行う．

　ラテックスアレルギーの危険因子の 1 つが二分脊椎である．新生児期から頻回に手術や処置の際の手袋やカテーテルなどに曝露され感作される．近年，こども病院ではラテックスフリーの環境づくりが進んでいるとともに，患児の情報の共有が進んでいる．

　脊髄髄膜瘤の胎児治療については，各論 XI -4．「子宮開放手術」の項を参照．

3．脊髄脂肪腫（spinal lipoma）

1）概 説

　①神経管閉鎖の障害に起因する異常で，脊髄組織と皮下組織に連続性が保たれ，長期的に脊髄繋留（脊髄が固定された状態）により両下肢運動感覚障害や膀胱直腸障害をきたす可能性が高い．

　②出生時または乳幼児期に腰仙部皮膚病変で発見され，MRI で診断がつく．

　③治療は顕微鏡手術により脂肪腫の切除や，くも膜性の癒着を剥離し，脊髄の繋留を解除する．

　一次神経管閉鎖の障害に起因する異常で，脊髄組織と皮下組織に連続性が保たれ，長期的に脊髄繋留をきたす可能性が高い．古くは，Chapman が dorsal type, caudal type, transitional type に分類した[3]．以前は，lipomyelomeningocele（LMMC）という表現で脊髄脂肪腫全体を指したが，最近この単語は，脊髄脂肪腫の中で脊髄と髄液腔が脊柱管外に突出したグループを指すことが多い．filar type は，二次神経管形成異常による終糸に存在する脂肪腫で，脊髄繋留の原因となるものを指す．これらも，臨床的には円錐部脂肪種と同一グループの疾患として取り扱うことが多い．発生頻度は，10,000 出生に対し 1～2 人とされる．MRI の普及により症例数が増えた感がある．発生原因について明らかな指摘はない．葉酸の予防効果はない．

2）臨床徴候，症状

　出生時または乳幼児期に腰仙部の皮膚病変で発見され，脊髄の MRI で診断される．腰仙部正中の皮膚病変は内在する脊髄病変を示唆する．皮膚病変には，陥凹（23％）・皮下腫瘤（20％）・皮膚突起物・萎縮性皮膚瘢痕（表皮欠損）・血管腫などが挙げられる．脊髄脂肪腫の診断は胎児期にはほぼ不可能．これらのうち，生下時から症状のある例や，画像上複雑なタイプは，新生児期に治療を行うことも多い．それ以外は両親の希望により早期に手術するが，新生児期に積極的に行う必要はない．

3）診断と治療

　近年は，知識の普及とともに出生後早期に紹介され

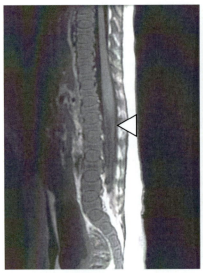 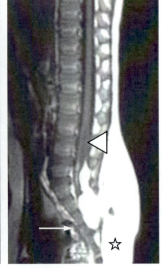

a：正常脊髄の正中矢状断　　b：transitional typeの脊髄脂肪腫

図I-4　脊髄脂肪腫のMRI像（いずれも矢状断T1/WI）

a：比較のために提示する．脊髄は，L_2の高さで円錐を形成する（△）．それより尾側は，馬尾神経と髄液が確認できる．
b：本例では，脊髄は円錐を形成することなく下垂し（△），脂肪腫に移行する．この脂肪腫は，皮下の脂肪組織と連なる（矢印）．約半数の例で脊髄空洞症を伴う．ただ，皮下に脂肪組織による腫瘤（lump，星印）がある．

てくる児が多い．手術までには，腰仙部MRI，腰仙椎三次元CT，泌尿器科受診，必要により整形外科受診を行う．

MRIでは，T1/WIでは軸位と矢状断を，T2/WIでは軸位をルーチン項目としている（図I-4）．脊髄円錐は存在するか，下垂はないか，脂肪腫の進入位置とその範囲，円錐部や神経との関連，脊髄皮膚洞の合併などを検討する．新生児期には，体重が急速に増えるとともに脂肪腫が増大し，画像上，形態が大きく変わることがあるので，術直前に再評価したほうが良い．CTでは，同じく腰仙部の骨情報を得る．通常，頭蓋内病変を伴わないので，術前に水頭症やキアリ奇形の検索は必要ない．

4）手術手技

脂肪腫の切除やくも膜性の癒着を剥離することにより，脊髄の繋留を解除することを第一の目的とする．また，脂肪腫により圧迫された脊髄や神経組織を減圧することも必要である．

4．その他の潜在性二分脊椎[2]

脊髄皮膚洞（spinal dermal sinus）

脊髄皮膚洞は極めてまれで，新生児期や乳児期に脊髄膿瘍や髄膜炎をきたす重篤な疾患である．急性に対麻痺や膀胱直腸障害をきたし，治療が遅れれば死亡する可能性がある．発熱は目立たないことも多い．脊髄皮膚洞の皮膚病変である小孔は，針穴のように小さいこともあり見つけにくく，感染前に発見することはかなり難しい．ほとんどは新生児科医や小児科医の診察を受ける．この病態を知っておく必要があり，ここに記載する．

（竹本　理）

【参考文献】

1) 竹本　理：水頭症．系統小児外科学，第3版，福澤正洋ほか（編），pp337-340，永井書店，大阪，2013．
2) 竹本　理：二分脊椎．系統小児外科学，第3版，福澤正洋ほか（編），pp366-371，永井書店，大阪，2013．
3) Chapman PH：Congenital intraspinal lipomas：Anatomic considerations and surgical treatment. Childs Brain 9：37-47, 1982.

II 横隔膜の疾患

1. 先天性横隔膜ヘルニア
(Congenital diaphragmatic hernia)

I. 概　念

①先天性横隔膜ヘルニアとは，発生異常によって先天的に生じた横隔膜の欠損孔を通じて，腹部臓器が胸腔へ脱出する疾患を言う．

②欠損孔の生じる部位によって異なった名称で呼ばれるが，新生児期に発生頻度が高く，臨床的意義が大きいのは，横隔膜の後外側を中心に欠損孔が生じるボホダレク孔ヘルニア（Bochdalek hernia）であるため，新生児の先天性横隔膜ヘルニアと言えば，通常ボホダレク孔ヘルニアを指すと考えて良い．

③出生直後から重篤な呼吸・循環障害をきたす症例があり，最も予後不良な新生児外科疾患の1つである．

II. 発生頻度

①発生頻度は，2,000～3,000出生に対して1例と言われているが，わが国での新生児例の発症数は年間200～250例程度と推測される．発症率に性差はない．

②患側は，欧米では左側例80数％，右側例が20％未満と言われているが，わが国の全国調査では，左側例が90％，右側例が9％，両側例が1％未満であった[1]．

③無囊性ヘルニアが多数だが，有囊性ヘルニアも15％程度見られる[1]．本症の約95％が新生児期に発症する．

④合併する先天異常を伴わない単独例の同胞再発率は0.9～2％程度と報告されており，一般的な発症率の約20倍と推定される．

III. 発生・病因

①横隔膜の発生過程で，連続していた胸腔と腹腔が胎生8週にいくつかの襞の融合した膜により分離される．このうち，後外側から延びる胸腹裂孔膜が形成不全を起こすと欠損孔を生じる．その原因として，レチノイン酸合成経路の阻害が関与している可能性が示されている．また，胎児におけるビタミンA欠乏が原因

の1つと言われており，本症新生児の約半数がビタミンAの低値を示したこと，ビタミンA摂取量の少ない母体に発生率が高かったことなどが報告されている．

②単独例の新規突然変異や染色体異常合併例において，発生機序に関与が示唆されている遺伝子として*WT 1*，*COUP-TF*II，*GATA4*，*FOG2*などが挙げられている．

IV. 病　態

1. 合併する先天異常

①本症に随伴した解剖学的先天異常として腸回転異常を合併しやすいが，これを除けば60～70％は本症単独で発症する[1]．30～40％に心大血管奇形，肺葉外肺分画症，口唇口蓋裂，メッケル憩室，気管・気管支の異常などさまざまな先天異常を伴うが，その約半数は生命に重大な影響を及ぼす重症心奇形や，その他の重症奇形，多発奇形症候群，染色体異常，遺伝性の症候群などの合併例である[1]．

②本症を合併する染色体異常としては18トリソミーが最も多い．そのほか，12Pテトラソミー（Pallister-Killian症候群），22トリソミーなどが知られている．本症を発症することのある単一遺伝子性の症候群にはCornelia de Lange症候群，Fryns症候群，Denys-Drash症候群などがあり，遺伝形式も明らかになっている．

2. 肺低形成

①重要な病態として肺低形成による呼吸不全が挙げられる．胎生期に脱出した腹部臓器によって胎児の呼吸様運動は阻害される．そのために肺の発育が抑制されて肺低形成を生じる．低形成に陥った肺では，気管支分岐，細気管支，肺胞，肺血管床などが減少する．患側肺が圧迫されるだけでなく，著明な縦隔の偏位によって健側肺も圧迫を受けるため，健側肺にも肺低形成を生じる．

②肺低形成の発生機序は，臓器圧迫による二次的な

結果と考えられてきたが，動物実験モデルによる最近の研究では，横隔膜の形成不全と同じ要因が肺低形成にも作用している，あるいは肺低形成が先行して発生することで横隔膜の形成不全が惹起され，生じた臓器脱出のために肺低形成がさらに増悪するという2段階ヒット説が提唱されている．

3．新生児遷延性肺高血圧（PPHN）

もう1つの重要な病態として，新生児遷延性肺高血圧（persistent pulmonary hypertension of the newborn：PPHN）が挙げられる．本症の肺では，肺動脈が中膜の肥厚を伴っていることが多く，正常児に比べて機能的攣縮を起こしやすい．肺動脈の攣縮により肺血管抵抗が上昇して体血圧を上回ると，開存している卵円孔や動脈管を介して，右左短絡を生じる．そのため，体静脈血は肺を経由せずに酸素化されないまま全身に流れ，低酸素血症やアシドーシスが進行する．アシドーシスはさらなる肺動脈の攣縮を招き，PPHNは悪循環に陥る（図Ⅱ-1）．

4．心不全

①本症のPPHNは右心不全の原因となる．PPHNの状態では，肺血管抵抗が高いため右心室（以下，右室）に後負荷がかかるが，動脈管を通じて右左短絡がある間は，右室の後負荷は軽減されている．肺血管抵抗が高いまま動脈管が閉鎖すると，右室の後負荷が上昇して右心不全をきたす．

②重症例の胎児では，肺の低形成や圧迫によって左心室（以下，左室）の血流が減少するため，左室の形成は不良となる．左室の低形成を伴う症例では，左室の駆出力が低下し，左房圧が上昇した左心不全状態にある．しかし，動脈管が開存し，PPHNによって右左短絡がある間は，左室からの拍出量が少なくても，右室からの拍出によって心拍出量が維持されることになるため，全身の循環は保たれる．もしこの状態で動脈管が閉鎖すると，左心不全が顕性化する（図Ⅱ-1）．

Ⅴ．症　状

横隔膜の欠損孔の大きさによって重症度は大きく異なり，出生後早期に死亡する例から，新生児期に症状を認めない例まで幅広い．

①最も重症な例では，出生直後から無呼吸，チアノーゼ，徐脈など重篤な呼吸循環不全を呈し，蘇生を要する．出生直後の症状が軽くても，消化管内のガスの増多とともに多呼吸，陥没呼吸，呼吸促迫，呻吟などの呼吸困難症状が進行する．多くの症例は出生後24時間以内に発症するが，その後も含めて90％以上の症例は新生児期に発症する．

②乳児期以降に発症する例や，年長児になって発症する例では，呼吸器症状以外に消化管の通過障害による消化器症状が主体となることもある．また，胸部X線検査で偶然発見される無症状例もある．

Ⅵ．診　断

1．出生前診断

①わが国では新生児例の70％を超える症例が出生前に診断されている[1]．出生前診断例が増加した理由

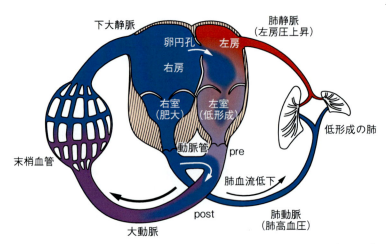

図Ⅱ-1　先天性横隔膜ヘルニアにおける新生児遷延性肺高血圧（PPHN）の血行動態

は，妊娠中期以降の胎児超音波スクリーニングの普及や，超音波診断装置の飛躍的な性能向上による．以前は胃泡や心臓の位置異常をきっかけに発見されることが多かったが，解像度が向上した最近の超音波診断装置では，腸管や肺，肝臓など臓器の判別が容易になったため，胃泡の脱出や心臓の偏位を伴わない軽症例も数多く出生前診断されるようになった．本症が発見された後は，胎児 MRI 検査が行われることも多い．

②これらの画像検査では，疾患の診断だけでなく合併する先天異常の有無や，肺低形成の程度を評価することが重要である．とくに複雑心奇形や重篤な染色体異常の合併は予後に大きく影響する．

③先天異常を合併しない本症単独例では，肺低形成の程度に応じて重症度が決まる．肺低形成の評価には，脱出臓器の種類や程度から間接的に評価する方法と，肺の大きさから直接的に評価する方法とがある．前者では重症度を反映する指標として肝脱出の有無と，胃の脱出の程度が重要である[2]．後者では胎児超音波検査を用いて肺胸郭断面積比(L/T 比)や，%肺断面積頭周囲長比(o/e LHR)を算出して(総論の図Ⅲ-12 を参照)，健側肺の大きさを評価する[3]．胎児 MRI による肺の容積や信号強度を用いて評価する方法も研究されているが，未だ確立された方法はない(総論Ⅲ.「出生前診断」の項を参照).

2. 出生後の診断

①理学所見では，胸郭の膨隆や腹部の陥凹などの外観が特徴である．患側の胸部では呼吸音が減弱し，ときに腸管蠕動音を聴取する．心音最強点は健側に偏位する．

②胸腹部単純 X 線検査では，胸腔内に胃や腸管などの消化管ガス像を認めること，気管・食道，心臓など縦隔陰影の健側への偏位，腹部腸管ガス像の消失などが特徴である(図Ⅱ-2a)．しかし，出生前に診断され，出生後直ちに挿管された症例では，患側胸腔内の消化管ガス像は乏しく，低形成のために小さくなった肺のガス像のみを認めることも多い(図Ⅱ-2b)．時間的な余裕がある症例では，臓器の位置を把握するための CT 検査も有用である．

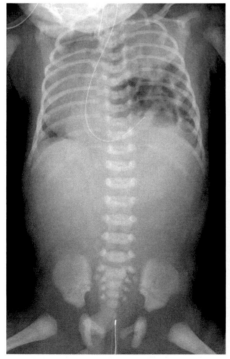
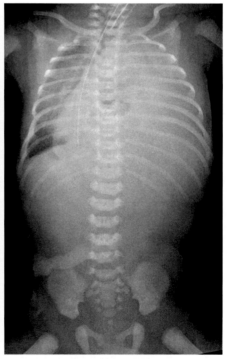

a：出生当日，女児　　　　　　　　　　b：出生当日，男児

図Ⅱ-2 先天性横隔膜ヘルニアの胸腹部単純 X 線写真
 a：左胸腔に腸管と胃のガス像を認める．心臓や胃管は右に偏位している．腹腔内に腸管ガス像を認めない．
 b：左胸郭は右胸郭に比べて拡大している．心臓や胃管は右に偏位している．胸部の中央付近に左肺の小さなガス像を認めるが，消化管ガス像はほとんど認めない．

各　論　II. 横隔膜の疾患

3. PPHN の診断

　PPHN の状態にあるかどうかは，動脈管前の右上肢と，動脈管後の下肢で経皮酸素飽和度や動脈血ガスの差を比較して診断する．経皮酸素飽和度に 5%以上の較差があれば PPHN が疑わしく，動脈血ガスの酸素分圧較差に 20 mmHg 以上の差があれば PPHN と診断できる．心臓超音波検査によって，動脈管における右左短絡を確認すれば確定診断される．

VII. 鑑別診断

　①嚢胞性肺疾患や肺無形成などが鑑別の対象となる．嚢胞性肺疾患では腹腔内に腸管が残存していること，肺無形成では縦隔が患側に偏位することに着目する．
　②横隔膜弛緩症(横隔膜挙上症)は，有嚢性の先天性横隔膜ヘルニアとの鑑別が問題となる．横隔膜弛緩症では挙上部分に筋組織があるが，先天性横隔膜ヘルニアではヘルニア嚢に筋組織がない．しかし，横隔膜弛緩症でも筋組織が菲薄化したり，変性していると筋の存在が明らかでないことがあり，鑑別が困難なこともある．

VIII. 治　療

1. 周産期管理

　①出生前診断症例は，本症の治療に習熟した施設で周産期管理を行う．出生前に重症度を評価し，重症度に応じて治療計画を立てる．
　②出生直後の状態が軽症と予測できる場合を除き，新生児科医や小児外科医の待機の下に計画分娩を行う．わが国では帝王切開が選択される場合が多いが，出生時の診療態勢が整うのであれば，経腟分娩でも問題はない．
　③正期産での分娩が望ましいが，重症例では 37 週以前に分娩になる場合もあるため注意を要する．

2. 呼吸管理

　呼吸管理は，肺を保護するために高二酸化炭素血症や低酸素血症を容認して，人工呼吸器の設定条件を最小限に抑制する gentle ventilation を行う[4]．かつて行われていたように，呼吸性アルカローシスを目標とした過剰換気を行うと，肺低形成があるため気圧外傷

を生じやすく，気胸による急性増悪や気管支肺異形成などが源因となって死亡することが多い．

3. 循環管理

　①循環管理は，PPHN と心不全に対する治療が主体となる．PPHN に対しては，肺血管抵抗を選択的に低下させる一酸化窒素(NO)吸入療法を行い，肺に流れる血流量を増加させる[4]．これにより，血液の酸素化が促されるとともに，右室にかかる後負荷が軽減される．
　②前述のとおり，左心は潜在的に心不全の状態にあるため，十分量のカテコラミンを投与して循環を維持する．肺血管抵抗が体血管抵抗を上回っている間は，右室の後負荷を軽減し，右室からの拍出量によって全身への心拍出量を維持する効果を期待して，動脈管を介した右左短絡を保つために，プロスタグランジン E_1 製剤を用いる[5]．

4. 手　術

1) 手術のタイミング

　呼吸循環が不安定な状態で手術を行うことは適切ではなく，呼吸循環状態の安定化，すなわち stabilization を確認してから手術を行うのが一般的である[4]．しかし，個々の症例で重症度が異なるため，一律に最適な手術時期を設定することは困難である．症例によって安定化に要する時間が異なるうえ，何をもって呼吸循環状態が安定化したと考えるかにもさまざまな考え方がある．一般的には，血圧，動脈管前の血液ガス，尿量，血中乳酸値などが安定化の指標にされる[5]．

2) 手術手技

　通常，患側の上腹部横切開または季肋下切開による開腹によりアプローチする．まず，胸腔に脱出した臓器を体外に脱転させる．この際，ヘルニア嚢の存在に注意するとともに，肝臓や脾臓を損傷しないように慎重に操作する．横隔膜の欠損孔は，小さければ直接縫合閉鎖し，大きければ PTEF などの人工布を用いてパッチ閉鎖する．欠損孔の大きさは，国際分類[6]に基づいて記録することが望ましい．腸管を腹腔内に戻す際には，腸回転異常の存在に注意する．

3) 内視鏡外科手術

　最近では，新生児例に対しても適応を定めて胸腔鏡を用いた内視鏡外科手術が行われることがある．手術中は人工気胸を行うため，高二酸化炭素ガス血症をき

たしやすい点に注意が必要である．美容的に優れるが，再発率が高いと言う報告があり，現状では横隔膜欠損孔が比較的小さく，呼吸循環状態の安定した軽症例に限定して行われている（総論Ⅷ-7．「内視鏡外科手術」の項を参照）．

5．体外式膜型人工肺（ECMO）

体外式膜型人工肺（extracorporeal membrane oxygenation：ECMO）は，PPHN 発生時の低酸素血症の回避と人工呼吸器条件の低減のために用いられてきたが，gentle ventilation による呼吸管理と，NO 吸入療法による循環管理の普及により適応となる症例は減少した．しかし，一定の肺機能を有する症例において，気胸などの可逆的な呼吸障害をきっかけに急激に呼吸循環状態が悪化したような場合には，ECMO の使用を考慮するとよい[4]．

6．胎児治療

救命が困難と予想されるような高度肺低形成症例に対して，欧米では胎児鏡下気管閉塞術（fetoscopic endoluminal tracheal occlusion：FETO）が試みられており[7]，わが国でも一部の施設で臨床試験が行われている．胎児の気道を一定期間バルーンで閉塞させることで，貯留する肺胞液によって胎児の肺胞に圧・伸展刺激を与えれば，肺の成長が促進されるという考え方に基づいている．FETO のランダム化比較試験が進行中であるが[7]，有効性は未だ証明されていない（各論Ⅺ-1．「胎児鏡下気管閉塞術」の項を参照）．

Ⅸ．予　後

1．治療成績

わが国の全国調査では，新生児症例全体の75％が生存退院し，本症単独例に限れば84％の症例が生存退院していた[1]．生命予後については，わが国における治療成績は欧米の報告に比べて良好と言える．しかし，成績が良好な施設であっても，高度な肺低形成のために救命できない症例が10％程度存在する．

2．合併症・後遺症

①術前や術後早期に発症する合併症の中では，気胸や乳び胸水などが重要である．ことに重症例における気胸は，迅速に対応しないと致命的になるので注意を要する．

②軽症例の長期予後は良好で，癒着性腸閉塞を除けば術後に後遺症や障害を残すことは比較的少ない．

③重症例の術後慢性期には，癒着性腸閉塞やヘルニアの再発以外にもさまざまな合併症や後遺症を発症する．呼吸器系疾患では反復する呼吸器感染，気管支喘息，閉塞性肺障害，拘束性肺障害などが問題となる．循環器系疾患では合併心奇形に伴う症状以外にも慢性肺高血圧症が，消化器系疾患では胃食道逆流症や栄養障害に伴う成長障害が問題となる．また，精神運動発達遅滞や聴力障害などの中枢神経障害の発症も多い．筋骨格系疾患では漏斗胸や胸郭の非対称性，脊椎側彎症などの発症率が高い．男児では停留精巣が多いことにも注意を要する．

3．長期フォローアップと医療費助成

①生命予後の改善による長期生存例の増加により，合併症を伴った生存例も増加している．そのため，本症の長期フォローアップはいっそう重要になっている．

②重症例が救命されるようになって，長期にわたる治療が必要な症例が増加してきたことから，2015 年 1月より本症の長期生存例で，一定の要件を満たした場合には小児慢性特定疾患や指定難病の認定が受けられるようになった[8]．

（臼井　規朗）

【参考文献】

1) Nagata K, Usui N, Kanamori Y, et al：The current profile and outcome of congenital diaphragmatic hernia；A nationwide survey in Japan. J Pediatr Surg 48：738-744, 2013.
2) Kitano Y, Okuyama H, Saito M, et al：Re-evaluation of stomach position as a simple prognostic factor in left congenital diaphragmatic hernia；A multicenter survey in Japan. Ultrasound Obstet Gynecol 37：277-282, 2011.
3) Usui N, Okuyama H, Kanamori Y, et al：The lung to thorax transverse area ratio has a linear correlation with the observed to expected lung area to head circumference ratio in fetuses with congenital diaphragmatic hernias. J Pediatr Surg 49：1191-1196, 2014.
4) 新生児先天性横隔膜ヘルニア研究グループ（編著）：新生児先天性横隔膜ヘルニア（CDH）診療ガイドライン．pp6-84, メジカルビュー社，東京，2016.
5) Snoek KG, Reiss IKM, Greenough A, et al：Standardized postnatal management of infants with congenital diaphragmatic hernia in Europe；The CDH EURO consortium consensus-2015 update. Neonatology 110：66-74, 2016.
6) Lally KP, Lasky RE, Lally PA, et al：Standardized reporting for congenital diaphragmatic hernia；An international consensus. J Pediatr Surg 48：2408-2415, 2013.
7) DeKoninck P, Gratacos E, Mieghem TV, et al：Results of fetal endoscopic tracheal occlusion for congenital diaphragmatic hernia and the set up of the randomized controlled TOTAL trial. Early Human Development 87：619-624, 2011.
8) 国立成育医療研究センター小児慢性特定疾病情報室（編）：先天性横隔膜ヘルニア．小児慢性特定疾病；診断の手引き，pp223-226, 診断と治療社，東京，2016.

II 横隔膜の疾患
2. 横隔膜弛緩症・挙上症
(Eventration of the diaphragm)

I. 概念

①横隔膜弛緩症,横隔膜挙上症とは,神経や筋の異常が原因となって横隔膜が常に挙上した病態を言う.狭義には,先天性に発症するものを横隔膜挙上症とし,麻痺が原因の後天性のものを横隔膜弛緩症として区別する場合もある.

②本症では,横隔膜の全周が正常位置に付着し,胸膜や腹膜の連続性も保たれているのが特徴である.

③標準術式は横隔膜縫縮術であるが,これにより奇異呼吸を防止すれば,呼吸困難は軽減される.

II. 発生・病因

本症の病因は,先天性と後天性に分けられる[1].

①先天性:比較的まれで,胎生8〜12週頃の胸腹裂孔膜における筋の形成不全や,横隔神経の不完全な分布,全身の神経筋疾患,風疹やサイトメガロウイルスの胎児期感染による横隔神経麻痺などが原因となる.

②後天性:頻度が高く,頸椎から横隔膜に至る神経・筋組織のどこかに異常があると発生する.新生児では分娩外傷や術後の横隔神経障害などが原因となることが多い.先天性,後天性ともに左側例が多いが,両側性に発症することもある.多くは横隔膜全体が挙上するが,部分的に挙上する場合もある.

III. 病態

横隔膜が弛緩した患側では,吸気時に横隔膜が下がらないため,肺を拡張させることができない.一方,健側では吸気時に横隔膜が低下して胸腔内に陰圧がかかるため,縦隔は健側に偏位する.結果的に患側にも陰圧がかかって患側の横隔膜が奇異性に挙上する[1].呼吸運動による換気効率が低下するため,呼吸障害を生じる.胎児期から横隔膜が大きく挙上していた症例では,肺低形成を合併している可能性がある.

IV. 症状

新生児期や乳児期早期に発症する症例では,努力性呼吸やチアノーゼなどの呼吸困難症状を呈する.乳児期以降では,反復する呼吸器感染や発育不良などで気づかれる.まれに,胃軸捻転や結腸捻転,イレウスなどを併発するため,嘔吐などの消化器症状で発症する場合もある[2].胸部X線写真で偶然発見される無症状例もある.

V. 鑑別診断

主な鑑別疾患は,有囊性の先天性横隔膜ヘルニアである.横隔膜ヘルニアではヘルニア囊に筋組織がないことで,挙上部分に筋組織がある本症とは区別される[1].しかし,本症でも筋組織が菲薄化したり変性していると筋の存在が明らかでない場合があり,鑑別が困難なことも少なくない.本症では横隔膜全体が挙上することが多く,有囊性の横隔膜ヘルニアでは部分的に横隔膜が挙上することが多い.しかし,病態がほぼ同様なため,臨床的には両者の区別にはあまり意味がないこともある.

VI. 診断

胸部X線写真で,横隔膜頂部の位置が健側に比べて患側で高いことで本症が疑われるが,確定診断のためには呼気時と吸気時を比較して,患側の横隔膜の不動性や奇異性運動を確認する.新生児では息止めができないため,横隔膜の動きが動画で確認できる横隔膜透視が有用である(図II-3).横隔神経麻痺の原因検索も兼ねて,頸部や縦隔の精査ができるCT(図II-4)やMRI検査も有用である.先天性のものは,胎児超音波検査や胎児MRI検査によって出生前診断できるが,先天性横隔膜ヘルニアとの鑑別が問題となる.

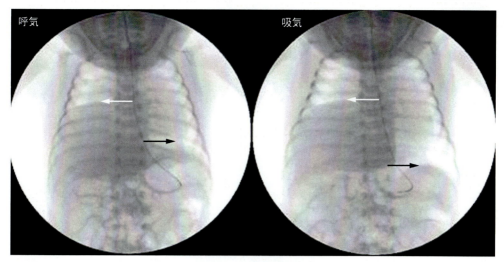

図Ⅱ-3 右横隔膜弛緩症
日齢6，男児．呼気時には右横隔膜（白矢印）が左横隔膜（黒矢印）に比べて2肋間挙上している．吸気時には右横隔膜の高さは変化しないが，左横隔膜（黒矢印）が低下し，高さの差は4肋間に広がる．

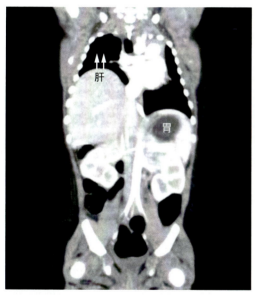

図Ⅱ-4 右横隔膜弛緩症のCT
日齢1，男児，図Ⅱ-3と同一症例．右横隔膜とともに肝が挙上している（矢印）．CTでは頸部や縦隔の状態も観察できる．

Ⅶ. 治　療

1. 保存的治療

本症が軽症の場合は，保存的治療で経過観察する．分娩外傷や手術の影響による横隔神経麻痺が原因の場合は，自然軽快を期待して呼吸管理を行いながら保存的治療が試みられる．保存的治療としてDPAP（directional positive airway pressure：呼気吸気変換方式持続陽圧）があるが，患側横隔膜の弛緩が予防できる可能性がある．

2. 手　術

呼吸困難症状を認め，保存的治療で軽快しない場合は手術適応となる．横隔膜挙上の程度が大きい場合は，明らかな呼吸症状がなくても将来の肺の発育を考慮して手術適応となる．

手術は，弛緩した横隔膜を縫縮することによって横隔膜を低位で固定させ，胸腔の容積を増大させるとともに，奇異性運動を防止することを目的に行う．横隔膜に強めの緊張を与えて平坦に固定すると，縦隔の動揺がなくなり，健側肺の換気に対する悪影響が取り除かれる[3]．手術では必要に応じて弛緩した横隔膜の一部を切除する場合もある．横隔膜縫縮術では，横隔神経の走行を確認し，これを巻き込まないように注意しながら，水平マットレス縫合により横隔膜を細かく折りたたむように縫縮する[3]．

直視下手術は経腹的にも経胸的にも行えるが，近年では，より低侵襲な内視鏡下手術が選択されることが多い（図Ⅱ-5）．内視鏡下手術も胸腔鏡下，腹腔鏡下ともに可能である．いずれの手術でも経胸的に行う場合は，腹部臓器に針がかからないように注意して運針する．

各 論 Ⅱ. 横隔膜の疾患

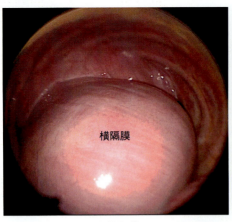
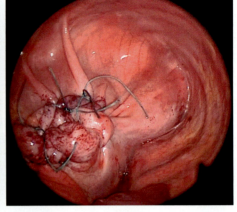

a：修復前　　　　　　　　　　　　b：修復後

図Ⅱ-5　胸腔鏡下横隔膜縫縮術

1歳6ヵ月，女児．修復前には横隔膜が胸腔内にドーム状に大きく突出しているが，修復後は横隔膜が平坦になっている．

VIII. 予　後

手術によって効果的に横隔膜が縫縮されれば，左右の横隔膜の高さはほぼ同程度になり，呼吸困難症状は改善するため，予後は良好である．

（臼井　規朗）

【参考文献】
1) 里見　昭，小高明雄，林　信一ほか：横隔膜挙上症と有囊性横隔膜ヘルニア．小児外科41：336-340，2009.
2) 仁尾正記，西島栄治，大上博章ほか：分娩外傷に伴う横隔膜弛緩症に対し横隔膜縫縮術を施行した10例の検討．日小外会誌28：1121-1124，1992.
3) 小川美織，前田貢作，小野　滋ほか：胃軸捻転症を合併した左横隔膜挙上症の1新生児例．日小外会誌49：1244-1247，2013.

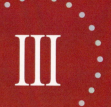

III 呼吸器・胸部の疾患

1. 先天性気管狭窄症，気管軟化症
(Congenital tracheostenosis, Tracheomalacia)

I．先天性気管狭窄症

1．概　念

①先天性気管狭窄症とは，気管が一定の範囲内にわたって膜様部を欠如し，気管全周にわたって軟骨輪が取り囲んでいる状態を言う．しばしば大血管奇形や心奇形を合併する．

②狭窄が高度の場合には新生児期から吸気性の呼吸障害を呈するが，多くの場合は乳児期に吸気性の呼吸障害で発症する．

③狭窄が広範に及ぶ例，心疾患合併例，新生児例の手術の難易度は高く，成績は不良である．

2．発生頻度

数万人に1人のまれな疾患と考えられていたが，診断法，とくにCT撮影法の進歩や疾患に対する理解が進むに従って，症状が軽い症例が本症として多い頻度で発見されるようになった．診断基準が確立されていないこともあって，本症の真の発生頻度はわかっていない[1]．

3．病因・病態

①通常の気管はC型の気管軟骨と膜様部を有しているが，本症の狭窄部では膜様部を(ほとんど)欠く完全気管軟骨輪からなっている．この狭窄の位置や長さ，程度が呼吸器症状の発症時期や程度にかかわってくる．

②病型分類はCantrellの分類(全長型，漏斗型，分節型)がよく知られている(図III-1)．

③先天性心疾患の合併が多い．Butlerらによると，本症の71％に先天性心血管奇形を伴うが，その多くが肺動脈輪(PA-sling)であった[2]．また，気管支の分岐異常(気管気管支)や片側肺の無形成あるいは低形成の合併もしばしば見られる．

4．症　状

①狭窄の程度によって発症時期と症状は異なる．軽度であれば啼泣時のみに，中等度であれば哺乳時に，高度であれば安静時にも症状が認められ，啼泣が加われば窒息をきたす．

②狭窄が軽度の場合は無症状で経過するが，上気道のウイルス感染時に喀痰の増加や粘膜浮腫による狭窄症状が出現する．呼吸器感染症を契機に急速に換気状

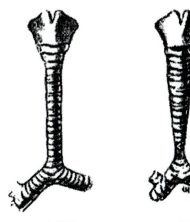

a：全長型　　　b：漏斗型　　　c：分節型(限局型)

図III-1　先天性気管狭窄症の分類(Cantrellの分類)

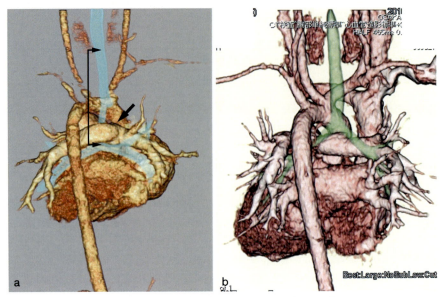

図Ⅲ-2 先天性気管狭窄＋PA-sling（3D-CT）
a：術前　矢印の範囲が狭窄部，左肺動脈による PA-sling（太い矢印）を認める．乳児例（生後4ヵ月）
b：Sliding tracheoplasty 術後　気管狭窄は解除されている．気管は左肺動脈の前に移動させてある．

態が悪化し，重篤な症状を呈することもある．
　③新生児例では，気管内挿管チューブが挿入できないことから発見されることも多い．
　④他疾患の全麻下手術時に，挿管困難で初めて見つかることもある．
　⑤また，新生児期に発症することは，それだけ狭窄の程度が強い，あるいは広範囲で重症例である．

5．鑑別診断

　①気管軟化症との鑑別点は，本症が吸気性の呼吸困難であるのに対し，気管軟化症では呼気性の呼吸困難であることである．
　②吸気性の呼吸困難を呈する疾患には喉頭軟化症，声門下狭窄症，気道の腫瘍あるいは先天性心疾患などがある．
　③出生後早期に呼吸障害を呈する疾患には，肺嚢胞性疾患がある．

6．診　断

　①Enhanced CT の 3D 構築-CT（造影）により気道全体像と心大血管系を明瞭に描出することができる．これにより狭窄範囲や位置，程度および外因性狭窄の有無あるいは心大血管系との関係を見ることができる（図Ⅲ-2）．

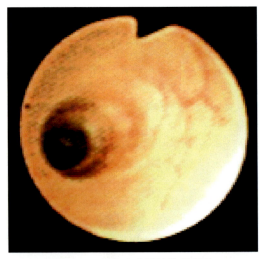

図Ⅲ-3 気管支内視鏡検査所見
内視鏡が到達しうる範囲という制限はあるが，気道の狭窄の程度，範囲や位置，他の気道形態異常を明らかにできる．

　②気管内視鏡検査は，実際の気管狭窄の程度や外からの拍動性圧迫の有無を知ることができる．自発呼吸下では気管軟化症の有無を知ることができる．分岐異常といった気道形態異常を診断するために有用である（図Ⅲ-3）．

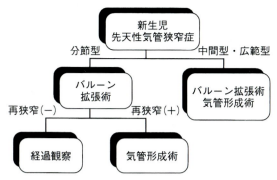

図Ⅲ-4 新生児先天性気管狭窄症に対する治療方針
(前田貢作ら：日周新会誌，2014[3])による)

7. 治療

新生児先天性気管狭窄症に対する治療方針を図Ⅲ-4に示す[3]．

1) バルーン拡張術

狭窄症状が強い場合は，気管内挿管により呼吸のサポートをはかる必要があるが，狭窄部を最も細い2 mmの挿管チューブすら通過できない場合がある．このときにはバルーンによる拡張術を行い，挿管チューブを狭窄部を超えたところまで挿入・留置する．狭窄部が長い場合にはバルーン拡張術を繰り返し行い，狭窄部を超えて挿管チューブを挿入・留置する．通常4週間程度で拡張部の粘膜は修復されるので，抜管を試みることが可能である．抜管に成功すれば呼吸状態に注意しながら経過を見ていく．再狭窄症状が出現すれば外科的治療を考慮する．

2) 手術治療[3]

ⅰ) 環状切除端々吻合

狭窄部の長さが気管全長の30％未満の短い分節型(軟骨輪4〜5個以下)であれば，気管狭窄部の環状切除端々吻合術が可能である．

ⅱ) スライド気管形成術

狭窄部の長さが気管全長の30％を超える長い中間型や広範型では，気管チューブを内ステントとして体重増加を待ち，4 kg以上になればスライド気管形成術(図Ⅲ-5)が良い適応になる．分節型にも応用可能である．スライド気管形成術は，他の方法に比べて自己の気管を用いることや早期の抜管，ステント留置の回避，肉芽形成の減少，縫合線が長くなることで縫合部にかかる牽引力が分散されると言った優位な点があるとされる．また，狭窄部が気管分岐部や主気管支にかかる場合にも，同手術法が有効であるとされる(図Ⅲ-6)[5]．術中の呼吸管理は，術野換気もしくは膜型人工肺などの体外循環，その併用により安全にできる．

ⅲ) 合併症と術後管理

気管形成術に伴い反回神経損傷や嚥下障害，縫合不全や再狭窄が起こりうる．術後は気管支内視鏡検査で観察を行い，肉芽形成にはステロイド吸入やバルーン

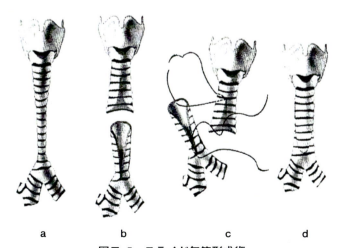

図Ⅲ-5 スライド気管形成術
a：気管分岐の直上に及ぶ広範囲の狭窄を認める．
b：狭窄部の中央で切離し，近位側は背側を，遠位側は腹側を縦切開する．
c：遠位側気管をスライドさせ，側々吻合を行う．
d：吻合後，長さは短くなるが，口径は大きくなる．
(Tsang Vら：Ann Thorac Surg, 1989[4])による)

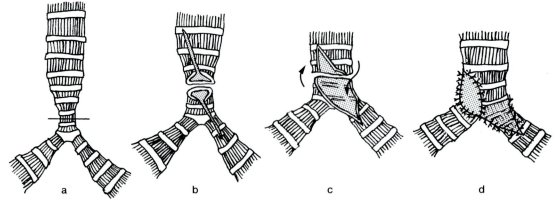

図Ⅲ-6 狭窄部が分岐部および主気管支にかかる場合のスライド気管形成術
a：狭窄部の中央で気管を横切開する．
b：近位および遠位側気管の前面で斜め方向に切開し，気管を横方向に切離する．
c：近位側気管を時計回りに回転させて(スライドさせて)，左主気管支にはめ込んで縫合する．
d：右主気管支の分岐部にあたる気管は，壁(気管軟骨)を薄くした楕円形のパッチをする．
(Fandino M ら：Int J Pediatr OtoOtol, 2013[5]を改変)

拡張術を計画する．

8. 予後

①Chiu ら[6]の報告によれば，先天性気管狭窄症の予後は死亡率28%程度である．術式別で見ると，肋軟骨グラフト術は死亡率32%，スライド気管形成術が24%であった．年齢別に見ると，新生児および乳児期発症例の死亡率はそれぞれ73%および18%と大きな差が認められた．また，心内奇形合併例および非合併例の死亡率はそれぞれ53%および18%であった．

②新生児発症例での死亡率の高さは，新生児ならではの未熟性や脆弱性，他の先天性異常を合併すると言う緊急状態下に，非常に細い気道に対して治療が行われるという状況からやむを得ないところもある．再生医療を含めた今後の進歩を期待したい．

II. 気管・気管支軟化症

1. 概念

①呼気時に胸腔内圧が上昇して，気管・気管支が前後方向に狭窄し，呼気性の呼吸障害をきたす病態を指す．

②気管壁そのものの脆弱性による内因性と，拡張した食道や隣接する大血管の圧排による外因性とに分けられる．外因性の主なものは食道閉鎖症術後に拡張した食道，心大血管疾患により拡張した肺動脈あるいは大動脈による圧排である．

③軽症から中等症の場合は，加齢とともに気管支の強度が増し，多くは2歳頃までに自然軽快するので保存的治療を行う．重症の場合はチアノーゼ発作，無呼吸発作を起こすことがあるので，大動脈胸骨固定術，内・外ステント留置などの侵襲的治療が必要になる．

2. 発生頻度

Boogaard ら[7]は，本症の頻度を子ども2,100人に1人と報告している．また，本症の20〜58%で心房中隔欠損や心室中隔欠損，動脈管開存，ファロー四徴症，大動脈弓奇形，左心や右心の低形成，右側心，弁狭窄症と言った心大血管奇形の合併を認め，重症もしくは生命に危険のあるような本症では，胃食道逆流症が78%に認められた[8]．

3. 病因・病態

①気道壁自体の先天性脆弱性によるものと隣接臓器からの圧迫によるものとがある．内因性のものは比較的まれである．外因性のものの代表は食道閉鎖症術後の吻合部狭窄に伴う近位食道の拡張があるが，小児外科領域ではとくに重要である．

②心大血管疾患では，左右短絡により肺動脈が拡張する疾患(心室中隔欠損など)，大動脈弁の異常による大動脈や肺動脈の拡張をきたす疾患(ファロー四徴症，肺動脈弁欠損など)および血管輪(重複大動脈弓など)である．血管輪では気管狭窄を伴うこともあり，病態を複雑にしている．

③病変の多くは胸腔内にあるので，呼気時や咳嗽時

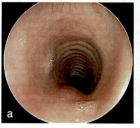
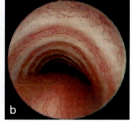

図Ⅲ-7 気管内視鏡による正常気管(a)と軟化症(b)を有する気管との比較
(Luv Javia ら：Seminars in Fetal & Neonatal Medicine, 2016[9] による)

に胸腔内圧の上昇により狭窄をきたすが，病変部位が胸腔外にある場合には吸気時に気道の陰圧を支えきれないために，吸気時狭窄をきたす．

④気管内腔が 50% 以上狭くなると本症の病状を呈すると言われる．本症では気道が偏平化しており，正常な気管では軟骨輪と膜様部の比が 4:1 から 5:1 の範囲内にあるが，有症状の気管軟化症の場合には，2:1 から 3:1 の範囲内に変化している[9]（図Ⅲ-7）．

4. 症 状

（犬吠様）咳嗽，喀痰排出が十分できないために繰り返す下気道感染，呼気時喘鳴，泣き入ったときのチアノーゼ発作，重症であれば無呼吸発作に至る．ほとんどの例では生後 1 ヵ月以降に進行する呼吸障害として捉えられる．この呼吸障害は気道壁が内腔を保持できないための呼出障害である．低出生体重児では呼吸障害のために気管内挿管され，抜管できないことから本症が疑われる．

5. 鑑別診断

喉頭軟化症，声門下腔狭窄症，気道異物，気管狭窄症，先天性心大血管疾患など．

6. 診 断

気管シネが簡便で，スクリーニングとして有用である．さらに，自発呼吸下に気管内視鏡検査で，内腔が三日月状に変形し狭窄や閉塞をきたした気管が観察され，診断が確定する．また，先に述べた気管軟骨部と気管膜様部の比率から診断する報告もある．しかし，気道扁平度の定量化は困難であり，標準化された診断基準は存在しない．造影 CT や MRI によって，外因性に気道を圧迫する腫瘍や血管を評価することも診断の一助となる．

7. 治療とその予後

1）保存的治療

多くは，とくに処置を必要とすることなく，患児および気道の成熟とともに時間経過により（多くは 2 歳までに）軽快する[10]．

2）外科的治療

成長障害や呼吸障害の遷延，抜管困難例，栄養管理困難を呈する場合には気管切開や陽圧換気が必要となる．気管内や気管支内ステント留置は，留置ステントの移動や出血，肉芽組織，除去困難などの合併症の頻度が高い[3]．外ステント術のステント材料としては，肋軟骨や Silicone チューブ，Silastic Dacron，Silastic Marlex mesh，リング付き EPTFE ステントなどが報告されている．外ステント術の利点は，気管および気管支のいずれにも自由な長さでステントを適用することが可能である．欠点としては，開胸や開縦隔を要し，手術侵襲が大きいことである．大動脈胸骨固定術は，気道を圧迫している大動脈を前方に引き上げることによって気管を拡張させるものである．術前に 3D-CT で大動脈の圧排の部位，方向を確認し，至適な吊り上げ方向を知っておく．術中には直達鏡で最も有効な吊り上げ方向を確認する．

（澤井 利夫）

【参考文献】
1) Herrera P, Caldarone C, Forte V, et al：The current state of congenital tracheal stenosis. Pediatr Surg Int 23：1033-1044, 2007.
2) Butler C, Speggiorin S, Rijinberg F, et al：Outcomes of slide tracheoplasty in 101 children；a 17-year single-center experience. Cardiovasc Surg 147：1783-1790, 2014.
3) 前田貢作，小野 滋，馬場勝尚ほか：新生児期に発見された先天性気管狭窄症の治療方針．日周新会誌 50：125-128, 2014.
4) Tsang V, Murday A, Gillbe C, et al：Slide tracheoplasty for congenital funnel-shaped tracheal stenosis. Ann Thorac Surg 48：632-635, 1989.
5) Fandino M, Kozak FK, Verchere C, et al：Modified slide tracheoplasty in a newborn with bronchial and carinal stenosis. Int J Pediatr OtoOtol 77：2075-2080, 2013.
6) Chiu P PL, Kim P CW：Prognostic factors in the surgical treatment of congenital tracheal stenosis；A multicenter analysis of the literature. J Pediatr Surg 41：221-225, 2006.
7) Boogaard R, Huijsman S, Pijnenburg M, et al：Tracheomalacia and bronchomalacia in children. Chest 128：3391-3397, 2005.
8) Carden K, Boiselle P, Waltz D, et al：Tracheomalacia and tracheobronchomalacia in children and adults；an indepth review. Chest 127：984-1005, 2005.
9) Javia L, Harris MA, Fuller S：Rings, Slings, and other tracheal disorders in the neonate. Seminars in Fetal & Neontal Medicine 21：277-284, 2016.
10) Hysinger E, Panitch H：Paediatric tracheomalacia. Paediatr Respir Rev 17：9-15, 2016.

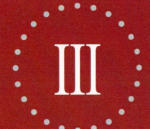

III 呼吸器・胸部の疾患
2. 先天性嚢胞性肺疾患とその類縁疾患
(Congenital cystic lung diseases and its allied diseases)

I. 先天性嚢胞性肺疾患概説

①前腸のbuddingから気道と肺に分化する過程で起こる形成異常がLung Bud Forgut Malformationと呼ぶが，先天性嚢胞性肺疾患もその1つである．

②日本小児外科研究会が提唱した新しい分類法によると[1]，①気管支閉塞群(bronchial obstruction)，②先天性肺気道異常(congenital pulmonary airway malformation：CPAM)，③肺分画症群(bronchopulmonary sequestration)，④前腸重複嚢胞群(forgut duplication cysts)，⑤その他の5つに分類される．

③先天性嚢胞性肺疾患は胎児超音波検査で検出されるが，自然消退して出生時には検出されない症例がある．一方，巨大なものは肺を圧迫して出生直後から高度の呼吸障害をきたしたり，心あるいは上大静脈を圧迫して循環不全による胸水や胎児水腫をきたす．後者は生命予後にかかわる．

II. 気管支閉塞群(bronchial obstruction)

1. 概念

①気管支閉鎖による粘液貯留嚢胞と部分的な肺気腫像を特徴とする病態である．

②病理組織学的に気管支閉鎖が一義的な病変という概念が受け入れられる前には，CCAM(congenital cystic adenomatoid malformation)II型や肺葉内肺分画症と診断された症例の中に感染により修飾された気管支閉鎖症が多数含まれていたものと思われる．

2. 発生頻度

小児嚢胞性肺疾患をきたす疾患の中で本症の頻度は高い．また，これまで肺葉性肺気腫は，わが国ではまれな病態と考えられてきたが，最近は診断技術の進歩に伴い，気管支閉鎖症と診断される症例数が増加している．Andradeら[2]は，その発生頻度について過小評価されている可能性を述べつつも20,000〜30,000出生につき1人としている．

3. 病因・病態

1) 病因

気管支閉鎖症では，気管支の閉鎖部位の末梢で正常な気管や肺胞の基本構造が保たれていることから，気管の発生異常ではなく，正常に発育した気管支樹が胎生16週以降に閉鎖すると考えられている．その閉鎖の原因としては血流障害などが推測されているが，明らかにはなっていない．

閉塞部位の末梢気管支が拡張し，閉鎖部位のすぐ遠位側には粘液貯留や部分的肺気腫が見られる．気管支は完全に閉塞していてもKohn's poreやLambertチャンネルなどの側副換気により閉鎖区域にも含気が認められ，チェックバルブ機構が働くことにより気腫状変化をきたす．

2) 病理所見

病理所見としては，粘液貯留部の嚢胞壁はもともとは気管支壁であり，多列線毛上皮で構成される．また，気管支の閉鎖によりドレナージされないサーファクタントなどの脂質を貪食したマクロファージが増えるlipid pneumoniaと，側副換気によって生じる肺気腫が特徴的である．

肺葉性肺気腫の場合には，葉気管支が内因性もしくは外因性因子によって不完全閉塞を生じ，不完全閉塞部を通過して吸気はその肺葉内に入ることができるが，呼気はチェックバルブ機構により，肺葉が急速あるいは漸次気腫状に過膨張した状態となる．

4. 症状

気管支閉鎖症は，新生児期には気腫状変化による正常肺の圧迫のため呼吸困難を呈する．病変部の気腫状変化が軽度であれば無症状で経過することもあるが，

閉鎖の遠位側に粘液貯留をきたせば乳児期や幼児期になって感染を繰り返し，膿瘍を形成する．

肺葉性肺気腫の場合，新生児では発症から短時間で高度の緊張性呼吸障害を呈し（図Ⅲ-8），早期の肺葉切除術を要することも多い．その症状は咳嗽や喘鳴で進行し，ときにチアノーゼが出現する．患側胸部の膨隆，患側肺の呼吸音減弱が見られ，心音も気腫性変化に伴う縦隔偏位のため正常部位に聴取し得ない．発症時期は乳児期までが多いとされており，約95％が月齢6未満の発症例である．増本らによるわが国の報告例の集計でも，新生児期が約39％で，乳児期まで含めると約82％であった．ただし，少ないながらも幼児期以降にも発症する例があり，注意が必要である．

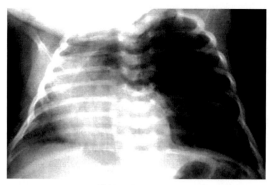

図Ⅲ-8 肺葉性肺気腫の胸部X線写真
気腫状に過膨張した肺葉は，健側肺を圧排し縦隔を圧迫偏位している．過膨張した肺葉は明るく，その明るい部位に細い血管陰影や淡い線状の肺紋理をみることができる．

5．鑑別診断

気管支閉鎖症が気腫状変化を伴えば，(1)先天性横隔膜ヘルニア（蠕動している腸管を確認することによって除外される），(2)肺分画症（典型的には後基底部の領域に多い），および(3) bronchogenic cyst との鑑別を要する．

粘液貯留に感染を伴えばCPAMと肺膿瘍，壊死性肺炎との鑑別を要する．

肺葉性肺気腫で急速な呼吸状態の悪化を伴う場合，鑑別疾患として重要なのは緊張性気胸や緊張性肺嚢胞症である．肺葉性肺気腫であれば，穿刺によって呼吸障害が軽快しないばかりか，気胸により健常肺がさらに圧迫されるため，呼吸窮迫症状がより顕著になる．また，穿刺をしてもエアーが吸引できないことも知っておきたい．本疾患の胸部X線写真を注意深く観察すると，透亮像の中に伸展された細い肺紋理が観察でき，このことが気胸や他の嚢胞性肺疾患との鑑別に有用となる．また，健側肺の無気肺，拡大した肺葉の健側へのherniation，呼気時に増強する縦隔の健側への偏位，および横隔膜の平坦化なども本症を示唆する主要な所見である．胸部造影CT所見では，過膨張した肺葉の描出に加えて肺葉間の脈管系の描出，および無気肺の位置が確認でき，病変部とその周囲の肺実質の質的診断が可能となる．

6．診 断

気管支閉鎖症では，気管支の閉鎖部位は区域気管支もしくは亜区域気管支が分枝する基部での閉鎖がほとんどであるため，CTによりこれを証明する（総論の図Ⅳ-2，27頁を参照）．正常な気管支樹の中に途絶した区域気管支もしくは亜区域気管支を，気管支内視鏡検査や気管支造影検査で診断する．ただし，術前診断が難しいことも多いので，術中の気管支断端の開存の有無や摘出標本での気管支の途絶により診断に至る．

肺葉性肺気腫では，まず胸部X線写真で気腫様変化や同部位での透過性の亢進が認められて診断の端緒となる．気腫状に過膨張した肺葉は，周辺に無気肺を生じさせたり，縦隔を圧迫偏位させたりする．過膨張した肺葉は明るく，その明るい部位に細い血管陰影や淡い線状の肺紋理を見ることができ，これが気胸や嚢胞性病変との鑑別点となる（図Ⅲ-8）．CTは病変のある肺葉の部位や周辺臓器との関係に有用である．原因検索のためには，気管支鏡検査，気管支造影検査，心エコーを行い，気管支軟骨の欠損や形成不全，粘液栓，PDA（patent ductus arteriosus）による気管支の圧迫などを確認する．肺の血流や換気の状態を確認するためにはシンチグラフィが有用であり，病変部では血流・換気ともに低下している．

7．治 療

気管支閉鎖に起因する症状があれば手術適応となる．区域気管支レベル以下の閉鎖であれば区域切除が適応となる．新生児発症の場合には肺葉性肺気腫を合併していることも多いので，肺葉切除が一般的である．

肺葉内肺分画症の82％，CPAMの70％に気管支閉鎖症が存在していると報告されており[3]，新生児期に無症状で経過する症例においても急激な気腫状変化により呼吸困難をきたしたり，感染を合併することがあるので，1歳までに手術をするのが望ましい．

肺葉性肺気腫で重篤な呼吸障害がある場合は，緊急的に罹患肺葉切除が必要である．その際に，陽圧換気はさらに罹患肺の気腫を増強させ呼吸状態を悪化させ

各 論 Ⅲ．呼吸器・胸部の疾患

るため，その対応として HFV（high frequency ventilation），選択的挿管，術前や周術期に内視鏡的気腫肺減圧が行われる．緊急を要さない場合でも，保存的治療で症状の改善がなかったり，悪化したりする場合には肺葉切除が必要となる．

8．予 後

閉鎖部位を含む肺葉切除により症状は改善する．

肺葉性肺気腫の手術成績は，短期および長期とも良好である[4]．保存的に観察する場合には，呼吸状態の悪化や気道感染による増悪がないか定期的に検診を行う必要がある．

Ⅲ．先天性肺気道異常（congenital pulmonary airway malformation：CPAM）

1．概 念

①先天性嚢胞性肺疾患のうち，肺・気道の発生異常によるもので，発生基盤を基準にした分類法に従来の嚢胞の大きさと線腫様所見による分類法（CCAM Ⅰ～Ⅲ型）を包含した疾患概念である．

②2002 年に Stocker が，acinar dysplasia or genesis である CPAM 0，気管支・細気管支レベルから発生する CPAM Ⅰ型（CCAM Ⅰ），細気管支レベルから発生する CPAM Ⅱ型（CCAM Ⅱ），細気管支・肺胞管レベルから発生する CPAM Ⅲ型（CCAM Ⅲ）および peripheral acinar cyst type で肺胞の過誤腫様形成異常とされる CPAM Ⅳ型に分類した．

2．発生頻度

15,000～20,000 出生に 1 人程度と，まれな肺形成異常である．

3．病因・病態

①さまざまな程度の嚢胞性変化を伴いうる hamartomatous な肺組織として，Stocker らによって 5 型に分類されている（表Ⅲ-1）．5 型の分類は，嚢胞性疾患を肉眼的および組織学的特徴をもとに嚢胞の発生起源を気管気管支樹の各部位に一致させている．すなわち，0 型は気管および主気管支より発生し，acinar dysplasia or agenesis と呼ばれていた致死的疾患で，心疾患と皮膚低形成を合併し正常肺が形成されていない．Ⅰ型は気管支レベルや細気管支レベルから発生し大きな嚢胞を形成する，Ⅱ型は細気管支レベルから発生する中等度の大きさの嚢胞（0.5～2.0 cm 径）を形成する，Ⅲ型は終末細気管支から肺胞管レベルで発生し大きな腫瘤病変を形成することが多い．胎児期に周辺の健常肺を圧迫して肺低形成や胎児水腫をきたしやすい．Ⅳ型は肺嚢胞から発生し，peripheral acinar cyst type で肺胞の過誤腫様形成異常とされる．嚢胞は扁平化した肺胞上皮（Ⅰ型とⅡ型）で裏打ちされていることで CPAM Ⅰ型と区別される．

②羊水過多がおよそ半数に認められるが，食道の圧迫によって胎児の嚥下が障害されるためである．胎児水腫は，膨張した肺病変あるいは縦隔偏位による大静脈の圧迫が静脈環流を障害するために起こる．

4．症 状

出生後に CPAM と診断された新生児では，その 1/2～2/3 が tachypnea，retraction や cyanosis などの呼吸障害をきたす．呼吸障害を伴わない 1/3～1/2 の症例は，6 歳以前に感染（肺炎）を繰り返すか，もしくは熱発やその他の理由により，たまたま撮影した胸部 X 線にて発見されるかである．

5．診 断

CPAM のほぼ 100％近くが在胎 20 週までの胎児期に発見される．ルーチンの超音波検査でたまたま発見される場合から，mass effect や縦隔偏位によって生じる胎児水腫までいろいろな状態で見つけられる．典型像は，片側肺の一部に存在する嚢胞性もしくは充実性の肺病変である．羊水過多が出生前診断例のおよそ

表Ⅲ-1　Stocker による CPAM 分類

Type	Histological features	Prevalence
0	Involvement of all lung lobes, stillborn	<2%
Ⅰ	Single or multiple cysts＞2 cm, pseudostratified columnar epithelium	60～70%
Ⅱ	Single or multiple cysts＜2 cm, cuboidal or columnar epithelium	15～20%
Ⅲ	Predominately solid lesions, <0.5 cm cysts, cuboidal epithelium	5～10%
Ⅳ	Large air-filled cysts, flattened epithelial cells	10%

（Jonathan Durell, Kokila Lakhoo：Early Human Development 90：935-939, 2014 による）

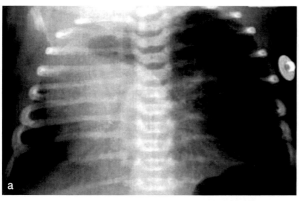
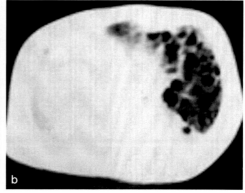

図III-9 CPAMの胸部X線写真(a)とCT所見(b)
含気のある壁の薄いさまざまなサイズを持つ多囊胞性病変で、患側肺が過膨張となり、縦隔偏位と平坦横隔膜、そして反対側への肺の陥入を認める。

半数に存在する。胎児水腫は縦隔偏位を伴う大きな病変に伴って見られる。

出生後であれば、多囊胞性で含気のある壁の薄いさまざまなサイズを持つ囊胞が特徴的である。肺の過膨張が進行すれば、縦隔偏位と平坦横隔膜、そして反対側への肺の陥入を認める（図III-9）。胸部CTは鑑別診断に有効である。

6. 治療

有症状例では、新生児時期の手術が必要となる。CPAMを含む葉切除が基本である。

無症状例では、その手術時期について未だ議論のあるところではあるが、最近では早期手術が感染の危険性や人工呼吸管理の必要性を減じるため、手技的にも容易ならしめるとしている。したがって、手術時期は、感染の危険性も低く、肺切除後の代償性の肺成長が十分期待できる生後3〜6ヵ月が推奨される。

7. 予後

①胎児CPAMの予後には胎児水腫の合併が関与している。

②胎児水腫合併例は周産期からの管理、出生後早期の外科的介入を行わなければ予後不良である（各論 XI-3.「シャント術」、XI-4.「子宮開放手術」の項を参照）。

③一方、胎児水腫非合併例の予後は極めて良好で、90〜100%の生存率である。

IV. 肺分画症群(bronchopulmonary sequestration：BPS)

1. 概念

①肺分画症は、正常肺のほかに異常な肺原基(lung bud)から発生した肺組織で、体動脈系から栄養血管を受け、かつ発生学的には正常な気管支から発生しているものの、気管支系につながっていない肺組織塊として定義される。

②正常肺の中に認められる肺内肺分画症と、分画肺自身と周囲肺組織を境界する胸膜に覆われている肺外肺分画症とがある。

③高度の胎児胸水は、胸腔-羊水腔シャントの適応となる。

2. 発生頻度

先天性囊胞性肺疾患のおよそ6%を占めるとされる。肺葉内肺分画症と肺葉外肺分画症に分類され、その頻度はそれぞれ15%、85%である。

3. 病因

胎児期の異常なbronchial budding、つまり前腸からの過剰なbuddingが原因とされている。

肺葉内肺分画症は正常肺の中にはこうした異常が認められる。好発部位は下葉の内側かつ後基底側域である。典型例の栄養血管は、胸部大動脈下部もしくは腹部大動脈上部である（図III-10）。

肺葉外肺分画症は、分画肺自身と周囲肺組織を境界する胸膜に覆われている。多くは胸腔内に存在する

が，まれながら横隔膜下に存在することもある．60%で合併異常を有し，最も多いものは先天性横隔膜ヘルニアである．そのほかにも肺低形成やCPAM，先天性肺葉性肺気腫，気管支原性嚢胞を合併する．さらに，心膜欠損や右胸心，総動脈管症，総肺静脈還流異常症と言った心奇形の合併も多い．肺外肺分画症の75%で，栄養血管は胸部もしくは腹部大動脈から起始するが，鎖骨下動脈や肋間動脈，横隔膜動脈，内胸動脈，腹腔動脈，左胃動脈から起始していることもある．

4．症状

①胎児期に指摘される場合には，羊水過多，胸水や胎児水腫を合併することもある（図Ⅲ-10）．胎児水腫の原因としては，分画肺が大静脈系を圧迫することによる静脈環流の阻害，心臓への直接圧排による低拍出性心不全が考えられている．

②新生児期における主症状は，肺の圧迫による呼吸促迫や呼吸困難である．

③肺葉内肺分画症では，出生時に明らかでない場合には慢性肺炎を伴って2歳以降に発症することが多い．

④肺葉内肺分画症は，生後6ヵ月以内に発症することが多いが，その約1/4は出生後早期に発症する．

⑤呼吸器症状以外に心不全症状を呈する場合もある．分画肺を経由する動静脈シャントが形成されることによる高心拍出性心不全をきたす．

5．鑑別診断

先天性横隔膜ヘルニア，CPAMや縦隔奇形腫が鑑別に挙がってくるが，CPAMとの合併例も多い．とくに肺葉外肺分画症では，その半数がⅡもしくはⅢ型のCPAMが混在する．

6．診断

胎児エコー上，胸腔内に充実性の高エコー腫瘤影として描出され，大動脈からの異常流入血管が確認できる（図Ⅲ-10）．また，著明な胸水を認める場合にも本症を疑う必要がある．

出生後であれば，X線不透過性腫瘤として同定でき，エコーでは異常栄養動脈を伴うエコー原性腫瘤影として描出される．造影CT上では不均一に造影される固形腫瘤から完全な囊胞病変まで幅広い．さらに，異常動脈や環流静脈の描出（肺葉内肺分画症であれば肺静脈を環流静脈とし，肺葉外肺分画症であれば奇静脈を経由する環流静脈が多いが，まれに鎖骨下静脈や内胸静脈，門脈を環流静脈とする）ができれば診断とするに足りる．

MRIでは，T1およびT2強調される均一な腫瘤として描出され，伴っている蛇行した異常栄養血管の同定と併せて診断できる．

7．治療

有症状であれば可及的早期に手術が適応される．肺葉内肺分画症では葉切除もしくは区域切除が適応となり，肺葉外肺分画症では摘出術が適応となる．肺葉内肺分画症において，可能な限り正常な肺組織を残すのが理想ではあるが，その境界を肉眼的に判断すること

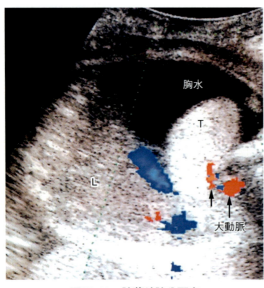

図Ⅲ-10 肺葉外肺分画症
分画肺（T），大動脈から栄養血管（矢印）が入っているのが見える．多量の胸水が溜まっていて，肺が圧迫されている．
L：左肺

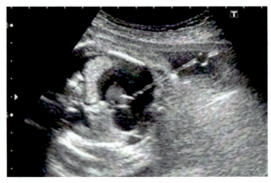

図Ⅲ-11 胸水症（肺葉外肺分画症）に対する胸腔-羊水腔シャント
胎児の胸腔と羊水腔の間にdouble basket catheterが留置されたところ．

は難しい，既感染例ではなおさらである．したがって，手技的にも安全で確実な肺葉切除を基本とする．

新生児期に無症状である場合にも感染や出血の危険性があり，乳児期に切除することが妥当とされる．胎児胸水は胸腔-羊水腔シャントの適応となる（図Ⅲ-11）（詳細は各論ⅩⅠ-3．「シャント術」の項を参照）．

8. 予　後

本疾患そのものは良性であり，重大な合併異常などの問題がなく，感染と異常血管の処理に十分留意すれば予後は良好である．

ただし，胎児胸水を伴う症例では胸腔-羊水腔シャントなど胎児治療を行わない症例の生命予後は不良である．

V. 前腸重複嚢胞群（foregut duplication cysts）

1. 気管支原性嚢胞（bronchogenic cysts）および気管支性嚢胞（bronchial cysts）

1) 概　念

①胎児期における気管気管支芽からの発生異常で，正常気管支と同様の組織からなる単発性嚢胞性病変である．
②好発部位は縦隔内で，まれに頸部にも発生する．新生児期から成人期まで幅広く発症する．
③肺内に発生する場合には「気管支性嚢胞」と定義される．

2) 発生頻度

42,000～68,000人に1人とされる．

3) 病因・病態

胎生4週頃に起こる気管気管支芽の異所性遺残が原因となって，線毛上皮や軟骨，平滑筋，粘液腺など正常気管支と同様の組織から構成される単嚢胞性病変である．嚢胞は気管気管支系と交通のあることが多く，そのため嚢胞内には空気が貯留していることが多い．肺炎を伴うと嚢胞内に液体貯留を認めるようになる．およそ2/3が縦隔内に，1/3が肺実質内に発生する．まれに頸部や後腹膜に発生する．

4) 症　状

同嚢胞における感染や気道の圧迫によって症状を呈するようになることから，その症状は感染徴候や咳嗽，呼吸困難，多呼吸，喘鳴などがあるが，新生児では呼吸困難やair trappingを伴った気道閉塞を認めることが多い．肺炎を繰り返すことがある．

5) 鑑別診断

Ⅰ型CPAMや嚢胞性リンパ管腫，神経腸管嚢胞，食道重複症，甲状腺嚢胞，胸腺嚢胞が鑑別に挙がる．

6) 診　断

境界明瞭な縦隔嚢胞や周囲の気道に近接したり圧迫したりする境界のスムーズな肺内嚢胞として存在しているため，胸部X線写真では大きな嚢胞の透亮像を示し（図Ⅲ-12），造影CTやMRI上では通常は薄くなめらかに造影される嚢胞壁を特徴とする．内容は，多くは水よりもdensityが低く撮像されるが，粘液性の場

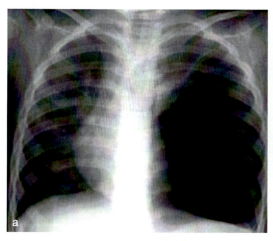

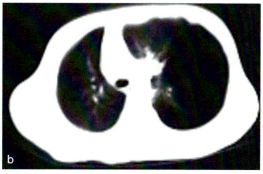

図Ⅲ-12　気管支原性嚢胞の胸部X線写真（a）とCT所見（b）
嚢胞による大きな透亮像を認める．

各 論 Ⅲ. 呼吸器・胸部の疾患

合にはCTでdensityが濃くなり，MRIのT1やT2強調画像でintensityが高くなる．また，嚢胞内で液面形成をすることがあり，感染に伴って生じることが多い．嚢胞の周囲の末梢側にはairtrappingによる気腫や圧迫による無気肺が認められる．

7）治 療

無症状でも将来，有症状となる可能性があるので，基本的には同嚢胞の核出術や嚢胞を含む外科的肺葉切除や区域切除が行われる．

まれではあるが悪性化の報告がなされており，子どもや成人の摘出した気管支原性嚢胞に平滑筋肉腫や肺芽腫，悪性間葉腫瘍が認められたと言う報告[5]もあることより，診断され次第，切除術の適応となる．

8）予 後

手術合併症は少ないので，予後は良好である．

2. 神経腸管嚢胞（neurenteric cysts）

1）概 念

神経腸管嚢胞は，胎生3週目において，前腸から脊索の分離過程における不全状態の結果として生じる極めてまれな嚢胞性疾患である[6]．

2）発生頻度

非常にまれな前腸発生過程の異常で，神経腸管嚢胞の報告例は50例にも満たない[6]．

3）病因・病態

神経腸管嚢胞は，肺そのものから起因する嚢胞性疾患ではないが，新生児における呼吸困難をきたす原因となる．

神経管閉鎖前に脊索である外胚葉成分と前腸である内胚葉成分との間で，交通が継続したり接合が起こったりすることが病態である．そのために，神経管の周囲にある中胚葉成分が神経管を完全に内封することが妨げられて椎骨の異常をきたす．その多くは半椎である．胸部の神経腸管嚢胞は縦隔内に存在し，90%が後縦隔に，66%が右側に認められる．

4）症 状

呼吸困難や喘鳴，持続する咳嗽が最も多い症状である．年長児であれば半数以上で背部痛や歩行障害，知覚や運動障害を呈する．

5）鑑別診断

先天性肺気道異常（CPAM），肺葉性肺気腫，肺分画症，気管支原性嚢胞といった肺嚢胞性疾患や先天性横隔膜ヘルニア，食道重複症が鑑別疾患となるが，半椎と言った脊椎異常を合併することが有力な鑑別点となる．

6）診 断

後縦隔腫瘤で脊椎異常を伴う場合は本症を疑う．超音波検査上は単房性で無エコーの球状腫瘤として描出される．出生前から指摘されていることも多い．CT上では，嚢胞性腫瘤および椎骨異常に加えて椎体を貫く交通を確認できることもある．したがって，その診断の要点は，椎体異常を伴った後縦隔単房性腫瘤であること，さらに細部まで詰めるとすると脊柱内に続く病変を認めることであるが，脊柱内に交通する病変を伴わないことも多い．

7）治 療

同病変の切除を行う．

8）予 後

良好である．

3. 腸管重複嚢腫（enteric duplication cysts）

1）概 念

前腸を由来とする嚢胞の一種である．

2）発生頻度

まれである．

3）病因・病態

食道の発生過程で食道内腔を形成する小胞が取り残され，食道壁のなかで嚢胞状に増大することにより生じる．下部食道に好発する．

4）症 状

通常は無症状だが，嚥下困難などの症状を示すことがある．約50%に異所性胃粘膜を有し，嚢胞内の出血や潰瘍，穿孔をきたすことがあり，注意を要する．

5）鑑別診断

気管支原性嚢胞にCT/MRI所見は類似するが，気管支原性嚢胞ほど内容液のCT値やT1強調画像での信号が高くない．

6）診　断

　CT 上では下部食道レベルに存在する境界明瞭，辺縁平滑な単房性嚢胞で増強効果を伴う均一な壁に覆われ，内部は均一な低吸収を呈する．食道と広く接し，壁は食道壁と連続する．異所性胃粘膜を有する場合には，^{99m}Tc-pertechnetate シンチグラフィが有効である．

7）治　療

　有症状例ではもちろんであるが，無症状でも将来，有症状となる可能性があるため，手術適応とされている．摘出術が行われる．

8）予　後

　手術合併症は少ないとされ，予後は良好である．

4．前腸由来嚢胞（foregut cysts）

1）概　念

　前腸由来嚢胞は前腸から肺原基が分離する過程で生じる先天的な異常で，前腸由来であるため肺・気管支・腸管・神経の成分が混在する嚢胞である．

2）発生頻度

　まれである．

3）病因・病態

　胎生4週頃に呼吸器憩室が前腸の腹側壁から膨らみだすことで始まる．この過程で生じる先天的な異常で食道や気道を圧迫する．

4）症　状

　食道や気道の圧迫により嚥下障害や呼吸障害をきたすことがある．

5）鑑別診断

　気管支原性嚢胞や食道重複嚢胞があるが，実際には病理診断による．

6）診　断

　通常，中縦隔もしくは後縦隔に発生し，気管分岐部近傍に多い．CT・MRI 上，単房性で境界明瞭，辺縁平滑な薄壁嚢胞性腫瘤として認められ，内部は造影されない．また，タンパク濃度の高い粘稠な液体を内容とすることで，CT 値が高く，MRI では T1・T2 強調画像でともに高信号を示す．

7）治　療

　有症状例ではもちろんであるが，無症状でも将来，有症状となる可能性があるため，手術適応とされている．摘出術が行われる．

8）予　後

　手術合併症は少ないとされ，予後は良好である．

（澤井　利夫）

【参考文献】

1) 西島栄治，黒田達夫：小児呼吸器外科の現状と課題．日小外会誌 50 周年記念誌，pp244-249，2014．
2) Andrade CF, Ferreira HP, Fischer GB：Congenital lung malformations. J Bras Pneumol 37：259-271, 2011.
3) Riedlinger WFJ, Vargas SA, Jennings RW, et al：Bron- chial atresia is common to extralobar sequestration, intra- lobar sequestration, congenital cystic adenomatoid mal- formation, and lobar emphysema. Pediatr Dev Pathol 9：361-373, 2006.
4) Cataneo DC, Rodrigues OR, Hasimoto EN, et al：Con- genital lobar emphysema；30-year case series in two uni versity hospitals. J Bras Pneumol 39：418-426, 2013.
5) Murphy JJ, Blair GK, Fraser GC, et al：Rhabdomyo- sarcoma arising within congenital pulmonary cysts；report of three cases. J Pediatr Surg 27：1364-1367, 1992.
6) Maucaulay KE, Winter TC, Shields LE：Neurenteric cyst shown by prenatal sonography. AJR 169：563-565, 1997.

III 呼吸器・胸部の疾患
3. 気管無形成，喉頭閉鎖症
(Tracheal agenesis, Laryngeal atresia)

I. 気管無形成(tracheal agenesis)

1. 概要

①気道は，喉頭が盲端に終わり，近位気道は形成されておらず，食道は短い下部気管を通じて，または直接主気管支と瘻孔を形成しているまれな病態．
②出生直後に食道を通じて換気しなければ救命できない．
③長期的には食道を代用気管とする．救命される症例が増えているが，QOL は低いことが多い．

2. 発生頻度・病因

発生頻度は 1/50,000 以下とまれな疾患で，性別は 2:1 と男児に多く，84%に気管食道瘻を有している．気管の発生は胎生 3〜4 週にかけて前腸腹側壁が膨らみ，呼吸器憩室を形成する．憩室が拡張するのに伴い気管食道中隔が形成され，前腸から分離され気管が形成される．この際，気管食道中隔が腹側へ偏位するため生じるという説などがあるが，明らかな発生原因は不明である．また，家族内発生や特定の染色体，遺伝子異常は認められていない．

3. 分類・病態

1962 年に Floyd は，気管の欠損部位と気管食道瘻の分岐形態により，3 つの型に分類した[1]．I 型は，上部気管が閉鎖し，短い遠位気管と食道との間に瘻孔を形成しているもの．II 型は，気管が完全に欠損しており，気管分岐部で食道瘻を形成しているもの．III 型は，気管および気管分岐部が完全に欠損しており，左右の気管支が直接食道から分岐しているもので，II 型が最も多い（I 型 13%，II 型 65%，III 型 22%）(図III-13)．また，本疾患の 86%に発生・形態異常を合併すると報告されている．主な合併疾患は，心室中隔欠損，心房中隔欠損などの心疾患，喉頭狭窄や閉鎖症，十二指腸閉鎖．また，腎低形成や鎖肛の合併も多く，VA(C)

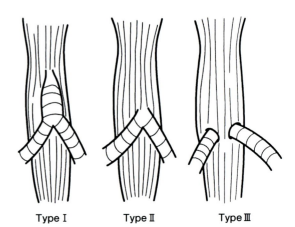

図III-13 Floyd による気管無形成の分類
I 型：短い気管が形成されており，瘻孔を通じて食道と交通する．
II 型：気管形成はなく，左右の主気管支分岐部が瘻孔を通じて食道と交通する．
III 型：左右の主気管支が直接食道と交通する．
(Floyd J ら：Am Rev Respir Dis, 1962[1]による)

TER(L)連合（各論IV-1.「先天性食道閉鎖症」の項，117 頁を参照）との関連も報告されている．

4. 症状・診断

気管無形成の出生前診断は難しい．一般的に先天性上気道閉塞症候群(congenital high airway obstruction syndrome：CHAOS)の胎児エコーでは，両肺の拡張とエコー輝度の上昇，気管の拡張と気管内の液体貯留，横隔膜の平坦化などが認められるが，本疾患では気管食道瘻を合併する症例が多いため，特徴的な胎児エコー像を認めるものは少ない．羊水過多は本疾患の 70%に認めており，気管食道瘻を有する症例でも約 40%に認められると報告されている．このように，本疾患は出生前診断が難しいため，多くは出生後，啼泣を認めず，チアノーゼを呈した呼吸器障害として遭遇する．声門同定は困難で気管内挿管は不可能である．気管食道瘻を伴う病型では，食道挿管により呼吸状態が改善する．

本疾患の救命には，気管無形成という病態を認知し

3．気管無形成，喉頭閉鎖症

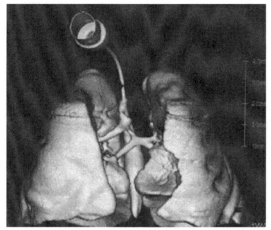

図Ⅲ-14 気管無形成症例の 3D-CT 像
カニューレは食道内に挿管されている．食道から気管（矢印）が分岐している．気管は狭窄と拡張を認める．気管支の分岐異常も認められる．FloydⅠ型の気管無形成である．

ているかが重要である．食道挿管により呼吸管理ができれば救命可能で，気管支ファイバーや 3D-CT にて近位気管の欠損と気管（気管支）の食道からの分岐を確認できれば確定診断できる（図Ⅲ-14）．

5．治療

気管無形成は，出生後に安定した呼吸状態を確保する必要がある．そのために，気管チューブを気管食道瘻付近の適切な位置に調整する．また，食道を気管の代用とするため，唾液の垂れ込みを防ぐ目的で頸部食道瘻を造設する．多くの症例では，食道が虚脱し換気不全を引き起こさないよう呼気終末陽圧（positive end-expiratory pressure：PEEP）をかけて管理しなければならないこと，胃瘻造設による栄養管理を行う必要があることにより，下部食道のバンディングが必要となる（図Ⅲ-15）．

FloydⅠ型で直接食道瘻から遠位気管に挿管し管理できる場合もあるが，食道を気管の代用とする場合は，気管チューブと食道が接触し，びらんや出血が問題となる．長期的な管理に関しては，人工呼吸器からの離脱や安定した気管チューブ管理が必要となる．食道気管瘻が細い場合は，瘻孔の切除再吻合により十分な瘻孔径を確保する必要がある．また，鎮静を解除し，人工呼吸器からの離脱をはかる場合，啼泣により胸腔内圧の上昇が起こり，気管代用食道が圧迫され換気不全となることがある．

これに対して，気管軟化症で行われている外ステントを応用し，気管代用食道に対してリング付き人工血

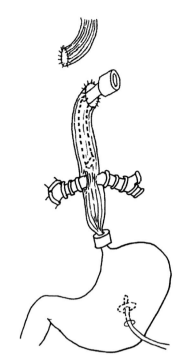

図Ⅲ-15 気管無形成（Floyd TypeⅢ）に対する初回手術
頸部食道瘻（口側は唾液のドレナージ，肛門側は気道として用いる），下部食道バンディング，胃瘻造設．

管によるステント術を行うことにより，安定した呼吸状態が得られ人工呼吸器から離脱できた報告がある[2]．

6．予後

気管無形成では出生直後の診断も難しく，また心奇形などの合併症も多いことから，一般的に予後は不良である．しかし，気管無形成という病態が周知されることにより，近年救命される症例も報告され，食道再建を施行した長期生存例も散見されるようになってきている[3)4]．

Ⅱ．喉頭閉鎖症

1．概要

先天性喉頭閉鎖症（congenital laryngeal atresia）は，胎生 9 週頃の喉頭形成不全により起こる極めてまれな疾患であり，先天性上気道閉塞症候群（CHAOS）に分類される．

2. 分類

Smithら[5]により，披裂軟骨と輪状軟骨が癒合したTypeⅠ，輪状軟骨のみの融合を示すTypeⅡ，披裂軟骨の融合を認めるTypeⅢに分類される（図Ⅲ-16）．

3. 症状・診断

出生直後にみられる失声呼吸困難が特徴である．チアノーゼと高度な陥没呼吸を伴う．気管内挿管は不可能である．甲状軟骨のすぐ尾側に気管を触知できれば喉頭閉鎖症と診断できる．

近年は出生前に診断される症例が増えている．先天性上気道閉塞症候群の胎児エコーでは，産生された肺胞液が気道および肺内に貯留することによって両肺の拡張とエコー輝度の上昇，気管の拡張と気管内の液体貯留，横隔膜の平坦化，逆反などが認められる（図Ⅲ-17）．

また，拡張した肺により縦隔内圧が上昇し，羊水過多や静脈還流の悪化から胎児水腫をきたす症例もある．出生前診断例では，EXIT（ex utero intrapartum treatment）下気管切開による気道確保ののち，喉頭鏡により確定診断する．喉頭の形態は病型により異なるが，輪状軟骨のみの融合を示すTypeⅡでは声帯は正常に形成され，声帯直下の完全閉塞が観察される（図Ⅲ-18）．

4. 治療

出生直後に診断できれば可及的早期に気管切開を行

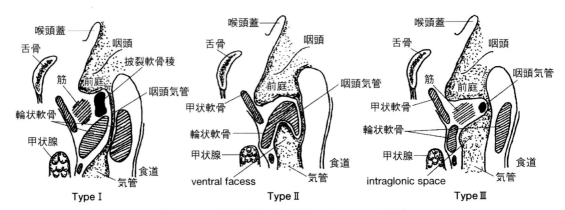

図Ⅲ-16 喉頭閉鎖症の分類（Smith & Bain 1965）
披裂軟骨と輪状軟骨が癒合したTypeⅠ，輪状軟骨のみの融合を示すTypeⅡ，披裂軟骨の融合を認めるTypeⅢ．
(Smith Ⅱら：Ann Otol Rhinol Laryngol，1965[5]による)

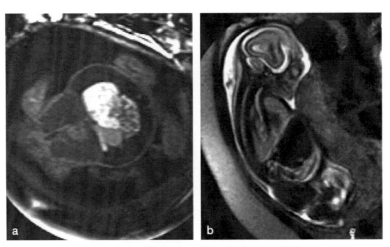

図Ⅲ-17 喉頭閉鎖（21週，胎児MRI所見）
a：羊水過多，腹水，エコー輝度の高い肺，逆反した横隔膜．
b：拡張した気管を認める．

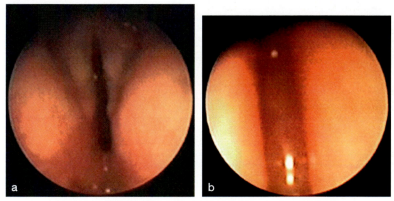

図Ⅲ-18 輪状軟骨のみの融合を示す Type Ⅱ の喉頭鏡所見
声帯は正常に形成され(a),声帯直下が完全に閉塞している(b).

うことで救命できる可能性がある.

　出生前診断ができていれば,産科,麻酔科,小児外科などの関係各科と周到な準備のもとに,EXIT[6]下に気管切開を行う(各論XI-2.「EXIT Procedure」の項を参照).

（渡邉　高士,奥山　宏臣）

【参考文献】
1) Floyd J, Campbell DC Jr：Agenesis of the trachea. Am Rev Respir Dis 86：557-560, 1962.
2) Watanabe T, Okuyama H, Kubota A, et al：A case of tracheal agenesis surviving without mechanical ventilation after external esophageal stenting. J Pediatr Surg 43：1906-1908, 2008.
3) Usui N, Kamiyama M, Tani G, et al：Three-stage reconstruction of the airway and alimentary tract in a case of tracheal agenesis. Ann Thorac Surg 89：2019-2022, 2010.
4) Tazuke Y, Okuyama H, Uehara S：Long-term outcomes of four patients with tracheal agenesis who underwent airway and esophageal reconstruction. J Pediatr Surg 50：2009-2011, 2015.
5) Smith II, Bain AD：Congenital atresia of larynx. Ann Otol Rhinol Laryngol 74：338-349, 1965.
6) DeCou JM, Jones DC, Jacobs HD, et al：Successful ex utero intrapartum treatment (EXIT) procedure for congenital high airway obstruction syndrome (CHAOS) owing to laryngeal atresia. J Pediatr Surg 33：1563-1565, 1998.

III 呼吸器・胸部の疾患
4. 乳び胸水, 乳び腹水
(Chylous pleural effusion, Chylous ascites)

I. 概　念

①乳び胸水および乳び腹水は，主なリンパ系が途絶もしくは閉塞し，リンパ液が胸腔内もしくは腹腔内に漏出することによって発生する病態である．

②新生児期に見られるもののほとんどは先天的なリンパ系の発生・形態異常が原因であるが，分娩時や手術時の後天的なリンパ系損傷が原因となることもある．

③先天性・後天性にかかわらず多くは保存的に治療するが，難治性のものに対しては外科的介入が必要となる．

II. リンパ系の役割・発生

リンパ系は，組織液を体循環に戻すための循環系，および腸管からの脂肪を回収するための経路として重要な働きを担っている．

リンパ系の発生は在胎5週から始まり，乳び槽および胸管は9週頃にすでに形成されている．腹腔内のリンパ系の発生はやや遅く，在胎9週頃には微小リンパ管が腸間膜根部を走行している状態で，主要な腸間膜血管と並走するような成熟した腹腔内のリンパ系が完成するのは妊娠中期以降である[1]．

III. 病　因

胎児期よりリンパ系の閉塞が発生すると，高度の胸腹水をきたす．これにより，静脈還流，心拍出量，腎血流の低下をきたし，周囲組織への蛋白質漏出により全身性の浮腫が起こる．これらは非免疫性胎児水腫の一因とされ，重篤な状態となりうる．先天性乳び胸水は非免疫性胎児水腫の5%以下に見られ，心血管形態異常，不整脈，双胎間輸血症候群，染色体異常，ウイルス感染などが関連していることが多い[2]．リンパ系の閉塞の原因は，先天性リンパ系無形成や低形成などのリンパ系の形態異常，分娩時，先天性心疾患や横隔

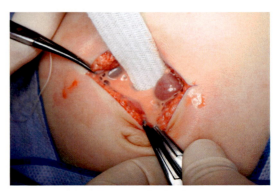

図III-19　乳び腹水
腸回転異常にに伴う乳び腹水

膜疾患などの手術時の損傷，縦隔腫瘍などが挙げられる．また，腹腔内においては，腸重積や腸回転異常，腹壁破裂などの腸間膜のうっ滞でも生じる（図III-19）．しかし，原因がはっきりしたものは約50%前後で，特発性が最も多い．

IV. 臨床像

1. 乳び胸水

新生児期の乳び胸水の多くは出生前から指摘される．呼吸障害の程度は，無症候性から人工呼吸管理や厳重な循環管理を要する重篤なものまで幅広い．なかでも，胸水が胎児期より高度に長期間貯留する場合は肺低形成を併発し，呼吸循環系に重篤な影響を及ぼすため，胎児胸腔穿刺や胸腔羊水腔シャントなどの胎児治療の適応となる（各論XI-3.「シャント術」の項を参照）．胸管の閉塞の場合は，静脈との交通が見られるまでに数週から数ヵ月を要する．

2. 乳び腹水

乳び腹水の場合，腹部膨満や陰嚢腫大を呈する．高度例では横隔膜が挙上し，腹筋が菲薄化して呼吸に強い影響を及ぼす．リンパ液の腹腔内漏出や腸間膜リン

パ管のうっ滞に起因するものでは，蛋白漏出性胃腸症を併発し，長期になると栄養障害を生じる．新生児期のリンパ漏は，縦隔，腰部，腎，肝リンパ管を介して静脈との側副血行路ができれば改善が見られる．

V. 診　断

　胸水および腹水の貯留は，発症からX線検査，超音波検査にて容易に診断できる（図Ⅲ-20）．次の診断ステップとして，貯留液の採取および評価が必要である．すでに経口摂取が始まっている児の場合，そのミルク様の肉眼所見から乳びであることは容易に診断できる．肉眼所見で判断できない場合は，貯留液の蛋白，トリグリセリド，および細胞量と性状の評価を要する．トリグリセリドが200 mg/dl以上，リンパ球優位の細胞数が1,000/ml以上，蛋白質が2.5 g/dl以上，LDHが110 IU/lであれば，リンパ液として診断できる[3]．リンパ液と診断できれば，乳び胸・腹水かリンパ系の形態異常かの鑑別のためMRI検査を検討する．

　保存的治療の後，自然軽快が見られない場合は，外科的介入の適応や方法を決めるために，胸管や乳び槽などリンパ系の形態的な評価が必要となる．破綻部の同定には，従来のリンパ管造影に加えて，[99m]Tc-HSA（human serum albumin）によるリンパ管シンチグラフィも有用である（図Ⅲ-21）．

VI. 治　療

1. 乳び胸水

　乳び胸の治療は，MCT（medium-chain triglyceride）ミルクまたは静脈栄養（parenteral nutrition：PN）による保存的治療をまず行うが，この保存的治療は乳び胸の80％に有効であるとされている[4]．保存的治療で最も重要となるのは栄養管理である．

　多量の長期に及ぶリンパ液の喪失は，体液や電解質，蛋白質やリンパ球といった細胞を喪失する．これにより免疫が低下し，厳重な感染対策が必要となる．

　薬物的な保存的治療としては，ソマトスタチンのア

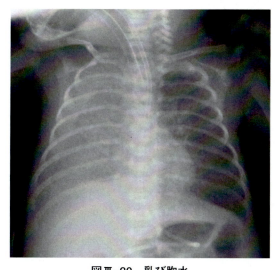

図Ⅲ-20　乳び胸水
胸部単純X線写真（生後14日目）．左胸水は保存的治療にて改善したが，右胸水は持続し，外科的介入を要した．

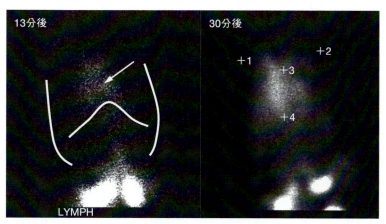

＋1：right shoulder，＋2：left shoulder，＋3：sternym notch，＋4：xiphoid process
図Ⅲ-21　リンパ管シンチグラフィ（生後39日目）（図Ⅲ-20と同一症例）
両足背の皮下に[99m]Tc-HSAを投与．13分後より右胸腔下部内側（白矢印）からhot spotが右胸腔内に広がり始め，30分後には右胸腔内で集積している像が認められ，リンパ液が漏出していることが確認できた．

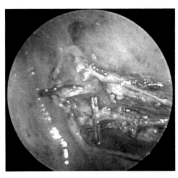
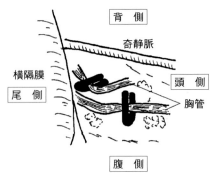

図Ⅲ-22　胸腔鏡下胸管結紮術　術中写真
横隔膜直上の大動脈と奇静脈の間にスダンブラックにて淡く染色された胸管が2本同定された．それぞれチタンクリップにて2重結紮した．
（谷　岳人ら：日小外会誌，2011[6]による）

ナログ製剤であるオクトレオチド投与や，OK-432やフィブリン製剤などによる薬剤による胸膜癒着がある．
　これらの治療で効果が得られないときは，外科的治療が考慮される．外科的治療の適応は明確には定められてはいないが，1日100 ml/年齢以上の胸水が5日間以上持続している症例，2週間以上乳び胸が続いている症例，栄養障害がある症例などとされている[5]．外科的治療としては，胸管損傷が源因と考えられる場合は，開胸下あるいは胸腔鏡下胸管結紮術が行われる（図Ⅲ-22）．術前にスダンブラックなどを投与することによって，胸管が淡く染色され，その同定が容易となる．一方，リンパ管の破綻部位が明らかでない場合は，胸腔-腹腔シャント，胸膜癒着術などが考慮される．

2. 乳び腹水

　乳び胸水と同様にMCTミルクまたはTPNによる保存的治療が第一選択である．これらの治療が無効な場合は，ソマトスタチンアナログ製剤であるオクトレオチドの経静脈投与が試みられるが，乳び胸水に用いられるOK-432などの癒着療法は，腸閉塞のリスクが高いので通常用いられない．1ヵ月を超える難治性の場合は外科的治療が考慮される．漏出部位の直接縫合や腸管切除が行われるが，破綻部位の同定が困難な場合は腹腔-静脈シャントが行われる．

（合田　太郎，奥山　宏臣）

【参考文献】
1) Kim JH, Han E, Jim ZW, et al：Fetal topographical anatomy of the upper abdominal lymphatics；its specific features in comparison with otherabdominopelvic regions. Anat Rec 295：91-104, 2012.
2) Abrams ME, Meredith KS, KInnard P, et al：Hydrops fetalis；a retrospective review of cases reported to a large national datebase and identification of risk factors associated with death. Pediatrics 120：84-89, 2007.
3) Bellini C, Ergaz Z, Radicioni M, et al：Congenital fetal and neonatal visceral chylous effusion；neonatal chylothrax and chylous ascites revisited-A multicenter retrospective study. Lymphology 45：91-102, 2012.
4) Beghetti M, Scala GL, Belli D, et al：Etiology and management of pediatric chylothorax. J Pediatr 136：653-658, 2000.
5) Selle JG, Snyder WH 3rd, Schreiber JT；Chylothorax：indications for surgery. Ann Surg 177：245-249, 1973.
6) 谷　岳人，奥山宏臣，窪田昭男ほか：低出生体重児の先天性乳糜胸に対して胸腔鏡下胸管結紮術を施行した1例．日小外会誌(0288-609X)47：844-847, 2011.

IV 食道・胃の疾患
1. 先天性食道閉鎖症
(Congenital esophageal atresia)

I. 発生・病因

先天性食道閉鎖症は，近位側食道が盲端あるいは気管と瘻孔を形成しているため，出生後早期に手術が必要な疾患である．正常発生では，胎生5〜7週にtracheo-esophageal septum が形成されて，前腸が気管と食道に分離する．この分離過程の異常により，食道閉鎖症・喉頭気管食道裂・気管無形成などの気管と食道に関連した種々の疾患が発生する．本症の発生頻度は，出生1,300〜4,500に1例程度で，男女比は1.4：1とやや男児に多い．約90％の症例で遠位側に気管食道瘻(tracheo-esophageal fistula：TEF)を伴い，気管軟化症などの気道疾患の合併頻度も高い．胎生5〜7週は種々の器官形成期に相当するため，他臓器の発生異常を合併する頻度が高い．とくに，椎体，直腸肛門，心，腎，尿路，四肢の合併異常が多く，各部位の頭文字をとって，VA(C)TER(L)連合(vertebral, anal, cardiac, trachea-esophageal, renal, radial limb dysplasia)と呼ばれている．

II. 病型と病態

TEFの有無と位置をもとにしたGross分類が一般的である(図IV-1)．C型の頻度が85〜90％と最も高く，次いでA型5〜10％，E型2〜4％と続き，B，D型はまれである．2013年新生児外科全国統計[1]では，C型が89.5％，A型が8.9％であった．一般的に上下食道間距離が長く，一期的吻合が困難な症例はlong gapと呼ばれているが，gap長に関する明確な定義はない．A型の多くはlong gapである．A，B，C型では，上部食道が盲端となっているので，出生後早期より唾液の誤嚥による呼吸不全を生じる．上部食道と気管が瘻孔を形成するD型では，誤嚥のリスクはさらに高い．遠位側の気管食道瘻を伴うC，D型では，胃内圧の上昇により胃液が気管内に逆流して，重篤な肺炎を引き起こす(図IV-2)．E型では，食道の閉鎖がないため，新生児期に見つかることは少なく，繰り返す肺炎などの呼吸器症状で乳児期以降に診断されることが多い．

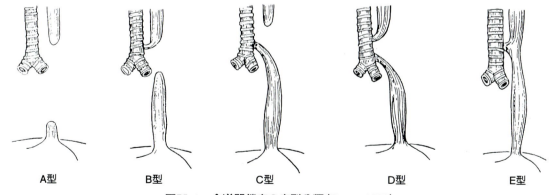

図IV-1　食道閉鎖症の病型分類(Gross 1953)

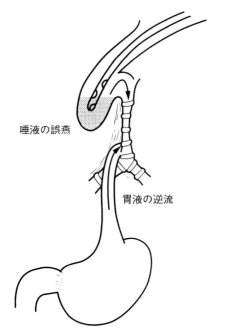

図Ⅳ-2　C型食道閉鎖症の症状・肺合併症の機序

Ⅲ. 症状・診断

　出生直後より，口腔や鼻腔より唾液が泡沫状に流出し，チアノーゼ，多呼吸などの呼吸不全症状が出現する．X線不透過性のカテーテルを鼻腔から挿入し，抵抗の生じる所からさらに数cm進めてX線写真を撮ると，食道盲端でカテーテルが反転する像が描出される（coil-up sign）．さらに胃泡や消化管ガス像の有無で，Gross A，Cなどの病型の鑑別ができる（図Ⅳ-3）．このX線写真にて，肺炎や無気肺などの肺合併症や，椎体，四肢の奇形の有無も評価する．心疾患の検索は必須で，肺血流が増加する病態であれば，過剰な輸液や酸素投与は控える．

＜出生前診断＞
　羊水過多と小さな胃泡または胃泡欠如により，食道閉鎖が疑われる．神経・筋の異常により嚥下障害をきたす疾患でも同様の所見が見られるので，嚥下運動の

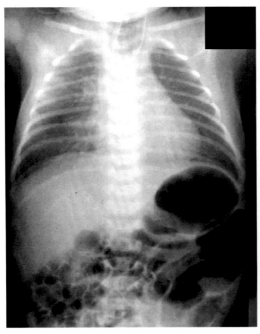 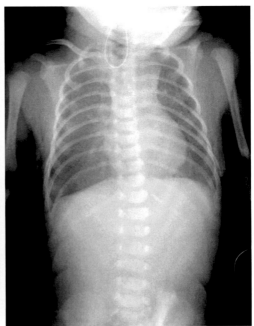

図Ⅳ-3　coil-up sign（左：C型，右：A型）

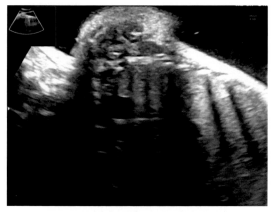

図Ⅳ-4 食道閉鎖症の胎児超音波像
拡張した近位側食道盲端.

有無を観察することも重要である．以上の所見に加えて，拡張した近位側食道盲端が同定されれば診断は確実である(図Ⅳ-4)．TEFを通して胃内に羊水が流入する結果，羊水過多がなく，正常の胃泡が見られる症例もあり注意を要する．2013年新生児外科全国統計[1]では，47％(80/171)が出生前診断されていた．

Ⅳ．治療

診断がつけば，直ちに絶飲食として輸液を開始する．口腔内の唾液を頻回に吸引して誤嚥による肺合併症を予防する．C型では，胃液がTEFを介して気管内へ逆流して重篤な肺炎を引き起こすため，緊急の対応が必要となる．従来は胃瘻造設後に根治術が行われていたが，最近では全身状態が良好であれば，胃瘻を造設せずに一期的根治術が行われる．

1．手術方法

体位は左側臥位で，皮膚切開は後側方，腋窩縦，腋窩皺切開などが用いられる．広背筋，肩甲下筋，前鋸筋などはできるだけ切離せず，スプリットする．右第4肋間から胸膜外到達法で後縦隔に至り，まず奇静脈を結紮切離する．次に，迷走神経を目印に下部食道を同定して剥離・テーピングののち，気管接続部近くでTEFを2重結紮する．上部食道は，盲端に挿入したチューブを押すことで容易に確認できる．盲端に支持糸をかけて牽引しながら，気管との間を頸部方向に十分剥離する(図Ⅳ-5a)．上下食道が無理なく引き寄せられることを確認したのち上部・下部食道を切離する．食道吻合は5-0または6-0モノフィラメント吸収糸を用いて全層一層結節縫合にて行う．縫合糸は，前後壁を併せて10針程度(図Ⅳ-5b～d)．Gapが長い場合も，上下食道の十分な剥離やLivaditis法の追加により，多くのC型は一期的吻合が可能である．しかし，上下食道が4～5椎体以上離れている極端なlong gapで，一期的吻合が困難な症例では気管食道瘻切離にとどめ，二期的に食道吻合を行う．一方，A型では一期的吻合が困難な症例が多く，胃瘻造設ののち種々の食道延長術(図Ⅳ-6a～d)後に，二期的に食道吻合を行う．自己食道での再建が困難な場合は，胃，小腸，大腸などを用いた再建を行うが，小児におけるこれら食道置換術の長期予後は必ずしも良好ではなく，できるだけ自己食道で再建することが望ましい．2013年新生児外科全国統計[1]では，一期的手術53％，多期的手術40％であった．

近年，胸腔鏡下根治術も実施されており，開胸手術

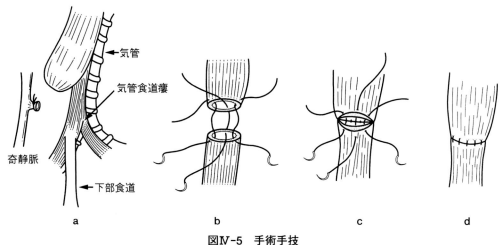

図Ⅳ-5 手術手技
a：上下食道の剥離，b～d：吻合

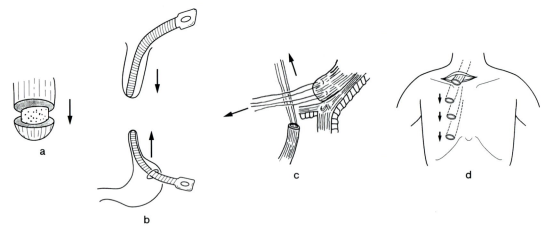

図Ⅳ-6 種々の食道延長術
a：Livaditis法　粘膜を残して食道筋層だけを環状に切開する方法．複数の切開や螺旋状の切開法も行われる．
b：Howard法　上下食道盲端が重なる程度までブジーで延長したのちに吻合する．
c：Foker法　食道盲端を剥離後，支持糸をかけて胸壁外から牽引する方法．1〜2週間かけて延長後に吻合する．
d：Kimura法　頸部食道瘻を造設後，段階的に頸部食道瘻を尾側に移動して延長する．最後は開胸して食道を再建する．

表Ⅳ-1　食道閉鎖症リスク分類の比較

〈Waterstonのリスク分類〉

	出生体重と肺炎・合併異常	症例数	救命率
Group A	≧2.5 kgで肺炎・合併異常なし	168例	99%
Group B	1.8〜2.5 kgで肺炎・合併異常なし ≧2.5 kgで中等度肺炎・合併異常あり	81例	93%
Group C	<1.8 kg ≧1.8 kgで重度肺炎・重度合併異常あり	161例	71%

〈Spitzのリスク分類〉

	出生体重と重症心奇形*	症例数	救命率
Group Ⅰ	≧1,500 g and no	316例	96%
Group Ⅱ	<1,500 g or yes	83例	60%
Group Ⅲ	<1,500 g and yes	11例	18%

*重症心奇形：新生児・乳児期に内科的あるいは外科的治療が必要であった先天性心疾患．ただし動脈管開存については内科的治療は含まず，外科的結紮例のみを含む．
（文献3）による）

と遜色のない成績が報告されている[2]．わが国でも2016年に保険収載された（先天性食道閉鎖症に対する胸腔鏡下根治術については，総論Ⅷ-7．「内視鏡外科手術」の項を参照）．

2．術後管理

Long gapで吻合部の緊張が高い場合は，術後数日間鎮静（＋筋弛緩），人工呼吸管理として，嚥下運動を抑えて吻合部の安静を保つ．術後1週前後で食道造影を行い，縫合不全がなければ経口哺乳を開始する．術後しばらくは胃食道逆流（GER）を高率に合併するので，H_2ブロッカーまたはプロトンポンプ阻害薬を継続投与する．

Ⅴ．予後と合併症

従来，肺合併症と出生体重・合併異常に基づくWaterston分類（1962年）が汎用されてきたが，周術期管理の進歩に伴い，低出生体重と重症心奇形の2点に注目したSpitzのリスク分類（1996年）が広く用いられるようになってきた（**表Ⅳ-1**）[3]．最も予後の良いGroup Ⅰの救命率は96％と良好である．2013年新生

児外科全国統計[1]では，食道閉鎖症全体の死亡率は15.5％であった．出生体重別死亡率では，2.5 kg以上3％，2.5 kg未満23％と，出生体重が生命予後に大きな影響を及ぼしていた．

1. 早期合併症

無気肺，肺炎，気胸などの肺合併症，縫合不全，気管軟化症など．縫合不全に対してはドレナージによる保存的治療が原則で，通常1～2週の経過で自然治癒する．気管軟化症は咳嗽や喘鳴を伴った反復性気管支炎の原因となり，保存的治療が優先される．人工呼吸器からの離脱困難例や，無呼吸発作から心停止に至る重症例に対しては，大動脈胸骨固定術が適応となる．

2. 長期合併症

近年，救命例の増加に伴い，食道閉鎖症に関連した長期合併症が，しばしば患児のQOLを低下させていることが明らかになってきた[4]．なかでも頻度の高い合併症は，吻合部狭窄，嚥下障害(つかえ感)，摂食障害，身体発育障害，TEF再開通，胃食道逆流症(GERD)，胸郭変形，肩甲骨挙上，側彎などである．吻合部狭窄に対してはバルーン拡張術を行う．複数回必要となることが多く，難治例ではステロイド局注や外科的切除が考慮される．食道の蠕動障害による嚥下障害(つかえ感)の頻度も高く，摂食障害や身体発育障害の原因となるため，早期より栄養介入を考慮する．TEF再開通は保存的治療が無効なことが多く，外科的な瘻孔切離が必要となる．GERDに対しては制酸剤投与による内科的治療が第一選択となるが，難治例に対しては噴門形成術を行う．胸郭変形，肩甲骨挙上，側彎などの筋骨格系合併症の頻度も高く，ときに外科的治療の対象となる．このように，食道閉鎖症では介入を要する長期合併症の頻度が高く，多職種による長期フォローが必須である．

（奥山　宏臣）

【参考文献】

1) 八木　実，河野美幸，浅桐公男ほか：わが国の新生児外科の現状―2013年新生児外科全国集計．日小外会誌51：1234-1245，2015．
2) Okuyama H, Koga H, Ishimaru T, et al：Current practice and outcome of thoracoscopic Esophageal Atresia and Tracheoesophageal Fistula Repair；A Multi-instutional Analysis in Japan. J Laparoendosc Adv Surg Tech A：441-444, 2015.
3) Spitz L：Esophageal atresia：past, present, and future. J Pediatr Surg 31：19-25, 1996.
4) Okuyama H, Tazuke Y, Ueno T：Long-term morbidity in adolescents and young adults with surgically treated esophageal atresia. Surg Today 47：872-876, 2017.

IV 食道・胃の疾患
2. 先天性食道裂孔ヘルニア，胃食道逆流症
(Congenital hiatal hernia, GERD)

I. 概念

①食道裂孔をヘルニア門とする横隔膜ヘルニアの1型で，脱出臓器は胃，まれに結腸，小腸，脾臓，大網である．脱出形態の違いから滑脱型(sliding/axial hiatal hernia)と傍食道型(paraesophageal hernia：PEH)に分類される．

②新生児期に症状を呈することはまれで，乳児期以降に胃食道逆流症(gastroesophageal reflux disease：GERD)による症状を呈する．

II. 分類

下記の分類が使われ，Type I が滑脱型で，Type II〜IVが傍食道型である[1]．

Type I：胃と胃食道接合部が食道裂孔より縦隔に脱出(図IV-7)．

Type II：胃が食道裂孔から食道に沿って縦隔に脱出しているが，胃食道接合部は腹腔内(図IV-8)．

Type III：Type I と II の混合型で，胃と胃食道接合部が食道裂孔より頭側に脱出しているが，胃底部は胃食道接合部より頭側に存在(図IV-9)．

- 巨大傍食道裂孔ヘルニア(giant PEH)：胃の30%以上が脱出．
- 全胃脱出型食道裂孔ヘルニア(intrathoracic stomach, gastric herniation)：胃全体が脱出(図IV-10)[2]．

Type IV：胃とともに結腸，小腸，大網が食道裂孔より縦隔に脱出．

胎児診断される症例もあるが[2]，Type I と II で脱出している胃が小さい場合は，新生児期は無症状で経過することが多い．まれなType IIIとIVで消化器症状や呼吸器症状を呈する場合や，脱出臓器が縦隔内で捻転による血行障害を生じた場合には，新生児期に外科

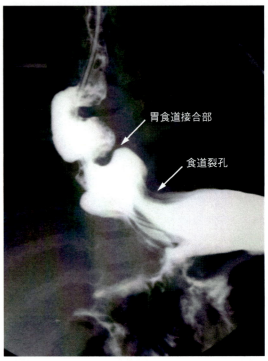

図IV-7 Type I. 食道裂孔ヘルニア(滑脱型)

的治療を要することがある．

III. 発生頻度

先天性食道裂孔ヘルニアの正確な発生率は不明であるが，1,000人に1人程度との報告も見られる．大半は滑脱型で，傍食道型は5%弱とされている．傍食道型の約半数がType IIIで，Type II，Type IVの順となる[1]．

IV. 病因・病態

1. 病因

Type I の病因は胎児期の横隔膜食道靱帯の形成不全と考えられるが，Type II の病因は右側肺腸陥凹

2. 先天性食道裂孔ヘルニア，胃食道逆流症

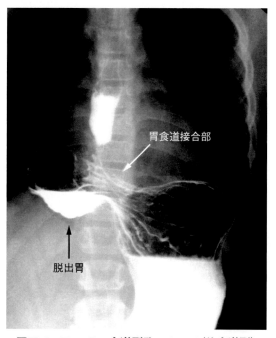

図Ⅳ-8　TypeⅡ．食道裂孔ヘルニア（傍食道型）

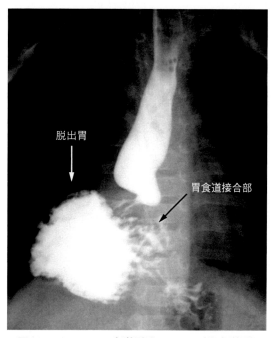

図Ⅳ-9　TypeⅢ．食道裂孔ヘルニア（傍食道型）

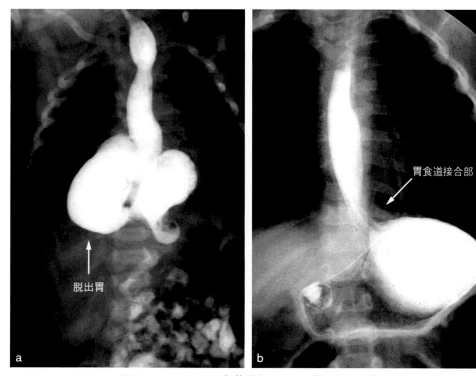

図Ⅳ-10　TypeⅢ．食道裂孔ヘルニア（全胃脱出型）
食道裂孔ヘルニア胎児診断例で，出生当日（a）には全胃が脱出しているが，成長とともに胃は腹腔内に還納され，1歳8ヵ月時（b）にはほぼ正常の形態となる．

123

(pneumoenteric recess) の残存によると考えられている[3]. Type ⅢとⅣの病因は両方の要因が関与している. 家族内発生例の報告もあり (familial hiatal hernia), 遺伝的要因による食道裂孔ヘルニアもある.

2. 病 態

病態はヘルニアの形態によって異なる.

1) Type I

横隔膜食道靱帯が延長し, 食道裂孔のピンチコック作用が低下しているために, 下部食道括約筋 (lower esophageal sphincter : LES) の静止圧の低下と一過性 LES 弛緩の増加などにより, 胃食道逆流 (gastro-esophageal reflux : GER) が発生しやすい. 成長に伴って横隔膜食道靱帯の脆弱性が改善して GER が減少することがある.

2) Type II

胃食道接合部の位置異常はないが半数以上に GER を伴う[1]. 脱出した胃底部が食道裂孔内で噴門を圧迫するため, LES の弛緩不全をきたして噴門部の通過障害を生じることがある.

3) Type III

Type I と同様に噴門付近の逆流防止機能が低下しているため, GER が発生しやすい. 脱出した胃が縦隔内で短軸捻転を起こしている場合は, GER だけではなく縦隔内胃から腹腔内胃への通過障害が生じることもある.

4) Type IV

食道裂孔を通じて複数の臓器が脱出するため, 互いの臓器の圧迫による通過障害とともに, 脱出臓器が捻転によって虚血性変化を生じる可能性がある.

3. 合併異常

Type ⅢとⅣは約 1/3 に合併異常を伴うと報告されており[4], 小胃, 短食道, 腸回転異常症, 無脾症候群[3], 染色体異常, マルファン症候群, 肥厚性幽門狭窄症 (phreno-pyloric syndrome) などの合併疾患が見られる.

Ⅴ. 症 状

新生児や乳児期には無症状で経過し, 胸部 X 線や CT で偶然に発見されることもある[1]. 主症状は嘔吐, 反復性呼吸器感染, 貧血, 成長障害などの GERD の症状であるが, 嚥下障害も見られることがある. Type ⅢとⅣは呼吸困難が主症状で, Type Ⅲでは成長障害と貧血を伴うことも多い[1]. Type Ⅳでは胸部で腸管のグル音が聴取されることがある.

Ⅵ. 診 断

1. 胸部単純写真

胸部 X 線正面像で, 右縦隔横隔膜付近の囊胞性ガス像や, 側面像で後縦隔のニボーを伴う囊胞性ガス像が見られる[4]. Bochdalek 孔ヘルニアおよび Morgagni 孔ヘルニア, 囊胞性肺疾患, 消化管重複症などとの鑑別が必要となる.

2. 上部消化管造影

上部消化管造影で, 食道, 胃, 十二指腸の形態を描出し, 胃脱出の程度, 胃軸捻転, 食道拡張, GER などを評価して, 食道裂孔ヘルニアの有無だけではなく, Type Ⅰ~Ⅳの診断にも役立つ. 新生児や乳児では造影剤の誤嚥によって肺炎を併発する可能性があるので, 経鼻的に食道に挿入したチューブからイオパミドール® を使って造影するのが安全である.

3. CT 検査

Type ⅢとⅣでは, 上部消化管造影検査だけでは脱出臓器の評価が困難であることが多く, 胸腹部 CT 検査も有用である. 脱出した腹腔内臓器の形態や位置関係の評価とともに先天性呼吸器系疾患の診断にも有用である.

4. 胎児超音波・MRI 検査

胎児超音波検査で縦隔に囊胞性病変を認めた場合, 気道および消化管疾患の鑑別診断のために胎児 MRI が有用である[4].

5. 24 時間食道インピーダンス pH モニタリング

Type Ⅰ やⅡで GERD 症状が見られる場合には, 24 時間食道インピーダンス pH モニタリングで GER の評価をすることは治療方針の決定に有用である. 1 歳未満は酸逆流時間率 >10%, ないしはインピーダンスによる逆流回数 >100 回のときに異常な GER がある

と診断する．Symptom index（SI）＞50％，ないしは symptom association probability（SAP）＞95％のときに GER と無呼吸などの症状との関連性があると診断する[5]．TypeⅢやⅣでインピーダンス pH カテーテルの胃内挿入が困難であるときには本検査は必ずしも必要ではない．

6. 上部消化管内視鏡検査

内視鏡検査は血性嘔吐を認めるときに考慮する．

VII. 治　療

1. 保存的治療

新生児期に無症状か，六君子湯やプロトンポンプ阻害薬（proton pump inhibitor）などで症状がコントロールできる症例では，成長とともにヘルニアが自然軽快することもある（**図Ⅳ-10**）[2]．

2. 外科的治療

手術のポイントは下記の4点である．
1. ヘルニア内容の還納
2. ヘルニア嚢の切除
3. 食道裂孔の縫縮
4. GER 防止（噴門形成術）

食道裂孔の縫縮は非吸収糸で行い，食道裂孔の大きさによっては縫縮のときに人工布が必要になることもある．食道や胃の運動機能異常が疑われない場合は，術後の嚥下障害を考慮して噴門形成術は全周性より部分的 wrap 形成のほうが嚥下障害が起こりにくい．TypeⅠとⅡは腹腔鏡手術が推奨されるが，TypeⅢや Ⅳで腹腔鏡手術を行うためには高度の技術と厳重な麻酔管理を要する．TypeⅢやⅣで出生早期から呼吸循環症状が強い場合は早期の手術が必要となるが，TypeⅢで短食道を伴う全胃脱出の場合は新生児期の手術は困難である．心奇形を伴う無脾症候群に見られる TypeⅢは，脱出した胃が肺静脈還流不全や呼吸障害を招くことが多く，Glenn などの心奇形の手術の前に食道裂孔ヘルニア根治術をするほうが良いとの報告が見られる[3]．

VIII. 予　後

心奇形など重篤な合併奇形がない手術例の予後は良好であるが，wrap herniation や disruption によるヘルニアや GER の再発，嚥下障害，イレウスなどの術後合併症が起こることがある[4]．高度の短食道を伴う全胃脱出型食道裂孔ヘルニアは根治手術が困難なことが多く，手術術式や時期の決定は慎重に行う必要がある．

（川原　央好）

【参考文献】
1) Yousef Y, Lemoine C, St-Vil D, et al：Congenital paraesophageal hernia：The Montreal experience. J Pediatr Surg 50：1462-1466, 2015.
2) Kawahara H, Kamata S, Nose K, et al：Congenital mediastinal cystic abnormalities detected in utero：report of two cases. J Pediatr Gastroenterol Nutr 33：202-205, 2001.
3) 光永眞貴，漆原直人，藤本欣史ほか：腹部疾患を合併した無脾症候群の治療戦略．日外会誌 112：250-254，2011.
4) Garvey EM, Ostlie DJ：Hiatal and paraesophageal hernia repair in pediatric patients. Semin Pediatr Surg 26：61-66, 2017.
5) 川原央好，深掘　優，田中　彩ほか：小児 24 時間食道インピーダンス pH モニタリングプロトコール．日小外会誌 53：1215-1219，2017.

IV 食道・胃の疾患
3. 特発性胃破裂，胃穿孔
(Gastric rupture, Gastric perforation)

I. 概　要

①新生児早期に突然発症する胃の穿孔は，穿孔部の形態により胃破裂(gastric rupture)と胃穿孔(gastric perforation)に分けられる．破裂部では胃壁の菲薄化・壊死が見られ，典型例では胃前壁大彎側に長軸方向に沿って大きな破裂孔を認める（図IV-14a 参照）．穿孔部では，pinhole状またはpunched-out様で胃壁の変化が少なく，典型例では胃小彎側に見られる（図IV-14b 参照）．

②胃破裂は周産期の低酸素状態，未熟性，CPAP (continuous positive airway presure：持続的気道内陽圧)，遠位側腸管の通過障害などの誘因を有することもあるが，多くは特発性である．一方，胃穿孔は胃潰瘍が主な原因と考えられている．

II. 発生頻度

1964 年以来，5 年ごとに日本小児外科学会学術・先進医療検討委員会が行ってきた「わが国の新生児外科の現況」によると，明らかな減少傾向を示している．新生児消化管穿孔症例中の特発性胃破裂・胃穿孔の占める割合は，1973 年では75.8%(94/124)，2013 年では10.0%(16/159)であった（図IV-11）．特発性胃破裂・胃穿孔の発症頻度が減少しているのは，周産期・新生児管理の向上が関与しているものと考えられる．

III. 病　因

1. 胃破裂

仮死や呼吸障害などによる胃の虚血・低酸素症に授乳による胃内圧の上昇が加わって起こることもあるが，多くは誘因のない特発性である[1]．胃内圧上昇に関与する二次的な要因として，気管食道瘻，遠位側腸管の通過障害［十二指腸・小腸閉鎖やヒルシュスプルング(Hirschsprung)病など］やnasal CPAP管理などがある．

2. 胃穿孔

新生児胃穿孔は胃潰瘍による穿孔が多く，ストレスに加えてステロイド，インドメタシンなどの薬剤投与が原因となる．不適切な胃内カテーテル留置による医

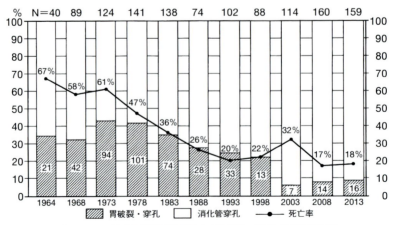

図IV-11　新生児消化管穿孔と胃破裂・穿孔の症例推移
最近15年の消化管穿孔の発症数は増加傾向にあるが，胃破裂・穿孔数は低いままである．

原性穿孔もある.

IV. 病　態

1. 胃破裂・胃穿孔の病態

①胃破裂では，気腹による著しい腹部膨満は横隔膜を挙上させ，呼吸を抑制する．
②腹膜炎による腹水貯留（体液の third space shift）は循環不全（hypovolemic shock）をきたす．
③時間経過とともに敗血症をきたし，播種性血管内凝固症候群（DIC），多臓器不全（MOF）へと進行する．

2. 全身状態

哺乳不良や嘔吐などが前駆症状となり，次第に不活発，腹部膨満の進行，チアノーゼ，四肢冷感から，呼吸困難，徐脈，血圧下降，乏尿などショック症状を呈する．

3. 腹部症状

嘔吐（胃破裂の場合は，性状がしばしば血性やコーヒー残渣様吐物となる）から急速な腹部膨満の進行が見られる．腹壁は光沢，浮腫，静脈怒張を伴い，暗赤色調に変化する．男児では陰嚢の発赤腫脹や皮下気腫を認めることもある（図Ⅳ-12）．

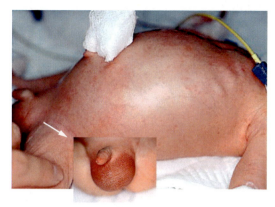

図Ⅳ-12　胃破裂
遊離ガスにより著明な腹部膨隆を認める．陰嚢にも発赤腫脹を認める．

V. 診　断

腹部単純X線像で多量の腹腔内遊離ガス像を認める．また，胃破裂の場合には，胃泡が見られない場合が多い．
①臥位では football sign と呼ばれる腹部中央に楕円形の遊離ガス像を認め，正中部に円靱帯が描出される（図Ⅳ-13a）．
②立位では saddle bag sign と呼ばれる横隔膜下の遊離ガスによる肝・脾臓の描出像が認められる（図Ⅳ-13b）．

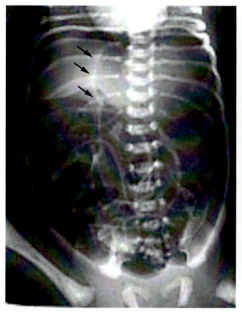

図Ⅳ-13a　football sign
背臥位単純X線写真．腹腔内遊離ガスによりフットボール様形態を呈する．矢印は肝鎌状間膜を示す．

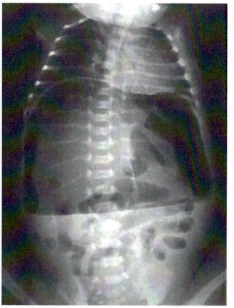

図Ⅳ-13b　saddle bag sign
立位単純X線写真．腹腔内遊離ガスと腹水により鏡面形成とサドルバッグ（鞍袋）様形態を呈する．

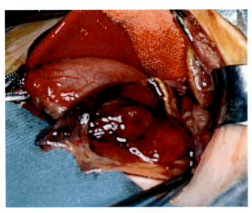
図Ⅳ-14a　胃破裂
胃前壁大彎側に長軸方向に裂けた穿孔．穿孔部周辺の胃壁は菲薄化，壊死が認められる．

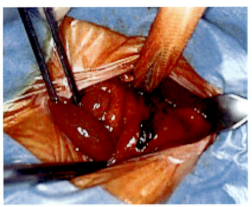
図Ⅳ-14b　胃穿孔
胃小彎側にpunched-out様の穿孔が認められる．穿孔部周辺の胃壁には変化が少ない．

　③鑑別疾患：新生児期に腹腔内遊離ガス像を認める疾患が鑑別を要する．
　ⅰ）壊死性腸炎や消化管閉鎖に伴う穿孔などの新生児消化管穿孔：下部消化管穿孔では胃泡が見られることが多い．
　ⅱ）特発性気腹：気胸や縦隔気腫を伴うことが多く，全身状態が良好であることが特徴的である．

Ⅵ．治　療

1．術前・術後管理

　急速に病状が進行するため，早期発見・早期治療が重要である．呼吸管理（気管内挿管，腹腔穿刺脱気）・体温，循環（急速輸液），代謝性アシドーシスの補正を行い，時期を逸せずに手術を行う．
　①人工呼吸管理
　②腹部緊満に対しては腹腔穿刺やドレナージを行い，腹水細菌培養検査を行う．
　③hypovolemic shockに対しては10〜20 ml/kgの急速輸液を行う．血圧低下には昇圧薬（ドパミンなど），代謝性アシドーシスは重炭酸水素ナトリウムで補正を行う．利尿が得られない場合には利尿薬を用い，術前に1 ml/kg/時の利尿が得られることを目標とする．
　④敗血症性ショックに伴うエンドトキシンショックやDIC，MOFへと進行している場合には，交換輸血やエンドトキシン吸着療法，凝固因子補充を行う．
　⑤急速輸液で循環不全から回復できない場合には，徒に術前管理に時間をかけないで手術を先行させ，術後に血液透析（CHDFなど）や呼吸循環補助（ECMO

など）を行う．

2．外科治療

　①上腹部横切開で開腹する．
　②穿孔部単純縫合閉鎖を行う（血流不良な壊死組織を切除する）．
　③広範囲な胃切除を余儀なくされる場合にも可及的に胃は温存する．適切な位置に経鼻胃管を留置する．
　④十二指腸以下の通過障害の有無を確認する．
　⑤腹腔内を温生食で十分に洗浄し，ドレーンを留置して閉腹する．

Ⅶ．予　後

1．生命予後

　「Neonatal gastrointestinal perforation in Japan」[2]によると，胃破裂の死亡率は9.5％であった．このうち，超低出生体重児での死亡率は27.3％と高率であった．

2．機能的予後

　縫合閉鎖した直後の胃容積は小さくなるが，小胃症で問題となることはほとんどなく，術後経過とともに胃は正常の大きさに改善する．術後の減圧は胃管のみで十分であり，胃瘻造設の必要性は少ない．

（山内　勝治）

【参考文献】
1) Terui K, Iwai J, Yamada S, et al：Etiology of neonatal gastric perforation；a review of 20 years' experience. Pediatric Surg Int 28：9-14, 2012.
2) Sato M, Hamada Y, Kohno M, et al：Neonatal gastrointestinal perforation in Japan. Pediatric Int 33：33-41, 2017.

IV 食道・胃の疾患

4. 肥厚性幽門狭窄症
(Hypertrophic pyloric stenosis)

I. 概　念

新生児期から乳児期早期に噴水状嘔吐(projectile vomiting)を主訴として発症する疾患で、幽門筋の肥厚と幽門管の延長に伴う胃排出障害が主たる病態である。

II. 発生頻度

本症は出生1,000人に1～2人に見られ、男女比は約5対1で男子に多い。

III. 病因・病態

本症の病因は未だ不明である。出生後早期に発症する症例や、家族内発生例が見られることから、本症に特徴的な幽門筋肥厚が先天的に発生するとして、congenital hypertrophic pyloric stenosisとの名称も見られた。しかし、出生時に超音波検査上幽門に異常が見られなかった1,400例の新生児中9例がその後に幽門筋肥厚が出現して本症になったとの報告がされ[1]、現在では大半の幽門筋肥厚は出生後に生じると考えられている。

後天的リスク因子として、生後7週以内のアジスロマイシンやエリスロマイシン投与は本症の発症を高める[2]、先天性食道閉鎖症根治術後症例では本症の発生率は30倍となる、新生児・乳児期早期の経鼻空腸チューブ栄養後の本症遅発例などの報告もある。

IV. 症状・診断

1. 症　状

噴水状嘔吐が特徴的症状である。発症時期は新生児期早期から数ヵ月のこともあるが、1ヵ月前後のことが多い。嘔吐を頻繁に繰り返すと、脱水、低Cl血症や代謝性アルカローシス、低栄養となり、体重減少と全身状態の悪化が見られ、逆流性食道炎を併発してコーヒー残渣様嘔吐を呈することもある。

2. 診　断

1）理学所見

患児の右上腹部にオリーブ様の腫瘤を触知することが重要とされているが、胃内容を吸引したうえで患児の安静時に行うことが必要である。上腹部の膨満と腹壁を通して胃蠕動の亢進(visible gastric peristalsis)が観察されることもある。

2）上部消化管造影

造影剤の高度の胃排出不良とstring signやumbrella signが特徴的所見である。

3）超音波検査

現在では造影検査より超音波検査による幽門筋肥厚と幽門管の延長所見による診断が一般的である。幽門筋厚が4 mm以上、幽門管長が15 mm以上が診断の目安とされている(図IV-15)。

4）鑑別診断

腸回転異常症などの他の先天性疾患の除外診断目的や、本症に食道裂孔ヘルニア(phreno-pyloric syndrome)の合併が見られることもあり、超音波検査で確診がつかないときには造影検査を考慮する。

V. 治　療

1. 内科的治療(図IV-16)

胃排出障害の原因である幽門筋肥厚による幽門管の通過障害を外科的に改善するRamstedt式手術が一般的治療法であったが、近年、硫酸アトロピンの経口および静注療法[3]の報告も見られる。最近のメタアナリシスでは、経口療法で70％、静注療法で84％の治癒

各 論　Ⅳ. 食道・胃の疾患

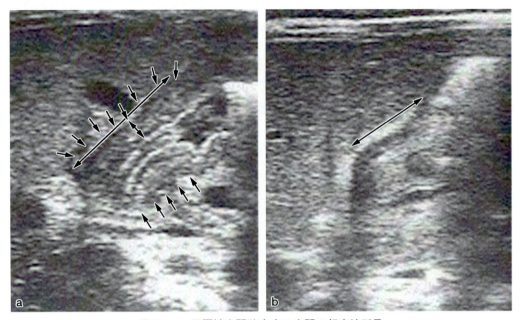

図Ⅳ-15　肥厚性幽門狭窄症の幽門の超音波所見
a：術前（日齢27日）には幽門筋肥厚4 mm，幽門管長15 mm
b：術後（日齢101日）には幽門筋肥厚は消失し，幽門管は短縮

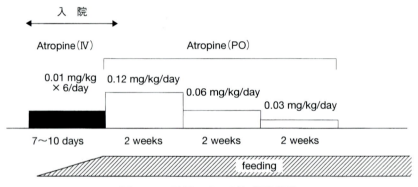

図Ⅳ-16　硫酸アトロピン静注療法
硫酸アトロピン0.01 mg/kgを4時間毎に静注し，翌日からミルクの経口投与量を徐々に増加させていく．150 ml/kg/日の摂取が可能になれば硫酸アトロピン0.12 mg/kg/日の経口投与に変更し，2週間ごとに3段階で漸減する．

率が報告されている[4]．硫酸アトロピン静注療法は，入院当日は絶食とし，硫酸アトロピン0.01 mg/kgの静注投与を4時間ごとに行う（0.06 mg/kg/日）．症状に合わせて1回10～20 mlのミルクを硫酸アトロピン0.01 mg/kgの静注後に哺乳させる．1日の噴水様嘔吐が2回以下ならミルクを増量し，ミルクの摂取量が150 ml/kg/日になれば，硫酸アトロピンの静注投与量の倍量（0.12 mg/kg/日）の経口投与（分4ないし分6）に変更する．硫酸アトロピン静注開始後1週間程度経過しても150 ml/kg/日の半量の哺乳が困難なら，手術を考慮する．硫酸アトロピンの経口投与に変更し

て2日程度経てば退院可能となる．嘔吐がコントロールされていれば，硫酸アトロピンの投与量を0.12 mg/kg/日，0.06 mg/kg/日，0.03 mg/kg/日と3段階で2週間ずつ漸減する．

2．外科的治療（図Ⅳ-17）

1）手術適応

本症に対する内科的治療と外科的治療の選択の基準は確立していない．内科的治療経験の乏しい施設では，本症の診断がついて全身状態が安定していれば手術適応となる．

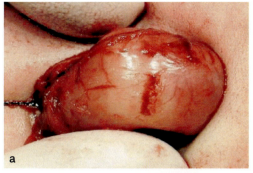
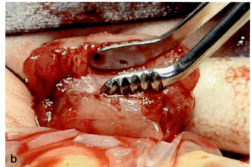
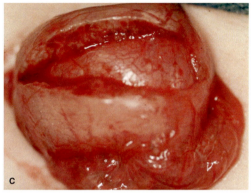

図Ⅳ-17 Ramstedt式粘膜外幽門筋層切開術時の幽門腫瘤
a：幽門腫瘤　開腹創から腹腔外に脱転された幽門腫瘤．術者の親指と第2指で腫瘤が保持されている．
b：幽門筋切開術施行　Benson鉗子で粘膜下層が十分膨隆するまで筋層切開創が拡大されている．
c：幽門筋切開術直後　幽門筋は長軸方向に縦切開されて，粘膜下層が露出している．

2）術前管理

　低Cl血症と代謝性アルカローシスの補正をすることが重要とされてきたが，現在では早期に診断されるため，このような異常を呈する症例は少ない．男子に多い血友病をまれに合併することがあるので，術前に止血凝固能を評価することが必要である．

3）Ramstedt式粘膜外幽門筋層切開術

　①アプローチ：開腹式と腹腔鏡式があるが，両者の優劣を示すエビデンスはない[5]．開腹式の皮膚切開は上腹部横切開か臍弧状切開が選ばれる．上腹部横切開では筋鞘および腹膜は縦切開して開腹する．臍弧状切開では，皮膚は臍上縁に弧状の皮膚切開で開腹するが，必要に応じて白線を縦切開して術野を広げる．

　②粘膜外幽門筋層切開：幽門腫瘤を腹腔外に引き出し，幽門部腫瘤の無血管野で長軸方向に筋層切開を加える．幽門腫瘤を腹腔外に脱転できない場合は，腫瘤口側胃前底部と十二指腸に支持糸をかけて幽門腫瘤を確保する方法もある．Benson鉗子で粘膜下層が十分膨隆するまで幽門筋層切開創を拡大する．十二指腸側の筋層が急に菲薄化して穿孔を生じやすいので細心の注意を要する（dangerous point）．胃側の筋層切開を正常部に到達するまで行うことが，術後の嘔吐を減らすことに有効との意見もある．筋層切開後に筋層からの出血を丁寧に止血してから幽門腫瘤を腹腔内に戻す．経鼻胃管から空気を胃内に注入して空気の漏れがないことを確認する．本手術で最も危険なことは，粘膜の小穿孔を見逃して術後に腹膜炎を併発することである．

4）術後合併症

　患児の栄養状態が悪い場合には創感染を併発することがある．嘔吐が術後数日間残存する場合もあるが，大半は保存的に軽快する．嘔吐の程度によっては，硫酸アトロピン投与や再手術を考慮する．

Ⅵ．予後・遠隔期の問題

　手術療法でも硫酸アトロピンによる保存的療法においても，いったん治癒すれば遠隔期に再発することはなく，身体発育も両治療間に違いはない[3]．発症時に見られた組織学的異常は，数ヵ月後には正常化していると報告されている．成人期には胃排出機能は正常化しているが，上部消化器症状の報告も見られる．

（川原　央好）

【文　献】

1) Rollins MD, Shields MD, Quinn RJ：Pyloric stenosis：congenital or acquired? Arch Dis Child 64：138-139, 1989.

各　論　Ⅳ. 食道・胃の疾患

2) Eberly MD, Eide MB, Thompson JL, et al：Azithromycin in early nfancy and pyloric stenosis. Pediatrics 135：483-488, 2015.

3) Kawahara H, Takama Y, Yoshida H, et al：Medical treatment of infantile hypertrophic pyloric stenosis；should we always slice the "olive"? J Pediatr Surg 40：1848-1851, 2005.

4) Wu SF, Lin HY, Huang FK, et al：Efficacy of Medical Treatment for Infantile Hypertrophic Pyloric Stenosis；A Meta-analysis. Pediatr Neonatol 57：515-521, 2016.

5) Sathya C, Wayne C, Gotsch A, et al：Laparoscopic versus open pyloromyotomy in infants；a systematic review and meta-analysis. Pediatr Surg Int 33：325-333, 2017.

V

十二指腸・小腸の疾患

1. 先天性十二指腸閉鎖症・狭窄症
（Congenital duodenal atresia and stenosis）

I. 概念

①先天性に新生児の十二指腸通過障害をきたす疾患で，腸管の閉鎖・狭窄症の中では最も頻度が高い疾患である．

②合併異常および染色体異常が多い代表的な疾患である．とくに，ダウン症（42.5%），次いで先天性心疾患（34%）の合併が多い．

③閉鎖形態により，膜様型，索状型，離断型に分類されるが，膜様型が最も多い．閉鎖部位がVater乳頭の口側であれば非胆汁性，肛側であれば胆汁性嘔吐となる．

④羊水過多と double bubble sign により，出生前に確定診断されることが多い．

II. 発生頻度および併存疾患

1. 発生頻度

2013年の日本小児外科学会学術・先進医療検討委員会による新生児外科全国集計[1]によると，全新生児手術例1,934例のうち，腸閉鎖狭窄症（14.7%）は直腸肛門異常（16.2%）に次いで2番目に多い．十二指腸の閉鎖と狭窄の比較では約2：1で閉鎖が多い．わが国の年間の出生数が約100万であるので，発生頻度は3,500出生に1例以上である．

2. 併存疾患

十二指腸閉鎖・狭窄では，約半数に併存疾患がある．石田らの報告[2]では，最も多いのはダウン症であり（42.5%），次いで心奇形が多い（34%）．そのほかにも食道閉鎖症，直腸肛門異常などの消化管異常や，十二指腸前門脈，膵管癒合不全，膵管胆道合流異常症などの膵・胆道系合併症の頻度も高い．

III. 病因

十二指腸閉鎖狭窄症の発生病因としては，以下の3つの説が挙げられている．

1. Tandler の recanalization 障害説

最も普及している説である．胎生4週頃に形成された十二指腸原器には内腔があるが，上皮の増生により胎生5〜6週にかけて一時的に内腔が閉塞する．胎生11週頃までに上皮細胞の変性が起こり，腸管内腔が空胞化して再開通される．この過程の障害により，閉鎖あるいは狭窄が起こるというもので，膜様閉鎖あるいは索状閉鎖の発生機序が説明できる．

2. 血行障害説

胎生10週頃の腸回転に伴って十二指腸に血行障害が起こり，その結果，腸間膜が欠損して離断型の十二指腸閉鎖が起こるというものである．離断型閉鎖の発生機序が説明できる．

3. 輪状膵（annular pancreas）

膵の発生異常による輪状膵が十二指腸閉鎖の原因とする説があったが，現在では逆に十二指腸の内因性閉鎖が輪状膵の原因となっていると考えられている．

IV. 病型

病型は腸閉鎖症の分類に準じ，膜様型，索状型，離断型，多発型に分けられる．その中でも膜様型が最も多く，2013年の「わが国の新生児外科の現況―2013年全国集計」でも半数を占めている．膜様型の特殊型として"windsock型"がある（図V-1）．これは膜の部分が吹き流し様に肛門側に突出したものである．手術の際には，膜様物付着部位が口径差の部位より口側にあるので注意を要する．

閉鎖・狭窄部位は十二指腸乳頭部付近が多く，十二

各 論　V．十二指腸・小腸の疾患

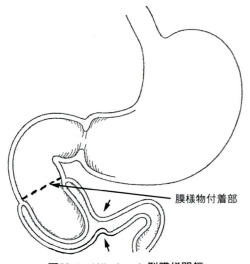

図V-1　Windsock型膜様閉鎖
一見，急に細くなっている部位(矢印)が閉鎖部に見えるが，膜様物の付着部はもっと口側にある．

指腸乳頭より口側のものをprepapillary type，肛門側のものをpostpapillary typeと呼ぶ．その比率は約1：4である．副乳頭と主乳頭の間に膜様閉鎖があれば，閉鎖部より口側の腸管ガスが副膵管・主膵管を通って，閉鎖部より肛門側に流入することがある(膵管のY字開口)(図V-5参照)．十二指腸閉鎖の診断が遅れたり，十二指腸狭窄と誤診されることがある．

V．症　状

1．出生前の症状

1) 羊水過多とdouble bubble signを高率に伴う
羊水過多のために早産になり，低出生体重児であることが多い．

2) 臍帯潰瘍(図V-2)
臍帯のワルトンゼリーが変性・脱落し，むき出しとなった臍帯血管の血管壁が破綻して突然の出血をきたす．上部消化管閉塞症の胎児に見られ，羊水中の膵酵素濃度の上昇が原因と考えられている．出血した場合の救命率は低く，Ohyamaら[3]は，文献の集計から全64例の臍帯潰瘍出血例のうち，28例が死亡，残りの8例は重度の合併症を起こしていると報告している．

2．新生児腸閉塞症の三徴

出生後数時間より嘔吐，上腹部膨満が見られ，胎便排泄遅延も認められるが，prepapillary typeでは嘔

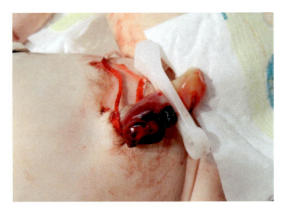

図V-2　臍帯潰瘍

吐は非胆汁性で胎便排泄遅延は見られないことがあり，胎便の色も正常である．上腹部膨満は嘔吐あるいは経鼻胃管留置で進行しないことがある．膵管のY字開口が膜様閉鎖の前後にあれば，閉鎖部より肛門側にガスが流入するために，嘔吐も上腹部膨満も認めないことがある．哺乳ができれば，診断が遅れたり，狭窄症と誤診されることがある．

3．十二指腸狭窄の症状

十二指腸狭窄は，その程度が種々であるために新生児期に診断されないことがある．乳幼児期に至って食物塊が詰まって，初めて診断されることもある．

VI．診　断

1．出生前診断

胎児超音波検査により，羊水過多に加えて胃と十二指腸の拡張像が認められる(double bubble sign：図V-3)．

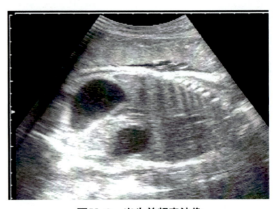

図V-3　出生前超音波像
double bubble signを認める．

2. 腹部立位単純X線写真

腹部X線検査にて，胃と十二指腸球部が拡張したdouble bubble signが認められる(図V-4)．閉鎖症では，閉塞部より遠位の腸管ガス像が見られないことが一般的であるが，膵管のY字開口の間に膜様閉鎖があれば(図V-5)，遠位側腸管にガス像が認められる．一方で，狭窄症では小腸にガス像が認められるため，診断が遅れることがある．

3. 上部消化管造影

内因性狭窄症，腸回転異常による壁外性狭窄，膵管のY字開口が疑われるときには，ガストログラフィンを用いた上部消化管造影を行う．

VII. 鑑別診断

鑑別診断として重要なものは，腸回転異常のLadd靭帯による壁外性狭窄である．腸回転異常は，中腸軸捻転をきたしていなくても，ドップラー超音波検査でSMA (上腸間膜動脈) とSMV (上腸間膜静脈) の位置関係から診断される．中腸軸捻転が疑われれば上部消化管造影検査を行い，閉塞部位を同定する．

VIII. 治療

1. 術前準備

十二指腸閉鎖症は，嘔吐を繰り返すが腹部膨満が進行しないので診断が遅れ，水・電解質異常をきたしやすい．術前管理としては，維持輸液に加えて補正輸液が重要である．本症では，経鼻胃管を留置すれば腸閉塞症状は進行しないので，緊急手術の適応はなく，時間をかけて水・電解質異常の補正を行う．同時に合併異常の検索を進め，心奇形の有無を評価して，綿密な治療計画を立てたのちに手術を行う．

2. 開腹手術時のアプローチ方法

1) 右上腹部横切開
最も一般的に用いられる方法で，視野が良好である．

2) 臍弧状切開
術後の創がわからなくなる利点を持つが，視野の確保がしにくいと言う欠点もある．

3) Sliding window法
臍の全周で皮膚切開し，皮下を剥離後，皮膚切開創を右上腹部に移動し，傍腹直筋で縦切開し開腹する．Wound protectorを用いることにより，視野は確保される．

3. 十二指腸十二指腸吻合術 (ダイアモンド吻合術) (図V-6)

閉鎖の形態や輪状膵の有無に関係なく，ほぼすべて

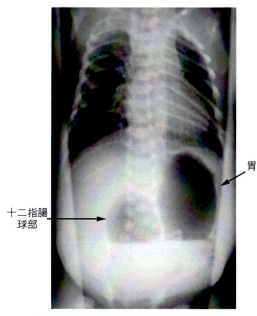

図V-4 出生後腹部立位単純X線像
Double bubble signを認める．

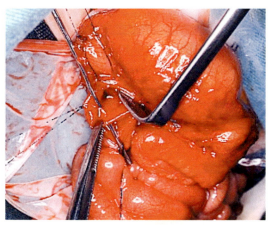

図V-5 膜様閉鎖
膵管のY字開口の間に膜様閉鎖がある．遠位側腸管に空気を認める．ゾンデは副膵管開口部と主膵管開口部の間に通してある．

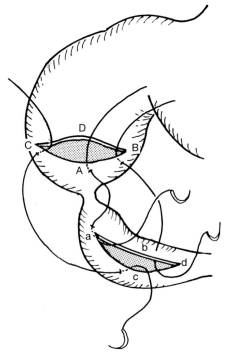

図V-6 十二指腸のダイアモンド吻合
AとA, BとB, CとCに5-0吸収糸で結節縫合する．次いでA-aとB-bの間，A-aとC-cの間に結節縫合を行っていく．後壁の縫合が終わると，鼻から8Frの栄養チューブを挿入し，これを肛門側十二指腸の中に誘導する(術後の早期栄養のため)．後壁と同様に前壁もDとdにまず糸をかけ，その後D-dとB-b, C-cの間に5-0吸収糸をかけていき，結紮縫合し，吻合を終了する．

の十二指腸閉鎖症・狭窄症が本術式の対象となる．

①まず拡張した十二指腸を確認し，後腹膜より剥離・授動する(Kocher授動術)．これにより，膵および肛門側の細い十二指腸を確認する．また，同時に腸回転異常症の合併の有無をチェックする．

②図V-6のように，拡張した口側十二指腸に短軸方向に，また肛門側十二指腸には長軸方向に切開を入れる．この長さは術後の通過状態を決定するため，長いほうが良い．これらの切開口より，Vater乳頭の位置を確認する．わからないときには胆嚢を軽く圧迫すると，胆汁が出てわかりやすい．また，肛門側十二指腸にはネラトンを挿入し，以下の腸管に閉鎖がないか確認する．

③図V-6のように順次吸収糸をかけ，ダイアモンド吻合を完成させる．

4．膜様物切除術

この方法は膜様閉鎖に用いられるが，術後の腸管の連続性が保たれるために，ダイアモンド吻合に比べてより生理的である．しかし，Vater乳頭が膜の付着部に開口していることが多いため，注意を要する．十二指腸拡張部に縦切開を入れ，膜とVater乳頭を確認したうえで膜様物を切除する．粘膜切除断端は，出血がなければそのままで良い．縦切開した十二指腸は短軸方向に縫合閉鎖する．

特殊型であるwindsock型の場合は，十二指腸の切開口よりカテーテルを挿入し，閉鎖部位を圧迫すると膜の付着部位がくびれるため，確認できる．確認後，膜様物切除術を行う．

5．腹腔鏡下十二指腸閉鎖症根治術[4]

空回腸閉鎖と異なり，拡張した腸管がないことと閉鎖部が固定されているので，腹腔鏡下根治術がしやすい．ダイアモンド吻合または十二指腸十二指腸側々吻合を行う．腹腔鏡下にKocher授動術を行い，肛門側十二指腸を十分に授動することが肝要である(総論Ⅷ-7.「内視鏡外科手術」の項を参照)．

6．膜様狭窄に対する内視鏡的膜切開術，balloon拡張術

透視下に内視鏡を用いて狭窄原因となっている膜を確認し，膜に空いている小孔よりhook knifeを用いて膜を切開する．その後，balloon dilatorを用いて拡張する．しかし，膜の肛門側が明らかではないため，乳児期以降の症例に対して行ったほうが良い．

IX．予　後

日本小児外科学会による2003年の新生児外科集計では，十二指腸閉鎖症・狭窄症の死亡率は5.8％となっているが，合併異常のない本症では，予後は基本的に良好である．

(八木　誠)

【参考文献】
1) 日本小児外科学会学術・先進医療検討委員会：わが国の新生児外科の現状；2013年新生児外科全国集計．日小外会誌 51：1234-1245, 2015.
2) 石田和夫, 中原さおり, 武山絵里子ほか：先天性十二指腸閉鎖・狭窄症79例の検討．日小外会誌 50：201-205, 2014.
3) Ohyama M：Umbilical cord ulcer；Japanese case series and review of the literature. J Pediatr Sci 4：e135, 2012.
4) 奥山宏臣, 佐々木隆士, 清水義之ほか：小児内視鏡手術の適応拡大；十二指腸閉鎖症に対する十二指腸吻合術．小児外科 41：936-941, 2009.

V 十二指腸・小腸の疾患

2. 先天性小腸閉鎖症・狭窄症
(Congenital intestinal atresia and stenosis)

I. 概念

①先天性小腸閉鎖症・狭窄症は，新生児外科疾患では直腸肛門異常に次いで多い疾患である．十二指腸閉鎖に比べ，合併異常や染色体異常の合併は少ない．

②胎生期の腸間膜血流障害によって起こるが，血流障害の機序，発生時期などにより，閉塞の形態や臨床経過が異なる．

③一般に外科的治療後の生命および機能的予後は良好であるが，腸管不全を呈する短腸症候群症例では長期的な予後改善が課題となる．

II. 発生頻度

①小腸閉鎖症の発生頻度は，1万出生に1.3～2.9と報告されている．わが国では年間約300例である．男女差はない．

②空腸と回腸ではほぼ半々であるが，部位として最も多いのは遠位回腸である．低出生体重児や双胎に多いとか，地域・人種差，母体の喫煙，薬物摂取などとの関連を示唆する疫学調査がある．

③十二指腸閉鎖(約50%)に比べると染色体異常や腸管外病変の合併は少ないが，遺伝性多発性腸閉鎖症は *TTC7A* 遺伝子の突然変異に起因するまれな常染色体劣性疾患である．

III. 病因・病態

1. 発症機序

本症は，小腸の発生が完了する胎生12週以降の腸間膜血流障害(vascular accident)によって起こる．血流障害の原因として，腸重積(図V-7)，捻転(図V-8)，内ヘルニア，血栓症などがあり，これらによる腸管の虚血壊死とその後の治癒過程により，多様な閉鎖形態が完成する(図V-9)．

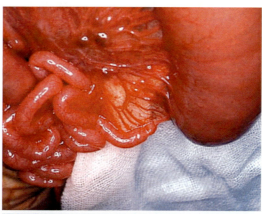
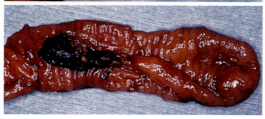

図V-7　胎児腸重積による離断型(Ⅲa型)回腸閉鎖症
上段：拡張した近位側盲端と細い遠位側盲端の腸間膜欠損は認めない．
下段：肛門側盲端に先端が壊死黒変したポリープ状病変を認める．

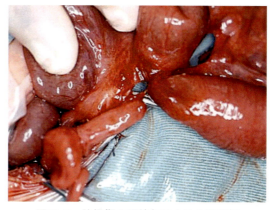

図V-8　胎児期の腸捻転による小腸閉鎖

137

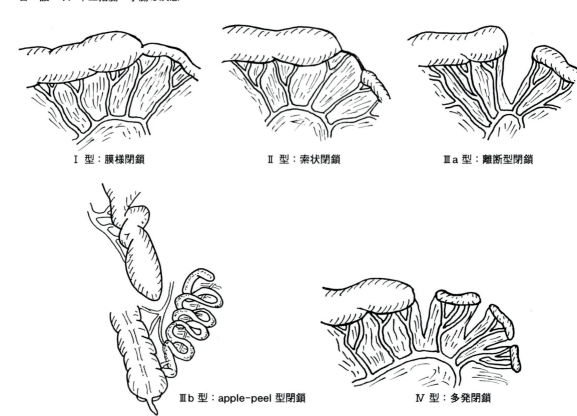

図V-9　小腸閉鎖症の Glosfeld 分類
(Glosfeld JL ら，J Pediatr Surg，1979[2)]より一部改変)

2. 病型

1) Ⅰ型：膜様閉鎖
腸間膜欠損を伴わず，閉鎖部の漿膜・筋層の連続性は保たれ，内腔が粘膜・粘膜下層からなる隔壁で境される．

2) Ⅱ型：索状閉鎖
腸管筋層の連続性は絶たれているが，索状物で連続しており，腸間膜欠損はない．

3) Ⅲa型：離断型閉鎖
腸間膜の欠損と支配領域の小腸の欠損を伴う．

4) Ⅲb型：離断特殊型(apple-peel 型または Christmas tree 型)(図V-10)
SMA(上腸間膜動脈)が起始部近くで閉鎖しているために，小腸は高位で閉鎖し，遠位側小腸は回盲部から上行性に延びている回結腸動脈の周りに蛇行して(螺旋状に取り巻くように)存在する．腸管が蛇行する

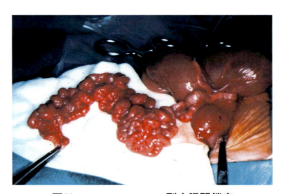

図V-10　Apple-peel 型小腸閉鎖症
小腸は回盲部から延びている1本の動脈で栄養されている．動脈の成長に比べ腸の成長が速いので，腸は動脈の周りで蛇行して，あたかも apple-peel に見える．

のは，動脈に比し腸管の成長が速いためである．腸管が近位側ほど細くなっている様子から Christmas tree 型とも呼ばれる(図V-9のⅢb)．

5) Ⅳ型：多発閉鎖
Ⅰ～Ⅲ型閉鎖が複数混在するもの．

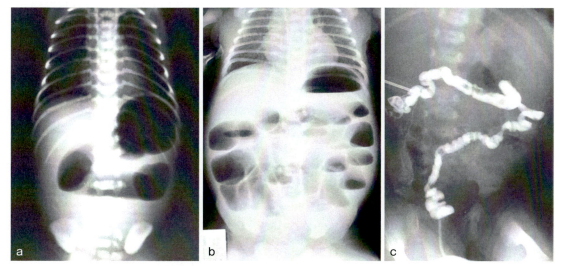

図V-11 典型的な小腸閉鎖症のX線検査所見
a：空腸閉鎖症(triple bubble sign).
b：回腸閉鎖症(multiple bubble sign または step ladder sign).
c：注腸造影による microcolon.
(和佐勝史：系統小児外科学，2013[6])による)

IV. 症　状

1. 新生児腸閉塞症の三徴

　腹部膨満，胆汁性嘔吐，胎便排泄遅延を呈するが，閉鎖部位と閉鎖時期によって異なる．近位の閉鎖であれば，胎児期から羊水過多や子宮内胎児発育遅延などの異常を指摘されることが多く，出生後も早期から(当日あるいは1日目から)上腹部膨満，胆汁性嘔吐を呈するが，遠位閉鎖では羊水過多は目立たず，出生後の症状出現も一般に緩徐である(2日目以降のこともある)．

2. 胎便の性状

　閉鎖機転が胎生早期であれば，典型的な灰白便を呈するが，出生間近に閉鎖した場合は，濃緑色の胎便が出生後早期に出ることもある．

3. 腸管穿孔

　腸管穿孔は空腸よりも回腸に多く，これは腸管壁コンプライアンスの違いによると言われている．

4. その他

　近位小腸閉鎖では，高度の黄疸をきたすことがある．腹部膨満により呼吸障害などをきたすこともある．

V. 診　断

1. 胎児超音波検査

　羊水過多，子宮内胎児発育遅延，近位腸管拡張と蠕動亢進，遠位腸管虚脱などが見られる．正診率は約50％(空腸66％，回腸26％)である．高位空腸の閉鎖では羊水が混濁し，臍帯潰瘍のリスクを伴うので，分娩時期に注意を要する．

2. 腹部立位単純X線写真

　胃泡の拡張と air-fluid level を呈する複数の腸管ループ(空腸起始部の閉鎖では triple bubble sign～multiple bubble sign，step ladder sign)を認め(図V-11a，b)，大腸にガスが見られない．

3. 注腸造影検査

　結腸に廃用性萎縮の所見(microcolon)を証明できれば(図V-11c)，ほぼ本症と診断できる．ただし，閉鎖機転が出生間近に起こった場合には典型的な microcolon を呈さない．

VI. 鑑別診断

　出生直後に注腸造影で microcolon を呈する疾患が

鑑別診断となる.

1. ヒルシュスプルング(Hirschsprung)病

下部腸管で narrow segment を呈するが,典型的な microcolon はまれである. caliber change を認めることが多い. 全結腸型ではむしろ,正常径を呈することが多い.

2. 胎便関連性腸閉塞症(MRI)

典型的な microcolon を呈するので,注腸造影所見だけでは鑑別できない. MRI(meconium-related ileus)では通常,立位単純 X 線写真で鏡面形成を呈することはない. 90%以上が極・超低出生体重児である.

3. ヒルシュスプルング病類縁疾患

胎児期に発症する病型では典型的な microcolon を呈することがある. 術前に鑑別診断することは困難である.

VII. 治　療

1. 術前管理

本症を疑ったら,速やかに胃管留置による腸管減圧と補液を開始し,全身状態の評価を行いつつ,緊急手術の準備を開始する.

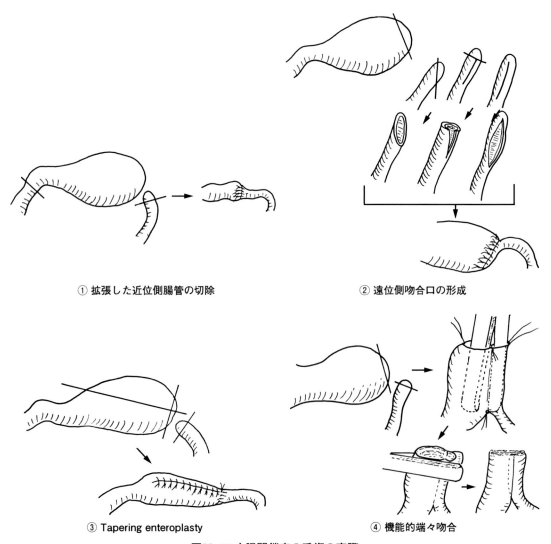

① 拡張した近位側腸管の切除　　② 遠位側吻合口の形成

③ Tapering enteroplasty　　④ 機能的端々吻合

図 V-12 小腸閉鎖症の手術の実際

2. 手術のタイミング

一般に，十二指腸閉鎖症では有効な腸管減圧と注意深い全身管理がなされれば，数日間程度の待機は可能であるが，本症では腸管拡張の進行や穿孔のリスクを考えると，評価と安定が完了すれば可及的速やかに手術を行うべきである．

3. 手術の実際

全身状態不良例では，最も近位側の正常腸管を腸瘻として上げるにとどめ，数日～数週間後に再手術をする second look operation も考慮する．

手術の基本は閉鎖部の切除端々吻合であるが，近位と遠位の口径差が3倍以上になる場合は，①～④のような工夫が必要となる(図V-12)．閉鎖タイプ，腸管の状態や児の全身状態などを勘案して方法を選択する．

①拡張した近位側腸管の切除：十分な残存小腸が見込める症例では第一選択である．

②遠位側吻合口の形成：遠位側盲端を斜めに切除して口径を確保する End-to-oblique 吻合や，遠位側腸管の腸間膜対側壁を切開して近位側と端側吻合する End-to-back 吻合などのテクニックが用いられるが，腸管軸のずれによる通過障害が問題となることがある．

③近位側腸管の形成：tapering enteroplasty(拡張した近位側腸管の腸間膜対側を長軸方向斜めにトリミングして口径を漸減させる)は，手技はやや煩雑となるものの，口側腸管のうっ滞軽減の効果と，軸一致による蠕動の効果的な伝播が期待できる．

④機能的端々吻合：簡便に大きな吻合口が確保できる方法であるが，stapling device のサイズが問題である．

多発閉鎖(IV型)は10%の症例に見られる．吻合前に遠位側腸管に生理食塩水や空気を注入して，結腸までの内腔の連続性を確認しなければならない．

Transanastomotic tube 留置は，とくに口径差の大きい吻合の際に腸管軸の維持と吻合部の安静に有用であり，かつ遠位側腸管への経腸栄養を早期に開始できるというメリットもある．

VIII. 予 後

新生児外科の成熟と中心静脈栄養法の進歩，新生児管理技術の確立などにより，本症の治療成績は大きく改善し，十分な残存小腸を持つ症例の生命，機能予後はいまや極めて良好といえる．一方で，必要な栄養を経腸的に得られない短腸症候群となった症例の予後はなお十分とは言えず，長期的視野に立ち，小腸移植も含めた包括的な治療戦略が必要である．

(佐々木　隆士)

【参考文献】

1) Fischer JS, Azizkhan RG：Chap 82. Jejunoileal atresia and stenosis. Coran AG (ed), Pediatric Surgery 7th ed, pp1059-1071, Philadelphia, PA, Elsevier-Saunders, 2012.

2) Grosfeld JL, Ballantine TVN, Shoemaker R：Operative management of intestinal atresia and stenosis based on pathologic findings. J Pediatr Surg 14：368-375, 1979.

3) Fernandez I, Patey N, Marchand V, et al：Multiple intestinal atresia with combined immune deficiency related to TTC7A defect is a multiorgan pathology；study of a French-Canadian-based cohort. Medicine (Baltimore) 93：e327, 2014.

4) Dalla Vecchia LK, Grosfeld JL, West KW, et al：Intestinal atresia and stenosis；a 25-year experience with 277 cases. Arch Surg 133：490-497, 1998.

5) Virgone C, D'antonio F, Khalil A, et al：Accuracy of prenatal ultrasound in detecting jejunal and ileal atresia；systematic review and meta-analysis. Ultrasound Obstet Gynecol 45：523-529, 2015.

6) 和佐勝史：小腸閉鎖症(空・回腸閉鎖症)．福澤正洋ほか(編著)，系統小児外科学，第3版，pp514-518，永井書店，大阪，2013.

V 十二指腸・小腸の疾患
3. 消化管重複症, 腸間膜囊腫
(Duplication of alimentary tract, Mesenteric cyst)

I. 概念

①重複腸管は, 消化管様構造を有した囊胞状または管状の構造物が消化管に隣接して存在する先天性の疾患である. 開腹歴のない腸閉塞の鑑別診断として重要であるが, 小さいものは無症状で経過することも多い.

②腸間膜囊腫(mesenteric cyst)は, 腸間膜に発生する囊胞状の腫瘤で, リンパ管腫がその発生原因の場合, 腸間膜リンパ管腫などと呼ばれ, 胎児診断されることも多い. 腸閉塞や感染で発症することもあるが, 小さいものでは無症状のことも多い.

II. 発生頻度

①重複腸管は, 舌根部から肛門までのすべての消化管の近傍に発生するが, 回腸末端・回盲部が最も多い(約50%). 次いで, 縦隔・結腸がそれぞれ約20%を占める.

②腸間膜囊腫は消化管のどの領域にも発生するが, 小児例の70%近くが小腸間膜に存在する. 治療報告からは10歳以下の入院患者20,000人に1人と言われている.

III. 病因・病態

1. 重複腸管

1937年にLaddは, よく発達した平滑筋に覆われ, 消化管由来の粘膜層があり, 多くは正常腸管に隣接するという3つの特徴を持つ先天異常を包括し, 消化管重複症(duplication of the alimentary tract)という概念を提唱した. 囊胞内圧の上昇による圧迫壊死から内膜を欠く囊胞や, 膵内・後腹膜・腸骨窩などの孤立性囊胞や, 上部食道と同じ横紋筋で覆われている囊胞なども重複腸管として拡大解釈されている.

2. 腸間膜囊腫

胎児期のリンパ管の発生過程の異常によるリンパ系組織の迷入, 連絡欠如などの説がある.

IV. 症状

病変が小さいものでは無症状のことも多い. しかし, 下記の症状で発症することもある.

1. 重複腸管

(反復性)腸閉塞症状, 下血・出血, 腫瘤触知, 隣接臓器への腫瘤による圧排などによって発症する. 腸捻転を合併すれば急性腹症を呈する.

囊胞状重複腸管は腸重積をきたすことがある.

2. 腸間膜囊腫

腸間膜囊腫では, 上記症状に加え, 囊腫内出血や感染などによる発症もある.

V. 鑑別診断

1. メッケル憩室

メッケル憩室などの憩室症は壁構造が同じなため,

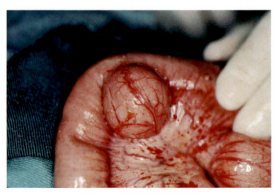

図V-13 囊胞状重複腸管
発生部位は腸間膜側である.

超音波での鑑別は困難なことがある．メッケル憩室は腸間膜の反対側にあるが，重複腸管は腸間膜側にある（図V-13）．

2．リンパ管腫

腸間膜囊腫では，部位によって後腹膜囊腫や大網由来のリンパ管腫との鑑別が困難なことがある．リンパ管腫は超音波検査で腸管壁構造を欠くことから鑑別できる．

VI．診　断

近年では，出生前診断される症例が増えている．小さな病変で無症状の症例では，外来で超音波などによるフォローを行う．しかし，無症状でも画像検査で描出が容易な病変を有する場合は，症状が出る前に待機的に手術を選択するほうが良い．

1．画像診断

1）単純X線写真

巨大な場合は，腸管ガス像の圧排が見られる．

2）超音波検査

重複腸管はhigh-echoicの粘膜層とlow-echoicの筋層からなる囊胞として描出されるが，筋層は近接する腸管の筋層と連続している（図V-14）．重複腸管の内腔に腸管内容などのdebrisが観察されたり，出血を伴う高エコー像や隔壁が見られることもある．

一方，腸間膜囊胞（組織学的にはリンパ管腫のことが多い）は，超音波所見上，囊胞壁が薄く腸管壁構造を欠き，また内腔に隔壁を有していたり，多房性であることから重複腸管と鑑別される．

3）コンピュータ断層撮影

病変の確認と広がりを確認し，隣接臓器との位置関係の把握に有用である．

4）^{99m}Tc-シンチグラム

消化管出血をきたす症例では，重複腸管内の異所性胃粘膜の存在を確認できることもある．

5）上部消化管造影

消化管と交通している場合は重複腸管の内腔が造影されるが，非交通性の場合は健常腸管の壁外からの圧排所見として描出される．

2．病理組織学的診断

重複腸管の病理組織学的診断は，消化管粘膜に裏打ちされた囊胞が，近接する腸管と筋層で分離または融合していることから診断される．30〜50％近くに異所性胃粘膜や膵組織の迷入などが見られる．腸間膜囊腫は，病理組織学的にはリンパ管内皮を有する囊胞（リ

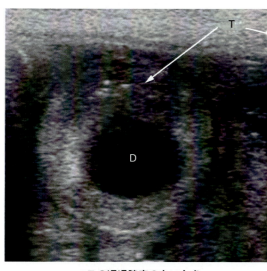
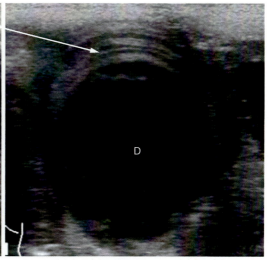

a：Tの通過障害のないとき　　　　　　　　　　　b：Tの通過障害があるとき

図V-14　重複腸管の超音波像

Tは圧排された健常腸管腔，Dは重複腸管腔．粘膜層はhigh-echoicに，筋層はlow-echoicに描出される．
a：静止画像でははっきりしないが，Dの外側に蠕動するTを認める．
b：D側からDの粘膜層，Dの筋層，Tの粘膜層，Tの筋層を認めるが，Tは完全に閉鎖している．

各　論　V．十二指腸・小腸の疾患

ンパ管腫)であることがほとんどである.

VII. 治　療

　重複腸管の治療は外科的切除である.出血や腸閉塞をきたせば緊急手術の適応となる.手術は,内視鏡下または内視鏡補助下の手術が選択されるが,新生児では,臍部切開法による開腹手術でも十分な手術の視野の確保が可能である.重複腸管は,近接する正常腸管と共通の血管支配を受けているため,重複腸管のみの摘出は困難なことが多く,正常腸管を含めた重複腸管切除・端々吻合が基本術式である.しかし,小さいものでは腸管切除を行わず病変の切除のみを行ったり,切除不可能なものでは粘膜抜去のみを行う場合もある.

VIII. 生命予後および機能的予後

　腸捻転による腸管壊死などの合併症を併発しない限り,予後は良好である.

（田附　裕子）

【参考文献】
1) 窪田昭男,田附裕子,西川正則ほか:消化管重複症(重複腸管)の診断と治療.小児外科 44:45-48, 2012.
2) 河野美幸,桑原　強,髙橋貞佳ほか:腸間膜囊腫の診断と治療.小児外科 44:41-44, 2012.
3) Siegel MJ:Gastrointestinal Tract. Marilyn J Siegel (ed), Pediatric Sonography. pp 364-365, Lippincott Williams & Wilkins, Philadelphia, 2011.
4) Cavar S, Bogovik M, Luetic T, et al:Intestinal Duplications;Experience in 6 Cases. Eur Surg Res 38:329-332, 2006.
5) Holcomb GW, Gheissari A, O'Neill JA, et al:Surgical management of alimentary tract duplications. Ann Surg 209:167-174, 1989.

V 十二指腸・小腸の疾患
4. 腸回転異常, 中腸軸捻転
(Malrotation, Midgut volvulus)

I. 概念

①中腸は発生の過程で合目的的に回転し,最も安定した形で固定されるが,この生理的回転が何らかの原因で中止された状態が腸回転異常である.

②腸回転異常の程度により,十二指腸の壁外性狭窄あるいは中腸軸捻転の原因となる.

③中腸軸捻転の診断が遅れれば広範囲腸管壊死をきたし,短腸症候群の原因となる(短腸症候群の最も代表的な原因疾患).生涯にわたる中心静脈栄養か小腸移植の適応となることがあり,新生児外科にとって最も重要な疾患の1つである.

II. 発生頻度

病型によっては無症状で経過する場合も多く,本症の正確な発生率の評価は困難だが,新生児期に症状を呈する症例は,「わが国の新生児外科の現状―2013年」によると,2013年総出生数1,029,816例に対して121例(0.01%)であった[1].

III. 病因・病態

腸回転異常症は,胎生期の腸の生理的回転および固定の異常により発生する.正常発生では,胎児の腹腔外で発育した中腸,すなわち十二指腸から横行結腸中部までの上腸間膜動脈(superior mesenteric artery:SMA)の支配領域腸管は回転しながら腹腔内へ戻る.このとき,中腸近位脚のうち十二指腸空腸ループ(duodenojejunal limb)は,SMAの背側を反時計回りに270度回転し,トライツ(Treitz)靱帯を形成して固定される.遠位脚の盲腸結腸ループ(cecocolic limb)もSMAの腹側を反時計回りに270度回転し,回盲部が右下腹部へ移動して後腹膜に固定される(図V-15)[2].この生理的回転と固定の過程の中止段階によって,さまざまな病型の腸回転異常を生じる.腸回転異常のうち,90度で回転が中止するnon-rotationでは,SMAと十二指腸および上行結腸が茎(pedicle)を形成するので,この茎を軸に中腸軸捻転をきたしやすくなる(図V-16a).180度で回転が中止するincomplete rotationでは,盲腸,上行結腸が十二指腸の腹側に位置するが,上行結腸と十二指腸側方

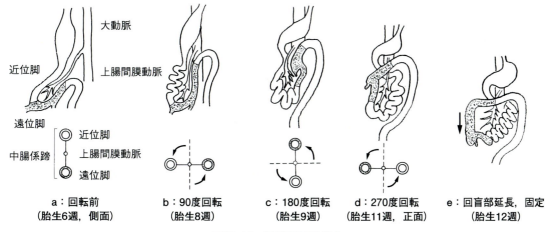

図V-15 正常腸管の発生
a:回転前(胎生6週,側面) b:90度回転(胎生8週) c:180度回転(胎生9週) d:270度回転(胎生11週,正面) e:回盲部延長,固定(胎生12週)

(横山清七:標準小児外科学,第4版,2000[2]による)

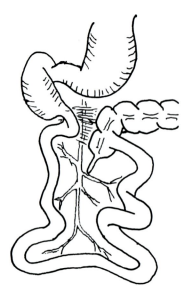
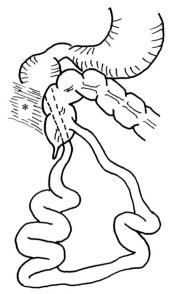

a：90 度回転（non-rotation）　　b：180 度回転（incomplete rotation）

図V-16　腸回転異常症の病型
a：上腸間膜動脈(SMA)が，根部近くで十二指腸と結腸とで茎(pedicle)を形成するので，中腸軸捻転の原因となる．
b：Ladd 靱帯(＊)が壁外性十二指腸狭窄の原因になる．

との間に線維性膜様物(paraduodenal band：Ladd 靱帯)が形成され，十二指腸の壁外狭窄の原因となる(図V-16b)[3]．盲腸結腸ループの最先端である盲腸だけが固定されない病型もある．この場合は盲腸捻転をきたすことがある．頻度は低いが reversed rotation (逆回転型)も存在する．先天性横隔膜ヘルニア，臍帯ヘルニア，腹壁破裂は non-rotation の腸回転異常を合併する頻度が高い[3]．

IV. 症　状

初発症状の多くは，生後数日以内の十二指腸通過障害による胆汁性嘔吐である．治療を要する有症状のうち，70〜80%は新生児期に発症し，そのうち約80%に中腸軸捻転を伴う[3]．

壁外性十二指腸狭窄は，重症例では出生直後から症状を呈するが，軽症例ではしばらくはっきりした症状を呈さないこともある．

中腸軸捻転では，正常の胎便排泄，哺乳開始後，典型例では4〜5日後に嘔吐をきたす．（完全に捻転しない場合は）間欠的ではあるが，次第に進行性となる．発症時の症状の軽重は，その後の腸閉塞・腸壊死へと進展する度合いを反映しないため，慎重に対処する必要がある．中腸軸捻転により腹痛・腸閉塞症状を発症し，

腸管循環不全が進行すると，下血やショックを認める．

V. 鑑別診断

胆汁性嘔吐を生じる他の疾患が鑑別診断となる．腸回転異常による外因性狭窄か，十二指腸や小腸の閉鎖・狭窄などの内因性狭窄かの鑑別が重要である．前者は中腸軸捻転を起こす危険があるので，速やかにドップラー超音波または Enhanced CT あるいは注腸造影によって腸回転異常の有無を判断する必要がある．

VI. 診　断

腸回転異常症では，注腸検査にて結腸が左側に変位し，盲腸が上腹部正中に位置し(図V-17)，上部消化管造影にてトライツ靱帯が認められず，十二指腸および小腸は右方に位置する．

中腸軸捻転が起これば，上部消化管造影にて十二指腸が不完全閉塞の状態では十二指腸と空腸が渦巻き状を呈し(corkscrew sign)，完全閉塞では通過障害を認める(図V-18)．超音波検査では，本来SMAの右側にあるべきSMV(上腸間膜静脈)が左側に位置するSMV rotation sign が認められ，SMA を中心にSMV，腸間膜，腸管が渦状に配列する whirlpool sign

4. 腸回転異常，中腸軸捻転

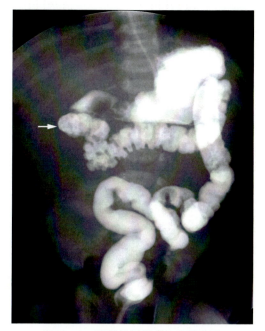

図V-17 腸回転異常症の注腸造影
盲腸の位置（矢印）が右上腹部にある．

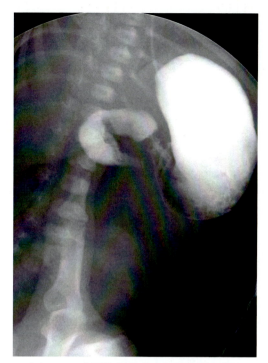

図V-18 腸回転異常症の上部消化管造影
用手圧迫にても造影剤が十二指腸を通過しない．先端が拡張していないことから先天性の閉鎖ではないことがわかる．

2. 手術

腸回転異常症で中腸軸捻転合併があれば原則的に緊急手術を行う．迅速に手術を開始でき，全体像を把握して捻転を解除できる上腹部横切開が第一選択となる．Paraduodenal bandによる十二指腸閉塞症状が主体の症例や間欠的で軸捻転解除が容易に行えると予想される場合は，腹腔鏡下手術も行われている[4]．
＜手術の実際＞
1) 腸管の捻転解除
まず，腹水の性状を観察する．捻転によるリンパ管のうっ滞で乳び，腸管壊死で血性を呈することもある．胆汁や便汁が混じれば腸穿孔を疑い，腹水を細菌培養検査に提出する．愛護的に腸管全体の捻転を解除する．中腸はSMAを中心に時計回りに捻転していることが多く（図V-20），捻転解除は反時計回りに行う．捻転した腸管が広範囲に虚血性変化をきたしている場合は，できるだけ腸管を温存して，短腸症候群を防ぐために腸管を切除せずにいったん閉腹し12〜24時間後のsecond-look operationで切除範囲を決定する．

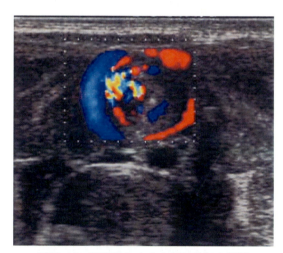

図V-19 超音波による中腸軸捻転の診断
腸間膜動静脈を伴って腸管が渦巻きを呈している．whirl-pool sign.

（図V-19）を認める．

VII. 治療

1. 術前管理

脱水の改善．経鼻胃管による消化管の減圧．中腸軸捻転を疑えば，抗生剤投与．

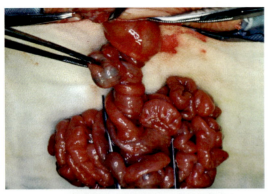

図V-20 中腸軸捻転の開腹時の所見（時計軸方向の捻転）

2）Ladd 手術（図V-21）

　右側腹壁から十二指腸空腸移行部を越えて，上腸間膜動静脈近傍に位置する盲腸や右結腸に延びている線維性膜様物を十二指腸の外側で鋭的に切離し，連続して十二指腸に Kocher の授動を行う．次に十二指腸と盲腸・上行結腸を剝離して腸間膜根部を最大限に広げ，SMA と十二指腸，上行結腸からなる pedicle を開放して，面にして軸捻転の再発を予防する．このとき膵や上腸間膜動静脈を損傷しないように十分注意する．結腸全体が左側に，十二指腸を含む小腸が右側に位置するように non-rotation の状態にする．

3．術後管理

　整復後の腸管の血行状態（色調）により中心静脈栄養の必要性を判断する．広範囲腸切除により短腸症候群をきたした症例では，腸管の adaptation が起こるまで長期の中心静脈栄養が必要である．

VIII．予　後

　中腸軸捻転による SMA 支配領域の大量の腸の循環障害は，生命と腸管機能に重大な悪影響を及ぼす．残存腸管の長さや併存する肝障害（intestinal failure-associated liver disease：IFALD）が予後に影響を及ぼす．新生児の小腸は 200〜250 cm あり，回盲弁を含む場合は 15 cm まで，含まない場合は 20 cm までの切除であれば完全静脈栄養から離脱できる可能性があると考えられている[5]．腸の切除領域によって，特定の栄養素の吸収不全が生じ，腸が水分や電解質，栄養素の吸収に順応できるようになるまで補充が必要である．体液と電解質の喪失が安定すれば，徐々に経腸栄養を導入し，腸のリハビリテーションに移行し，消化管ホルモンを刺激して粘膜の成長を促進し，膵胆管の流れを改善して中心静脈栄養誘導性の肝毒性（parenteral nutrition-associated liver disease：PNALD）を軽減する．残存小腸が 10 cm 以下の超短

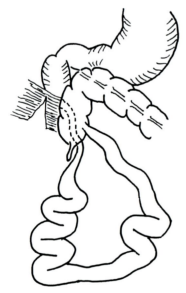
a：Ladd 靱帯の切離

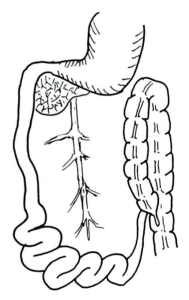
b：腸間膜根部の伸展

図V-21　腸回転異常症に対する Ladd 手術
a：Ladd 靱帯を切離して，十二指腸の壁外性狭窄を解除する．
b：十二指腸と結腸の間を剝離して，腸間膜を可及的広い面にする．

腸症の予後は不良であり，小腸移植の適応も考慮される．

（飯干　泰彦）

【参考文献】

1) 日本小児外科学会学術・先進医療検討委員会：わが国の新生児外科の現状—2013年新生児外科全国集計—．日小外会誌 51：1234-1245, 2015.
2) 横山清七：12. 小腸・大腸 2.腸回転異常．岡田正，鈴木宏志，横山穣太郎（監），伊藤泰雄，高松英夫（編），標準小児外科学，第4版，pp118-121，医学書院，東京，2000.
3) 鈴木則夫：腸回転異常．周産期医学 41（増刊）：698-701, 2011.
4) 奥山宏臣，佐々木隆士，野瀬聡子ほか：腹腔鏡下腸回転異常症手術．小児外科 45：859-863, 2013.
5) Kliegman RM, Stanton BF, Geme JW, et al：Short Bowel Syndrome. Nelson Textbook of Pediatrics, 20th ed, pp1843-1844, Elsevier, Philadelphia, 2015.

V 十二指腸・小腸の疾患
5. 胎便性腹膜炎 (Meconium peritonitis)

I. 概要

①胎児期の消化管穿孔によって腹腔内に漏出した胎便により引き起こされる無菌性の化学性腹膜炎 (chemical peritonitis) である．
②画像所見により，線維性癒着型，囊胞型，汎発型の3つに分類される．
③約80%の症例が出生前診断されている．

II. 発生頻度

日本小児外科学会学術・先進医療検討委員会が行ったアンケート調査[1]によると，2013年に集計した新生児外科症例 3,753 例中胎便性腹膜炎は 42 例，1.1% であった．上記 42 例中の出生前診断例は 34 例 (81%) であり，新生児外科疾患の中では出生前診断率の高い疾患である．

III. 病因・病態

①胎児期の消化管穿孔の原因としては，消化管閉塞を伴うものと消化管閉塞を伴わないものがある．消化管閉塞を伴うものとしては小腸閉鎖症が最も多く，他に腸重積，軸捻転や内ヘルニアなどが挙げられる．消化管閉塞を伴わない特発性穿孔の原因としては，消化管筋層・粘膜筋板の部分的欠損や腸間膜動脈の血流障害などが考えられている[2]．出生前診断症例のうち，出生後に外科的治療の必要な器質的疾患を認めたものは約 20% のみであったとの報告もある[3]．

②胎児期消化管穿孔の時期や腹膜炎の進展範囲により，線維性癒着型 (fibroadhesive type)，囊胞型 (cystic type) および汎発型 (generalized type) の三病型に分類される．

③線維性癒着型は胎児期早期の穿孔によるもので，腹腔内全体に及ぶ石灰化を伴う高度の線維性癒着をきたすため，腸管は一塊となり，しばしば穿孔部は癒着

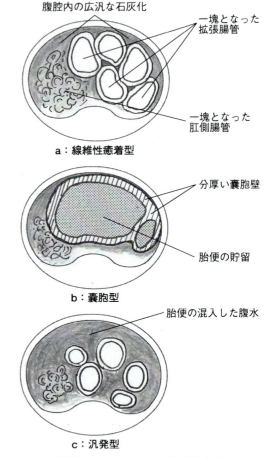

図 V-22 胎便性腹膜炎の三病型
a：腸管は一塊となり高度の線維性癒着や石灰化を認める．
b：分厚い結合織からなる囊胞壁を認め，この囊胞壁には石灰化を認める．
c：胎便の混入した大量の腹水が腹腔内全体に広がる．

により被覆閉鎖されている．囊胞型は穿孔部の閉鎖がなく，胎便の漏出が継続するため，分厚い結合織からなる囊胞壁を形成する．この囊胞壁にはしばしば石灰化を認める．囊胞型のうち囊胞が腹腔内全体を占拠するものを巨大囊胞型 (giant cystic type) と称する．汎発型は，出生直前の穿孔により胎便は腹腔内全体に広がり大量の腹水が貯留するが，線維性癒着や石灰化は

軽度である(図V-22).

IV. 症　状

①消化管閉塞を伴わない特発性穿孔や穿孔部が閉鎖した線維性癒着型では無症状で経過し，手術適応とならない症例もある．

②消化管閉塞を伴う線維性癒着や石灰化などの腹膜炎徴候の高度な症例では，出生直後より腹部膨満の進行，呼吸障害，胆汁性嘔吐や胎便排泄障害を認める．とくに汎発型では，出生直後より高度な腹水貯留による呼吸循環障害をきたすことがある．

③腹部の理学的所見としては，著しい腹部膨満や腹部膨満の進行，腹壁の炎症による発赤，漏出した胎便の透見，陰嚢や陰唇の腫大，石灰化嚢胞の触知などが挙げられる．

V. 診　断

1. 胎児超音波検査

線維性癒着型では，羊水過多，腸管拡張像，腸管表面の石灰化による高輝度域，腹水中の高輝度エコーを呈する浮遊物(snow storm)などを認める．嚢胞型では，羊水過多，分厚い嚢胞壁を伴う嚢胞像，隔壁を持つ嚢胞像，嚢胞壁の石灰化による高輝度域，嚢胞内のsnow storm を認める．しばしばこの嚢胞は腹腔内の大部分を占拠し巨大嚢胞型となる(図V-23)．汎発型では，羊水過多，腸管拡張像，胎便を混じた多量の腹水などを認める．

2. 出生後の画像診断

出生後の腹部超音波検査でも，胎児超音波検査と同様に，腸管拡張像，隔壁を持つ嚢胞像，嚢胞壁や腸管表面の石灰化による高輝度域，腹水中や嚢胞内の

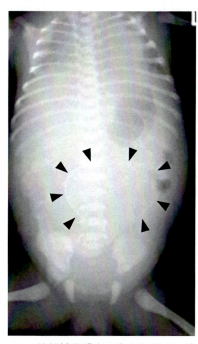

図V-24　胎便性腹膜炎の胸腹部単純X線写真
生当日(図V-23と同一症例)．37週4日帝王切開にて出生．出生体重 3,260 g．X線写真では，腹腔内に嚢胞壁の石灰化像(▲)を認める．腹部膨満，横隔膜挙上が強く，消化管ガスはわずかである．出生当日に腹腔内ドレナージを施行した．

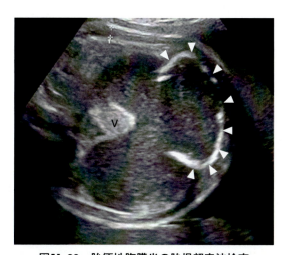

図V-23　胎便性腹膜炎の胎児超音波検査
在胎36週の女児．胎児の腹腔内に大きな嚢胞を認める．嚢胞壁の一部は，石灰化による高輝度域(△)を示す．嚢胞内には，高輝度エコーを呈する浮遊物(snow strom)を認める．Vは椎体．

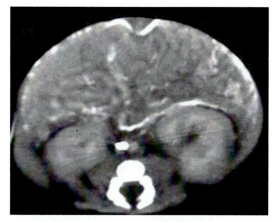

図V-25　胎便性腹膜炎の腹部CT
腹膜，腸管の漿膜面に沿って石灰化が見られる．

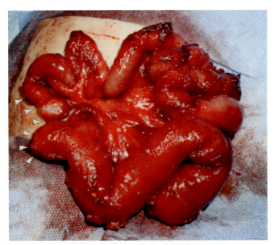

図Ⅴ-26　胎便性腹膜炎（巨大囊胞型）の手術所見
日齢 22（図Ⅴ-23 と同一症例）．腹腔内ドレナージ後の二期的根治術．離断型の小腸閉鎖を認め（矢頭），閉鎖部の腸管切除および端々吻合を施行した．

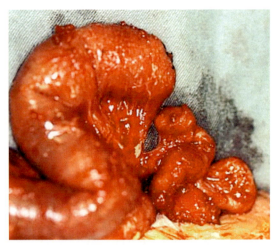

図Ⅴ-27　胎便性腹膜炎（線維性癒着型）の手術所見
腸管の漿膜面に線維化と石灰化を認める．

snow storm などを認める．また，腹部単純 X 線写真では，腹腔内石灰化像を囊胞壁や腸管壁に当たる部位に認め，場合によっては鼠径管や陰囊内にも石灰化像を認めることがある（図Ⅴ-24）．高度の腹水や巨大囊胞が存在する場合は，消化管ガスの欠損や著しい偏位を認める．腹部 CT では，より石灰化像が明瞭に描出される（図Ⅴ-25）．

Ⅵ．鑑別診断

囊胞状リンパ管腫，囊胞性腎疾患，奇形腫，腸間膜囊胞，卵巣囊腫，限局性腸管拡張症などが挙げられる．

Ⅶ．治　療

1．消化管閉塞を伴わない特発性穿孔や穿孔部が閉鎖した線維性癒着型

無症状で経過し手術適応とならない症例もある．

2．線維性癒着型や巨大囊胞型

腹腔内の癒着が高度であり，癒着剝離による腸管損傷や出血を避けるために，初回は腹腔内ドレナージにとどめる．消化管閉塞部位や囊胞性病変の近位側腸管が同定できる場合は，この部位で腸瘻造設を行う．癒着が軽度となる 2〜3 週後を目安に，second-look operation として癒着剝離および穿孔部や閉鎖部の腸管の切除・端々吻合を行う（図Ⅴ-26・27）．切除・端々吻合ができない場合は腸瘻造設を行う．

3．汎発型

高度な腹水貯留により呼吸循環不全をきたしている場合は，開腹手術に先立って腹水穿刺により排液を行う．腹腔内の癒着や炎症性変化が軽度であれば，一期的に切除・端々吻合を行うが，癒着が中等度以上であったり，遠位側腸管に通過障害が認められる場合は腸瘻造設を行う．

Ⅷ．予　後

近年の報告では予後は比較的良好であるが[4)5)]，広範な腸管切除を要し，短腸症となる症例では長期間の経静脈栄養が必要となり，肝不全などの合併症を併発する可能性がある．

（神山　雅史）

【参考文献】

1) 日本小児外科学会学術・先進医療検討委員会：わが国の新生児外科の現況－2013 年新生児外科全国集計．日小外会誌 51：1234-1245，2015．
2) Tibboel D, Gaillard JLJ, Molenaar JC；The importance of mesenteric vascular insufficiency in meconium peritonitis. Hum Pathol 17：411-416, 1986.
3) Dirkes K, Crombleholeme TM, Craigo SD, et al：The natural history of meconium peritonitis diagnosed in utero. J Pediatr Surg 30：979-982, 1995.
4) Nam SH, Kim SC, Kim DY, et a：l Experience with meconium peritonitis. J Pediatr Surg 42：1822-1825, 2007.
5) Pirg LM, Rajadurai VS, Chandran S：Correlation of antenatal diagnosis and postnatal outcome；an institutional experience over 10 years. Fetal Diagnosis and Therapy 42：57-62, 2016.

V 十二指腸・小腸の疾患

6. 壊死性腸炎 (NEC)

I. 概　念

①未熟な腸管に，低酸素，虚血，腸内細菌のover-growth，経腸栄養などによる負荷が加わり，粘膜の防御機構が破綻して発症する．腸管免疫防御機構も未成熟なため，短時間の経過でbacterial translocationからSIRS(全身性炎症反応症候群)・多臓器不全に移行する．

②早産児，低出生体重児に特有の病態であるが，正期産児にも見られる．本邦では極低出生体重児の1〜2%に発症するが，諸外国の発生率は5〜10%と高い．

③母乳栄養とプロバイオティクス投与が予防に有用である．

④初期の段階では絶食，消化管減圧，抗生剤投与による内科的治療が有効であるが，こうした治療に不応例や穿孔例は手術適応となる．

⑤確診例の死亡率は30%前後と依然として高い．なかでも病勢が急速に進行する例や広範例の救命は今なお困難である．

II. 発生頻度

壊死性腸炎(necrotizing enterocolitis：NEC)の発症頻度は，施設や国により大きく異なる．一般に，90%は低出生体重児に発症するとされ，在胎週数が少

表V-1　各国のNEC発症頻度と年次推移

Nation, year	NEC cases/ population, n	incidence % (95%CI)
USA, 1991	269/2,681	10.0 (8.9-11.3)
USA, 1995	144/1,804	8.0 (6.7- 9.4)
Canada, 2004	238/3,628	6.6 (5.8- 7.4)
Italy, 2008	62/2,035	3.1 (2.3- 3.9)
Finland, 2010	61/1,900	3.2 (2.5- 4.1)
Canada, 2012	315/5,341	5.9 (5.3- 6.5)
Japan, 2012	153/9,812	1.6 (1.4- 1.8)

(文献1)による)

なく，出生体重が小さくなるほど発症頻度は高くなる．表V-1に諸外国での極低出生体重児におけるNEC発症率を示す[1]．1991年の米国での発症率は10%で，以後の報告では減少傾向にあったが，2012年カナダでは5.9%と，必ずしも減少傾向にはない．

最近の米国での大規模な前向きコホート研究(2006〜2010年)では，極低出生体重児におけるNEC(Bell StageII以上の確診例)発症率は9%と依然高値である[2]．一方，わが国での極低出生体重児における発生率は0.8〜1.8%と最近の20年間で変わらず，諸外国に比べて一貫して低い．

III. 病因・病態

NECのほとんどが低出生体重児に発症することから，腸管の未熟性がNECの発症に大きく関与していると考えられている．未熟腸管の特徴として，蠕動が弱く抗菌剤投与や絶食などにより異常細菌叢が繁殖すること，エンドトキシン受容体であるToll like receptor 4(TLR4)の腸上皮での発現が亢進していること，腸管粘膜バリア機構が未発達であること(Paneth細胞が少なくデフェンシンなどのペプチド産生が不十分，tight junctionが弱く細菌やサイトカインが容易に血流に侵入する，胚細胞が少なくムチンの産生が少ない)，腸管免疫の脆弱性などが挙げられる．

こうした未熟腸管において，外因性のエンドトキシン(LPS)や内因性の血小板活性化因子(PAF)が引き金となって一連の炎症反応が急速に進行して，NECが発症すると考えられている(図V-28)[3][4]．

全身の免疫防御機構も未成熟なため，いったん粘膜の防御機構が破綻すると短時間の経過でbacterial translocation→SIRS(systemic inflammatory response syndrome)→多臓器不全へと移行し，全身状態は急速に悪化する．

臨床的な発症要因として，出生時の蘇生・人工呼吸，仮死，低血圧，低体温，無呼吸，呼吸窮迫症候群，胎児発育不全，動脈管開存，臍動脈カテーテル留置，人

各論 V. 十二指腸・小腸の疾患

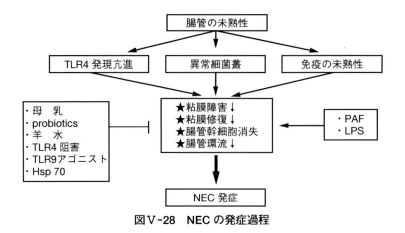

図V-28 NECの発症過程

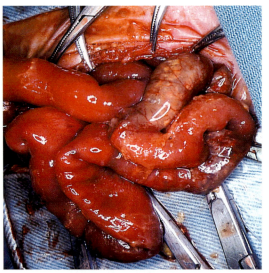

図V-29 NEC腸管の肉眼所見
腸管は壊死に陥り、壁内ガスが薄い漿膜を通して透見できる．

工乳，多血症，輸血，交換輸血，チアノーゼ性心疾患などが報告されている．病変の好発部位は遠位側回腸および右側結腸で，肉眼所見として，腸管拡張，暗赤色変化，腸管壁内ガス，穿孔を認める（図V-29）．組織所見では粘膜浮腫，出血，炎症性細胞浸潤，粘膜上皮壊死・脱落，潰瘍形成などを認める．

IV. 臨床症状・診断

発症時期は生後1〜20日頃で，生後2週前後に多い．先行する感染徴候に，腹満や嘔吐などの腸閉塞症状が加わり，腹膜炎から敗血症に進行する．診断ならびに重症度の判定には下記に示すBellの臨床病期分類が用いられる（表V-2）[5]．

Stage I（疑診）：腹部膨満，哺乳量低下，残乳の増加，胆汁性嘔吐などの消化器症状に加えて，無呼吸，低体温，徐脈，活気低下などの非特異的な症状を呈しNECが疑われる．腹部単純X線写真では，dilated loop, fixed loop, persistent loopなどの非特異的な腸管麻痺像を呈する．

Stage II（確診）：腹壁の発赤，浮腫，腫瘤触知，腹水貯留，血便などのNECに特異的な症状が見られる．腹部単純X線写真では，腸管壁内ガス，門脈ガスが出現し，確定診断される（図V-30）．

Stage III（進行）：消化管穿孔あるいは臨床像がdeteriorateした状態で，腸管穿孔を伴えば気腹像が出現する．

V. 予防と治療

1. 予 防

NECの予防法として，母乳投与とプロバイオティクス投与が有用である．母乳に含まれる分泌型IgA，マクロファージ，ラクトフェリンなどの免疫活性物質がNECを予防すると考えられている．母乳とミルクを比べた前向き臨床試験（RCT）では，母乳投与群でNECの発症率が有意に低く，母乳によるNECの予防効果が認められた[6]．一方，最近のシステマティックレビュー（SR）によれば，プロバイオティクス投与はNECの発症率を下げ，生命予後を改善するという結果であった[7]．しかし，各RCTにおいて使用されたプロバイオティクスの種類や投与方法は異なり，統一したプロトコールは未だ作成されていない．また，プロバイオティクスの種類によっても有効性に差が見られ

表V-2 壊死性腸炎の病期分類

stage	分類	臨床症状	消化管症状	X線像
I	疑診	無呼吸 徐脈 体温変動	胃残乳の増加 便潜血 軽度の腹満	軽度腸閉塞
IIa	確診	無呼吸 徐脈 体温変動	肉眼的血便 著明な腹満 腸音の消失	拡張腸管を伴う腸閉塞像 局所腸壁在ガス
IIb		血小板減少 代謝性アシドーシス（軽度）	腹壁浮腫 拡張腸管触知，圧痛	広範腸壁在ガス 腹水，門脈ガス
IIIa	進行	混合性アシドーシス 乏尿，低血圧 凝固異常	腹壁浮腫の悪化 発赤，硬結	著明な拡張腸管 腹水増加 気腹像なし
IIIb		ショック 検査値やバイタルサインの悪化傾向	腸穿孔	気腹像

(文献5)を改変

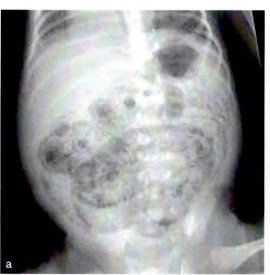
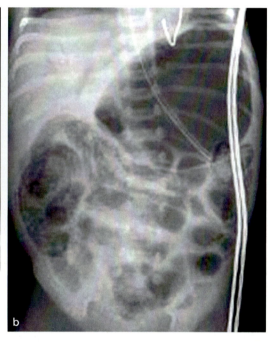

図V-30 NECの腹部X線写真
a：腸管壁内ガスが見られる．
b：腸管壁内ガス，門脈ガスが見られる．
a，bともBell分類stageⅡ，確診例である．

るので，実際の投与時には注意を要する．

2. 内科的治療

疑診(Stage I)の段階より積極的に内科的治療を開始する．治療内容は，絶飲食・消化管減圧・抗菌薬投与が主体となる．抗菌薬は，広域に有効なもの，嫌気性菌を想定したものに加えて，適宜，抗MRSA薬や抗真菌薬を追加する．低血圧，アシドーシス，呼吸不全などの全身症状が強い場合は，補液，強心剤，人工呼吸などによる積極的な全身管理を行い，腸管循環の改善をはかる．

3. 外科的治療

1) 適応

これら内科的治療にもかかわらず低血圧，代謝性アシドーシス，乏尿，腹膜炎の所見が持続あるいは悪化する例や腸管穿孔例は外科的治療の絶対適応となる．壁内気腫，門脈ガスは可逆的であり，手術の絶対適応ではない．確定診断されたNEC(StageⅡ以上)の20〜40%は手術が必要となる．

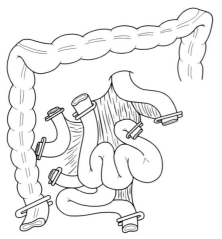

図V-31 多発病変に対する "Clip and drop" technique

2) 術　式

　開腹操作に際しては，肝損傷しないように細心の注意を払う．壊死腸管の切除とその口側での腸瘻造設が原則であるが，癒着が強い場合や全身状態不良の場合は腹腔ドレナージ単独も選択される．NECの穿孔例に対する初回手術として，開腹術とドレナージを比較したRandomized Controlled Traial(RCT)では開腹術の優位性は示されなかった[8]．しかし，ドレナージ後に開腹術を要する例も多いことから，児の状態が許せば通常は開腹術が選択される．病変が全小腸に及ぶ広範型では高位空腸瘻を造設する．腸瘻造設に際しては，腸間膜をできるだけ温存して腸管血流を維持することが肝要で，通常はループ腸瘻が選択される．多発例では，金属clipで穿孔部を閉鎖した後にsecond-look手術を行うclip and drop techniqueが腸管大量切除回避に有用である[9]（図V-31）．また，術後の輸液・栄養管理に腸液回収・再注入が必要となることが多いので，こうした処置が容易に行えるようなストーマ造設を心がける．

3) 術後管理

　低出生体重児では，造りたての腸瘻は極めて脆弱で，とくに血流障害と乾燥に弱い．油性の抗生剤軟膏あるいはワセリンを塗布し，乾燥を予防する．
　維持輸液，水・電解質異常に対する補正輸液および喪失体液に対する補充輸液を過不足なく投与する．腸管循環改善のため，血液製剤，強心剤，ステロイドを積極的に投与する．腸蠕動が回復し，腸瘻より腸液の排出が見られたら経腸栄養を開始する．肛門側腸瘻への安全なアクセスが可能になれば，口側腸瘻からの腸液あるいは成分栄養を肛門側に注入する．

VI. 予後および遠隔期合併症

　病変が限局性のものは，適切な内科的・外科的治療により予後は比較的良好であるが，多発型や広範型の予後は今なお不良であり，救命されても短腸症など重篤な後遺症を引き起こす．最近の米国での大規模な前向きコホート研究(2006～2010年)では，極低出生体重児におけるNEC(StageⅡ以上)の死亡率は28％(非手術例21％，手術例35％)と依然高い[2]．わが国においてもNEC確診例の死亡率は30％前後であり，最近の20年間で改善は見られない．また，手術例の神経学的長期予後は非手術例に比べて不良であり，疑診の段階より積極的に内科的治療を行い，重篤化させないことが重要である．遠隔期合併症として重要なものは腸管狭窄である．狭窄の原因は病変腸管の瘢痕性収縮で，非手術例に多く，約70％は結腸(主に左側)に発生する．症候性のものは手術が必要で，通常は狭窄部切除・一期的吻合が行われる．

（奥山　宏臣）

【参考文献】

1) Hein-Nielsen AL, Petersen SM, Greisen G：Unchanged incidence of necrotising enterocolitis in a tertiary neonatal department. Dan Med J 62 (7)：A5091, 2015.
2) Hull MA, Fisher JG, Gutierrez IM, et al：Mortality and management of surgical necrotizing enterocolitis in very low birth weight neonates：a prospective cohort study. J Am Coll Surg 218：1148-1155, 2014.
3) Patricia W Lin, Barbara J Stoll：Necrotizing enterocolitis. Lancet 368：1271-1283, 2006.
4) 奥山宏臣：低出生体重時の消化管機能障害；疾患概念と病態．日本周産期新生児医学会雑誌 52：1009-1017, 2016.
5) Bell MJ, Ternberg JL, Feigin RD, et al：Neonatal necrotizing enterocolitis. Ann Surg 187：1, 1978.
6) Cristofalo EA, Schanler RJ, Blanco CL, et al：Randomized trial of exclusive human milk versus preterm formula diets in extremely premature infants. J Pediatrics 163：1592-1595, 2013.
7) AlFaleh K, Anabrees J：Probiotics for prevention of necrotizing enterocolitis in preterm infants (Review). Cochrane Database Syst Rev 2014.4 CD005496.
8) Rees CM, Eaton S, Kiely EM, et al：Peritoneal drainage or laparotomy for neonatal bowel perforation? A randomized controlled trial. Ann Surg 248：44-51, 2008.
9) Ron O, Davenport M, Patel S, et al：Outcomes of the "clip and drop" technique for multifocal necrotizing enterocolitis. J Pediatr Surg 44：749-754, 2009.

V 十二指腸・小腸の疾患
7. 限局性腸穿孔 (FIP)

I. 概念

①主に超低出生体重児に突然発症する限局性腸管穿孔で，先行する感染徴候を伴わず，穿孔腸管の周囲に壊死性変化を認めないのが特徴である．穿孔原因は不明である．

②突然の腹満とともに出現する腹壁の暗青色変化が特徴的で，腹部単純X線写真での気腹像により診断される．

③組織学的所見ではNEC（壊死性腸炎）所見を欠き，腸管壁の筋層欠損が高率に認められる．

④NEC，MRI（胎便関連性腸閉塞症）と並んで超低出生体重児の消化管穿孔の原因疾患として重要であるが，発症後早期に手術を行えば予後は良好である．

II. 頻度

限局性腸穿孔（focal intestinal perforation：FIP）の発生頻度や死亡率を調べた大規模なコホート研究はなく，正確な発症率は不明である．日本小児外科学会が2010年に報告した超低出生体重児の消化管穿孔の実態調査では，集計された消化管穿孔例に占めるNEC，FIPおよびMRIの割合はそれぞれ1.8％，1.8％および0.9％で，FIPはNECの穿孔症例と同等の発生頻度であった．

III. 疾患概念・病因

1. 疾患概念

古くはNECの亜型（Atypical type of Classical NEC）として報告されてきたが，症例が集積されるに従い，FIPはNECに比べて在胎週数が短く，出生体重が少なく，発症時期が早いことなど，NECとは異なった疾患として認識されるようになってきた[1)2)]．FIP以外にも，spontaneous intestinal perforation (SIP)，local intestinal perforation (LIP)，spontaneous isolated intestinal perforation (SIIP) と言った名称で報告されているが，一般的にはこれらは同一の疾患群と考えられている[3)]．

2. 病因

FIPは，1980年代よりインダシン投与と関連した腸穿孔として報告されてきた．インダシンによる腸管血流低下がその原因と考えられているが，その後の疫学研究では，FIPとインダシンとの関連性は明らかにはされていない．また，臍動脈カテーテルや真菌感染症とFIPの関連性も報告されているが，いずれも対象症例が少なく，十分なエビデンスは得られていない．一方，組織学的検討では，高率に穿孔部腸管壁の筋層が途絶していることが報告されており[4)5)]，腸管筋層の欠損と穿孔の関連性が指摘されている（図V-32）．筋層欠損の機序は明らかではないが，胎生期の循環障害がその原因と考えられている．いずれにしろ感染を契機に発症するNECとは異なり，腸管の力学的な脆弱性や循環障害がFIP発症に強く関与すると考えられている．

IV. 症状

主に超低出生体重児に見られ，前駆症状に乏しく，

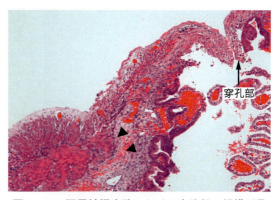

図V-32 限局性腸穿孔における穿孔部の組織所見
穿孔部（矢印）近くで腸管筋層は途絶し，欠損している（▲）．

各論 V. 十二指腸・小腸の疾患

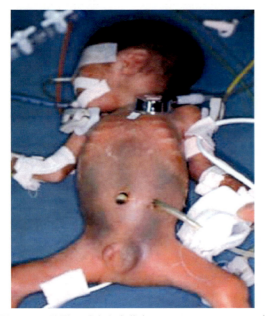

図V-33　腹壁の暗青色変化(blue-gray discoloration)

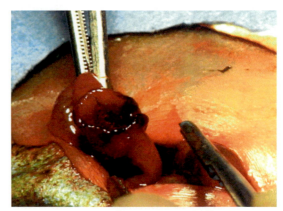

図V-34　穿孔部の腸管肉眼所見
穿孔部周囲の腸管の色調は正常であり，壊死性変化を認めない．

突然の腸穿孔で発症する．発症時期はNECに比べてやや早く，生後7〜10日の授乳開始前後のタイミングが多い．穿孔部位は遠位側回腸に最も多く，次いで結腸に見られる．突然の腹満とともに出現する腹壁の暗青色変化(図V-33)が特徴的で，腹部単純X線写真での気腹像により診断される．NECに特有な腸管壁内ガスや門脈ガスは，FIPでは見られない．発症後早期の開腹所見では，穿孔部周囲の腸管の色調は正常で，組織学的にも壊死性腸炎の所見を認めない(図V-34)．

V. 診　断

腹満とともに出現する暗青色の腹壁によりFIPが疑われ，腹部X線での気腹像により診断される．初期には遊離ガスが少なく見逃しやすいので，疑わしい場合は側臥位にして撮影する(図V-35)．開腹所見により穿孔部周囲にNEC様の所見がなければFIPと確定診断される．穿孔後時間が経過し腹膜炎が進行した場

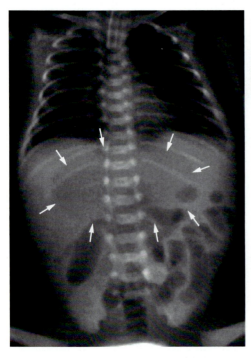

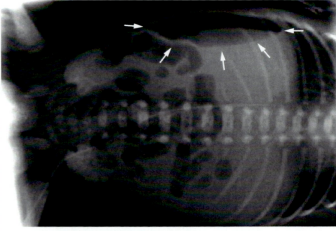

図V-35　腹部単純X線写真の気腹像
a：仰臥位では腹部中央に遊離ガス像が見られる(→)．
b：側臥位にすると，遊離ガスは右側腹部に移動して，より明瞭となる(→)．

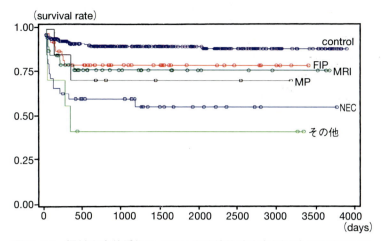

図V-36 極低出生体重児における腸管機能障害(手術例)の疾患別の生存率

controll：対照(消化管機能障害非合併例)，FIP：限局性腸穿孔，MRI：胎便関連性腸閉塞，MP：胎便性腹膜炎，NEC：壊死性腸炎．
(田口智章ら：平成25年度総括・分担研究報告書，2014[7])による)

合は，NECとの鑑別は困難となる．また，ドレナージのみで治癒する場合はFIPの確定診断はできない．

鑑別診断としては，先行する腸炎所見を伴わず突然の気腹像で発症する胃破裂・穿孔，器質的疾患による消化管穿孔(腸重積，メッケル憩室，腸捻転など)，消化性潰瘍などが挙げられる．いずれもまれで，術前にこれらを鑑別することは困難である．

VI. 治療

腸管穿孔の診断がつけば，緊急開腹術の適応となる．超低出生体重児の肝損傷は止血困難なため，開腹に際しては細心の注意を払う．発症後早期であれば通常腹腔内に癒着はなく，穿孔部の同定は容易である．穿孔部を腹腔外に引き出して腸瘻を造設するのが一般的である．手術をより短時間・低侵襲で行うため，腸管を腹壁に縫合することなくストーマを作成するsutureless technique も提案されている[6]．穿孔部周辺組織の状態が良ければ，穿孔部の縫合閉鎖や一期的吻合も考慮される．全身状態が不良で開腹術に耐えられない場合は腹腔ドレナージを先行するが，このドレナージのみで治癒する症例も見られる．

腸瘻造設例においては，全身状態が回復し，残存腸管の機能や開存性が確認でき，体重増加が得られた時点(1.5 kg以上が目安)で腸瘻閉鎖術を行う．

VII. 予後

FIPの救命率は30〜100%と，報告によりさまざまであるが，早期に診断・手術が行われればNECに比べ救命率は良好である．図V-36に極低出生体重児における腸管機能障害(手術例)の疾患別の生存率を示す．1年生存率はFIP 80%，NEC 60%と，FIPの救命率はNECより良好であった[7]．

(奥山　宏臣)

【参考文献】

1) Okuyama H, Kubota A, Oue T, et al：A comparison of the clinical presentation and outcome of focal intestinal perforation and necrotizing enterocolitis in very-low-birth-weight neonates. Pediatr Surg Int 18：704-706, 2002.
2) Hwang H, Murphy JJ, Gow KW, et al：Are localized intestinal perforations distinct from necrotizing enterocolitis? J Pediatr Surg 38：763-767, 2003.
3) 奥山宏臣：低出生体重時の消化管機能障害；疾患概念と病態．日本周産期新生児医学会雑誌 52：1009-1017, 2016.
4) Kubota A, Yamanaka H, Okuyama H, et al：Focal intestinal perforation in extremely-low-birth-weight neonates：etiological consideration from histological findings. Pediatr Surg Int 23：997-1000, 2007.
5) Tatekawa Y, Muraji T, Imai Y, et al：The mechanism of focal intestinal perforations in neonates with low birth weight. Pediatr Surg Int 15：549-552, 1999.
6) Nose S, Sasaki T, Saka R, et al：A sutureless technique using cyanoacrylate adhesive when creating a stoma for extremely low birth weight infants. Springer Plus 5：189, 2016.
7) 田口智章，ほか：低出生体重児の消化管機能障害に関する周産期背景因子の疫学的調査研究 厚生労働省科学研究補助金難治性疾患等克服研究事業 平成25年度総括・分担研究報告書, 2014.

V 十二指腸・小腸の疾患
8. 胎便関連性腸閉塞症 (MRI)

I. 概念

①本態は極・超低出生体重児に好発する胎便排泄遅延を特徴とする機能性腸閉塞症である．1995年に，従来の胎便栓症候群，meconium disease (meconium ileus without mucoviscidosis) あるいはmeconium ileusなどを包括した概念として提唱された[1)2)]．

②胎児期の機能的腸閉塞により，腸管内に停滞した胎便の水分が過剰に吸収されることによって粘稠となり，二次的に器質的腸閉塞をきたす疾患である[3)]．

③早産児・低出生体重児の救命率が上昇するに従って，本症の発生頻度とそれに伴って臨床的重要性が増加している．

II. 発生頻度

日本小児外科学会学術・先進医療検討委員会が行った「新生児消化管穿孔アンケート調査」[4)]によると，2008年～2012年の5年間に集計した新生児外科症例8,884例中，消化管穿孔は678例，7.6%であった．内訳は，壊死性腸炎 (necrotizing enterocolitis：NEC)，限局性腸穿孔 (focal intestinal perforation：FIP)，胎便関連性腸閉塞症 (meconium-related ileus：MRI)，胃破裂，腸閉鎖，胎便性腹膜炎，その他がそれぞれ166例 (24.5%)，189例 (27.9%)，68例 (10.0%)，55例 (8.1%)，40例 (5.9%)，96例 (14.2%)，64例 (9.4%) であった．超低出生体重児の消化管穿孔263例に限ると，NEC，FIP，MRI，その他の頻度は82例 (33.5%)，111例 (45.3%)，34例 (13.9%)，36例 (13.7%) であった．

III. 病因・病態

①圧倒的多数例が低出生体重児，とくにほぼ半数が超低出生体重児に発症すること，また大多数がIUGR (intrauterine growth retardation；子宮内胎児発育遅延) 児に発症することから，病因は未熟腸管の機能性腸閉塞と考えられる[1)-3)]．

②本症の腸管壁内神経叢の神経節細胞が対照例と比較して未熟ではない (核が小さくはない) ことより，ヒルシュスプルング病類縁疾患に含まれるimmaturity of ganglia (神経節細胞が対照児に比べ小さい) とは別の疾患である[3)]．

③注腸造影で造影剤が胎便塞栓の口側まで逆流する例や胎便塞栓の存在部位とcaliber changeが一致しない例が多いことより，粘稠な胎便自体は器質的閉塞の一次的な原因ではない[3)] (図V-37, 38)．

④本症における消化管穿孔部位が胎便塞栓口側の拡張腸管ではないことが多く，また，壊死性変化あるいは虚血性変化も伴わないpunch-outであることより，穿孔の発症機序は未熟な腸管の協調されていない

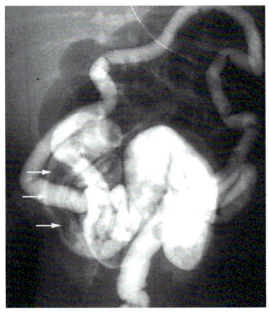

図V-37　MRI症例のガストログラフィンによる注腸造影

Microcolonを認める．回腸末端近くになだらかなcaliber changeを認める．胎便塞栓による陰影欠損を認めるが，胎便塞栓が閉塞の原因になっているようには見えない．

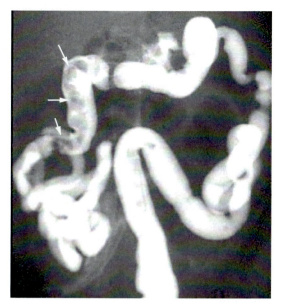

図V-38 MRI症例のガストログラフィンによる注腸造影

Microcolonを認める．回腸末端も狭小像を呈するが，造影剤はcaliber changeまで逆流しないので，拡張腸管は描出されていない．右半結腸内に胎便塞栓による陰影欠損を認めるが，胎便塞栓は結腸の通過障害の原因にはなっていない．

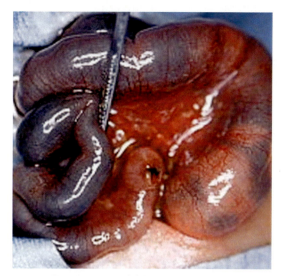

図V-39 MRI症例における回腸穿孔

回盲部近くの回腸内に粘稠な胎便が充満しているのが透見できるが，明らかな通過障害の原因になっているようには見えない．Punched-outを認めるが，周囲に壊死性変化も虚血性変化も伴わない．穿孔が胎便塞栓の肛門側に存在することより，器質的通過障害は穿孔の直接の原因ではないと考えられる．

(uncoordinated)蠕動による消化管内圧の不規則な上昇によるものと考えられている[3]（図V-39）．

IV．症　状

①極・超低出生体重児，とくにIUGR児では出生後早期にグリセリン浣腸をするが，本症では胎便の排泄は見られないか，ごくわずかにういろう様の排泄物が見られるのみである．

②徐々に腹部膨満が現れるが，腹壁は柔らかく，拡張蛇行した腸管が盛り上がって見られることが多い．進行すると，腹部は緊満し，経鼻・経口胃管から胆汁性の胃液が引かれる．

V．鑑別診断

1．壊死性腸炎（NEC）穿孔例

通常，胎便の排泄遅滞は認められない．腸炎が発症してから機能性腸閉塞による腹部膨満が出現するが，蛇行した腸管が見えることはない．進行すれば炎症が腹壁に波及し，腹壁は硬く肥厚し，一部または全体に発赤を認める．

2．限局性腸穿孔（FIP）

胎便の排泄遅滞は認められない．穿孔するまで，腹部膨満はないか，むしろ腹部は扁平である．穿孔すれば突然腹部膨満を認めるが，穿孔性腹膜炎を合併するまで腹壁に炎症は見られない．ときに腹腔内に漏出した胎便が透見できる（blue-gray discoloration）（図V-33を参照）．

3．小腸閉鎖症

胎便排泄遅滞と注腸造影でmicrocolonは必発なので，この所見からはMRIと鑑別できない．小腸閉鎖では，第1生日には腹部膨満を呈し，腹部立位単純X線で鏡面形成を認めるが，MRIでは腹部膨満を認めた時点では鏡面形成を認めることはない．小腸閉鎖症が極・超低出生体重児に好発することはなく，出生体重が鑑別点となる．

4．ヒルシュスプルング（Hirschsprung）病類縁疾患

とくにhypoganglionosisは胎便排泄遅滞とmicrocolonを呈する．これらの所見からは鑑別できないが，出生体重が鑑別点となる．

各　論　V．十二指腸・小腸の疾患

VI. 診　断

　ガストログラフィンを用いた注腸造影によって診断する．低出生体重児では，胎便の排泄遅滞あるいは腹部膨満に対して積極的にグリセリン浣腸を行うが，反応便がなく腹部膨満が進行すれば，診断的治療として3倍に希釈したガストログラフィンを用いて注腸造影をすれば，以下の所見が得られる．

　①Microcolon出現は必須である．造影剤が胎便塞栓まで達しない場合は，microcolonが唯一の所見となる（図V-38）．

　②胎便栓による陰影欠損を右半結腸より口側腸管に認める（図V-37, 38）．造影剤が胎便塞栓より口側に逆流し口側腸管が造影されることもあるが（図V-37），約半数例では胎便塞栓より口側は造影されない．

　③回腸にcaliber changeを認める（図V-37）．Caliber changeが描出されないこともあるが，小腸が拡張air像として写れば，caliber changeがあることを意味する．胎便塞栓（陰影欠損）が直接caliber changeの原因となっていることは少ない．

VII. 治　療

1. 保存的治療

1) ガストログラフィン浣腸

　グリセリン浣腸によって胎便の排泄がなく，腹部膨満が現れたら，診断的治療としてガストログラフィン浣腸を行う．ガストログラフィンの浸透圧によって腸管内に水を引き込み，粘稠な胎便を浸軟させて排泄させるものである．ガストログラフィン原液の浸透圧は1,800 mOsなので蒸留水で3倍希釈して用いる．造影剤の注入は透視下に，手動で抵抗を感じながらゆっくり行う．脱水をきたすことがあるので水電解質管理に注意を要する．また，少量ながらヨードが腸管粘膜から吸収されるので，繰り返してやれば甲状腺機能低下をきたす可能性がある．疑われたら甲状腺機能を測定する．甲状腺機能低下をきたせば機能的腸閉塞は増悪する．

2) 甲状腺ホルモン内服

　血中甲状腺ホルモン値が在胎週齢相当であっても，甲状腺機能低下症として機能的腸閉塞症の原因になっている可能性があるので，軽症例には試す価値があ

る．ただし，甲状腺ホルモン投与は晩期循環不全をきたす可能性があるので注意を要する．

2. 手術適応・タイミング

　ガストログラフィン浣腸が無効な場合は手術適応となるが，その適応基準は明確にされていない．筆者の経験では，ガストログラフィン注腸で拡張部（caliber change）が造影された場合（図V-37）は全例で注腸後24時間以内に胎便が排泄され，手術は回避された．一方，拡張部が造影されなかった症例（図V-38）は約半数で2回以上の注腸を要し，約1/3の症例が開腹術に至った．これらよりガストログラフィン注腸で2回拡張部が造影されない場合を手術適応としている．保存的治療を続けて穿孔あるいはうっ滞性腸炎をきたした場合の予後が不良であることを考えて早めに手術を行う．

3. 術　式

　本態が機能性腸閉塞なので，腸瘻を造設すれば遠位側腸管が感染巣となる可能性があることを念頭において術式を選択する．胎便塞栓の存在部位を切開して胎便塞栓を除去するのが理想的であるが，腸管壁は非常に脆弱なので腸管が損傷しやすく，腸瘻造設が安全なことが多い．胎便塞栓の存在部位が短い場合には胎便塞栓ごと腸管切除を行い，二連銃式腸瘻を造設することもある．また，既に穿孔をきたしている場合には穿孔部を持ち上げてループ腸瘻を造設する．

　いずれの術式でも肛門側の洗浄と腸液あるいは経腸栄養剤の注入が容易に行えることが重要である．

4. 術後管理

　低出生体重児の腸瘻管理に共通して最も注意すべきことは，血流障害と乾燥による腸管壊死，脱落と狭窄である．遠位側腸管が洗浄できない場合には，重篤な感染巣の原因となる．また，経腸栄養ができないと，長期静脈栄養を余儀なくされて重篤な肝障害をきたすことがある．腸瘻造設後なるべく早期に遠位側腸管をプロバイオティクスを用いて洗浄して，感染と廃用萎縮を予防する．

VIII. 予　後

1. 生命予後

　前述の「新生児消化管穿孔アンケート調査」[4]によると，NEC，FIPおよびMRIの死亡率はそれぞれ

33.1％，20.6％および28.2％であった．超低出生体児に限るとそれぞれ58.5％，21.6％および70.6％で，超低出生体児のNECおよびMRIの予後は著しく不良である．急性期の死因は穿孔性腹膜炎などによる敗血症が圧倒的に多いが，急性期を乗り越えても経腸栄養再開に時間がかかれば静脈栄養による肝障害が大きな死因になる[5]．

2. 機能的予後

急性期を乗り越えた症例のうち，約1割が1年以上にわたって排便障害を呈し治療を要したが，学齢期までに治療を必要としなくなり，その後は再発しなかったという報告がある[6]．

(窪田　昭男)

【参考文献】

1) 窪田昭男，井村賢治，小林　敬ほか：周産期センターにおける胎便関連性腸閉塞症例の検討．日新生児誌31：120–127，1995.
2) Kubota A, Imura K, Yagi M, et al：Functional ileus in neonates；Hirschsprung's disease allied disorders versus meconium related ileus. Eur J Pediatr Surg 8：1–4, 1999.
3) Kubota A, Shiraishi J, Kawahara H, et al：Meconium–related ileus in extremely low–birth–weight neonates；Etiological consideration from histology and radiology. Pediatr Int 53：887–891, 2011.
4) Sato M, Hamada Y, Kohno M, et al：Neonatal gastrointestinal perforation in Japan. Pediatr Surg Int 33：33–41, 2107.
5) 谷　岳人，窪田昭男：極・超低出生体重児の外科的治療後の予後．窪田昭男（編著），低出生体重児の外科，pp262–267，永井書店，大阪，2013.
6) 窪田昭男，山内勝治，小角卓也ほか：胎便関連性腸閉塞症の長期予後．小児外科32：1193–1198，2000.

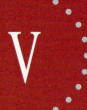

V 十二指腸・小腸の疾患
9. 臍腸管遺残症・メッケル憩室，腸重積
(Omphalomesenteric duct remnant・Meckel diverticulum, Intussusception)

I. 臍腸管遺残症・メッケル憩室

1. 概念

①臍腸管遺残症とは，胎生期に生理的に存在している臍腸管が出生後まで遺残したものをいう．遺残の程度によって，臍腸瘻，臍腸管索，メッケル憩室などに分類される（図V-40）．

②メッケル憩室が最も多く，消化管出血をきたす疾患の鑑別診断として重要である．

③臍腸瘻および臍腸管索は，開腹術のない腸閉塞の原因疾患として重要である．

2. 発生頻度

①メッケル憩室は，臍腸管遺残症の中で最も多く，人口の2%前後に認められる．男女比は2〜3対1と男児に多い疾患である[1)2)]．

②その他の病型の頻度は少ない．

3. 病因・病態・症状

1) メッケル憩室（図V-41）

完全な回腸壁構造を有する真性憩室で，腸間膜対側に発生する．有症状例で59%，無症状例で11%に異所性組織を認め，胃粘膜が最も多く，膵組織がこれに次ぐ[1)]．出血症例の90%以上で異所性胃粘膜を認める[3)]．ほとんどが無症候性で，有症状例は10歳以下の小児に多い[2)]．

下血，腸閉塞，憩室炎，捻転，穿孔，腸重積などで発症する．新生児期に発症することはまれで，穿孔例や腸閉塞例の報告が散見される．

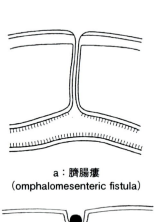

a：臍腸瘻
(omphalomesenteric fistula)

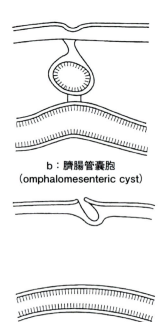

b：臍腸管嚢胞
(omphalomesenteric cyst)

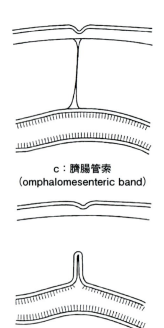

c：臍腸管索
(omphalomesenteric band)

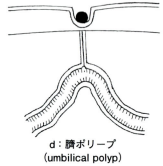

d：臍ポリープ
(umbilical polyp)

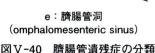

e：臍腸管洞
(omphalomesenteric sinus)

f：Meckel憩室
(Meckel diverticulum)

図V-40　臍腸管遺残症の分類

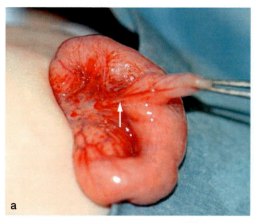
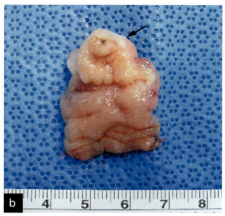

図V-41 メッケル憩室
a：憩室は憩室間膜血管(mesodiverticular vascular band)(矢印)によって腸間膜側に引き寄せられているが，bandを切離すれば憩室が対腸間膜側に存在することがわかる．
b：潰瘍を伴う異所性胃粘膜(矢印)．

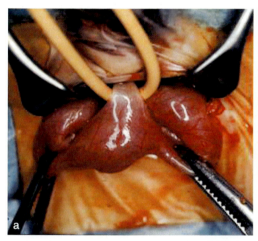
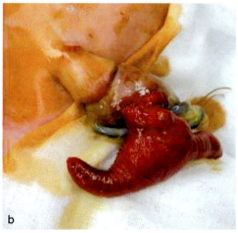

図V-42 臍腸瘻
a：臍腸瘻にテーピングされている．
b：臍より臍腸瘻が外翻している(粘膜面が見える)．

2) 臍腸瘻(図V-42)

臍腸管全長が開存しているので，臍部から腸液や便汁が排出する．

臍帯ヘルニアに合併することがあり，大きなものは粘膜が外反する．

3) 臍腸管索

肉眼的な異常はなく，臍部からの排出は認めないが，開腹術の既往のない患児の腸閉塞の原因となる．

4. 診 断

1) メッケル憩室

^{99m}Tc-pertechnetate(^{99m}TcO$_4^-$)用いたメッケルシンチグラフィ(図V-43)は，異所性胃粘膜を有する症例で特異度は95％以上である．感度は50〜90％と報告によりさまざまであるが，H$_2$ブロッカー投与により，その感度が高くなる[3]．

超音波検査，CT検査，消化管造影で病変部を描出するには熟練を要する．確定診断が得られない場合は，治療を兼ねて腹腔鏡による観察を行う．

2) 臍腸瘻

臍部からの瘻孔造影により診断する(図V-44)．

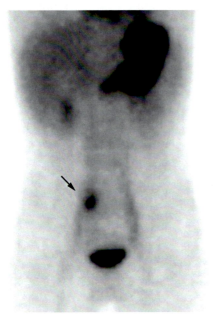

図V-43 ^{99m}Tc-pertechnetate を用いたメッケルシンチグラフィ（6歳女児）
メッケル憩室の部位にRIの集積像を認める（矢印）．

5．治 療

1）メッケル憩室

①手術適応：症候性のメッケル憩室は手術適応である．他の腹部疾患の手術時に偶然発見された無症候性メッケル憩室は，全身状態が許せば同時に切除すべきである．

②手術の実際：異所性粘膜は憩室基部に存在することもあるため，術後の残存を防ぐために近接小腸を含めて楔状切除を行う[4]．

③腹腔鏡手術：憩室による周囲臓器との癒着が高度でなければ，腹腔鏡観察後に臍よりメッケル憩室を含む腸管を体外に引き出し，直視下に切除する方法が主流となっている[5]．

2）臍腸瘻

臍帯ヘルニアの合併や回腸脱による嵌頓の危険があるため，緊急手術の適応である．臍部から回腸まで連続する瘻孔を全切除する．

6．予 後

全身状態の悪化を伴う症例以外の予後は良好である．

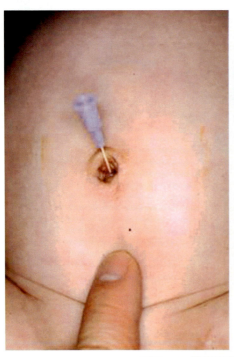
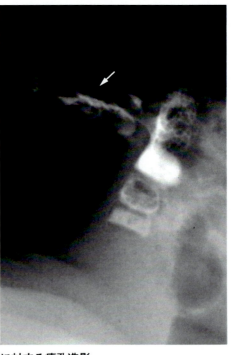

図V-44 臍腸管瘻に対する瘻孔造影
臍から腸管へと続く瘻孔が描出されている（矢印）．

II. 腸重積症

1. 概　念

①口側の腸管が肛門側腸管の内腔に嵌入した状態である．器質的病変（病的先進部）を伴わない特発性腸重積と器質的病変が先進部となって発症する二次性腸閉塞がある．

②新生児期急性腹症の原因疾患あるいは下血をきたす疾患の鑑別診断として重要である．

2. 発生頻度

10,000 出生に対して 5 人前後とされる．1 歳未満の乳児が半数以上を占め，3 ヵ月未満および 6 歳以上は少ないとされ，新生児発症は全体の 0.3～1.3％と非常にまれである[6]．

3. 病因・病態

①乳児期に見られる腸重積は，しばしばアデノウイルスやロタウイルスなどのウイルス感染が先行し，回腸末端の腫大したリンパ組織を先進部とする．一方，新生児期症例では，特発性が最も多いものの約 20％で，重複腸管やメッケル憩室などの器質的疾患を先進

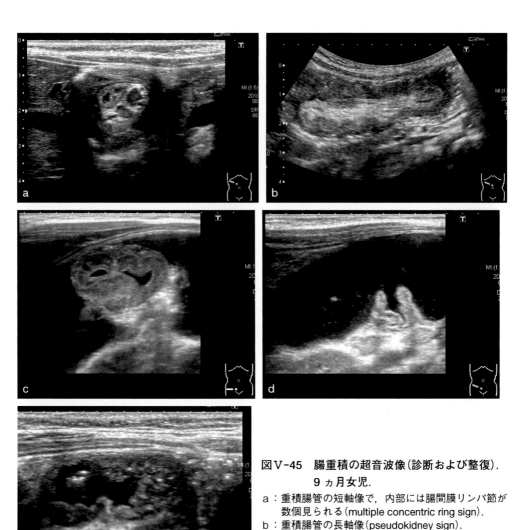

図 V-45　腸重積の超音波像（診断および整復）．
　　　　　9 ヵ月女児．
a：重積腸管の短軸像で，内部には腸間膜リンパ節が数個見られる（multiple concentric ring sign）．
b：重積腸管の長軸像（pseudokidney sign）．
c：整復寸前の回盲弁近傍像（peninsula sign）．
d：整復後の回盲弁像（crab claw sign）．
e：整復後の終末回腸の壁肥厚像（post-reduction doughnut sign）．
（大阪医科大学小児科　余田 篤先生ご提供による）

167

部として発症する[7].

　②二次性腸重積は1歳以下で50%，5歳以上で約60%である．器質的病変としては，メッケル憩室，若年性ポリープ，腸管重複症，腫瘍性病変(異所性膵，悪性リンパ腫など)がある．

　③出生後すぐに発症するものは，子宮内腸重積によるものと考えられ，腸閉鎖を合併することが多い．低出生体重児で遅発性に発症するものは，低酸素状態が誘因となる[7)8)].

4. 症　状

　腸重積の三徴候は，腹痛(不機嫌)，嘔吐，血便である．腹痛(不機嫌)，嘔吐は腸間膜が引き込まれる刺激によって起こるもので，腸閉塞症状が認められる前に見られる．消化管出血も粘膜が壊れることによって起こるので，血便は早期から認められる．これらの症状は突然，間欠的に出現するのが特徴である．

5. 診　断

　①超音波検査で，短軸方向断面による target sign や doughnut sign および長軸方向断面による pseudokidney sign が描出される(図V-45a，b)．

　②新生児発症例では術前に診断されないこともしばしばあり，腸閉塞や消化管穿孔に対する開腹手術時に診断されることも多い．

6. 治　療

　①全身状態が安定していれば，高圧浣腸による非観血的整復を行う．透視下に行う方法と，超音波下に行う方法がある(図V-45c〜e)．放射線被曝がない超音波による診断と整復が普及しつつある．生理食塩水を50 cm の高さから注入して観察を行い，100 cm に上げて整復を試みる．

　②全身状態悪化例，絞扼性イレウスや穿孔を疑う症例および非観血的整復失敗例は手術適応である．

　③手術では，腸管の重積を Huchinson 手技で整復し，腸管の虚血の程度，器質的疾患の有無を検索する．腸管壊死，穿孔，器質的疾患を認めれば腸管切除を行う．

7. 予　後

　重篤な心奇形や呼吸・循環障害がなければ予後は良好である．

（三谷　泰之）

【参考文献】

1) Park JJ, Wolf BG, Tollefson MK, et al：Meckel diverticulum；the Mayo Clinic experience with 1476 patients（1950-2002). Ann Surg 241：529-533, 2005.
2) Lin XK, Huang XZ, Bao XZ, et al：Clinical characteristics of Meckel diverticulum in children；A retrospective review of a 15-year single-center experience. Medicin（e Baltimore）96：e7760, 2017.
3) Rerksuppaphol S, Hutson JM, Oliver MR：Ranitidine-enhanced [99m]technetium pertechnetate imaging in children improves the sensitivity of identifying heterotopic gastric mucosa in Meckel's diverticulum. Pediatr Surg Int 20：323-325, 2004.
4) Varcoe RL, Wong SW, Taylor CF, et a l Diverticulectomy is inadequate treatment for short Meckel's diverticulum with heterotopic mucosa. ANZ J Surg 74：869-872, 2004.
5) Chan KW, Lee KH, Wong HY, et al：Laparoscopic excision of Meckel's diverticulum in children；what is the current evidence？World J Gastroenterol 20：158-162, 2014.
6) 日本小児救急医学会ガイドライン作成委員会（編），日本小児救急医学会（監）：エビデンスに基づいた小児腸重積症の診療ガイドライン．へるす出版，東京，2012.
7) Ueki I, Nakashima E, Kumagai M, et al：Intussusception in neonates：analysis of 14 Japanese patients. J Paedatr Child Health 40：388-391, 2004.
8) 田中芳明，深水志生子，朝川貴博ほか：新生児腸重積症；消化管穿孔で発症した新生児腸重積症の1例と本邦報告集計．日本臨床外科学会雑誌 65：688-694，2004.

VI 肝・胆・膵の疾患
1. 胆道閉鎖症 (Biliary atresia)

I. 概 念

①胆道閉鎖症は肝内・外の胆管の原因不明の炎症性疾患で，新生児または乳児早期に発症し，徐々に胆管の閉塞を伴い胆汁うっ滞を呈する．一部の症例は形態異常（膵管胆道合流異常）が病因に関与している．

②早期に肝門部空腸吻合術を実施することによって長期生存が可能であるため，新生児黄疸の鑑別疾患として重要である．

③手術によって減黄が得られなければ乳児期に肝硬変に至り，生命予後は不良である．手術によって減黄が得られたとしても肝線維化が進行することがあるので，自己肝で成人まで至るのは50％程度である．

II. 発生頻度

本症の発生頻度は，およそ10,000出生に約1例である．日本胆道閉鎖症全国登録によると，手術時日齢が30日以下のものは全体の1割に満たない．男女比は0.6：1と女児に多い[1]．明らかな遺伝性や家族性は確認されていない．

III. 病因・病態

当初は先天的なものと考えられていたが，出生直後には明らかな黄色便が見られる例があることから，いったん形成された胆管が何らかの障害を受けて閉塞に至るものと考えられるようになった．

大多数の胆道閉鎖症は炎症性変化によって胆管が破壊・閉塞されるもので，その原因に以下のものが提唱されている．

1. ウイルス感染
2. 胆道形成異常
3. 免疫異常

胆道閉鎖症の約10％は発生異常に原因があると考えられる．合併異常として，心奇形，十二指腸前門脈，下大静脈欠損，腸回転異常，内臓逆位などが見られることがある．とくに内臓心房錯位症候群（多脾症候群および無脾症候群）の合併は重要である．

病型は，わが国では日本胆道閉鎖症研究会による分類（葛西分類）が用いられている（図VI-1）．

IV. 症 状

主な症状は，黄疸，灰白色便，肝腫大，濃褐色尿である．黄疸は新生児黄疸が遷延することで気づかれる．便は灰白色と形容されるが（図VI-2a），出生後は正常に近い黄色であったりすることがある（図VI-2b）．肝臓は多くの症例で腫大していることが多く，やや硬く容易に辺縁を触知できる場合が多い．ビタミンK欠乏による出血傾向，とくに頭蓋内出血に伴い発見されることもある．

胎児超音波の発達から，囊胞状の肝外胆管として発見される場合もある[2]．しかしながら，出生前に先天性胆道拡張症との鑑別は困難である．囊胞径が21mm以下で，直接ビリルビンが2.5 mg/dL以上，総胆汁酸が111 μmol/L以上の場合は胆道閉鎖症である可能性が高く，厳重な経過観察が必要である[2]．

V. 診 断

新生児期に胆汁うっ滞をきたす疾患は少なくない（表VI-1）[3]．一方，早期診断のためのマス・スクリーニングが全国的に実施されている．平成24年度からすべての母子手帳に日本小児栄養消化器肝臓学会が作成した便色カラーコードが添付されるようになっている（図VI-3）．便色が1～3番の場合，黄疸があれば1日も早く胆道閉鎖症の検索をする必要がある．

まず，十二指腸検査，もしくは肝・胆道シンチグラフィで胆汁の排泄を検査しながら，同時にエコー，CTにて画像検索を行う．上記検査で胆汁排泄が認められず，正常な胆囊，胆管が認められなければ胆道造影を実施し，胆道閉鎖症が否定できれば同時に肝生検

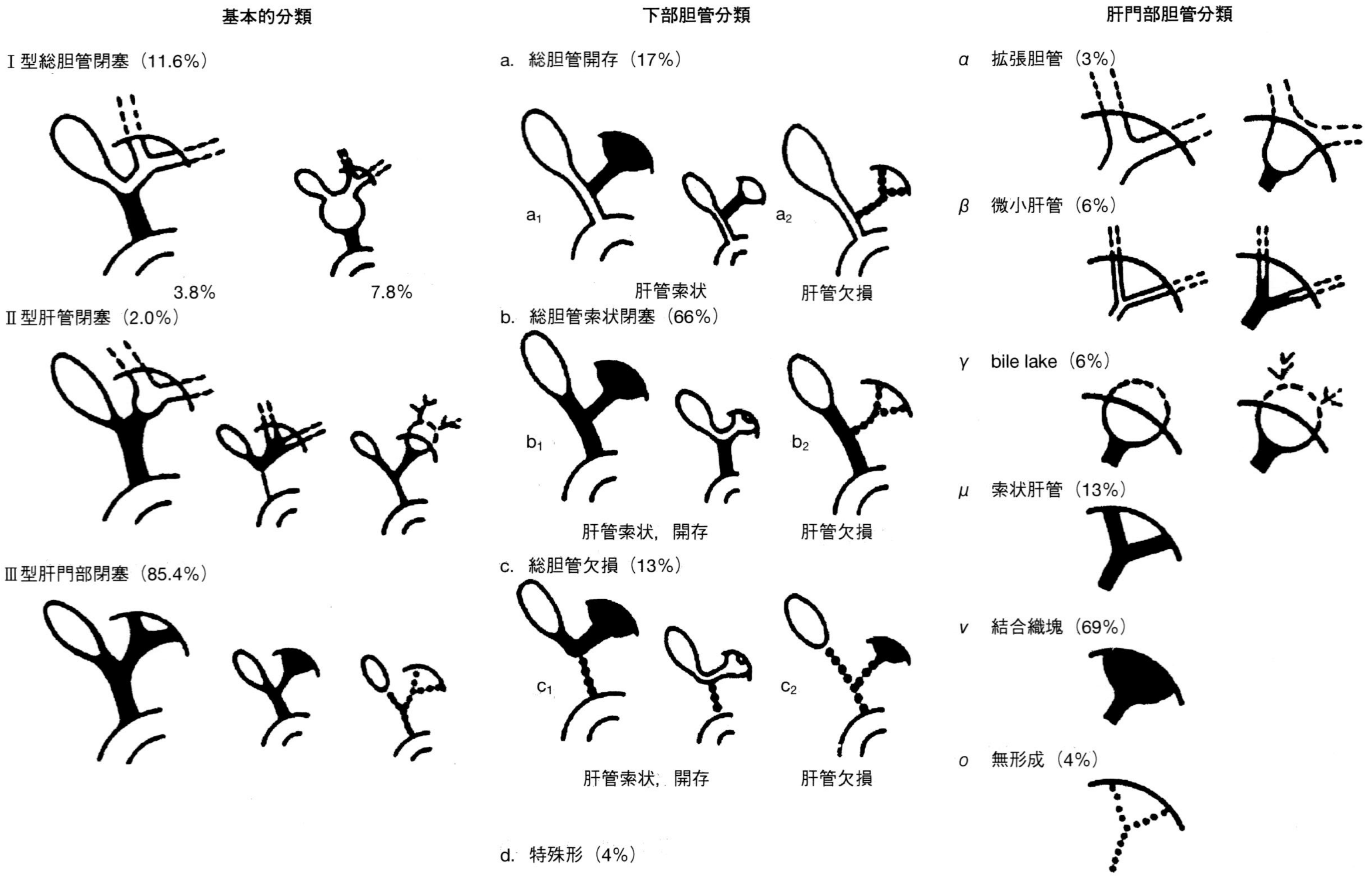

各　論　VI. 肝・胆・膵の疾患

肝門部胆管分類

α　拡張胆管 (3%)
β　微小肝管 (6%)
γ　bile lake (6%)
μ　索状肝管 (13%)
ν　結合織塊 (69%)
o　無形成 (4%)

下部胆管分類

a. 総胆管開存 (17%)　　肝管欠損（a_1, a_2）
b. 総胆管索状閉塞 (66%)　肝管索状／肝管欠損（b_1, b_2）
c. 総胆管索状欠損 (13%)　肝管索状, 開存（c_1, c_2）
d. 特殊形 (4%)

基本的分類

I型総胆管閉塞 (11.6%)　3.8%
II型肝管閉塞 (2.0%)　7.8%
III型肝門部閉塞 (85.4%)

図VI-1　胆道閉鎖症の葛西らによる病型分類

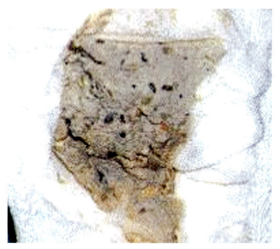

図Ⅵ-2a　典型的な灰白便

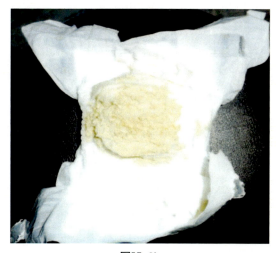

図Ⅵ-2b
出生直後には黄色がかっていることもある．

表Ⅵ-1　新生児期に胆道閉鎖症と鑑別すべき疾患

A．胆道の閉塞をきたす疾患
　　先天性胆道拡張症
　　Alagille 症候群
　　絨毛病（Caroli 病など）
B．肝内胆汁うっ滞性の疾患
　　進行性家族性肝内胆汁うっ滞症（PFIC）
C．感染症
　　単純ヘルペスウイルス，サイトメガロウイルスな
　　どのウイルス感染
　　梅毒などの細菌感染
D．代謝性疾患
　　ミトコンドリア肝症（NICCD など），β酸化異常（ア
　　シル CoA 脱水素酸化酵素欠損症など），蓄積病
　　（Niemann-Pick 病など）など
E．母体の免疫異常
　　新生児ヒモクロマトーシス
F．原発性免疫不全症
　　家族性血球食リンパ組織球症
G．血液疾患ないしは腫瘍性疾患
　　ランゲルハンス細胞組織球症
H．内分泌疾患
　　甲状腺機能低下症・亢進症
I．その他
　　染色体異常，中毒，循環障害，溶血など

を実施し，鑑別診断を行うのがゴールドスタンダードである．

1．理学的所見

　肝腫大，皮膚眼球黄染，腹部膨満が見られるが，胆道閉鎖症には特徴でない．とくに新生児期にははっきりしない．

2．臨床検査

　生理的黄疸や，母乳性黄疸で間接ビリルビンが高値を示すことが多く，胆道閉鎖症を疑う症状がある場合には直接ビリルビンの検査が簡便で有効である．

3．超音波検査

　侵襲なく簡便に行えるので，最初に行う画像検索である．小さく張りがなく，哺乳によっても収縮しない胆嚢像が特徴的である(図Ⅵ-4)．胆嚢の存在が胆道閉鎖症を否定するわけでないことに注意する．肝門部の線維化が進めば門脈の腹側に組織塊が出現し，厚みのある高輝度帯として描出されるが(triangular cord sign)，早期では認められない．

4．十二指腸液検査

　チューブを十二指腸に留置し十二指腸の胆汁を採取する．胆汁うっ滞を示す疾患では十二指腸への排泄を認めないため，確定診断は困難である．ただし，シンチグラムのない施設でも実施することができる利点がある．

5．肝・胆道シンチグラフィ

　^{99m}Tc-PMT は，ビリルビンに類似して肝細胞に取り込まれるため，肝から胆道，十二指腸への排泄を撮影する．本症では，十二指腸への RI (radioisotope) の排泄は認めないが(総論の図Ⅵ-8 参照)，新生児肝炎などでも胆汁うっ滞が高度の場合には RI の排泄を認めないので，確定診断は困難である．

たんどうへいさしょう
胆道閉鎖症の検査を受けましょう

1 2 3 4 5 6 7

1か月健診の前日にうんちの色を左の写真と比べて、最も近い色の番号を検査用紙に記入してください。

検査用紙は1か月健診の時に担当の先生に渡してください。

記入メモ

記入日：平成　　年　　月　　日

うんちの色の番号：＿＿＿番

まれに遅れて症状が出ることがあります。検査のあと、生後2か月ごろまでにうんちのいろのが白っぽくなってきたら、下記までご連絡ください。その他、ご不明な点がございましたら、市町村又は保健所へご連絡ください。

連絡先：

切り取り線

胆道閉鎖症検査用紙

記入日：平成　　年　　月　　日

うんちの色は
□番に最も近いです。

お子さまの氏名：

お子さまの誕生日：平成　　年　　月　　日

保護者の氏名：

住所：〒

電話番号：　　（　　）

健診医療機関名：

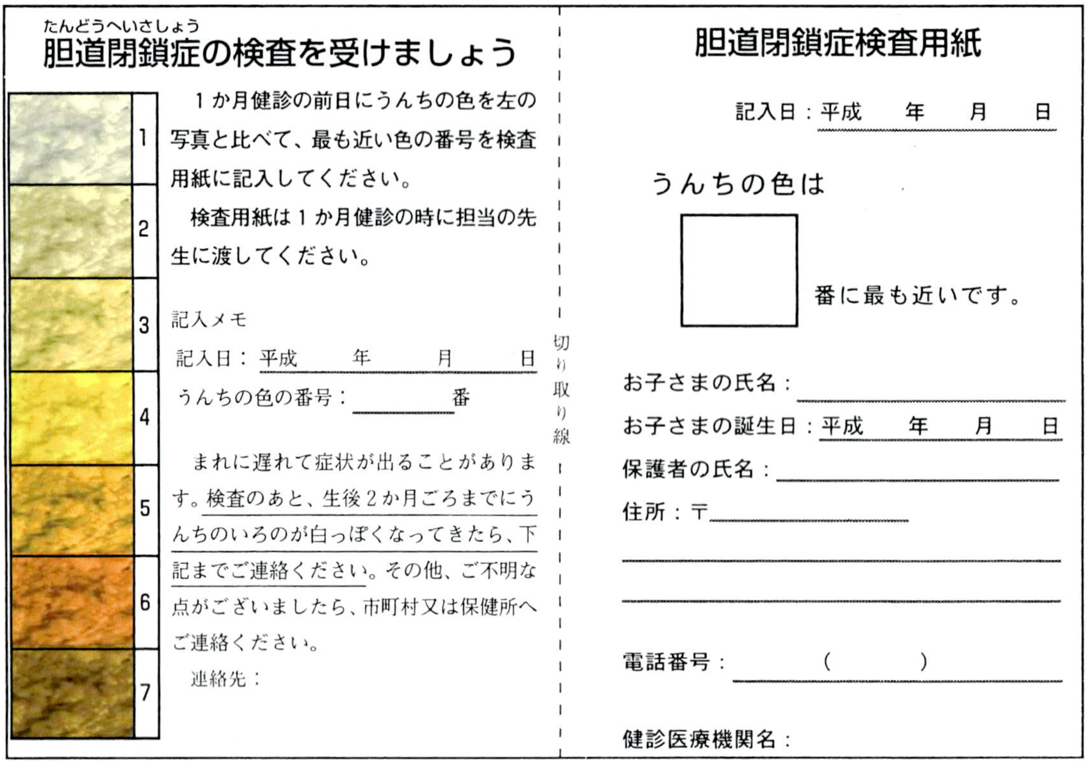

図Ⅵ-3 便色カラーカード

図Ⅵ-4 超音波所見

胆囊は小さく張りがなく（矢印），哺乳によっても収縮しないのが特徴である．

6. 造影 CT 検査

造影CT検査は，鑑別診断には使用できないものの，手術前の血管走行や合併異常を検査するために実施される．DIC（drip-infusion cholangiography）-CTは胆汁排泄が少ないため，実施が困難である．

7. MRCP

MRCP（magnetic resonance cholangiopancreatography）は，新生児期には胆道系の描出も困難であり，実施されることは少ない．

8. 肝生検

エコーガイド下，腹腔鏡観察下などにより安全に行えれば，診断能力は高い．胆汁栓，細胆管増生，広範な細胆管反応，門脈域浮腫，高度門脈域線維化，偽ロゼッタ形成，高度な胆管周囲の好中球浸潤，小葉管胆管障害がある場合は胆道閉鎖である可能性が高い（図Ⅵ-5）．しかし，日齢によって進行するので，新生児期早期に実施した場合は所見が明らかでないこともある．病理診断を待って治療の時期を遅らせてはならない．

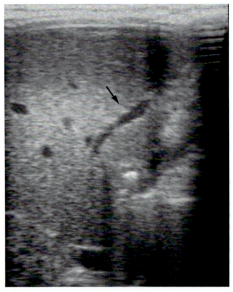

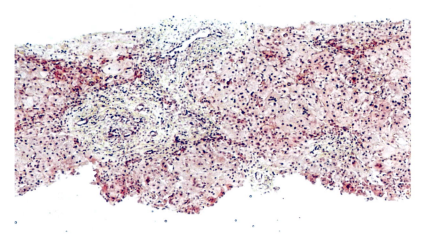

図Ⅵ-5 肝生検による病理組織
線維化と偽細胆管の増生および胆汁うっ滞から胆道閉鎖症と診断できる．リンパ球の浸潤も認められる．

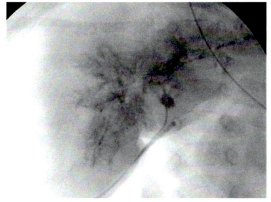

図Ⅵ-6 術中胆管造影
肝内胆管は雲霞状を呈する．肝門部の囊胞を認める．

9．胆道造影

現在，胆道閉鎖症を確定診断する方法である．肝内胆管が枯枝状，雲霞状(図Ⅵ-6)など胆管炎の所見を呈すれば本症と診断できる．術前検査の結果，胆道閉鎖症の疑いが強い場合には試験開腹，もしくは腹腔鏡下にて行う．多くの本症では胆囊にカニュレーションができるので，造影検査は可能である．

また，本検査によって病型分類を行う．

Ⅵ．治　療

1．術前管理

時間の経過とともに肝組織が破壊されていくため，早期に試験開腹により確定診断を行い，根治術を行うことが重要である．凝固異常を補正するためビタミンK 1 mg/kgの静脈内投与を行う．

2．手　術

手術は，試験開腹，胆道造影を実施したのちに，肝門部空腸吻合術(portoenterostomyまたはKasai operation)を実施する．日齢30日までの10年自己肝生存率は70%以上と，それ以降に実施した場合の60%未満より良好なため，生後30日以内に実施するのが望ましいが，診断が困難であることが多い[4]．歴史的には腸液逆流防止(逆行性胆管炎予防)のための付加術式が行われてきたが，中長期予後にほとんど影響しないため，現在では単純なRoux-en Yにて再建されている．一部の施設では腹腔鏡で実施されているが，まだ治療効果については限局的である．また，自己肝生存の予後予測のために術中肝生検と肝門部組織は病理検査を行う．

3．術後管理

1) 術後輸液

投与量は100〜120 ml/kg/日の十分な輸液を行い，

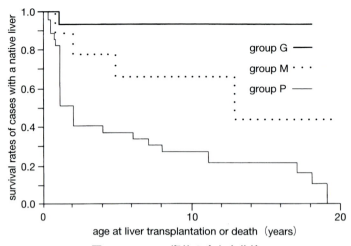

図Ⅵ-7 Kasai 術後の生存率曲線
Group G：術後 2 ヵ月後 DB ＜ 0.7 mg/dl かつ AST ＜ 97 IUL
Group M：DB ＞ 0.7mg/dl または AST ＞ 97 IUL
Group P：DB ＞ 0.7mg/dl かつ AST ＞ 97 IUL

利胆（胆汁分泌）を進めるとともに利胆薬を投与する．投与カロリー量は肝保護のため術後 1 週間は 80 kcal/kg/日以下に抑える．

2）ステロイド剤

利胆薬として多くの施設でステロイドが用いられている．投与方法・量は施設ごとに異なるが 1 例を示す．術後 7 日目からプレドニゾロン 10 mg×2 回/日で開始，2 日ごとに半減し 8 日間で終了する．ステロイドの投与については長期的な減黄や自己肝生存率の観点からは議論の余地がある[5)6)]．また，ステロイド投与時はサイトメガロウイルス（CMV）感染に十分注意を払う．

3）抗生剤投与

2～4 週間のゾシン® 112.5 mg/kg（3 回/日）静脈投与と，それに続いて内瘻化が完成するまで約 1 ヵ月経口抗生剤を投与する．

4）利胆薬投与

ウルソデオキシコール酸（10 mg/kg/日・分 3）が頻用されるが，デヒドロコール酸，フェノバルビタール，茵蔯蒿湯などを投与する施設もある．

5）経口摂取

経口摂取が可能となったら，成分栄養（エレンタールP®）で開始する．十分量の脂溶性ビタミン，利胆薬，整腸薬を同時に投与する．

6）再吻合術

いったん良好な減黄が得られたのち，突然胆汁の流出が止まった場合には再手術が実施される[7)]．

7）逆行性胆管炎

術後早期の合併症は逆行性胆管炎であり，十分な抗生剤の投与ならびに輸液治療を行う．また，肝機能上昇時は CMV 肝炎も考慮し，抗体価の測定，抗原測定を行う．

4．肝移植

術前検査や開腹時の所見で肝硬変が進行している場合は，一期的に肝移植が必要な場合もあるが，通常は肝門部空腸吻合術術後減黄不良例や合併症をきたした場合に実施される．胆道閉鎖症の経過上，新生児期に必要となることはない．

Ⅶ．予 後

治療成績は術後の黄疸消失の有無で大きく異なる．術後 2 ヵ月時での DB（direct bilirubin）0.7 mg/dl と AST（aspartate transaminase）94 IU/l の組み合わせが高い確率で長期予後を予測できると言う報告がある[8)]．15 年生存率で見ると，両者がカットオフ値以下，一方がカットオフ値以上および両者がカットオフ値以上の場合，それぞれ 94％，44％および 22％であった（図Ⅵ-7）．

長期的には自己肝生存率で評価される．20 年生存率

を見ると，東北大学小児外科で1953～1993年に手術された288例中，術後20年の生存数は120例で，全20年生存率は41.7%であった．うち32例が肝移植を受けているので，自己肝の20年生存率は34.7%であった[9]．肝移植導入後の1990年に初回登録された症例の全20年生存率は78%で，自己肝20年生存率は50%であった[10]．最近行われた全国調査によると[1]，全20年生存率は86%，自己肝20年生存率は49%である．5年間で自己肝生存率は変わらないが，全20年生存率は改善傾向が見られた．

近年，肝移植の成績が著しく改善したことから，肝移植まで含めれば，胆道閉鎖症の長期予後は極めて不良と言うことはない．

（上野　豪久）

【参考文献】

1) 日本胆道閉鎖症研究会・胆道閉鎖症全国登録事務局：胆道閉鎖症全国登録2015年集計結果．日小外会誌53：319-325，2017.

2) Tanaka N, Ueno T, Takama Y, et al：Diagnosis and management of biliary cystic malformations in neonates. J Pediatr Surg 45：2119-2123, 2010.

3) 工藤豊一郎：胆道閉鎖症と鑑別すべき疾患．日本小児栄養消化器肝臓学会（編），小児栄養消化器肝臓病学，p417，診断と治療社，東京，2014.

4) Schreiber RA, Barker CC, Roberts EA, et al：Biliary atresia；the Canadian experience. J Pediatr 151：659-665, 665 e1, 2007.

5) Zhang D, Yang HY, Jia J, et al：Postoperative steroids after Kasai portoenterostomy for biliary atresia；a meta-analysis. Int J Surg 12：1203-1209, 2014.

6) Bezerra JA, Spino C, Magee JC, et al：Use of corticosteroids after hepatoportoenterostomy for bile drainage in infants with biliary atresia；the START randomized clinical trial. JAMA 311：1750-1759, 2014.

7) Nio M, Sasaki H, Tanaka H, et al：Redo surgery for biliary atresia. Pediatr Surg Int 29：989-993, 2013.

8) Goda T, Kawahara H, Kubota A, et al：The most reliable early predictors of outcome in patients with biliary atresia after Kasai's operation. J Pediatr Surg 48：2373-2377, 2013.

9) 仁尾正記，佐々木英之，田中　拡ほか：胆道閉鎖症術後の成人期の問題．日外会誌114：201-205，2013.

10) 日本胆道閉鎖症研究会・胆道閉鎖症全国登録事務局：胆道閉鎖症全国登録2010年集計結果．日小外会誌48：259-268，2012.

VI 肝・胆・膵の疾患
2. 先天性胆道拡張症，膵胆管合流異常
(Congenital dilatation of the bile duct, Pancreatico-biliary maljunction)

I. 概 念

①本症の病態は膵・胆管合流異常による．通常，膵管と胆管は十二指腸壁内の乳頭括約筋機構の及ぶ部位で合流しているが，本症においては乳頭括約筋より高位で合流しているために，胆管内に逆流した膵液が胆汁と混合して活性化され，種々の臨床像を呈する．

②東洋人に多い疾患で，女性に多い(男女比1対3)．約30%が4歳以下で発症する．胎児診断例は5%以下であるが，増加しつつある．

③胎児診断例，新生児期の本症の診療上の要点は，
 i) 他の腹腔内嚢胞性疾患との鑑別診断，とくに I cyst型胆道閉鎖症との鑑別
 ii) 有症状例の手術時期，手術術式
 iii) 無症状例の手術時期
である．

II. 病型・分類

戸谷による病型・分類が代表的なものである(図VI-8)．合流異常が関与しているのは I a, I c 型と IV-A 型である．現在では頻度の高い I 型を総胆管の拡張形態より，嚢腫型 cystic type，円柱型 cylindrical type (あるいは紡錘型 fusiform type)の2つに分ける．嚢腫型が80%，円柱型が20%である．わが国では，本疾患の病型分類や病態については日本膵・胆管合流異常研究会を中心に討議され，膵・胆管合流異常診療ガイドラインとして発表されている[1]．

III. 発生病因

本疾患の原因として，1969年にBabbittにより提唱された膵胆管合流異常説が広く認められ[2]，本症のほぼ100%に合流異常が見出される．すなわち，通常は膵管と胆管は十二指腸壁内の乳頭括約筋機構の及ぶ部位で合流しているが，本疾患においては乳頭括約筋よ

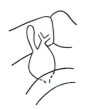
I a：嚢腫型拡張

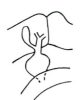
I b：分節型(局在型)拡張

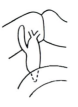
I c：管状型拡張

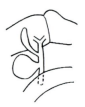
II 型：憩室型拡張

I 型：普遍型

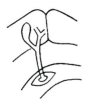
III 型：十二指腸胆管拡張

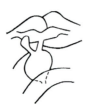
IV-A 型：肝内・肝外多発嚢腫

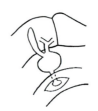
IV-B 型：肝外多発嚢腫

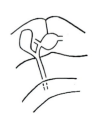
V 型：肝内胆管嚢腫

図VI-8 先天性胆道拡張症 戸谷分類

2．先天性胆道拡張症，膵胆管合流異常

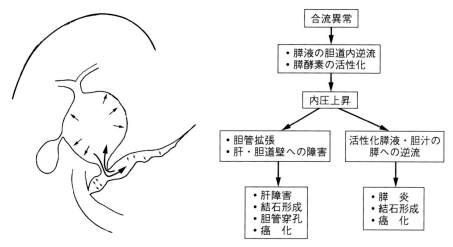

図Ⅵ-9 膵胆管合流異常存在下での病態

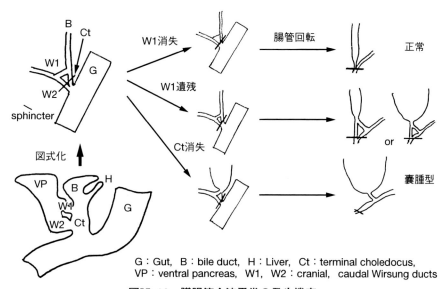

G：Gut, B：bile duct, H：Liver, Ct：terminal choledocus,
VP：ventral pancreas, W1, W2：cranial, caudal Wirsung ducts

図Ⅵ-10 膵胆管合流異常の発生機序
(Odgers (1930)；膵・胆管合流異常診療ガイドライン．2012[1]による)

り離れた高位で合流し，そのため括約筋機構が及ばず，膵液が胆道内へ逆流し胆汁と混合される．これにより膵酵素の活性化がもたらされ，胆道壁への障害により胆管の拡張を促すものと説明されている(図Ⅵ-9)．合流異常説は本疾患の病態生理を説明するには極めて合理的である．しかし，合流異常があっても，総胆管の拡張がほとんどない症例や膵酵素の活性値の乏しい胎児期や新生児期・乳児期に発見される症例もある[3]．

膵胆管合流異常の成因については，発生学的見地からいくつかの報告がなされている[4]．ガイドラインでは「合流異常の発生機序は解明されていないが，胎生4週頃までに起こる2葉の腹側膵原基から形成される腹側膵の形成異常とする説が有力である」としている．図Ⅵ-10に示すように，正常では頭側膵原基の導管(W1)が消退するが，W1が遺残すれば膵管系と胆管が2ヵ所で合流する複雑な合流異常が生じる．腹側膵原基の形成異常により，同部位総胆管末端(Ct)が閉塞すれば胆道拡張を伴う合流異常が生じ，尾側腹側膵原基の形成不全が起こると胆道拡張を伴わない合流異常が生じるとされている．囊腫型と円柱型の成因については未解決である．囊腫型は胎児期より成人まで幅広く見出されるが，円柱型は1歳未満では極めてまれにしか発見されない．胆管壁の弾性線維の完成時期(生

後10ヵ月から1歳頃)までに，胆管内圧が上昇する機序が作用すれば嚢腫状形態を呈し，それ以降は合流異常を介しての膵液の逆流が円柱型の拡張をもたらすとの報告がある[5]．

膵酵素の胆管内胆汁中での活性化の機序については未だ未解明である．胆管内での膵酵素の活性化の機序として肝障害がある場合，微量のエンテロキナーゼが胆汁中に排泄されることによる活性化，化生性変化をきたした胆管上皮のエンテロキナーゼによる活性化，エンテロキナーゼによる活性化と異なる膵酵素の活性化経路の存在などの報告がある[6]．

IV．症　状

本症の三主徴として腹痛，黄疸，腹部腫瘤が挙げられるが，これら3つの症状が揃うものは全体の約30％に過ぎない．本症に見られる腹痛発作の多くは悪心・嘔吐を伴い，高アミラーゼ血症が見られる．これら症状は合流異常に基づく膵炎によるものと考えられる．黄疸は，下部胆管の炎症による浮腫に起因する十二指腸への胆汁の排泄障害によって起こるものと考えられ，多くの場合，一過性である．ときに灰白色便が見られることもある．腹部腫瘤は，著しく拡張した嚢腫型の場合は触知できる．乳幼児期に腹痛，発熱，嘔吐を呈するものでは，自家中毒として治療されていることがある．ときに胆管穿孔による胆汁性腹膜炎で発症する．胎児診断例，新生児症例では，超音波検査などで偶然に腹部囊胞性腫瘤として発見されることがほとんどで，そのうち一部が黄疸，灰白色便で発症する．また，胆管穿孔が初発症状であることもまれに見られる．胎児期，新生児期においては膵酵素の活性値は低いため，アミラーゼその他膵酵素の上昇は見られない[7)8]．

V．診　断

前述の三主徴のいずれかに加え，発熱，悪心，嘔吐が間欠的にあれば本症が強く疑われる．血液学的検査では，高アミラーゼ血症，高ビリルビン血症，肝機能値が異常を呈することが多い．腹部腫瘤だけで，ほかにまったく症状がなく気づかれることもあり，右季肋部領域の良性・悪性腫瘍との鑑別が必要となる．以下

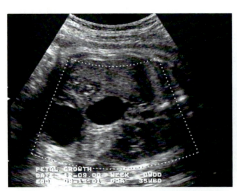

a：在胎35週　23 mm

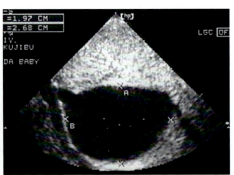

b：日齢1　27 mm

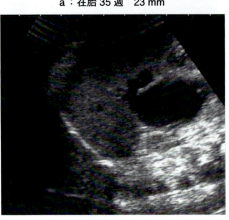

c：日齢34　52 mm

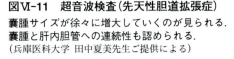

図VI-11　超音波検査（先天性胆道拡張症）
囊腫サイズが徐々に増大していくのが見られる．
囊腫と肝内胆管への連続性も認められる．
（兵庫医科大学　田中夏美先生ご提供による）

2. 先天性胆道拡張症, 膵胆管合流異常

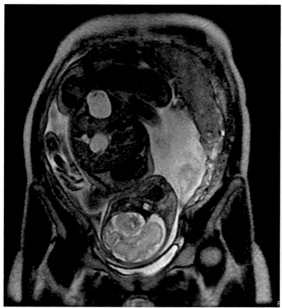
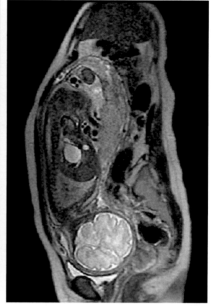

a：冠状断　　　　　　　　　　　　　　　　　　b：矢状断

図Ⅵ-12　胎児 MRI 画像（先天性胆道拡張症）
在胎 31 週 1 日. 囊腫と肝内胆管の連続性が認められる.
（兵庫医科大学　田中夏美先生ご提供による）

の画像検査により確定診断が行われる.

腹部超音波検査は最も非侵襲的で重要な検査法である. ほか CT 検査, とくに最近のマルチスライス CT（MDCT）での DIC-CT からの 3D-CT 像では詳細な情報が得られる. ERCP（内視鏡的逆行性胆道膵管造影）は, 現在では本症のほぼ 100% が合流異常を有することがわかっており, また年少児においては全身麻酔が必要なこと, 手技的に熟練を要し, さらに術中撮影にて同様の情報を得ることができるため, 必須の検査法ではないが, 総胆管の拡張がほとんどない症例では必要となる. MRCP（磁気共鳴画像による膵胆道投影法）は, 放射線被曝がない低侵襲的な検査法である. 細部の描写力の点で MDCT や ERCP にやや劣るが, 最近では放射線被曝がないため胆道疾患のスクリーニングとして推奨される. 胎児期, 新生児期においては, 前述の検査法では確定診断に至らないことが多い. 胎児期超音波検査では, 早くは胎生 15 週, 多くは 2nd trimester（胎生 4〜6 ヵ月）で発見される. 右上腹部, 肝下面の囊胞状腫瘤として描出される. 十二指腸閉鎖症, 囊胞型腸管重複症, 卵巣囊腫, 肝囊胞, 腎囊胞, 胆道閉鎖症 I cyst 型などが鑑別として挙がる. とくに胆道閉鎖症 I cyst との鑑別は手術時期も含め重要で, 本症の特徴は囊胞サイズが増大する, 囊胞と肝内胆管との連続性を認める, などが挙げられる（図Ⅵ-11,

12）[9)10)]. 胎児期・新生児期の本症の確定診断は困難なことが多く, 最終的には術中胆管造影検査でなされる.

Ⅵ. 治　療

本症の治療法としては, 手術的療法以外にない. 本症は, 放置すると症状を繰り返し, 胆汁性肝硬変, 胆管穿孔による腹膜炎, 慢性膵炎, さらには胆道癌の発生などの続発症をきたすことがあり, 診断がつき次第手術を行うほうが望ましい. 本症に対する手術の要点は, 拡張した総胆管を切除して膵管と胆管を分離し（分流手術）, これによって合流異常を介した膵液の胆道内逆流を防止することである. 胆道再建法としては, 肝管空腸 Roux-Y 吻合術, 肝管十二指腸吻合術などが行われる.

胎児期発見症例や新生児症例の手術時期については, まだコンセンサスが得られているとは言い難い. 閉塞性黄疸をきたしている場合は, 胆道閉鎖症 I cyst 型との鑑別が困難な症例があり, 早期に, 少なくとも生後 60 日以内に手術を行わなければならない. この場合も, 胆道拡張症の診断がつけば胆汁外瘻術をまず行い, 後日分流手術を行うことが多い. 無症状の症例の手術時期についても議論があるが, 少なくとも新生児期後半であれば分流手術は可能である. 無症状症例

各論 VI. 肝・胆・膵の疾患

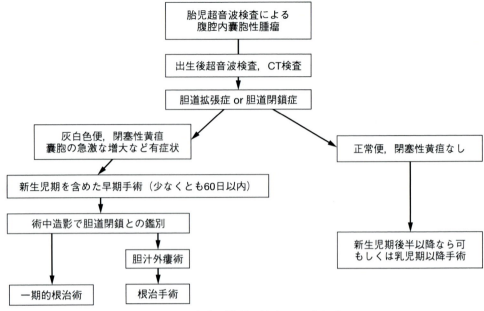

図VI-13 本症の診断・治療アルゴリズム

でも肝組織の線維化をきたしている症例は多く，この点からも可及的早期に手術を行うことが好ましいが，細い胆管径や縫合不全のリスクから3〜6ヵ月待機すると言う報告が多い(**図VI-13**)[10)11)]．新生児期における手術で手技的に問題になるのは，胆管径が小さい場合，吻合をどうするかである．この場合は胆道閉鎖症の手術に準じて，肝門部消化管吻合をしても問題はない．

VII. 予後・遠隔期の諸問題

拡張胆管切除肝管腸吻合術後の予後は極めて良好である．遠隔期において問題となる合併症としては，肝管腸吻合部の狭窄がある．また，下部胆管の遺残部より癌の発生や膵炎の再発がある．これらの合併症は頻度的には少ないが，長期的なフォローアップが必要である．

(中村　哲郎)

【文献】
1) 日本膵・胆管合流異常研究会，日本胆道学会（編）：膵・胆管合流異常診療ガイドライン．医学図書出版，東京，2012.
2) Babbitt DP：Congenital choledochal cysts；New etiological concept based on anomalous relationship of the common bile and pancreatic bulb. Ann Radiol 12：231-240, 1969.
3) Okada A, Nakamura T, Higaki J, et al：Congenital dilatation of the bile duct in 100 instances and its relationship with anomalous junction. Surg Gynecol Obstetr 171：291-298, 1990.
4) 土田昭彦，粕谷和彦，鈴木芳明ほか：先天性胆道拡張症と膵・胆管合流異常との関連性を巡る問題点．胆と膵 34：235-239, 2013.
5) 大口善郎：先天性胆道拡張症の病理組織学的研究；とくに胆道内膵液逆流現象との関連について．日外会誌 87：547-557, 1986.
6) Nakamura T, Okada A, Higaki J, et al：Pancreaticobiliary maljunction-associated pancreatitis；an experimental study on the activation of pancreatic phospholipase A2. World J Surg 20：543-550, 1996.
7) Nadir Z, Aziz MA：Choledochal cyst；Adifferent disease in newborns and infants. J Coll Phisicians Surg Pak 24：868-870, 2014.
8) Badebarin H, Aslanabadi S, Teimouri-Dereshki A, et al：Different clinical presentations of choledochal cyst amang infants and older children；A 10-year retrospective study. Medicine 96：17, 2017 (e6679).
9) Tanaka N, Ueno T, Takama Y, et al：Diagnosis and management of biliary cystic malformations in neonates. J Pediatr Surg 45：2119-2123, 2010.
10) 川島章子，漆原直人，福本弘二ほか：胎児診断された先天性胆道拡張症7例の治療経験．日小外会誌 45：699-705, 2009.
11) Diao M, Cheng W：Timing of surgery for prenatlly diagnosed asymptomatic choledochal cysts；a prospective randomized study. J Pediatr Surg 47：506-512, 2012.

VI 肝・胆・膵の疾患
3. 膵・脾・門脈の疾患
(Disease of pancreas, spleen and portal vein)

I. 先天性膵形態異常

　胎生4週頃に前腸十二指腸原基の背側と腹側に生じる2つの膵原基(膵芽)は，前腸の形態・位置の変化に伴って互いに接近し，胎生7週頃に腹側膵芽が背側膵芽の尾背側に癒合して膵が形成される．このような膵の複雑な発生過程の異常により，多彩な膵形態異常が認められる(図VI-14).

1. 膵管癒合不全(pancreas divisum)

〈概　念〉

　①腹側膵芽と背側膵芽が癒合する過程で，腹側膵管(Wirsung管)と背側膵管(Santorini管)が癒合して1本の膵管(主膵管)とならず(膵管癒合不全)，主膵管と副膵管の間に交通がない形態異常を指す．両膵管系にまったく交通がない完全型と，細い分枝膵管で交通する不完全型とに分類される．膵液の主たるドレナージ

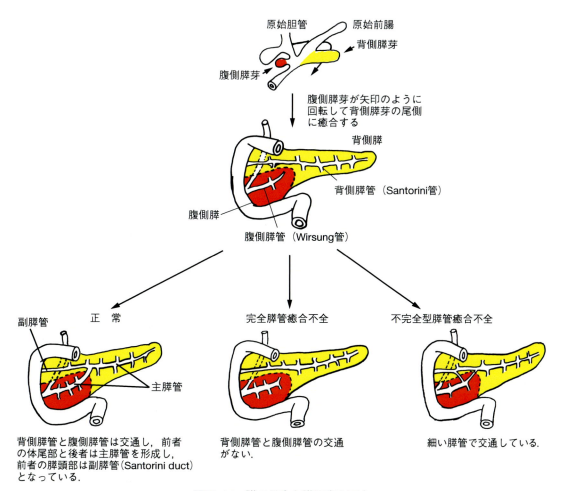

図VI-14　膵の発生と膵管癒合不全

管である背側膵管が，開口する副乳頭が相対的に小さければ機能的狭窄をきたすために急性膵炎を繰り返す．

②新生児，乳児期には無症状で経過することが多いが，膵酵素活性が上がる幼児期以降に，背側膵のみに起こる再発性膵炎や慢性膵炎による症状を呈する．

③治療は乳頭・膵管形成や膵空腸吻合が行われる．

2．異所性膵

〈概　念〉

①解剖学的に正常膵と連続性がない膵組織をいう．剖検例の10％程度に認められ，十二指腸，胃，空腸で約70％を占めるが，回腸，メッケル憩室，結腸，虫垂，胆嚢，胆管，脾臓，食道，肺，腸間膜，卵管などあらゆる部位に見られる．

発生機序：metaplasia 説(多分化能を有する内胚葉細胞が何らかの原因で膵組織に誘導されることによって発生する)，transplantation 説(膵発生時の劇的な位置・形態の変化に伴い，膵芽組織の一部が脱落・遺残し他組織内に生着することによって発生する)が推察されている．

組織学的分類：Heinrich 分類が使われている．Ⅰ型(39％)；ランゲルハンス島，腺房細胞，導管が揃っている，Ⅱ型(52％)；腺房細胞・導管のみからなる，Ⅲ型(9％)；導管とその周囲の平滑筋線維のみからなる．

②新生児期には大部分は無症候性であるが，乳児期以降，発生部位によって出血，腸重積，膵炎，腸閉塞などを呈する．

③他疾患での画像検査や手術時に偶然発見されることが多い．

II．先天性高インスリン血症(CHI)

1．概　念[4]

①過去に膵島細胞症(nesidioblastosis)，乳児持続性高インスリン血性低血糖症(persistent hyperinsulinemic hypoglycemia in infancy：PHHI)と呼ばれていた疾患群とほぼ一致する概念である．膵島細胞症は病理学的概念であり，新生児の正常膵組織像としても見られることもあるので先天性高インスリン血症(congenital hyperinsulinism：CHI)の用語を用いる．

②先天性高インスリン血症は新生児・乳児期の持続性低血糖症のうち最も多い疾患で，先天性のインスリン分泌過多による持続性低血糖をきたす．早期に適切な治療を開始しないと高度の中枢神経の後遺症を残す可能性がある．

③生後間もなく発症し，多くは3～4ヵ月以内に軽快する一過性のものと，以後も持続する持続性のものに大別される．

2．発生頻度

発生頻度は一過性が約17,000出生に1人，持続性が約35,400出生に1人とされている．

3．膵ランゲルハンス島の成熟過程[5]と先天性高インスリン血症の発生[6]

胎生8週頃，一次ランゲルハンス島(Primary Islets)が小葉間隔壁内に形成され，胎生16週頃，二次ランゲルハンス島(Secondary Islets)が小葉内で腺管上皮から分化発生する(図Ⅵ-15)．胎生28～32週の間にA細胞は退化し，B細胞優位となる．一方，膵の正常発生は，variant として一次ランゲルハンス島が退縮しないで残存する腺腫(adenoma)，二次ランゲルハンス島が過形成される膵島細胞過形成(islet cell hyperplasia)および一次と二次ランゲルハンス島の発生過程がともに持続する nesidioblastosis が混在することがある(図Ⅵ-16)[6]．Gjerke らはこれを "islet cell dysmaturation syndrome(ICDS)" と呼んだ[7]．重要なことは，この過程が胎生末期まで，あるいは出生後もしばらく続くことである．CHI に自然軽快する症例があることはこれによって説明できる．図Ⅵ-17は ICDS あるいは膵ランゲルハンス島の成熟過程が生

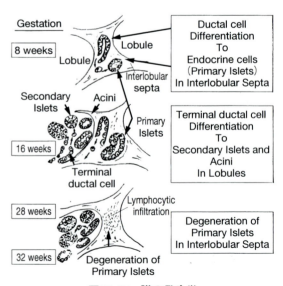

図Ⅵ-15　膵の発生学
(Shermeta DW ら：Ann Surg 191, 1980[6]による)

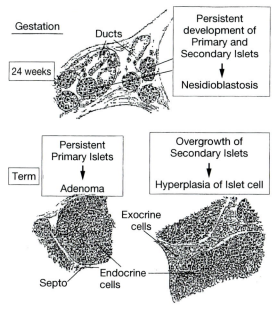

図Ⅵ-16　膵島の発生異常
一次ランゲルハンス島が退縮しないで残存すれば腺腫(adenoma)となり，二次ランゲルハンス島が過形成されれば膵島細胞過形成(islet cell hyperplasia)となる．また，一次と二次ランゲルハンス島の発生過程がともに持続すれば nesidioblastosis となる．
(Shermeta DW ら：Ann Surg 191, 1980[6])による)

後も進行することを証明する症例[3]である．

4. 症　状

低血糖により意識障害，けいれんなどの症状をきたすほか，反復性・持続性低血糖により高頻度にてんかん，精神発達遅滞などの高度の中枢神経後遺症を残すことがある．

5. 診　断

新生児期の低血糖も高インスリン血症も明確に定義されていないが，生後 48 時間以内では 50 mg/dl 以上，48 時間以降では 60 mg/dl 以上が保たれない場合に低血糖が疑われる．低血糖時の血中インスリン＞1 μU/ml が目安である．

6. 治　療

1) 内科的治療

高濃度ブドウ糖輸液，胃瘻・経管などによる持続注入による血糖管理．ジアゾキシド(保険適用)内服，オクトレオチド(保険適用外)頻回あるいは持続皮下注，グルカゴン(保険適用外)持続静注，副腎皮質ステロイド(保険適用外)静注，ニフェジピン(保険適用外)内服などがある．

2) 外科的治療

内科的治療で血糖値が維持できない場合に，中枢神経の後遺症を避ける目的で膵切除が適応になる．病変が局所性の場合は，CT および ^{18}F-DOPA PET で病変部位を同定して摘出する．びまん性の場合は，亜全摘をすればインスリン依存性糖尿病を高頻度できたすことが知られているので[8]，切除範囲は慎重に決定する必要がある．

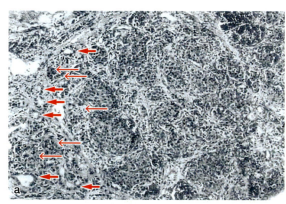
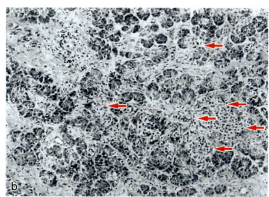

図Ⅵ-17　Nesidioblastosis の病理所見
a：生後 2 ヵ月時の切除断端(肉眼的に腫瘤形成部分)．未熟な内分泌細胞が大小の腫瘤を形成している(画面中央)．画面の左に未熟な内分泌細胞(←)がびまん性に増殖している．外分泌腺(⇐)も見られる．
b：同一症例の 8 歳時の切除断端(図 a の断端に近接しているが，腫瘤形成は消退している)．多数の正常な膵外分泌腺(pancreatic acini)の中に成熟した小さなランゲルハンス島(⇐)と，びまん性の成熟した内分泌細胞を認める．
(Kubota A ら：J Pediatr Surg, 2000[3])による)

各 論　Ⅵ. 肝・胆・膵の疾患

7. 予　後

1）機能的予後

　持続性でも一般には年齢とともに低血糖は軽快する傾向があり，内科的治療あるいは自然経過で治療不要になることが多い．治療後糖尿病の発症は内科治療を行った場合にもありうるが，亜全摘を行ったものに比して圧倒的に少ない．

2）生命予後

　新生児・乳児期に低血糖による不可逆的なてんかんや精神発達遅滞をきたさなければ生命予後は良好である．

Ⅲ. 無脾症候群（asplenia syndrome），多脾症候群（polysplenia syndrome）

1. 概　念

　内臓が左右対称性に形成される内臓錯位症候群（heterotaxia syndrome）のうち，右側相同を呈するものを無脾症候群（asplenia syndrome），左側相同を呈するものを多脾症候群（polysplenia syndrome）と言う．いずれも50～90％と高頻度に先天性心大血管異常（両側上大静脈，単心房，共通房室弁，単心室，心房中隔欠損，心内膜床欠損，肺動脈狭窄，両大血管右室起始症，総肺静脈還流異常，動脈管開存など）を合併する．心大血管以外では，気管軟化症，肝の形態異常（蝶形肝），先天性食道裂孔ヘルニア，小胃症，腸回転異常症などを合併し，また胆道閉鎖症の約10％に本症との関連が示唆される症例がある（biliary atresia splenic malformation syndrome）．また，無脾症候群では，肺炎球菌・インフルエンザ桿菌による髄膜炎，敗血症が致死的合併症となることがある．

2. 新生児外科疾患としての位置づけ

　多くの重篤な疾患を合併し，なかでも心大血管系の異常が予後を大きく規定する．それぞれの疾患の病態を総合的に勘案して治療方針（適応，治療法，順序など）を立てる．

Ⅳ. 門脈発生異常

1. 先天性門脈体循環短絡症（congenital portosystemic shunt）

1）概　念

　①門脈発生過程の異常により，肝外門脈系と下大静脈や肝静脈などの体循環系が短絡するもので，門脈本幹の低形成や肝内門脈血流の低下をきたす．
　②新生児期は無症状のことが多いが，新生児マス・スクリーニングでのガラクトース血症，先天性心疾患，遷延性黄疸の精査時に発見されることがある．

2）発生頻度

　発生頻度は30,000出生に1人程度とされるが，成人期以降に診断される症例もあり不明な点も多い．しばしば先天性心疾患や染色体異常の合併が見られる．

3）症　状

　新生児期には胎児超音波検査による出生前診断のほか，新生児マス・スクリーニングでのガラクトース血症，先天性心疾患，遷延性黄疸の精査時に発見される．短絡に伴う症状が出現するのは乳児期以降である．肝機能異常，黄疸，発育発達遅延のほか，肝性脳症，肝肺症候群，肺高血圧症，限局性結節性過形成（focal nodular hyperplasia）や結節性再生性過形成（nodular regenerative hyperplasia）の偽腫瘍が見られることがある．

4）治　療

　治療の基本は短絡閉鎖であるが，有症状例で肝切除や肝移植の適応となることがある．短絡閉鎖術の際には，門脈圧や小腸のうっ血などをモニタリングするが，短絡閉鎖後の門脈圧上昇は多くの場合一過性であり，肝内門脈血流の回復とともに速やかに低下する．

2. 肝外門脈閉塞症

1）概　念

　肝門部を含む肝外門脈の閉塞による非肝硬変性肝前性門脈圧亢進症である．肝門部に海綿状と形容される求肝性側副血行路（cavernous transformation）の発達を認める．

2）病　因

血管の形成異常・血液凝固異常・門脈血栓・臍カテーテル留置・新生児臍炎などが想定されているが，多くは原因不明である．

3）症　状

新生児期に症状を呈することはないが，乳児期にはまれに消化管出血をきたすことがある．緩徐に経過し，長期的には側副血行が発達して症状の軽快を見ることが多い．相対的肝内門脈血流低下による肝不全症状や門脈圧亢進症状（消化管出血，腹水）などをきたす．

4）治　療

保存的治療で門脈圧亢進症状（消化管出血，腹水など）がコントロールできない場合は外科的治療を行う．まず脾摘を行うが，無効な場合は門脈大循環シャント術を行う．近年，Rex シャント（下腸間膜静脈-門脈臍部バイパス術）の有用性が報告されている．

（佐々木　隆士，窪田　昭男）

【参考文献】

1）　西野隆義，鬼澤俊輔，濱野徹也ほか：副乳頭と副膵管の知ら

れざる魅力；膵管癒合不全と輪状膵．胆と膵 36：1213-1219, 2015.
2）　神澤輝実：膵胆管形成異常の臨床．日消誌 105：669-678, 2008.
3）　Kubota A, Yonekura T, Usui N, et al：Two cases of persistent hyperinsulinemic hypoglycemia that showed spontaneous regression and maturation of the Langerhans islets. J Pediatr Surg 35：1661-1662, 2000.
4）　日本小児内分泌学会，小児外科学会：先天性高インスリン血症診療ガイドライン，2016.
5）　Liu HM, Potter EL：Development of Human Pancreas. Arch Pathol 74：439-452, 1962.
6）　Shermeta DW, Mendelsohn G, Haller JA Jr：Hyperinsulinemic hypoglycemia of the neonates associated with persistent fetal histology and function of the pancreas. Ann Surg 191：182-186, 1980.
7）　Bjerke HS, Kelly RB, Geffiner ME, et al：Surgical management of islet cell dysmaturation syndrome in young children. Surg Gynecol Obstet 171：321-325, 1990.
8）　Beltrand J, Caquard M, Arnoux JB, et al：Glucose metabolism in 105 children and adolescents after pancreatectomy for congenital hyperinsulinism. Diabetes Care 35：198-203, 2012.
9）　篠原　徹：心房内臓錯位症候群の臨床．近畿大医誌 34：177-183, 2009.
10）　Bernard O, Franchi-Abella S, Branchereau S, et al：Congenital portosystemic shunts in children；recognition, evaluation, and management. Semin Liver Dis 32：273-287, 2012.
11）　Matsuura T, Takahashi Y, Yanagi Y, et al：Surgical strategy according to the anatomical types of congenital portosystemic shunts in children. J Pediatr Surg 51：2099-2104, 2016.

VII 大腸・肛門の疾患
1. ヒルシュスプルング病
(Hirschsprung's disease)

I. 概念

①腸管の筋間神経叢および粘膜下神経叢の神経節細胞が先天性に欠如していることによって起こる機能性腸閉塞である．

②神経節細胞が欠如している無神経節腸管の範囲は症例によって異なるが，約75％がS状結腸以下であり，約10％は全結腸型あるいは小腸に至る広範囲型である．

③新生児早期から機能的腸閉塞症状を呈することが多いが，比較的症状が軽く慢性便秘症として経過することもある．臨床症状と無神経腸管の範囲とは相関しないことが多い．

④無神経腸管の切除により良好な腸管機能が得られるが，広範囲無神経節症では重篤な腸管不全をきたすこともある．

II. 発生頻度

5,000出生に1人が発症すると言われている．男女比は3：1であるが，全結腸型・広範囲型では男女差は見られない．

合併異常は約19％に認められ，約12％にダウン症の合併がある．約7％で家族発症が認められる[1]．

III. 病因・病態

1. 病因

口側から肛門側へ連続する腸管の筋間神経叢(Auerbach plexus)および粘膜下神経叢(Meisnner plexus)の神経節細胞(ganglion cell)がある部位から肛門側で先天的に欠如している(aganglionosis)ことである．この神経節細胞のない部分の腸管(無神経節腸管)は蠕動しないために狭小化して通過障害をきたすために，その口側腸管は拡張を呈する．

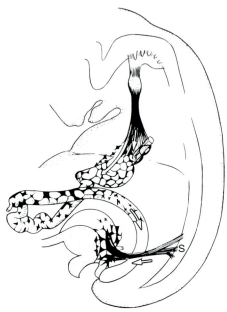

図VII-1 ヒト胎児の内臓に分布する内臓神経叢の発生模式図
腸壁内神経のcranio-caudal migrationを示す．
(Okamoto Eら：J Pediatr Surg, 1967[2]による)

この機序については，cranio-caudal migration theory(図VII-1)により説明される[2]．すなわち，消化管の壁内神経の発生起源は胎生期の神経堤(neural crest)であり，壁内神経細胞は胎生6～10週の間に，消化管の口側より尾側に向かって下降性に遊走分布して形成される．この下降分布が何らかの機序で途中で阻止されることにより，それ以下の肛門側腸管が無神経節腸管となる．

まれながら先天性肺胞低換気症候群(オンディーヌの呪い：Ondine Curse)と本症との合併例が報告されていることより，本症をneurocristopathyと捉える考え方がある．

ヒルシュスプルング(Hirschsprung)病の原因遺伝子として，*RET*, *ENDER*, *SOX*10など10種類以上が同定されており，遺伝子異常で発症するタイプも明らかになっている[3]．長い病変には*RET*の異常，

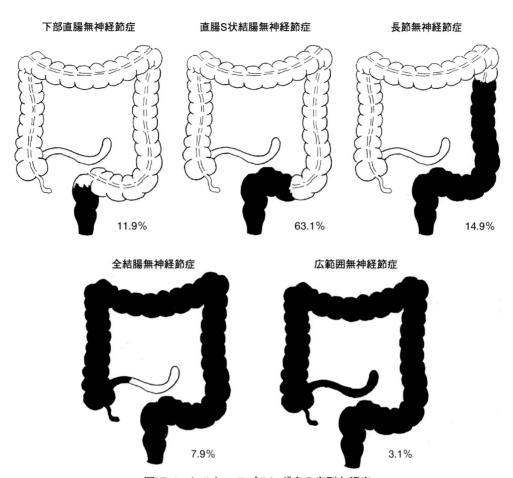

図Ⅶ-2 ヒルシュスプルング病の病型と頻度
(■：無神経節部分)
(Taguchi T ら：Pediatr Surg Int 33, 2017[1]）より改変)

短いほうでは ENDER の異常が多い傾向にある．家族発生例，同胞発生例の報告があるが，ほとんどは散発性に発生する．

2. 病　態

この無神経節腸管の長さにより，以下のごとく分類されている[1,2]（図Ⅶ-2）．それぞれ病態や治療方針，予後が多少異なる．

①下部直腸無神経節症(short segment aganglionosis)：無神経節腸管が下部直腸に限局．

②直腸S状結腸無神経節症(recto-sigmoid aganglionosis)：無神経節腸管が上部直腸からS状結腸まで．

③長節無神経節症(long segment aganglionosis)：無神経節腸管がS状結腸より口側の結腸まで．

④全結腸無神経節症(total colon aganglionosis)：無神経節腸管が全結腸から回腸末端(回盲部より30 cm)まで．

⑤広範囲無神経節症(extensive aganglionosis)：無神経節腸管が回腸末端(回盲部より30 cm)を越えて小腸に及ぶ．

これらのうち，直腸S状結腸無神経節症の頻度が最も高く，新生児期の腹部膨満と便秘で発症し，手術により根治されるという典型的な経過を辿る．一方で，広範囲無神経節症では約3%と頻度は低く，新生児期に典型的な症状を呈さないこともあるが，診断が遅れれば重篤なうっ滞性腸炎をきたす．無神経節腸管が著しく長い場合は短腸症候群となる．

Ⅳ. 症　状

1. 胎便排泄遅延

健常児では約90%が出生後24時間以内に胎便を排

泄するが，本症では 24 時間経っても胎便排泄を認めない．

2. 機能性腸閉塞

新生児期早期から機能性腸閉塞症状を呈する．無神経節腸管が短い下部直腸型では便秘症と鑑別が必要である．無神経節腸管が長い広範囲無神経節症では，新生児期より胆汁性嘔吐，腹部膨満などのイレウス症状を呈し，重篤な経過を示すことがある．

一方で，無神経節腸管の長さと腸管の重症度と必ずしも相関しないことがあり，全結腸型では逆に典型的な症状を呈することなく，乳児期以降に診断される症例もある．

3. 腸炎 (enterocolities)

排便障害からうっ滞性腸炎を起こし，悪臭のある水様便が頻回に排泄されることがある．新生児期早期に発症すると重篤な敗血症に至ることがある．

V. 鑑別診断

1. 腸閉鎖症

閉鎖部位によって発症時期が異なるが，回腸末端でも生後 2 日以内に新生児腸閉塞症候(胎便排泄遅延，腹部膨満，胆汁性嘔吐)をきたす．注腸造影を行えば鑑別診断は容易である．

2. 新生児ミルクアレルギー

(各論VII-3.「新生児・乳児消化管アレルギー」の項を参照)

腹部所見，腹部単純 X 線写真から鑑別することは困難である．腹部所見の割に重症感がなく，うっ滞性腸炎による下痢便を認めることはない．注腸造影で通常 narrow-segment, caliber change を認めることがない．確定診断にはリンパ球幼若化試験 (drug-induced lymphocyte stimulation test：DLST) が必要になることもある．新生児期にヒルシュスプルング病類似の症状を呈し，精査を受けた症例の過半数が本症であったとする報告がある[4]．

3. 胎便関連性腸閉塞症

大多数例が極・超低出生体重児に発症する．注腸造影で microcolon を呈するので鑑別は容易である．

4. ヒルシュスプルング病類縁疾患

ヒルシュスプルング病類縁疾患との鑑別は，病型にかかわらず常に念頭に置く必要がある(各論VII-2.「ヒルシュスプルング病類縁疾患」の項を参照)．

VI. 診 断

1. 腹部単純 X 線写真

最も多い直腸S状結腸型の腹部単純 X 線写真では，腸管全体に多いガス像と結腸の拡張像，そして小骨盤腔の直腸ガス像の欠如が典型的である(図VII-3)．全結腸型，広範囲型では小腸が拡張する．臨床症状および X 線写真で本症が疑われれば，注腸検査，直腸内圧検査，直腸粘膜生検を行う．これらによって確定診断がなされる．

2. 注腸造影

前述の通り，無神経節腸管は狭小化し，その口側の正常腸管は拡張する(図VII-4)．この口径差のことを caliber change と呼ぶ．本症に特徴的な造影所見であるが，caliber change 初回検査による caliber change と組織学的移行帯(transitional zone)との一致率は 70〜80％と言われている．一方，全結腸無神経節症では，狭小部(narrow segment)あるいは cali-

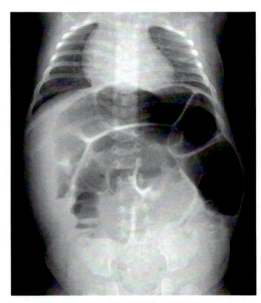

図VII-3　腹部単純 X 線写真
結腸が著明に拡張している．小骨盤腔にはガスは見られない．

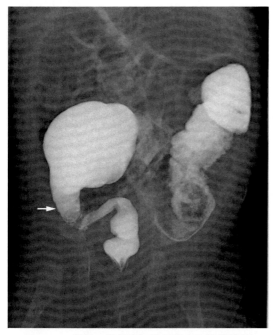

図Ⅶ-4 直腸S状結腸無神経節症の注腸造影
直腸S状結腸部に caliber change(→)を認める。口側の結腸は拡張している。

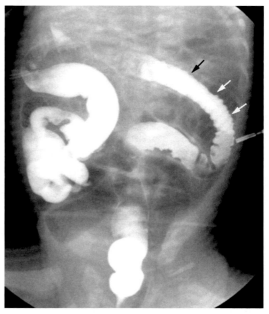

図Ⅶ-5 全結腸型無神経節症の注腸造影
結腸に narrow-segment を認めない。脾彎曲が消えて，結腸はいわゆる question mark sign を呈する。脾彎曲を中心に serrate contour(←)が認められる。

ber changeの出現率が3割に過ぎず，question mark sign(図Ⅶ-5)が6割に認められたと言う報告がある[5]。

3. 直腸肛門内圧検査(anorectal manometry)

健常新生児では，バルーンあるいは冷水刺激で内肛門括約筋が弛緩し，肛門内圧が下がる。これは直腸肛門反射と呼び，本症ではこの反射が欠如する。非侵襲的な検査であるが，新生児期早期では内肛門括約筋の律動波が描出できないことがあり，偽陰性となる。きれいな律動波が描出できるまで反復して検査する必要がある。

4. 直腸粘膜生検(rectal mucosal biopsy)

直腸肛門反射が陰性の場合，本検査によって確定診断する。鎮静化に専用の器具を用いた吸引生検が簡便である。歯状線より3～4cm口側の直腸粘膜を採取し，アセチルコリンエステラーゼ染色(acetylcholinesterase：AchE)を行う。正常では粘膜下層に神経節細胞(Meissner ganglion cell)が見られ，粘膜筋板や粘膜固有層には神経線維がほとんど見られないが，本症では粘膜下層に太い外来神経線維が染色されるのが特徴である(図Ⅶ-6)。ただし，この増生は新生児期早期では未だ見られないことがあり，偽陰性に注意する。

近年では，カルレチニン免疫染色(calretinin immunohistochemistry)のヒルシュスプルング病の診断における有用性が報告されている[6]。カルレチニンは，内因性神経線維およびそのネットワークでの神経伝達物質として発現するため，正常結腸の粘膜下・筋層間の神経節細胞やナイン性神経線維は染色陽性となるが，AchE染色陽性の外来神経線維は染色陰性となる(図Ⅶ-7)。

この方法では，外来神経線維の増生が未発達な新生児期でも診断率が高く，新たな確定診断方法として期待される。

5. 筋層生検/全層生検(muscle layer biopsy/full-thicness biopsy)

直腸粘膜生検で確定診断が得られない場合，直腸肛門内圧検査と直腸粘膜生検の結果が一致しない場合，あるいはヒルシュスプルング病類縁疾患が疑われる場合には，直腸の筋層生検または全層生検にて筋層間神経節細胞の有無などを確認する。術前診断とは別に，確定診断後，根治術に際しても生検が必要である。正常腸管と無神経節腸管を確定するために，術中に病変部位および正常部位の筋層生検を行い，迅速病理診断にて神経節細胞の有無を確認し，引き下ろす腸管の部

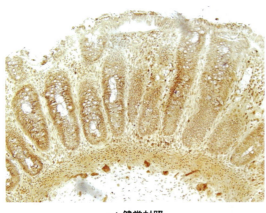

a：健常対照　　　　　　　　　　　　　　　b：ヒルシュスプルング病

図Ⅶ-6　直腸粘膜吸引生検の AchE 染色

a：AchE 陽性線維の粘膜筋板および粘膜固有層での増生は認めない．粘膜下層内に Meissner ganglia が染色されている．
b：AchE 陽性線維が粘膜筋板および粘膜固有層内に増生している．
（近畿大学奈良病院小児科　虫明聡太郎先生のご提供による）

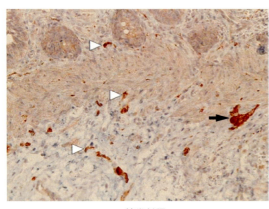

a：健常対照　　　　　　　　　　　　　　　b：ヒルシュスプルング病

図Ⅶ-7　直腸粘膜生検におけるカルレチニン染色

a：粘膜下の神経節細胞（➡）と粘膜下，粘膜筋板内および粘膜固有層の神経線維（△）が染色されている．
b：神経節細胞も神経線維も染色されていない．薄く染色されている（←）のはマスト細胞あるいは組織球である．
（北野病院小児外科　服部健吾先生のご提供による）

位診断を行う．神経叢に神経節細胞がないことで診断される（図Ⅶ-8）．

新生児期に緊急で人工肛門造設手術を行うような場合には，開腹時に必ず全層生検を行う．可能な状況であれば迅速病理診断にて神経節細胞がある腸管に人工肛門を作成する．深夜の緊急手術など，迅速病理診断ができない場合でも，必ず肛門側の腸管と拡張した正常と思われる腸管の2ヵ所の生検を行い，永久標本にて確定診断を行う．これはヒルシュスプルング病類縁疾患との鑑別のためにも必須である．

Ⅶ. 治　療

本症の治療の原則は無神経節腸管の切除である．手術合併症あるいは術後後遺症を最小限にするために，古くから多くの術式が報告されてきた．近年は低侵襲手術が配慮されるようになった．

本疾患の治療は手術である．無神経節腸管の短いタイプでは，手術でほぼ根治する．長いタイプでは，残存正常腸管の長さによっては，長期間の排便コントロールや栄養管理が必要となる．

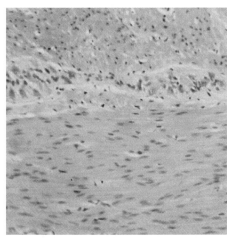 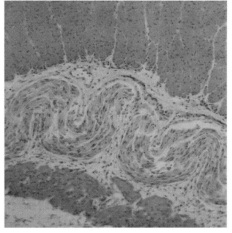

a：健常対照　　　　　　　　　　b：ヒルシュスプルング病
図Ⅶ-8　直腸筋層生検の HE 染色
a：筋層間に発達した神経節と神経節細胞（大型細胞）を認める．
b：筋層間に太く蛇行した神経束を認めるが，神経節細胞は見られない．
（Udo Roll 先生のご提供による）

1．手術適応・時期・術前管理

本疾患の治療は外科手術である．全症例が手術の適応となる．病型や症状に応じて手術時期，方法を選択する．

手術はほとんどの症例で乳児期に行われる．短いタイプのものは，グリセリン浣腸のみで管理できる場合が多く，1日1～3回の浣腸で排便，排ガスのコントロールが必要となれば，そのまま乳児期まで待機する．体重が6～8 kg 前後で根治術を行う．病型や症状によっては新生児期に根治術を行う施設もある．

主に全結腸型，広範囲型で，新生児期に腹部膨満，胆汁性嘔吐などのイレウス症状に対し，緊急で人工肛門造設術が行われることがある．新生児期に緊急手術を要するような症例では，開腹所見だけでは胎便関連性腸閉塞症やヒルシュスプルング病類縁疾患と鑑別診断が困難な場合も多く，必ず全層生検を行い，迅速病理診断で造設部位の神経節があるのを確認する．夜間，休日などの緊急手術で迅速病理診断ができない状況でも，必ず全層生検を行い，のちの永久標本で確認できるようにする．その場合は，caliber change よりもさらに数 cm～数 10 cm 口側の拡張した腸管を人工肛門とする．全結腸型では体重増加を待って根治術を行うが，広範囲型では根治術が困難な場合がある．

2．根治術

手術の目的は，無神経節腸管の切除と正常腸管の引き下ろし，および肛門吻合である．従来，Soave-伝田法（無神経節腸管の粘膜を抜去し，残った筋筒の中に健常直腸を引き下ろし肛門粘膜と吻合する），Swenson 法（無神経節の腸管を完全に切除し，健常腸管と肛門を吻合する），Duhamel 法（無神経節腸管の後壁を切除し，そこに正常腸管を引き下ろし，残された前壁と吻合する）の3つを基本術式とし，それぞれに改良を加えられた方法で手術が行われてきた．

1990年半ば頃より，それぞれの方法で腹腔内操作を腹腔鏡下に行う手術が開発され，低侵襲手術（minimally invasive surgery）として急速に普及した．さらに1990年代末頃から，最も多い病型である Recto-Sigmoid 型に対し，肛門からの操作だけで行う手術が報告され，広く行われるようになった[7]．この術式は低侵襲であり，新生児期に根治術をする施設もある．最近では，腹腔鏡手術，経肛門的手術，またはその両者の組み合わせによる手術が一般的になっている[2]．

［経肛門的ヒルシュスプルング病根治術（trans-anal endorectal pull-through：TAEPT）］（図Ⅶ-9）

截石位で肛門周囲に支持糸をかけて肛門管を開放し視野を展開する．肛門から歯状線より5～15 mm 口側で粘膜を環状に切開し，口側に向けて粘膜を剝離していくと，直腸全層が翻転してくる．そこで直腸筋層を切開することができる．腸間膜を処理し，全層生検で神経節の存在を確認したうえで肛門と吻合する．低侵襲の手術で新生児の後期で手術する施設もある．粘膜

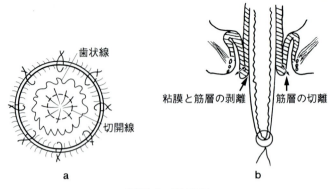

図VII-9 TAEPT
a：歯状線外側と2cmほど離れた皮膚に3-0の糸をかけると，歯状線が手前に出てくる．全周性の粘膜の切開は歯状線より5〜15mm口側で行う．
b：全周性の粘膜の切開創より口側に向かって粘膜層と筋層の間を剥離する．剥離が腹膜翻転部を越えると筋筒がたわんでくるので，全周が十分にたわむことを確認して筋層を全周性に切開すると，直腸は肛門外に引き出される．

剥離の際に深く入り過ぎたり，肛門の展開で括約筋を損傷したりすることがあるので注意が必要である．

3．術後管理

根治術では腹腔内に吻合がなく，開腹操作もほとんどなされないので，術後早期より経口摂取が可能となる．症例によっては，術後早期には頻回の排便が起こるため，肛門部のスキンケアが必要な場合がある．とくに全結腸型では長期間にわたり頻便，水様便をきたすため，重症度に応じて点滴治療を併用することがある．

VIII．予　後

1．生命予後

重症例を除いて予後は良好である．2017年の田口らの報告[1]では，S状結腸までのもので死亡率は0.4%と良好であるが，小腸へ達するものでは死亡率は25%とされている．

2．機能的予後

肛門周囲の筋層や神経への損傷が少ないTAEPTを行うようになって，soilingは著しく減ったと言う報告がある[8]．一方，便秘に関しては，術後数年経っても種々の程度で認められると言う報告がある[9]．少量頻回の排便，うっ滞性腸炎による下痢あるいは便秘が持続する場合には，継続的な排便管理が必要となる．

うっ滞性腸炎による下痢，失禁あるいは高度の便秘が保存的治療で改善しない場合には再手術が必要になることもある．全結腸あるいは広範囲無神経節症では，便性のコントロールが困難で長期的に排便ケア，栄養管理が必要となる場合もある．とくに広範囲型の場合は結腸のない短腸症候群となるため，長期的な中心静脈栄養が必要になり，生涯にわたり在宅静脈栄養が行われる症例もある．

（曹　英樹）

【文　献】

1) Taguchi T, Obata S, Ieiri S : Current stats of Hirschsprung's disease : based on a nationwide survey of Japan. Pediatr Surg Int 33 : 497-504, 2017.
2) Okamoto E, Ueda T : Embryogenesis of intramural ganglia of the gut and its relation to Hiruschsprung's disease. J Pediatr Surg 2 : 437-443, 1967.
3) Edery P, Lyonnet S, Mulligan LM, et al : Mutation of the RET proto-oncogen in Hiruschsprung's disease. Nature 367 : 387-380, 1994.
4) Kubota A, Kawahara H, Okuyama H, et al : Cow's milk protein presenting with Hiruschsprung's disease. J Pediatr Surg 41 : 2056-2058, 2006.
5) 石井智浩，窪田昭男，平野勝久ほか：全結腸型ヒルシュスプルング病における術前注腸造影所見の検討．日小放会誌 31：142-147，2015．
6) Morris MI, Soglio DB, Ouimet A, et al : A study of calretinin in Hirschsprung pathology, particularly in total colonic aganglionosis. J Pediatr Surg 48 : 1037-1043, 2013.
7) Langer JC, Durrant AC, Torre L, et al : One-Stage Transanal Soave Pull-through for Hirschsprung's disease. Ann Surg 238 : 569-576, 2003.
8) Ishikawa N, Kubota A, Kawahara H, et al : Transanal mucosectomy for endorectal pull-through in Hiruschsprung's disease ; comparision of abdominal, extraanal and transanal approaches. Pediatr Surg Int 4 : 1127-1129, 2008.
9) Awonranti OM, McDowell DT, Martin IM, et al : Dose functional outcome improve with time postsurgery for Hiruschsprung's disease ? Eur J Pediatr Surg 26 : 192-199, 2016.

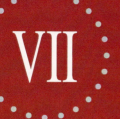

大腸・肛門の疾患

2. ヒルシュスプルング病類縁疾患
―Hypoganglionosis, CIIPS, MMIHS, IMG, その他―
(Allied disorders of Hirschsprung's disease)

I. 概　念

①ヒルシュスプルング病類縁疾患(allied disorders of Hirschsprung's disease；以下，H病類縁疾患と略)は，1988年に岡本英三によって腸管壁内神経節細胞(Auerbach神経節細胞)が直腸末端まで存在するにもかかわらずヒルシュスプルング病に類似した先天性の蠕動障害を呈する疾患と定義された[1)2)]．わが国でH病類縁疾患と呼ばれている病態は，最近行われた厚労科研の難治性疾患等政策研究事業(田口班)における全国調査[3)]により明らかにされた．

②H病類縁疾患は，腸管壁内神経叢に形態学異常を伴う疾患と形態学的異常を伴わない疾患とに大別される．前者にはhypoganglionosis(HG)，immaturity of ganglia(IMG)などがあり，後者にはchronic idiopathic intestinal pseudo-obstruction syndrome (CIIPS)，megacystis microcolon intestinal hypoperistalsis syndrome(MMIHS)，segmental dilatation of the intestine(SD)などがある[2)]．CIIPSとMMIHSは重症度あるいは発症時期の差であって，本質的には同一疾患と考えられる[1)]．

③HG(腸管神経節細胞僅少症)，CIIPS(慢性特発性偽性腸閉塞症)およびMMIHS(巨大膀胱短小結腸腸管蠕動不全症)では，広範囲の腸管の蠕動障害を認めるために有効な外科的治療法がなく，半永久的腸瘻造設と長期間の静脈栄養などの栄養管理を必要とすることが多い．したがって，短腸症候群と並んで小児期にintestinal failure-associated liver disease (IFALD)をきたす代表的な疾患となる．

④HG，CIIPSおよびMMIHSは稀少疾患であること，病態が解明されていないこと，治療法が確立されていないこと，および長期にわたり治療費が必要とされることより，2015年に小児慢性特定疾患に指定された．

II. 発生頻度

前述の厚労科研研究班(田口班)の全国調査[3)]は，全国の主な小児外科施設161施設から2000年から2009年の10年間に疑診例を含め355例のH病類縁疾患を集計した．このうち，「先天性の蠕動障害」の定義に合う確診例は，HG 104例，CIIPS 84例，SD 33例，MMIHS 27例，IMG 22例，およびその他のまれな疾患であった．「わが国の新生児外科の現況」で集計される新生児外科疾患が年間約3,500例であることを考えると，H病類縁疾患はかなりまれな疾患と言える．

III. 病　因

岡本は，ヒルシュスプルング病の発症機序は，消化管壁内を下降性に遊走分布する神経芽細胞が途中で途切れたものであること(cranio-caudal migration theory)を明らかにしたが[4)]，神経芽細胞の遊走分布が直腸まで分布したのちの神経芽細胞から神経細胞への成熟過程に異常が生じたものが，HGあるいはIMGではないかと推測している[1)]．飛び石病変の存在が否定的であることと，近位側小腸の蠕動が比較的保たれていることはこの推測を支持する．

岡本は，腸管壁内神経叢に形態学異常を認めない症例のうち，出生後早期に発症し，機能的腸閉塞の程度が強く，早期に死亡するものをMMIHSとし，乳児期以降あるいは成人で発症し，比較的予後が良好であるものをCIIPSとしたが，当初よりMMIHSとCIIPSは同一疾患の可能性を考えていた[1)]．一方，上記の集計では，CIIPSも約半数が新生児期に発症すること，約2割にmicrocolonが認められること[5)]と，MMIHSでも生存率が約50%(CIIPSでは約90%)であること[6)]から，CIIPSとMMIHSは同一疾患で，重症度あるいは発症時期の違いだと考えられる[1)7)]．

MMIHSが遺伝性疾患(常染色体劣性遺伝)とする報告もあるが[8)]，前述の全国調査では19例のMMIHS

に家族発生はなかった[6]．IMG に染色体異常は報告されていないが，27％に家族歴が認められた[9]．SD では染色体異常(21 トリソミー)が 7％に，家族歴が 4％に認められた[10]．

IV. 病態および症状

1. 発症時期と病態

腸管壁内神経叢の低形成あるいは未熟な疾患(HGおよび IMG)では，出生前から機能的腸閉塞が発症していることが多く，出生直後から機能性腸閉塞症状を呈する．注腸造影をすれば microcolon を呈することが多い(上記集計では，それぞれ 55％[11]および 58％[9]であった)．ほとんどの症例で新生児期に腸瘻造設が必要とされるが，HG では半永久的腸瘻であるのに対し，IMG では機能的腸閉塞症状は経時的に軽減されるので，腸瘻はほぼ 1 年以内に閉鎖できる．

腸管壁内神経叢に形態学的異常を認めない疾患のうち MMIHS および CIIPS の一部は出生前に発症するために microcolon を呈する[6](caliber change を伴う microcolon は出生前に発症する機能的腸閉塞症に見られる普遍的所見である)．CIIPS の発症時期は，上記集計によると，新生児期，乳児期および 1 歳以降の発症はそれぞれ 56％，19％および 24％であった[5]．新生児期発症例 35 例のうち 7 例(20％)に microcolon を認めた[5]．SD の発症時期は，新生児期，乳児期および 1 歳以降がそれぞれ 64％，21％および 14％であった[10]．病変部位(segmental dilatation)は，回腸，結腸および空腸・十二指腸がそれぞれ 50％，36％および 14％であったが，病変部位が上部ほど発症時期が早く，小腸型はほぼ全例が新生児期，直腸・結腸型は乳児期以降であった[10]．

2. 症　状

新生児期に発症する症例では胎便排泄遅延で発症することが多い．いずれの病型も腹部膨満が最も多く，嘔吐，便秘がこれに次ぐ．MMIHS では著明な膀胱拡大を認める[6]．乳児期以降の発症例では，慢性便秘が主症状のことも多い．また，腸回転異常症に伴う通過障害によって発症することもある[7]．SD では腸閉鎖症や鎖肛を合併するために，閉鎖による症状を呈したり，拡張部の軸捻転により絞扼イレウスや腸穿孔をきたすことがある[10]．

HG では症状が壁内神経叢の発達により変化すると言う報告がある[12]．

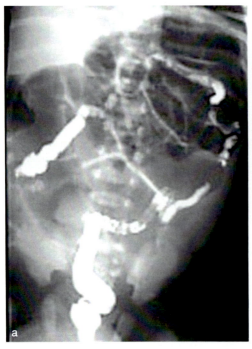
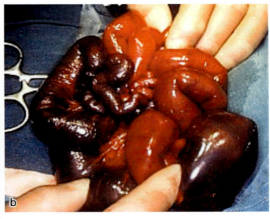

図VII-10　Hypoganglionosis (HG)
a：注腸造影　注腸造影では典型的な microcolon を示す．
b：手術所見　回腸に緩徐な caliber change を認め，口側に粘稠な胎便が充満している．

V. 診 断

1. 胎児超音波検査

MMIHSでは, 巨大膀胱が出生前に診断される. SDでも分節的な拡張腸管が出生前に診断されることがある.

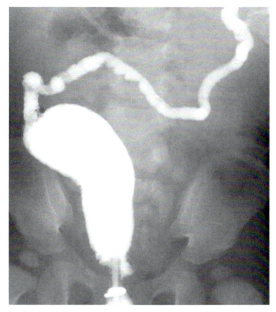

図Ⅶ-11 Segmental dilatation of the rectum
直腸総排泄腔瘻に対する根治術後の注腸造影. 拡張部と健常部との境界が明瞭に造影されていることより, SDと診断した. 腸瘻閉鎖後, 難治性の便秘をきたしたため, 拡張部を経肛門的に切除した.

2. 消化管造影

出生後直後の注腸造影で, microcolonあるいはcaliber changeを呈すれば, 出生前から蠕動障害があることを意味し, HG(図Ⅶ-10), IMG, MMIHS, CIIPSあるいはSDなどの可能性を示唆する. 分節的拡張部と前後の健常部の境が明瞭ならSDの可能性が高い(図Ⅶ-11).

3. 直腸肛門内圧検査

直腸肛門反射の陰性率は, HG, IMG, CIIPSではそれぞれ79%, 25%, 11%であったが, MMIHS, SDでは全例で反射を認めた[5)6)9)-11)].

4. 直腸粘膜生検(AchE染色)

AchE陽性線維の増生はHG, IMG, MMIHS, CIIPSおよびSDでそれぞれ16%, 40%, 0%, 3%および0%であった[5)6)9)-11)]. HGおよびIMGにおいても直腸粘膜生検でAchE陽性線維の増生を示すことがあり, 本検査ではヒルシュスプルング病と鑑別できない.

5. 筋層・全層生検

確定診断は筋層全層生検が必要である(図Ⅶ-12, 13). 経肛門的直腸筋層生検ではaganglionosisとの鑑別が困難なこともあるので, 必ず結腸と回腸末端で行い, 水平切片で定量評価する.

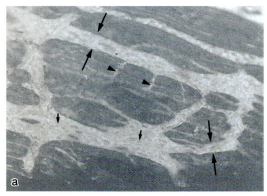
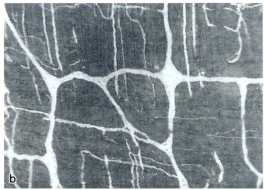

図Ⅶ-12 Hypoganglionosisの腸管壁内神経叢(S 100による免疫組織染色, 水平切片)
a：対照児(満期産新生児)の腸管壁内神経叢.
b：HG症例の腸管壁内神経叢. 対照児に比べ神経節も神経細胞も数が少なく, 大きさも小さい.
(Kubota Aら：J Pediatr Surg, 2001[12)]による)

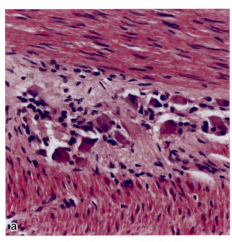
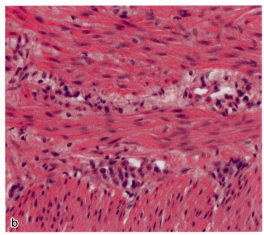

図Ⅶ-13 Immaturity of ganglia の腸管壁内神経叢（HE 染色，×40）
a：対照児の腸管壁内神経叢．
b：IMG 症例の腸管壁内神経叢．対照児に比べ神経節も神経節細胞も明らかに小さい．

VI．鑑別診断

新生児腸閉塞の三徴である胎便排泄遅延，腹部膨満および胆汁性嘔吐で発症するので，先天性小腸閉鎖症，ヒルシュスプルング病，胎便関連性腸閉塞症などとの鑑別が必要になる．

1．先天性腸閉鎖症

H 病類縁疾患でも注腸造影で典型的な microcolon を呈する症例は，先天性腸閉鎖症との鑑別は困難で，しばしば先天性腸閉鎖症として開腹されることがある．

2．ヒルシュスプルング病（H 病）

H 病の注腸造影所見では，narrow segment あるいは caliber change が描出されることが多いが，典型的な microcolon を呈することは少ない．本症でも典型的な microcolon や caliber change を呈さない症例では，新生児期に H 病との鑑別はしばしば困難である．

3．胎便関連性腸閉塞症（MRI）

注腸造影所見だけでは典型的な microcolon を呈する症例との鑑別は困難であるが，大多数が低出生体重児であることと，通常立位腹部単純 X 線写真で鏡面形成を呈さないことで鑑別できる．

Ⅶ．治　療

経口摂取や経腸栄養ができないため，PI カテーテルを留置したり，中心静脈カテーテルを留置するなどして，適切な静脈栄養管理を行う．栄養管理を行いつつ，腹部症状に対する治療を行う．

1．内科的治療

浣腸などの排気処置を優先させるが，嘔吐や腹部膨満が改善しない場合，うっ滞性腸炎を発症しうるため，まず経鼻胃管による減圧を行う．胃管のみで消化管の減圧が不十分な場合は，イレウス管や ED（elemental diet）チューブを利用して拡張小腸内容の減圧を行う．適切な位置で減圧ができれば，経口摂取が少量から開始できることもある．

Probiotics がうっ滞性腸炎の予防に有効であると言う報告もある．しかし，投与された probiotics が病的な SBBO（small bowel bacterial overgrowth：小腸内細菌異常増殖）を呈した拡張腸管へ到達しにくい可能性もあり，有効性は確立されていない．

2．外科的治療

保存的な減圧が不可能な場合には腸瘻を造設する．SBBO を繰り返す場合には蠕動不全の腸管切除が必要になることがある．外科的治療時期は，症例によって個々に検討する必要がある．腸瘻造設部位の決定には，シネ MRI で蠕動している腸管あるいは拡張腸管の遠位端をあらかじめ同定しておくと参考になる．

HG 症例に対して，出生後早期に高位空腸を造設し，病態が安定してから Bishop-Koop 型空腸瘻に造設し直すことを勧める報告もある[12]．

内科的あるいは外科的治療で病態が落ち着いたら，

在宅静脈栄養あるいは在宅経腸栄養に移行する．長期間の静脈栄養で不可逆的な parenteral nutrition-associated liver disease（PNALD）あるいは IFALD をきたした場合や中心静脈ルートの確保ができなくなった場合には小腸移植の適応になる症例もある．

3．合併症

腸管の蠕動不全や異常拡張のため腸管内で細菌が異常増殖（SBBO）をきたせば，bacterial translocation により突然重篤な敗血症を発症することがある．長期にわたる静脈栄養の合併症としての敗血症（catheter-related bloodstream infection：CRBI）や PNALD を発症する可能性もある．

VIII．予　後

1．生命予後

渡辺らは，hypoganglionosis の治療において，早期に高位空腸瘻を造設し萎縮した遠位側小腸切除を行い，synbiotics を併用することで，うっ滞性腸炎のリスクを減らし，腸管の viability を維持できたと報告している．

H 病類縁疾患の生命予後は疾患によって大きく異なる．田口班の報告では[3]，HG，MMIHS および CIIP の死亡率は，それぞれ 22％，47％および 11％であったが，IMG では死亡症例はなかった．SD では 1 例が CRBI で死亡した．

機能的腸閉塞の程度は，疾患によって異なるが，HG や MMIHS では高度の蠕動障害が持続するために長期間の静脈栄養を必要とし，IFALD あるいは PNALD，CRBI をきたすために生命予後は不良である．HG では長期的予後が壁内神経叢の発達の程度に相関するとの報告がある[13]．

2．機能的予後

生存例でも，HG，MMIHS，CIIPS では静脈栄養あるいは経腸栄養で管理されている症例が多く，機能的予後は不良である．しかし近年，腸瘻閉鎖に至った HG 症例の報告もある．IMG，SD では外科的治療後，全例で経口摂取が可能であり，機能的予後は良好である．

（田附　裕子，窪田　昭男）

【参考文献】

1) 岡本英三：序文．岡本英三（監），鈴木宏志，豊坂昭弘（編），Hirschsprung 病類縁疾患，祥文社，大阪，1988.
2) 岡本英三，豊坂昭弘：Hirschsprung 病類縁疾患；定義・名称・分類および診断・治療．岡本英三（監），豊坂昭弘（編），Hirschsprung 病類縁疾患　病態解明と診断・治療の研究，pp17-25，永井書店，大阪，1996.
3) Taguchi T, Ieiri S, Miyoshi K, et al：The incidence and outcome of allied disorders of Hirschsprung's disease in Japan；Results from a nationwide survey. Asian J Surg 40：29-34, 2017.
4) Okamoto E, Ueda T：Embryogenesis of intramural ganglia of the gut and its relation to Hirschsprung's disease. J Pediatr Surg 2：437-443, 1967.
5) Muro M, Matsufuji H, Tomomasa T, et al：Pediatric chronic intestinal pseudo-obstruction is a rare, serious, and intractable disease；A report of nation wide survey in Japan. J Pediatr Surg 49：1799-1803, 2014.
6) Soh H, Fukuzawa M, Kubota A, et al：Megacystis microcolon intestinal hypoperistalsis syndrome；a report of a nationwide survey in Japan. J Pediatr Surg 50：2048-2050, 2015.
7) 窪田昭男，奥山宏臣，高橋　剛ほか：腸回転異常症によって発症した CIIPS の 1 例；CIIPS および MMIHS の異同に関する考察．小児外科 37：824-831，2005.
8) Anneren G, Meurling S, Olsen L：Megacystis-microcolon-intestinal hypoperistalsis syndrome（MMIHS）, an autosomal recessive dosorder；clinical report and review of the literature. Am J Med Genet 41：251-254, 1991.
9) Ieiri S, Miyoshi K, Nagata K, et al：Current clinical features on diagnosis and treatment for immaturity ganglia in Japan：analysis from 10-year nationwide survey. Pediatr Surg Int 31：949-954, 2015.
10) Sakaguchi T, Hamada Y, Masumoto K, et al：Segmental dilatation of the intestine：results of a nationwide survey in Japan. Pediatr Surg Int 31：1073-1076, 2015.
11) Watanabe Y, Kanamori Y, Uchida K, et al：Isolated hypoganglionosis；results of a nationwide survey in Japan. Pediatr Surg Int 29：1127-1130, 2013.
12) Yoshio W, Hidemi T, Wataru S：A preliminary report on the significance of excessively long segment congenital hypoganlionosis management during early infancy. J Pediatr Sung 46：1572-1577, 2011.
13) Kubota A, Yamauchi K, Yonekura T, et al：Clinicopathologic relationship of Hypoganglionosis. J Pediatr Surg 36：898-900, 2001.

VII 大腸・肛門の疾患

3. 新生児・乳児消化管アレルギー
（新生児・乳児食物蛋白誘発胃腸症）
（Non-IgE-mediated gastrointestinal food allergy；Non-IgE-GFA）

I. 概念

①従来，新生児・乳児消化管アレルギーと呼ばれていた疾患とほぼ同義である．免疫学的に，①IgE依存性，②混合型，③非IgE依存性，に分類されるが[1]，新生児期に発症するものは非IgE依存性の胃腸症が大部分を占める．

②新生児・乳児非IgE依存性胃腸症[1]は，ⅰ）嘔吐・下痢を症状とする food protein-induced enterocolitis syndrome（FPIES），ⅱ）血便・下血を症状とする food protein-induced allergic proctocolitis，ⅲ）2週間以上続く下痢や体重増加不良を症状とする food protein-induced enteropathy（FPE；食物蛋白誘発胃腸症），を中心にいくつかの疾患概念が含まれている．

③新生児外科領域で問題となるのはFPEである．ヒルシュスプルング（Hirschsprung）病を疑われて精査を受け，ヒルシュスプルング病が否定された大多数が本症であるとする報告がある[2]．

④FPEは母乳でも発症する．うっ滞性腸炎を起こすことはないなど，ヒルシュスプルング病に比べ重症感がない．対症療法を続ければ，多くは1歳までに自然軽快する予後良好な疾患である．

II. 病因（消化管アレルギーの成立）

消化管アレルギーの成立には3つの要素が深くかかわる．遺伝的素因，感作の過程，消化管粘膜のバリア機構が破壊された状態である．バリア機構は，非免疫学的機序（胃酸，蛋白分解酵素，蠕動運動など）と免疫学的機序（パイエル板，Tリンパ球，Bリンパ球，s-IgAなど）により構成される．感作は子宮内でも起こり，とくに生後4ヵ月頃までは消化管粘膜のバリア機構が未熟であることから，容易に感作が成立する．また，感染（ロタウイルスなど）で粘膜傷害を受けた後に感作が生じ，この感染後の悪循環がアレルギー性腸症の成立に重要な役割を演じている（postenteritis enteropathy）．母乳中にも牛乳蛋白，卵，小麦，ピーナッツなどの抗体が含まれている．そのため，母乳栄養児にも消化管アレルギーは生じる．

III. 症状

1. 消化器症状と経過

表Ⅶ-1 を参照．予後に関して，表Ⅶ-1 のように大部分が6歳頃までに無症状になるが，最近の報告ではIgE依存性と非IgE依存性の混合の症例は治癒が難しい[4]．

2. ミルク（牛乳）アレルギーと消化器症状

ミルクアレルギーの50〜60％に消化器症状を伴うと報告されている．消化管以外の症状として皮膚や呼吸器症状を伴うことがある．表Ⅶ-2 に代表的な消化器症状を示した[5]．このうち，機能性腸閉塞が新生児期に発症すれば，ヒルシュスプルング病に類似した症状を呈する．慢性の経過を辿れば栄養障害，体重増加不良，成長障害の原因となる．いわゆる難治性下痢症を引き起こす場合もある[6]．

3. 新生児・乳児消化管アレルギー（新生児・乳児食物蛋白誘発胃腸症）

表Ⅶ-1　新生児・乳児消化管アレルギー　診断治療指針

	FPIES	FPIAP	FPE	Eosinophilic gastroenteropathies
発症時期	生後1日〜1歳	生後1日〜6ヵ月	〜2歳	乳児期〜学童期
原因抗原	牛乳・大豆	牛乳・大豆	牛乳・大豆	牛乳・大豆・卵白・小麦・ピーナッツ
（主　要）				
発症時の栄養法	人工乳	母　乳	母乳・人工乳	人工乳
アレルギーの家族歴	40〜70%	25%	不　明	〜50%
アレルギーの既往歴	30%	22%	22%	〜50%
嘔　吐	顕　著	な　し	間欠的	間欠的
下　痢	重　度	な　し	中等度	中等度
血　便	重　度	中等度	ま　れ	中等度
浮　腫	急性期のみ	な　し	中等度	中等度
ショック症状	15%	な　し	な　し	な　し
体重増加不良	中等度	な　し	中等度	中等度
貧　血	中等度	軽　度	中等度	軽度〜中等度
アシドーシス	認めることがある	な　し	な　し	な　し
プリックテスト	陰　性	陰　性	陰性〜50%	陽　性
特異的IgE	正　常	陰　性	正　常	正常〜上昇
末梢血好酸球増加	な　し	時　折	な　し	〜50%　あり
負荷試験時の症状	嘔吐（3〜4時間）	血便（6〜72時間）	嘔吐・下痢（40〜72時間）	嘔吐・下痢（数時間〜数日），下痢（5〜8時間）
治　療	カゼイン加水分解乳で80%改善	カゼイン加水分解乳	カゼイン加水分解乳	カゼイン加水分解乳，母乳（母の乳除去），アミノ酸乳
症　状	除去後3〜10日で症状消失	除去後3日以内に症状消失	除去後1〜3週間で症状消失	除去後2〜3週間で症状消失
予後 牛乳	60%が2歳までに治癒	9〜12ヵ月までに治癒	2〜3歳までに治癒	遷延する
大豆	25%が2歳までに治癒			

FPIES : food protein-induced enterocolitis syndrome,　FPIAP : food protein-induced allergic proctocolitis,　FPE : food protein-induced enteropathy.
（文献3）を一部改変）

表Ⅶ-2　小児の牛乳蛋白アレルギーで見られる消化器症状

よく見られるもの
　アナフィラキシー
　嘔　吐
　下痢，吸収障害，体重増加不良
　臍仙痛，反復性腹痛，嘔気
まれに見られるもの
　消化管出血（潜血）
　蛋白漏出性胃腸症
　ミルクにより誘発される臍仙痛
　機能性腸閉塞
その他
　腸重積
　便　秘

（文献5）を一部改変）

3．小児外科に関連する症状

1）腹部膨満・機能性腸閉塞

　新生児から乳児期にかけて，腸管の拡張により著明な腹部膨満をきたすことがある（図Ⅶ-14）．新生児期にヒルシュスプルング病に類似した症状を呈するものの，直腸粘膜生検などでヒルシュスプルング病が否定され，保存的治療に反応する一連の症例をYamauchiらは「良性一過性非器質性腸閉塞症（benign transient non-organic ileus of neonates：BTNIN）」と呼んだ[7]．その後，Kubotaらは，ヒルシュスプルング病が疑われた26例の新生児に対して直腸肛門内圧検査と牛乳に対するリンパ球幼若化反応（lymphocyte stimulation test：LST）を行い，9例がヒルシュスプルング病と診断され，残りの17例が牛乳蛋白アレルギー

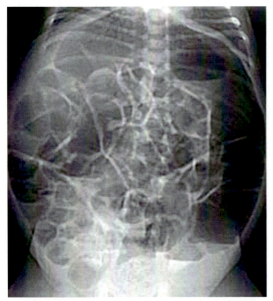

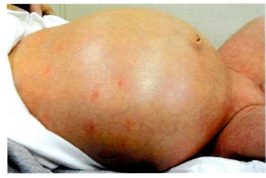

図Ⅶ-14 牛乳蛋白による FPE の乳児の腹部膨満
・31例〔1 to 60 日齢(27±18 日)〕
・著明な腹部膨満
・肛門内圧検査，直腸生検でヒルシュスプルング病を除外した．

と診断されたと報告した[2]．すなわち，新生児期にヒルシュスプルング病を疑われ，精査によりヒルシュスプルング病が否定される症例の多くが牛乳蛋白による消化管アレルギーと考えられる．

一方，新生児期にヒルシュスプルング病根治術を受けた症例の術前術後のうっ滞性腸炎の発生率は牛乳蛋白アレルギー罹患群で非罹患群に比し有意に高率であったとする報告がある[8]．すなわち，消化管アレルギーは新生児期の消化管手術後腸炎の危険因子になるものと考えられる．

2) 便 秘

乳幼児の頑固な便秘の原因として牛乳(ミルク)アレルギーが報告されている[9]．アトピーなど他の症状を伴うこともあるが，便秘以外に他の症状がない例もある．

3) allergic colitis

Allergic colitis はこの免疫反応が大腸に起こったもので，その組織学的特徴としては大腸粘膜への好酸球，リンパ球の浸潤がある．allergic colitis は，通常は生後比較的早期に発症する．血便を伴うものや，ゆっくりと発症する便秘などと関連があるとされている．血便を主訴とする allergic colitis の注腸所見で大腸の狭小化や spasm を伴っていたと報告されている[12]．

4) GER，食道炎

胃内容物が食道に逆流する現象を胃食道逆流現象 (gastroesophageal reflux：GER) と言うが，体重増加不良，吐血，喘鳴のような症状を呈する場合は胃食道逆流症(GERD)と呼ぶ．

通常の GER の治療で軽快しない場合，食物(とくに乳蛋白)アレルギーを合併していることが多い[11]．24時間 pH モニターで GER と診断された乳児 204 例(平均 6.3 ヵ月)のうち 85 例(41.8%)がミルクアレルギーであったと言う報告がある[9]．Ida らの検討[13]でも同様で，GERD の乳児 42 例中半数以の症例がミルクアレルギーを合併していた．

Ⅳ. 診 断

1. アレルギーの診断

アレルギーの診断には，詳細な病歴から哺乳との関係を明確にすることが役立つ．補助診断として血液検査での末梢血の好酸球数の増加，IgE と抗原特異的抗体の陽性化，細胞性免疫の指標とされているリンパ球幼若化反応(LST)が陽性，皮膚のプリックテストの陽性などがある．抗原特異的リンパ球刺激試験(antigen-specific lymphocyte stimulation test：ALST＝リンパ球増殖能検査；lymphocyte proliferation assay と同義)が，本症の診断に有用であったとの症例報告があり，抗原に対する細胞性免疫反応を証明する手段として有用である[1]．陽性率は 70～80% 程度である一方，健常者や他疾患でも陽性になる例がある[2]．ALST は，原因抗原の可能性をより強く示す手段としては有用な検査であるが，ALST 陽性所見のみをもって本症と診断することはできない．Ikeda らの DLST (drug-induced lymphocyte stimulation test)を用いた検討では[10], SI(stimulation index)が300％を超えると症状が重いことがわかり，補助診断として使用できると考えている．このたびのガイドラインでもALSTは，原因抗原の可能性をより強く示す手段としては有用な検査である（弱い推奨D）が，ALST陽性所見のみをもって本症と診断することはできないと述べている[1]．

2. 消化管アレルギーの診断

消化管アレルギーで大事なのは症状があるかどうかであり，診断は除去(elimination)と負荷(challenge)テストで，除去による症状の改善，および負荷テストによる症状の誘発である．ただし，食物負荷テストはショックを起こす危険性もあり，症状を十分観察できる条件下で慎重に行うことを原則にする．消化管生検はアレルギーによる炎症が消化管に起こっているか，また炎症性腸疾患など他疾患の鑑別を見る意味でも重要である．組織所見として，好酸球の浸潤や炎症細胞の浸潤，絨毛の萎縮などが診断に有用である．ただし，病変が連続ではなく点状(patchy)に存在するため偽陰性所見がある．

3. ヒルシュスプルング病との鑑別診断

①大多数が非IgE依存性胃腸症として発症するので，特異的IgE抗体を検出するRASTが陽性になる症例は少ない．細胞性免疫の指標であるリンパ球幼若化反応(LST)，あるいは抗原特異的リンパ球刺激試験（ALST）が有用である（弱い推奨D）[1]．

②腹部単純X線写真：典型例では結腸および小腸が著明に拡張し，鏡面形成を認めないが（図Ⅶ-15a），大腸に中等度の鏡面形成を認める症例（図Ⅶ-15b），結腸が分節的に拡張する症例（図Ⅶ-15c）があり，腹部単純X線写真ではヒルシュスプルング病との鑑別は

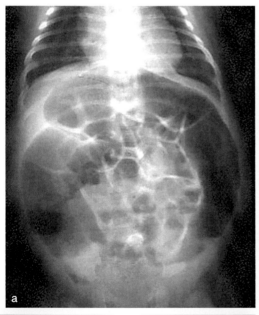

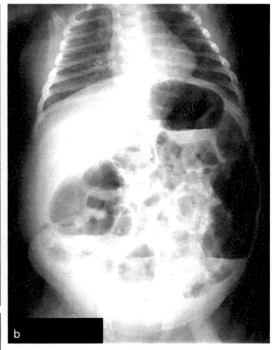

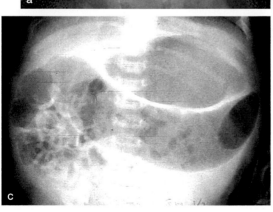

図Ⅶ-15 牛乳蛋白によるFPEの腹部単純X線写真
a：生後33日目の男児．結腸および小腸が著明に拡張している．ヒルシュスプルング病との鑑別は困難である．
b：生後31日目の男児．腸管の拡張は比較的軽度であるが，鏡面形成を認める．外科的腸閉塞も否定できない所見である．
c：生後40日の男児．結腸は分節的に著明に拡張している．ヒルシュスプルング病との鑑別は困難である．

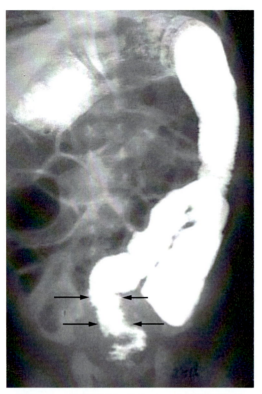

図Ⅶ-16 牛乳蛋白による FPE の注腸造影像
生後 28 日目の女児．結腸はほぼ均一に拡張している．直腸に serrated contour（矢印）が認められる．

不可能である．

③注腸造影：結腸は中等度から高度に拡張するが，通常 narrow-segment や caliber change は認めない．まれに直腸に serrated contour を認める（図Ⅶ-16）．

V. 治 療

新生児外科領域で問題となる FPE の治療について述べる．治療の原則はアレルゲンである牛乳蛋白が含まれていないミルクまたは母乳にすることである．まず，母親に乳製品の摂取を制限させる．これが無効な場合には，牛乳蛋白質を加水分解した低アレルゲン化ミルク（ニュー MA-1® など）を与える．これでも軽快しない場合には，成分栄養（エレンタール®-P）を投与する[6]．

Ⅵ. 予 後

FPE と言う概念が未だなかった頃，前述の良性一過性非器質性腸閉塞症（BTNIN）と呼ばれた症例の多くは FPE であったと考えられるが，それらの症例はグリセリン浣腸のみで対症療法され，1日1回の自排便が確立され，症状が治まるのに 2～14 ヵ月（平均 5.0±2.9 ヵ月）を要し，症状が軽快したのちに再燃した症例はなかった．表Ⅶ-1 にもあるように多くは，2～3歳までに治癒する．

（位田　忍）

【参考文献】

1) 厚生労働省好酸球性消化管疾患研究班，日本小児アレルギー学会，日本小児栄養消化器肝臓学会：新生児・乳児食物蛋白誘発胃腸症 Minds 準拠診療ガイドライン（実用版），2018.
2) Kubota A, Kawahara H, Okuyama H, et al：Cow's milk protein allergy presenting with Hirschspurung's disease-mimicking symptoms. J Pediatr Surg 41：2056-2058, 2006.
3) Nowak-Wegrzin A, Murano A：A food protein-induced enterocolitis syndrome. Curr Opin Allergy Clin Immunol 9：371-377, 2009.
4) Caubet JC, Ford LS, Sickles L, et al：Clinical features and resolution of food protein-induced enterocolitis syndrome；10 years experi-ence. J Allergy Clin Immunol 134：382-389, 2014.
5) Ford RPK, Walker-Smith J：Paediatric gastrointestinal food-allergic disease, pp595-605, Brostoff J, Challacombe SJ (eds), Food allergy and intolerance, pp309-320, Saunders, London, 2002.
6) 位田　忍：難治性下痢の栄養管理．小児医学 23：469-491, 1990.
7) Yamauchi K, Kubota A, Usui N, et al：Benign transient non-organic ileus of neonates. Eur J Pediatr Surg 12：168-174, 2002.
8) Umeda S, Kawahara H, Yoneda A, et al：Impact of cow's milk allergy on enterocolitis associated with Hirschsprung's disease. Pediatr Surg Int 29：1159-1163, 2013.
9) Iacono G, Carroccio A, Cavataio F, et al：Chronic constipation as a symptom of cow milk allergy. J Pediatr 126：34-39, 1995.
10) Ikeda K, Ida S, Kawahara H, et al：Importance of an association of cow's milk allergy in the treatment of pediatric surgical patients with functionai bowel symptoms. J Pediatr Sur 46：2332-2335, 2011.
11) Guidelines for evaluation and treatment of gastroesophageal reflux in infants and children：Recommendations of the North American Society for Pediatric Gastroenterology and Nutrition. JPGN 32（Supplement 2）：1-31, 2001.
12) Kawai M, Kubota A, Ida S, et al：Cow, s milk allergy presenting Hirschsprung, s disease-mimicking symptoms. Pediatric Surgery Int. 21：850-852, 2005.
13) Ida S, et al：The 3rd International Conference of the Asia Pacific Nutrition Society, 2002.

VII 大腸・肛門の疾患
4. 肛門周囲膿瘍, 乳児痔瘻
(Perianal abscess, Infantile anal fistula)

I. 概　念

①肛門周囲膿瘍は, 肛門陰窩を一次口として, 細菌感染が肛門周囲の皮下に及び膿瘍を形成するものである.

②大多数が生後3ヵ月以内に発症し, 乳児期を過ぎると自然に軽快・治癒することが多い. この年齢層では局所の免疫能が弱い. とくに腸管の分泌型IgAが少ないために陰窩に細菌感染を起こし, これが痔瘻あるいは肛門周囲膿瘍に発展するためと考えられている.

③未熟な局所免疫能が本症の主因であることから, 最近では本症の治療に免疫賦活作用を有する漢方薬が, 第一選択の治療法として普及しつつある.

II. 病因・病態

①肛門陰窩に開口する肛門腺に細菌感染が起こり, ここを一次口として痔瘻ができ, この痔瘻を通って細菌感染が肛門周囲の皮下に及び膿瘍を形成する. 膿瘍が自壊すると, 開口部が痔瘻の二次口となる.

②肛門陰窩は, 肛門の3時あるいは9時方向に多く分布しており, それに一致し, 肛門周囲膿瘍が多く発症する[1]. 多発性に発症する場合も認められる.

③乳児痔瘻は, 表在性の単純痔瘻で再発を繰り返すことが多いが, ほとんどの症例が1歳前後で自然に治癒する. 乳児痔瘻の90％以上は男児に見られ, 女児の発症はまれである. 女児の発症は2.2％であると言う報告がある[1].

④病因は, 直腸肛門に限局した免疫機構の未熟性, とくに分泌型免疫グロブリン, IgAの不足が関与していると考えられている[1].

III. 症　状

①肛門の3時あるいは9時方向の皮下に膿瘍を形成することが多いが, 両側性あるいは多発性の場合も認められる. 女児では, 腟前庭あるいは大陰唇に明らかな皮下膿瘍を形成しないで, 痔瘻として発症することがある.

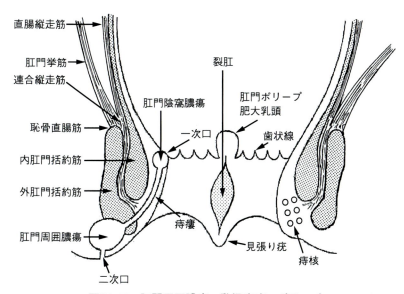

図VII-17　肛門周囲膿瘍, 乳児痔瘻, ポリープ

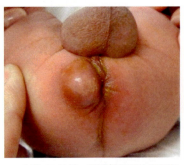
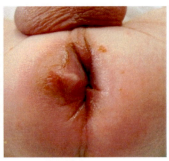
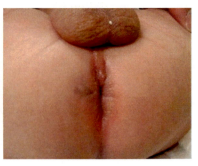
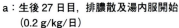

a：生後27日目，排膿散及湯内服開始（0.2 g/kg/日）　　b：内服2日後（自然排膿）　　c：内服50日目（内服中止）

図Ⅶ-18　肛門周囲膿瘍に対する排膿散及湯投与例

②しばしば水溶性下痢を伴う．水溶性下痢は，肛門周囲膿瘍の症状ではなく，分泌型IgAを洗い流すために局所免疫能をいっそう低下させ，本症を発症させる．下痢は本症の増悪因子である．

③膿瘍の自然消退が遷延し，膿瘍形成が繰り返されると，瘻孔は肛門に向かう硬結として遺残し，二次口は難治性の瘻孔となる．

Ⅳ．治療法

①自然治癒傾向が強いので，切開排膿を行い，整腸薬だけ投与して，経過観察しても良い．

②局所の免疫能の未熟性が主因であるので，免疫賦活作用のある漢方薬が有効なことが多い．膿瘍形成の急性期には，排膿散及湯(0.2〜0.25 g/kg/日)を投与して，自壊・排膿を促す．炎症が消退せずに難治性瘻孔が形成された場合は，十全大補湯(0.2〜0.45 g/kg/日)が有効なことがある[2)3)]．

③発熱などの全身症状が出現した場合や膿瘍周囲に広範な発赤を認める場合は，症状が治まるまで抗菌薬を投与する．抗菌薬の副作用で下痢を起こせば逆効果のこともあるので，投与期間は最小限とする．

④切開排膿は，膿瘍形成により痛みが強い場合に適応がある．無麻酔もしくは局所麻酔下に切開を行う．

切開後の創傷処置は一般に不要である．

⑤難治性の瘻管・痔瘻が形成されても1歳前後で自然に軽快する場合が多い．観血的治療法としては，瘻孔掻爬，瘻管切除・開放術，シートン法[4)]などがあるが，新生児期に行われることはない．

Ⅴ．予　後

48例の乳児肛門周囲膿瘍例に対して，排膿散及湯群と切開排膿群に分けた検討[5)]では，痔瘻にまで至った症例は排膿散及湯群では認めず，切開排膿群が1例(3.8％)で，シートン法により治療が行われた．

（北山　保博）

【参考文献】
1) 佐々木志朗：乳児痔瘻の成因に関する研究；臨床免疫学検討を中心として．日小外会誌 34：1101-1115, 1988.
2) Kawahara H, Nakai H, Yoneda A, et al：Management of perianal abscess with hainosankyuto in neonates and young infants. Pediatr Int 53：892-896, 2011.
3) 大島令子，佐々木隆士，秦　信輔ほか：肛門周囲膿瘍に対する十全大補湯の効果についての検討．日小外会誌 45：830-834, 2009.
4) Ikeda T, Inoue M, Sugito K, et al：Treatment of fistula-in-ano in infants with a seton. J Pediatr Surg 42：1095-1097, 2007.
5) Hanada M, Furuya T, Sugito K, et al：Evaluation of the efficacy of incision and drainage versus hainosankyutyo treatment for perianal abscess in infants；a multicenter study. Surg Today, DOI 10.1007/s00595-014-1058〜1062, 2014.

VII 大腸・肛門の疾患

5. 消化管ポリープ；若年性ポリープ，肛門ポリープ
（Polyp of gastrointestinal tract；Juvenile polyp, Polypoid formations at the anal margin）

I. 消化管ポリープ（若年性ポリープ）

1. 概 要

①消化管ポリープとは，消化管の限局性隆起性病変の総称であり，消化管のどこにでも発生するが，一般的には結腸・直腸に見られるものが多い．

②小児期に見られる消化管ポリープの大部分は若年性ポリープであるので，本項では若年性ポリープについて述べる．

③好発年齢は3～5歳で，まれに新生児期に発症する．直腸，S状結腸に単発性に発生することが多い．

2. 症 状

下血で発症することが最も多く[1]，腸重積あるいは肛門からのポリープの脱出がこれに次ぐ．

3. 診 断

1) 新生児期下血

新生児期に下血をきたす疾患には，新生児メレナ，メッケル憩室，消化管ポリープ，腸重積，中腸軸捻転，絞扼性イレウス，壊死性腸炎などがあるが，このうち下血で発症し，本症との鑑別診断が問題になるのは新生児メレナ，メッケル憩室，腸重積などである．

2) 鑑別診断

①**新生児メレナ**：ビタミンK欠乏による真正メレナであるが，最近では極めてまれである．胃潰瘍や急性胃粘膜病変では，新生児メレナ同様，黒色便や褐色の血性嘔吐をきたすが，本症の下血は鮮血あるいは粘鮮血便である．

②**メッケル憩室，腸重積**：便性だけからは鑑別診断は困難である．

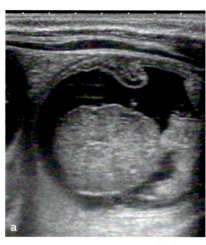
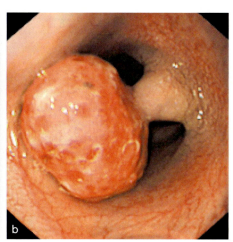

図VII-19　若年性ポリープ
a：超音波像（生理食塩水注入）．有茎性ポリープが描出されている．
b：内視鏡所見．S状結腸に有茎性ポリープを認める．表面は桑実状．観察後，高周波スネアにてポリペクトミーを行った．
（大阪医科大学小児科　余田　篤先生ご提供による）

各 論　VII. 大腸・肛門の疾患

3）画像診断

　①診断には，注腸造影あるいはCT検査が最も有用である．注腸造影は3〜4倍に希釈したガストログラフィンを透視下に注腸して撮影するが，検査時間が長いこと，腸管の重なりによって病変を見落とす可能性があることが欠点である．10倍に希釈したガストログラフィンを注腸して，CTを撮るとより客観的な診断ができる．乳幼児に対して，空気を注入してCTを撮り，三次元に再構築するとvirtual endoscopyが描画でき，CTでの検出感度は径約9mmであると報告されている[2]．今後，新生児に対して検討が待たれる．

　②超音波検査はX線の被曝がないこと，腸管のプレパレーションは厳密にしなくても，便塊とは体位による移動や圧迫による変形で鑑別できる利点があるが，検査に熟練を要する．生理食塩水を注腸すればより鮮明に描出できる（図VII-19）．超音波検査での検出感度は径約10mmである．

　③細径ファイバースコープを用いたコロンファイバースコープは，放射線の被曝がない利点があるが，S状結腸より口側腸管の観察には熟練を要する．若年性ポリープの多くは有茎性である．

4．治　療

　①病変が直腸，S状結腸下部であれば，直達鏡下ポリープ切除を試みる．

　②S状結腸以上では，細径パネンドスコピーによるポリペクトミーが適応である．

　③開腹下腸切開によるポリープ切除：上記①②ができない場合は，開腹，腸切開，ポリープ切除を行う．

5．予　後

　悪性化はなく，一般的に良好である．

II．肛門ポリープ

1．概　要

　①歯状線付近の移行上皮からできている肛門乳頭に発生する限局性隆起性病変である．

　②一般的には，炎症性・線維性の肥厚である．新生児期に発症するものは，軟属腫などウイルスに起因するものが多い[3]．

2．病　状

　肛門からのポリープの脱出により発見される．

3．診　断

　直腸鏡や肉眼的に診断される．

4．治　療

　見張り疣など裂肛が原因の肛門ポリープは，便性の改善とともに自然に軽快するが，それ以外のポリープは自然に軽快しないため，根治的治療法は切除である．全身麻酔下にポリープの根部より切除するか，もしくは吸収糸による根部の結紮でも安全に切除できる．

5．予　後

　予後は良好であるが，再発例が認められる．

（北山　保博）

【参考文献】
1）里見　昭，谷水長丸，米川博信ほか：小児の下血をきたす疾患の鑑別診断；下部消化管出血を中心に．小児外科33：708-713，2001．
2）Sigiyama A, Ohashi Y, Gomi A, et al：Colorectal screening with single scan CT colonography in children. Pediatr Surg Int 23：987-990, 2007.
3）Vanneuville G, Dechelotte P, Scheye Th, et al：Polypoid formations at the Anal margin in infants less than two years old. Eur J Pediatr Surg 5：164-166, 1995.

VII 大腸・肛門の疾患
6. 直腸・肛門異常（Anorectal anomaly）

I. 概　念

①泌尿器系と後腸からなる汚溝(cloaca)の分離発生過程の異常により，直腸肛門および泌尿生殖器の形成異常をきたす疾患で，肛門窩に正常肛門の開口を認めない．

②泌尿生殖器系だけでなく，心大血管異常など多臓器の合併異常が多い代表的新生児外科疾患である．

③主要な新生児外科疾患で，最も発生頻度が高い．

④排便に最も重要な括約筋機能を有する恥骨直腸筋と直腸盲端の位置関係により病型分類がなされるが，病型により治療方針が決定される．また，病型は術後の長期的排便機能に大きく影響する．

⑤合併異常のない本症は生命予後が最も良好な新生児外科疾患の１つであるが，骨盤底筋群の低形成を伴う病型では機能的予後に重大な問題を残すことがある[1),2)].

II. 発生と発生頻度

①胎生４〜８週頃における総排泄腔の分離発生過程の異常により生じる．すなわち，総排泄腔に尿直腸中隔が尾側に延びて直腸と泌尿器系が分離される．この直腸と泌尿器系との分離前に発育が停止すると，泌尿器との瘻孔を形成する．また，分離後に皮膚との交通が障害されると皮膚瘻を形成する．

②日本小児外科学会学術・先進医療検討委員会が行っている新生児外科に関する全国調査「新生児外科の現状―2013年新生児全国集計」によると，314例が集計されている．年間の出生数が約100万であるので，本症の発症率は約3,200出生に１人以上である．

III. 病型分類

恥骨直腸筋と直腸盲端の位置関係により高位，中間位，低位に分類される．直腸盲端が恥骨直腸筋より頭側にあるものを高位，恥骨直腸筋内にあるものを中間位，直腸が恥骨直腸筋を貫き，盲端がそれより会陰側にあるものを低位と呼ぶ．高位，中間位および低位の割合は，それぞれ19％，28％および48％であった．

現在，1984年にWingspreadで行われた国際会議で簡素化された分類が広く使われている（**表VII-3**)[3)]．

IV. 症　状

①出生時の視診により，肛門が正常位置にないなどの肛門外観の異常に気づくことが多い．瘻孔を有し，胎便排泄を認める症例では数日後に本症であることに気づくこともある．

②新生児腸閉塞症の三徴である胎便排出遅延，腹部膨満，嘔吐を種々の程度にきたす．

③尿中胎便混入：直腸と尿道との間に瘻孔を有する場合に認められ，男児では直腸前立腺部尿道瘻・直腸球部尿道瘻，女児では直腸総排泄腔瘻があることを意味する．

V. 合併異常

①VACTER連合：V；vertebral・rib anomaly，A；anal atresia/duodenal atresia，C；cardiac anomaly，TE；tracheo-esophageal fistula，R；renal dysplasia/radius（橈骨列）anomalyの組み合わせを指す．不全型も多い．

②泌尿器生殖器系異常：男児では停留精巣，膀胱尿管逆流症，片腎無形成，二分陰嚢，女児では腟中隔，重複腟，腟閉鎖，双角・重複子宮などがある[4)]．

③脊髄脊椎奇形：仙骨奇形(Currarino症候群＝直腸肛門異常，仙骨異常，仙骨前腫瘍)，半椎(hemivertebra)，潜在性二分脊椎(脊髄脂肪腫など)，脊髄繋留症候群などがある．

④ダウン症などの染色体異常．

表Ⅶ-3 "Wingspread"病型分類（1984）より一部改訂

male（男性）	female（女性）
high（高位）	
1. anorectal agenesis　直腸肛門無形成 　a）rectovesical fistula　直腸膀胱瘻 　b）rectoprostatic urethral fistula　直腸尿道瘻 　c）without fistula　直腸肛門無形成（無瘻孔） 2. rectal atresia　直腸閉鎖	1. anorectal agenesis　直腸肛門無形成 　a）rectovaginal fistula, high　直腸腟瘻（高） 　b）without fistula　直腸肛門無形成（無瘻孔） 2. rectal atresia　直腸閉鎖
intermediate（中間位）	
1. rectobulbar urethral fistula　直腸尿道球部瘻 2. anal agenesis without fistula　肛門無形成（無瘻孔）	1. rectovestibular fistula　直腸腟前庭瘻 2. rectovaginal fistula, low　直腸腟瘻（低） 3. anal agenesia without fistula　肛門無形成（無瘻孔）
low（低位）	
1. anocutaneous fistula　肛門皮膚瘻 2. anal stenosis　肛門狭窄 3. covered anus complete　肛門閉鎖	1. anovestibular fistula　肛門腟前庭瘻 2. anovalvar fistula　肛門陰唇瘻 3. anocutaneous fistula　肛門皮膚瘻 4. anal stenosis　肛門狭窄
cloacal malformation（排泄腔形成異常）	
	1. cloacal malformations 排泄腔形成異常

（文献 3）を一部改変）

Ⅵ. 病型診断

1. 会陰部視診

肛門・瘻孔の開口，皮膚隆起，肛門窩，胎便透見の有無などを観察する．

①男児では，会陰部に瘻孔の開口を認めるものは原則的に低位である．ただし，中間位でも陰嚢の付け根辺りに外瘻を有するものがある（＝rectoscrotal cutaneous fistula）．また，外尿道口からの胎便排出があれば中間位または高位型となる．

②女児では，下記のように3つのタイプがあり，3孔を有するものが多い．
　ⅰ）1孔（総排泄腔：詳細別項），ⅱ）2孔（外尿道口・腟口），ⅲ）3孔（外尿道口・腟口・瘻孔）．

ⅰ），ⅱ）はまれで，多くはⅲ）のように尿道口，腟口以外に，腟と本来の肛門窩の間に瘻孔を有する病型が多い（図Ⅶ-20）．一見瘻孔が見えなくても，腟背側で後交連に隠れて腟前庭部（＝vestibule）に瘻孔を有することが多い（図Ⅶ-20c）．ⅰ）の外観も独特で陰唇が短いなどの特徴を有する．

2. 倒立位撮影（invertography：Wangensteen-Rice 法）（図Ⅶ-21）

直腸の盲端位置を決定するために外表に瘻孔のない

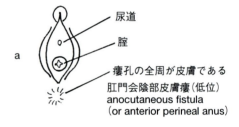

a
尿道
腟
瘻孔の全周が皮膚である
肛門会陰部皮膚瘻（低位）
anocutaneous fistula
（or anterior perineal anus）

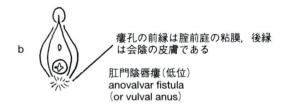

b
瘻孔の前縁は腟前庭の粘膜，後縁は会陰の皮膚である
肛門陰唇瘻（低位）
anovalvar fistula
（or vulval anus）

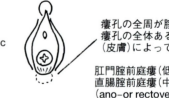

c
瘻孔の全周が腟前庭の粘膜である
瘻孔の全体あるいは一部が後交連（皮膚）によって被われている
肛門腟前庭瘻（低位）または
直腸腟前庭瘻（中間位）
（ano- or rectovestibular fistula）

図Ⅶ-20　女児の会陰部視診
肛門腟前庭瘻か直腸腟前庭瘻かの鑑別には，バルーンを用いた瘻孔造影が必要である．

6. 直腸・肛門異常

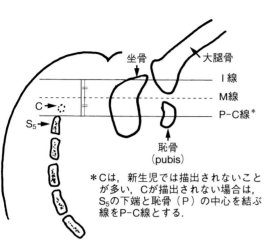
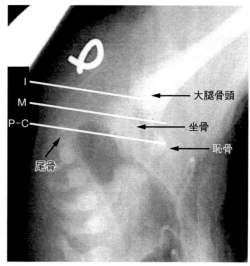

*Cは,新生児では描出されないことが多い.Cが描出されない場合は,S₅の下端と恥骨(P)の中心を結ぶ線をP-C線とする.

図Ⅶ-21 倒立位撮影

股関節を70°に屈曲させ,左右の大腿骨を重ねる.
PC線としてPとCを結び,IからPC線に平行したI線を引く.次いで,PC線とI線の中間にM線を引く.M線が恥骨直腸筋の上縁,I線が下縁と一致するので,直腸盲端がM線より頭側にあれば高位,M線とI線の間にあれば中間位,I線より尾側にあれば低位である.
[P:pubis(恥骨)中央,C:coccyx(尾骨)または仙骨下端,I:ischium(坐骨)下端前方突出部]

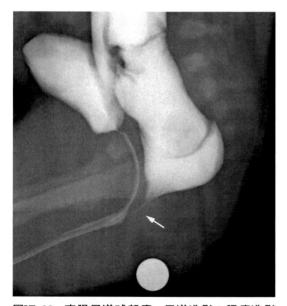

図Ⅶ-22 直腸尿道球部瘻 尿道造影＋腸瘻造影
(recto-bulbar fistula)

病型に行う.直腸盲端がM線より頭側であれば高位,MとI線の間であれば中間位,I線より尾側ならば低位とする.

3. 尿道・膀胱造影(図Ⅶ-22)

尿道よりカテーテルを挿入して尿道・膀胱造影を行い,瘻孔および直腸盲端の位置を決定する.直腸との間に瘻孔があれば,中間位または高位と診断される.

4. 瘻孔造影

会陰に瘻孔を有する症例に対して行う.瘻孔よりカテーテルを挿入し,瘻孔および直腸盲端の位置を決定する.新生児8号(3 ml),10号(5 ml)のバルーンカテーテルを使用し,適当な力(約250〜300 g)で牽引する.バルーンの先端がI線より頭側にあれば中間位,尾側にあれば低位である.女児の腟前庭瘻には,中間位の直腸腟前庭瘻(rectovestibular fistula)と低位の肛門腟前庭瘻(anovestibular fistula)があるが,約9割が後者である.

5. 超音波検査

直腸盲端と会陰からの距離や恥骨・尾骨・坐骨と直腸盲端の位置関係から,上記のP-C線により病型を推測する.

6. 腸瘻造影

人工肛門造設後,肛門側から順行性に水様性造影剤を注入して造影する.出生直後の尿道・膀胱造影で瘻孔が描出されない場合や尿道と瘻孔の位置関係が不明な場合に尿道造影を同時に行う.膀胱造影で膀胱尿管逆流(VUR)が認められたら抗生剤を投与する.腸瘻造影後は肛門側腸管を洗浄し,可及的に胎便を除去す

ることが望ましい.

7. 膀胱鏡

尿道造影で瘻孔の位置がはっきりしない場合に，尿道・膀胱鏡で瘻孔開口部を確認する．外尿道括約筋より頭側であれば高位，尾側であれば中間位と診断できる．泌尿器生殖器系の合併異常も膀胱鏡により精査する．

8. MRI

中間位および高位型では，排便関連筋群の発達の程度，直腸との位置関係を知ることができる．根治術後は必ず矢状断を撮る．pull-throughされた直腸と筋群の位置関係を知るのに有用である．脊髄繋留などの脊椎病変の有無も観察する．

9. 胎児超音波検査

総排泄腔遺残症では胎児診断されることが多い．通常の肛門窩や肛門管が描出されない場合や異常な直腸の拡張像でも本症が疑われる．超音波の解析像の進歩に伴い，3D画像構築により会陰の細かい構造を観察できるようになっている．

VII. 治療の流れ

①新生児の一般的な管理に加え，絶食，補液，胃管による減圧を行う．
②心大血管系，泌尿生殖器系の合併異常，VACTER連合の有無を超音波検査を中心にして精査する．
③正しい病型診断を行い，合併異常，とくに先天性心大血管異常の有無・血流動態を考慮して，一期的会陰式肛門形成術が可能か，人工肛門造設が必要か，あるいは保存的治療（ブジーによる瘻孔の拡張，拡張腸管の減圧）が適応かを判断する．
④総排泄腔遺残症で，呼吸障害を呈するような著しい腹部膨満を認める場合は，減圧チューブを逆行性に留置する．留置できない場合は穿刺ドレナージをするか，緊急手術として膀胱瘻を造設する（詳細は各論VII-7.「総排泄腔遺残」の項，214頁を参照）．
⑤緊急手術を要する症例でも，半日から1日程度待機し，麻酔科医，小児循環器科医あるいは新生児科医に心機能，循環動態，脳室内出血などについての術前検査をしてもらい，手術のタイミングあるいは術式などについて検討する．

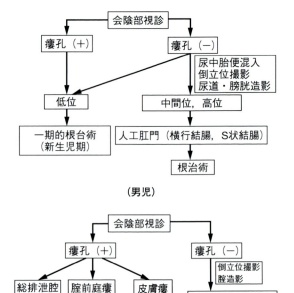

図VII-23　治療方針（男女別）

VIII. 術式の選択（図VII-23）

①男児は，低位であれば出生後早期に一期的会陰式根治術を行い，中間位・高位であれば原則として人工肛門を造設する．
②女児は，外瘻があれば（総排泄腔遺残症は除く），肛門腟前庭瘻，直腸腟前庭瘻でもブジーで瘻孔を拡張して，必要であれば浣腸で排便させ，体重の増加を待って（6～8kg）一期的直腸肛門形成術を行う．ただし，直腸腟前庭瘻では人工肛門が必要なことがある．

IX. 手術

1. 人工肛門造設術

①術前に，必ずストーマサイトマーキングを行う．
②肛門側腸管が短くなり根治術が困難になることがあるので，横行結腸左側またはS状結腸の近位側に造設する（横行結腸のほうが無難である[5]）．造設部位は，合併疾患に対する胃瘻造設や，根治術時の腹腔鏡操作の邪魔にならないように配慮する．

6. 直腸・肛門異常

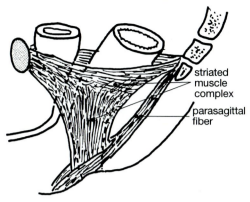

図Ⅶ-24 排便関連筋群(Peñaの考え方)

従来 levator muscle と呼ばれていた筋群と vertical muscle は，形態学的には連続していて striated muscle complex を形成している．機能的には(収縮は)部位によって異なる．上部は恥骨に向かって収縮し，直腸を尿道に向かって押し上げる．下部は直腸に沿って縦方向に収縮し，肛門を挙上させる．これとは別に仙骨・恥骨前面から正中を会陰に向かって走り，直腸を左右から挟む parasagittal fiber が存在する．これは収縮することによって肛門を締める．肛門を同心円状に取り巻く筋群，いわゆる外肛門括約筋は存在しない．
(Peña A ら：第71回直腸肛門奇形研究会，2014[6])を一部改変)

③Loop 式は手術が容易で，合併症が少ないので第一選択とするが，前部尿道に通過障害があって，かつVURがある場合には分離型を選択する．

④まれではあるが，結腸が著明に拡張している症例(pouch colon)では，短結腸であることがあり，健常な結腸をできる限り温存する目的で回腸瘻を造設することが望ましい．

2. 肛門形成術

手術の基本は，直腸を排便関連筋群の中心に通すことである．従来より，恥骨直腸筋を含む肛門挙筋群と縦走筋(腸骨尾骨筋・恥骨尾骨筋・恥骨直腸筋)の存在が問題とされるが，術中に各々の筋群を分けて認識することは困難であり，連続した筋群とする考え方がある．つまり，levator muscle と muscle complex とし，連続した筋群とする考えである(図Ⅶ-24)[6]．

3. 男 児

1) 低位鎖肛

〈会陰式肛門形成〉

①Cut back：瘻孔の後縁を正中で切開して，皮膚と直腸粘膜を縫合する．

②Potts法(anal transplantation)：瘻孔周囲を直腸まで剝離し，電気刺激で収縮の中心を同定し，ここに直腸を移動させ肛門を形成する．その際，会陰の皮膚，筋群は切開せず，muscle complex の中心を通すように直腸を貫通させる．

2) 中間位，高位鎖肛

①PSARP(posterior sagittal anorectoplasty：Peñā 手術)：Jack-knife 体位にする．電気刺激で収縮の中心を同定して，15 mm の肛門形成予定部位をマーキングする．仙骨下端からマーキングの先端まで矢状切開をおく．左右の筋群(muscle complex)を電気刺激装置を使用しながら慎重に正中を切開する．直腸を同定したら，直腸後壁を切開し，内腔より瘻孔を確認する(図Ⅶ-25a，b)．瘻孔全周に支持糸をかけ，支持糸の瘻孔側で粘膜を切開して(図Ⅶ-25c，d)支持糸をまとめると，これが直腸断端となるので(図Ⅶ-25e)，これを牽引しながら尿道との間の剝離を開始する．最初は尿道・前立腺と直腸の剝離は困難なので，直腸筋層は尿道側に付け，直腸側は粘膜だけにする(直腸と尿道の剝離後にこの部分は切除し直腸を tapering する)．瘻孔は直腸内腔側から閉鎖する．直腸を肛門予定部位まで十分に pull-through できるまで直腸を口側に剝離する．左右の muscle complex の中央に直腸を pull-through させ，再縫合する．直腸と皮膚を吻合し，肛門形成を完成する．会陰切開部を縫合閉鎖する．

②LAARP(laparoscopic assisted anorectoplasty)：仰臥位．直腸末端および瘻孔まで剝離し，瘻孔を可及的尿道に近いところで結紮切離する．瘻孔の断端を挙上すると，尿道を背側から包んでいる muscle complex が同定できるので，muscle complex と尿道との間を1 cmほど(恥骨直腸筋の全層)剝離する．肛門形成予定部位を電気刺激で同定し，マーキングする．マーキングの中心から剝離の先端に向かって曲の止血鉗子を通し，ネラトンカテーテルの先端を腹腔内に引き抜き，これに沿って徐々にブジーで広げて pull-through ルートを作成する．

> *LAARPは，肛門関連筋群を切開しないという大きな利点を持つ．しかし，拡張腸管の縫縮が困難なこと，貫通の手技が blind 操作となるため，細い筋束である vertical muscle の中心を通すことは必ずしも容易ではない．そのため，超音波ガイド下に pull-through ルートを作成するなどの報告がある[8]．

4. 女 児

1) 低位鎖肛(rectovestibular を含む)

①Potts法(anal transplantation)：腟前庭瘻を含む多くの低位鎖肛が対象である．

②ASARP(anterior sagittal anorectoplasty)(図

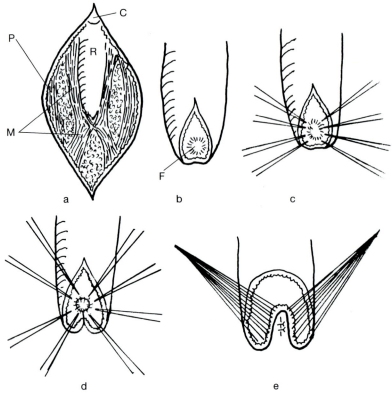

図Ⅶ-25　PSARP
a：Posterior sagittal incision（C：coccyx, M：muscle complex, P：parasagittal fiber, R：rectum）．
b：直腸を盲端近くで切開すると内腔から直腸尿道瘻（F）が確認できる．
c：瘻孔周囲に支持糸をかける．
d：支持糸の瘻孔側で粘膜を輪状に切開し，正中切開創と連続させる．
e：瘻孔を内腔から閉鎖し，支持糸を牽引しつつ，直腸を尿道・前立腺から剝離する．
（八木誠ら：小児外科診療ハンドブック．2014[7]を一部改変）

Ⅶ-26）：瘻孔から肛門予定線まで縦切開し，muscle complex の走行を同定し，直視下にその直腸を pull-through し，肛門を形成する．

2）中間位，高位鎖肛（総排泄腔遺残症）

PSARP または LAARP にて肛門形成術を行う（詳細は各論Ⅶ-7．「総排泄腔遺残」の項を参照）．

＊近年，中間位，高位鎖肛においても，人工肛門を造設せずに出生直後に一期的肛門形成術を施行している報告もある．人工肛門が不要であることや，早期の排便訓練が可能なため排便機能が良好になることが期待されている．しかし，中間位・高位では合併異常も多いが，術前にその精査が十分にできていないこと，出生時だけの術前検査では瘻孔の有無や位置もはっきりしないことに加え，尿道だけでなく，異所性尿管や輸精管，精囊などを傷つける危険性が増すなどの問題がある．

5．人工肛門閉鎖術

人工肛門を有する症例において，肛門形成術後2週間後から金属ブジーにて肛門を拡張する．十分な拡張が得られれば人工肛門を閉鎖する．根治術から約2～3ヵ月で行う．

Ⅹ．予後

本症自体の生命予後は良好である．合併異常により不良のこともある．

機能的予後は病型によって異なる．中間位，低位では長期的に機能障害が残ることは少ないが，高位では長期的に排便管理を要する症例がある．

（奈良　啓悟）

6. 直腸・肛門異常

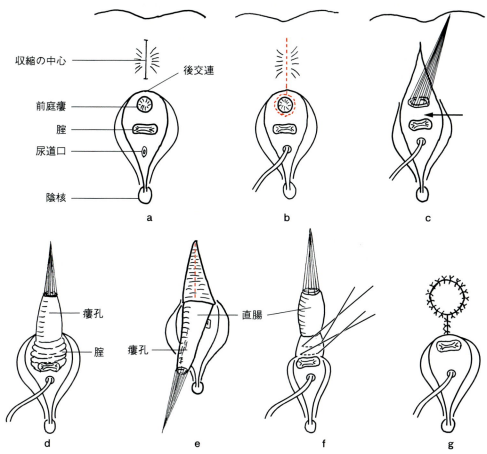

図Ⅶ-26　ASARP (anterior sagittal anorectoplasty)

a：電気刺激で肛門窩の収縮の中心を同定し，これを中心に12〜14 mmの肛門形成部位のマーキングをする．正中で皮切を加える前は，前庭瘻は後交連に被われていて見えないこともある．
b：マーキングの後縁から後交連まで正中で皮切を加え，さらに瘻孔の全周を切開する（破線）．
c：瘻孔全周に8〜10針の支持糸（5-0絹糸）をかける．瘻孔と腟の間の粘膜下にエピネフリン入りの生理食塩水をツベルクリン針で注入する（矢印）．
d：瘻孔にかけた支持糸を後方に牽引しつつ，腟との間を剝離する．腟壁は薄く損傷しやすいので，先が球形になった鉗子（オーバーホールド）を頻回に腟内に入れ，腟壁の厚さを確認しつつ，腟壁を損傷しないように剝離は極力直腸に沿って進める．
e：背側の剝離を進めると，瘻孔を取り囲み，よく収縮する筋層が現れる．瘻孔と筋層の間を鈍的に剝離を進めると，瘻孔は筋層を有する直腸に移行する．腟壁を損傷しないように直腸が肛門窩のマーキングの位置まで下ろせるところまで剝離したら，筋層を皮膚切開の後縁まで切開する．
f：直腸の剝離が十分の長さにできたら，直腸を切開線の後縁において，会陰の皮下組織と皮膚を縫合する（会陰形成）．
g：会陰形成が済んだら，直腸断端をトリミングして5-0吸収糸12〜14針で肛門形成を行う．
（八木誠ら：小児外科診療ハンドブック．2014[7])を一部改変）

【文献】

1) Levitt MA, Peña A : Outcomes from the correction of anorectal malformations. Curr Opin Pediatr 17 : 394-401, 2005.
2) Peña A : anorectal anomalies. Newborn Surgery, second edt (Puri), pp535-552, 2003.
3) Stephens FD, Durham Smith E : Classification, identification, and assessment of surgical treatment of anorectal anomalies. Pediatr Surg Int 1 : 200-205, 1986.
4) 松井　太，島田憲次，松本富美ほか：直腸肛門奇形に伴う泌尿生殖器系の問題点の俯瞰．小児外科 42：1197, 2010.
5) 奈良啓悟，窪田昭男，川原央好ほか：人工肛門造設術．小児外科 43：1078-1082, 2011.
6) Peña A, Bishop A : Anatomic considerations of anorectal malformations. 第71回直腸肛門奇形研究会, 南あわじ, 2014.10.30.
7) 八木誠，窪田昭男：直腸肛門奇形．福澤正洋（監修），窪田昭男，中村哲郎，臼井規朗（編）小児外科診療ハンドブック．医薬ジャーナル，pp327-347, 大阪, 2014.
8) Kubota A, Kawahara H, Okuyama H, et al : Laparoscopically assisted anorectoplasty using perineal ultrasonographic guide. J Pediatr Surg 40 : 1535-1538, 2005.

VII 大腸・肛門の疾患
7. 総排泄腔遺残
（Patent cloacal anomaly, Persistent cloaca）

I. 概念

①女児で尿道，腟，直腸が遺残した総排泄腔（共通管：common channel）に合流し，会陰に共通管のみが開口する．

②共通管長，尿道・腟・直腸の合流形態，泌尿生殖器系の合併異常の診断は重要で，共通管が長い症例では代用腟になどによる腟再建が必要となる．

③術後は，排便機能や泌尿・生殖器機能の障害が問題となり，移行期医療も含め長期ケアが必要である．

II. 発生・頻度

1. 正常の肛門・泌尿生殖器（女児）と総排泄腔遺残の発生（図VII-27）[1)2)]

①胎生4週には，後腸肛門側と尿膜が総排泄腔を形成し，羊膜腔とは総排泄腔膜により隔絶される(a)．総排泄腔遺残症では，鎖肛よりも排泄腔の後部がさらに小さい(a′)．

②胎生6週には，左右の中腎傍管（Müller管）が正中で密接し，子宮管となり尿直腸中隔を下降する．総排泄腔膜は，尿生殖膜と肛門膜に分離するが(b)，総排泄腔遺残症では排泄腔膜の後部が狭く分離しない(b′)．

③胎生9週までには，尿生殖膜と肛門膜は羊膜腔に開口し，尿生殖洞と肛門窩となる．また，子宮管は中隔が消失し，尿生殖洞に到達し腟板となる(c)．総排泄腔遺残症では，肛門直腸管は総排泄腔につながり直腸総排泄腔瘻となり，またしばしば子宮管中隔が消失せず，重複子宮と腟中隔となる(c′)．

④在胎10週以降，子宮と尿生殖洞の距離が増加し，腟と尿道とに分離される(d，e)．

総排泄腔遺残は，この胎生4〜9週における排泄腔膜，尿直腸中隔による中腎傍管（Müller管）と後腸との分離の異常により発生すると考えられる(e′)．

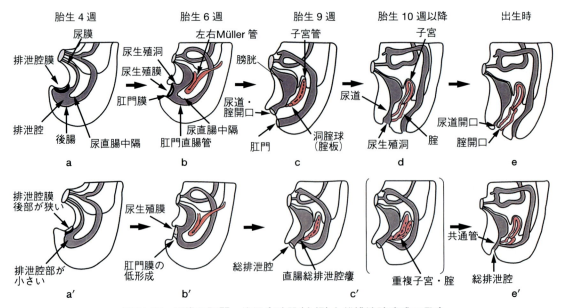

図VII-27　正常の肛門・泌尿生殖器（女児）と総排泄腔遺残の発生
上段：正常女児，下段：総排泄腔遺残女児．

7. 総排泄腔遺残

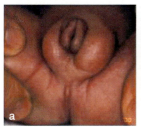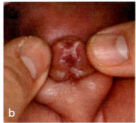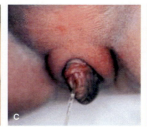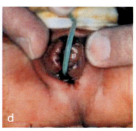

図Ⅶ-28 総排泄腔遺残症の会陰部所見
a, b：肛門部は平坦で, 陰唇内に1つの小さな開孔を認める.
c：小陰唇が癒合し鶏冠様を呈し, 中央に瘻孔の開孔を認める.
d：図cと同一の症例. 癒合した陰唇を切開形成した.

2. 頻度

50,000出生に対し1例に発生する. 日本直腸肛門奇形研究会の1976～1995年の登録症例1,992例のうち, 総排泄腔遺残は93例(4.7％)であった.

Ⅲ. 病型と臨床所見および合併異常

1. 病型

尿道・腟・直腸の総排泄腔への合流形態には多くのvariationがあり, また直腸下端は低位から高位のいずれかに位置する. 共通管の長さにより, 3cm以下のshort common channelと, 3cm以上のlong common channelに分けられている[3)4)].

2. 症状

①出生時に会陰部に1つの開口部しかないことで診断される(図Ⅶ-28).
②共通管からの排尿障害に伴い, 尿の逆流に伴う水腟症・水子宮症や膀胱拡大による腹部膨満を認める. 水腟症は30％に認められ[5)], 胎児腹水や胎便性腹膜炎を伴うこともある. しばしば膀胱尿管逆流症を合併する(図Ⅶ-29).

Ⅳ. 診断

1. 出生前診断

水腟症による骨盤部嚢胞, 下部尿路機能障害による膀胱拡大や水腎症・水尿管, 羊水過少, 胎便性腹膜炎, 胎児腹水などの所見を認める[6)](図Ⅶ-30).

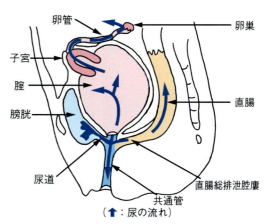

図Ⅶ-29 総排泄腔遺残における病態発生の機序
総排泄腔からの尿の逆流により水腟水子宮症を発生し, 卵管を通じ腹腔内にも漏れることで尿性腹水となる. さらに, 下部尿路の閉塞により膀胱尿管逆流症をきたす. また, 直腸総排泄腔瘻を通じ腸管へ流入し, 腸管穿孔をきたし胎便性腹膜炎を合併する.

2. 出生後診断

共通管長, 合流形態や合併異常の診断は, 治療方針を決定するうえで重要である. 合併異常としては, 心血管系18％, 尿路系77％, 重複子宮50％, 重複腟35％と報告されている[7)].

1) 腹部単純X線

水腟症によるspace occupied lesionを認める.

2) 瘻孔造影

共通管の長さや尿道, 腟, 直腸瘻の形態の評価を行う.

3) 内視鏡(膀胱鏡・腟鏡)検査

人工肛門造設時に膀胱鏡や軟性鏡を用い, 共通管の長さや尿道・腟・直腸瘻の合流形態の観察を行う(図Ⅶ-31a).

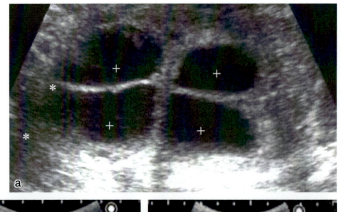
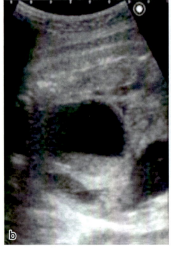
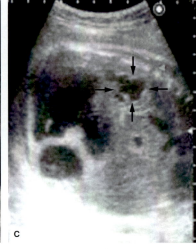

図VII-30 出生前超音波検査
a：重複腟・子宮の水腟水子宮が、4 chamber様（＋）を呈することは特徴的である．
b：結腸は拡張し，尿の逆流による鏡面形成（fluid-debris level）を認める．
c：腹水の貯留と水腎症（矢印）を認める．

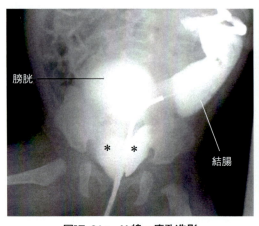
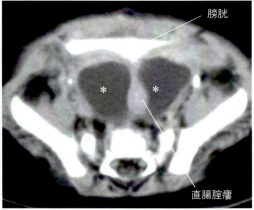

図VII-31a X線・瘻孔造影
軟性鏡を用いた共通管からの瘻孔造影．重複腟（＊），拡大した膀胱，直腸瘻から下部結腸が造影されている（long common channelの症例）．

図VII-31b 造影CT検査
重複腟（＊）の水腟症．本例では腟中隔内を直腸総排泄腔瘻が走行していた．

4）排泄時膀胱尿道造影
膀胱尿管逆流症の有無や膀胱機能を評価する．

5）超音波・（造影）CT・MRI
腹水・胎便性腹膜炎，泌尿生殖器の異常（図VII-31b），仙骨異常やtethered cordなど脊椎・脊髄異常の診断や，排便筋群の発達評価を行う．

V. 治 療

1. 出生時

内視鏡検査を行い，膀胱拡大や水腎症がある場合には，Foley カテーテルの留置やチューブ膀胱瘻や腎瘻を造設する[5]．将来の肛門形成や腟形成を考慮し，横行結腸に人工肛門を造設する．なお，水腎症が改善し下部尿路の圧迫が解除されると，総排泄腔から排尿は可能となる．

2. 根治的形成術

尿道・腟・肛門直腸形成を一期的に行う方法と，肛門直腸形成を行い，月経発来前に腟形成を二期的に行う方法がある．また，前者では，共通管が 3 cm 以下の短い症例では total urogenital mobilization (TUM) による尿道・腟・直腸肛門形成術が，長い症例では posterior sagittal anorectourethrovaginoplast (PSARUVP) が行われている．なお，Levitt と Peña ら の報告[7]では，400 例の初回根治術症例のうち 175 例 (44%) は PSARUVP が，残りの 225 例 (56%) は TUM が行われていた．また，PSARUVP における腟形成としては，vaginal pull-through 法が 6 割，vaginal replacement が 2 割，vaginal switch と vaginal flap 法がそれぞれ 1 割であった．ここでは，PSARUVP と TUM について述べる．

1) Posterior sagittal anorectourethrovaginoplasty (PSARUVP)[3)5]

①臀部高位の Jack-knife 位とし，仙骨下端から総排泄腔孔まで肛門挙筋を左右に分けるように正中を電気メスで切開する（図Ⅶ-32-1a）．

②膀胱に太めの Foley カテーテルを留置し，直腸下端および腟孔に支持糸をかけ直腸と腟を剝離する．尿道括約筋を損傷しないように，腟は腟側で剝離する（図Ⅶ-32-1b）．

③総排泄腔後壁粘膜を 5-0 吸収糸で連続縫合し，結節縫合を追加し新尿道を作成する（図Ⅶ-32-1c）．

④腟や直腸が高位の場合は，会陰部創を仮閉鎖後，腹臥位とし，開腹し腟・直腸の剝離を行い，直腸総排泄腔瘻を切離する（図Ⅶ-32-2）．腟と膀胱とが common wall を形成する場合，膀胱を切開し尿管にステントを挿入し，尿管の走行を確認し腟を剝離する．

⑤剝離した腟が会陰まで届けば，腟と直腸を会陰に pull-through する．届かない場合は，腸管による代用腟 (vaginal replacement) や重複腟では vaginal switch による腟再建術を行う．

〈代用腟による腟形成〉

代用腟としては直腸・S 状結腸や回腸がある．

ⅰ) 直腸の長さがあれば直腸下端での有茎腸管を作成する（図Ⅶ-32-3a, b）．長さが十分でない場合，S 状結腸や回腸の一部による有茎腸管を作成する．

ⅱ) 代用腟の腸管の口側と腟下端とを吻合し，その肛門側を直腸とともに pull-through する（図Ⅶ-32-3c）．

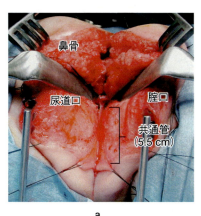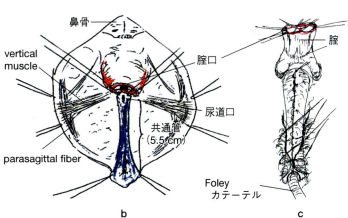

図Ⅶ-32-1　PSARUVP for long common channel（後方矢状切開所見）
a，b：共通管（5.5 cm 長）背側を切開したところ．腟・尿道の総排泄腔への開口部を認める．
c：Foley カテーテルを留置し，共通管を用い尿道を形成する．

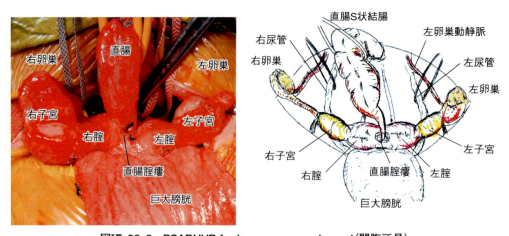

図Ⅶ-32-2　PSARUVP for long common channel（開腹所見）
腟・直腸の剝離後．重複子宮を認め，腟中隔の中央を走行する直腸瘻を認める．

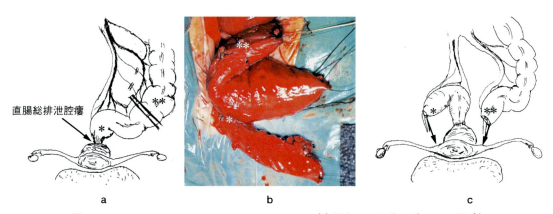

図Ⅶ-32-3　PSAUVP for long common channel（直腸を用いた代用腟による再建）
a：直腸総排泄腔瘻（矢印）とS状結腸を切離し，有茎直腸を作成する．
b, c：有茎直腸口側と腟下端を吻合し，その肛門側下端（＊）と結腸肛門側下端（＊＊）を会陰に pull-through する．

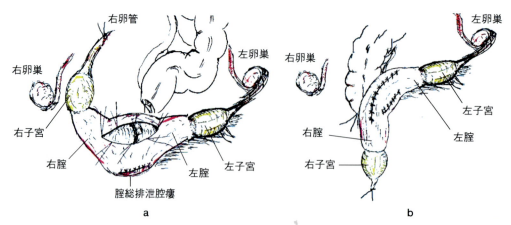

図Ⅶ-32-4　PSARUVP for long common channel（vaginal switch による再建：腹腔内操作）
a：直腸総排泄腔瘻を切離し，腟中隔を切除する．卵管を結紮し，右側の子宮・腟を剝離する．腟総排泄腔瘻を縫合閉鎖する．
b：剝離した右側の子宮・腟と直腸を会陰に pull-through する．

7. 総排泄腔遺残

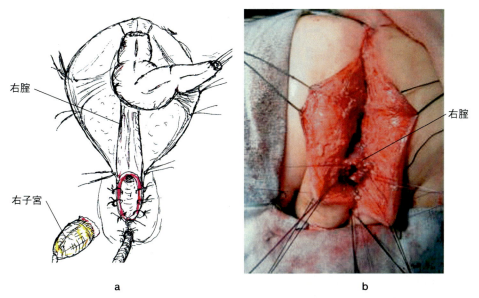

図Ⅶ-32-5　PSARUVP for long common channel（vaginal switch による再建：会陰部操作）
　a, b：pull-through した腟を陰唇内前庭部に吻合する．

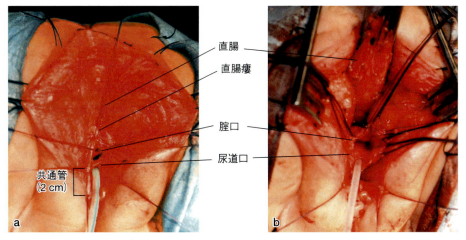

図Ⅶ-33　TUM for short common channel
　a：共通管長は 2 cm で，その頭側に腟下端を，またその背側に直腸下端を認める．
　b：尿道・腟を一括牽引し，頭側に向かい剝離する．

〈重複腟での vaginal switch による腟形成〉[5]

ⅰ) vaginal switch する側は卵巣を温存し，卵管・子宮および腟を剝離する．腟中隔を切除し，直腸腟瘻を切離し，腟切開部を縫合閉鎖，腟の形成をする（図Ⅶ-32-4a）．

ⅱ) 剝離した卵管・子宮・腟を反転させ，直腸とともに会陰に pull-through する（図Ⅶ-32-4b）．

⑥再び Jack-knife 位とし，会陰部を開創し pull-through した腟（または代用腟）を陰唇内前庭部に吻合する（図Ⅶ-32-5a, b）．会陰を形成したのち，鎖肛手術の PSARP と同様に直腸肛門形成を行う．

2) Total urogenital mobilization (TUM)[4]

①Jack-knife 位として PSARUVP と同様に後方矢状切開を行う．Foley カテーテルを留置し，クリトリスから 5 mm 背側で総排泄口前縁を弧状切開する（図Ⅶ-33a）．

②直腸総排泄腔瘻を切離し，直腸下端を剝離する．総排泄腔と腟周囲に支持糸をかけ，これらを一括牽引しながら剝離授動する．総排泄腔と尿道前面を恥骨後

面から剥離する．腟側面を剥離すると 3 cm ほど授動ができる（図Ⅶ-33b）．

③総排泄腔は正中で切開し，lateral flap として皮膚に縫合し，前庭を形成する．

④尿道口と腟口とを陰唇内にそれぞれ固定し，会陰と直腸肛門の形成を行う．

3. 術後管理

①術後 1 週間は創部の安静と洗浄による清潔を保つ．術後 2 週目から Hegar によるブジーを開始し，16 号まで拡張させる．

②Foley カテーテルは，TUM 症例では術後 2 週間，総排泄腔を用い新尿道を形成した症例では術後 3 週間は留置する．膀胱機能障害があれば清潔間欠導尿（clean intermittent catheterization：CIC）が必要となる．

③根治術施行後 2 ヵ月目以降に人工肛門を閉鎖し，その際，膀胱鏡，腟鏡による観察を行う．術後は浣腸を用いた排便訓練を行う．

Ⅵ. 予後・保護者への説明

①TUM 形成術後は，ほぼ正常に近い外観を呈し，排便・排尿機能も良好である．

②PSARUVP 形成術後の排便機能は鎖肛と同様に直腸下端の位置に依存する．

③共通管が 3 cm 以上の場合は，約 8 割に膀胱機能障害を認め，約 2 割は CIC を要する[8]．

④月経発来前に腟狭窄の再評価が必要である．月経流出路障害があると，子宮・腟留血腫など月経困難症，内膜症や不妊の原因となる．なお，わが国のアンケート調査では 41.4％に月経流出路障害を認めた[9]．

総排泄腔遺残症に対しては排便・排尿・生殖機能や性に関する問題や複雑な心理社会的問題も含め，本人・家族に対し長期にわたるチーム医療による対応が必要である．

（米倉　竹夫）

【参考文献】

1) Sadler T. W.（原著），安田峯生（監訳）：ラングマン人体発生学．第 9 版，メディカル・サイエンス・インターナショナル，東京，2006.

2) 米倉竹夫：2. 総排泄腔遺残，J. 鎖肛，総排泄腔遺残，尿生殖洞．泌尿器科医，小児外科医，小児科医も使える小児泌尿器疾患診療ガイドブック，島田憲次（編），pp227-29，診断と治療社，東京，2014.

3) Peña A：The surgical management of persistent cloaca；results in 54 patients treated with a posterior sagittal approach. J Pediatr Surg 24：590-598, 1989.

4) Peña A：Total urogenital mobilization；An easier way to repair cloacas. J Pediatr Surg 32：263-268, 1997.

5) Levitt MA, Peña A：Cloacal malformations；lessons learned from 490 cases. Semin Pediatr Surg 19：128-138, 2010.

6) Livingston JC, Elicevik M, Breech L, et al：Persistent cloaca；a 10-year review of prenatal diagnosis. J Ultrasound Med 31：403-407, 2012.

7) Kubota M：The current profile of persistent cloaca and cloacal exstrophy in Japan；the results of a nationwide survey in 2014 and a review of the literature. Pediatr Surg Int 33：505-512, 2017.

8) Peña A, Levitt MA, Hong A, et al：Surgical management of cloacal malformations；A review of 339 Patients. J Pediatr Surg 39：470-479, 2004.

9) 先天性難治性稀少泌尿生殖器疾患群（総排泄腔遺残，総排泄腔外反，MRKH 症候群）におけるスムーズな成人期医療移行のための分類・診断・治療ガイドライン作成（H26-難治等（難）―一般-082）厚生労働省科学研究費補助金（難治性疾患政策研究事業）総括研究報告書．研究代表者：窪田正幸，pp1-30，2015 年 5 月．

10) Kubota A, Nara K, Kawahara H, et al：Therapeutic strategy for persistent cloaca；the efficacy of antegrade continent enema as a salvage surgery. Pediatr Surg Int 21：505-508, 2011.

VIII

腹壁形成異常

1. 臍帯ヘルニア (Omphalocele, Exomphalos)

I. 概念

①先天的に正中部の腹壁が欠損し，臍帯よりなるヘルニア嚢内に腹腔内臓器が脱出するもの．

②先天性合併異常の多い代表的な先天性外科疾患である．

③肝脱出を伴う巨大臍帯ヘルニアと重要臓器の合併異常を高頻度に認めるため，最も死亡率の高い新生児外科疾患の1つである．

II. 発生・頻度

1. 発生病因

胎生初期に4方向の皺壁癒合し臍輪を形成するが，のちに腸管が臍帯から体外に突出する(生理的臍帯ヘルニア)．12週までに還納されるが，閉鎖が障害されるために臍帯ヘルニアが生じる[1]．胎生早期に起こるほど巨大なヘルニアとなり，側方皺壁が癒合しないと肝が脱出する．動物モデルで葉酸欠乏，トリパンブルー，サリチル酸，ストレプトニグリン，セレン曝露により腹壁形成異常が誘導される．

2. 発生頻度

臍帯ヘルニアと腹壁破裂を併せ4,000～5,000出生に1例の発生率とされている．10代あるいは40歳以上の女性，肥満女性および抗うつ薬摂取中の女性で発症率が高い．男児，多胎児に多い．

III. 病型，合併異常

1. 腹壁欠損部の大きさによる分類

臍帯内ヘルニア(hernia into the umbilical cord)は，ヘルニア基部がわずか2cm以内で，少量の腸管または腹水，臍腸管が反転して脱出する．合併異常や

染色体異常も見られる．出生後の臍帯結紮時に注意を要する．

腹壁欠損孔が5cm以上で，3/4以上の肝が脱出し，全体の大きさが胎児に比べ大きいものを巨大臍帯ヘルニアと呼ぶ．腹腔や胸腔の容積が狭小化，胎児呼吸様運動が妨げられるため肺低形成をきたし，出生後重篤な呼吸不全を呈する．臍帯が短縮して臍帯が付着する部位の脊椎に力が加わるために変形して，脾臓や膵臓，腎臓が脱出することがある(body stalk anomaly)．

2. 欠損部の部位による分類

1) 臍上型(upper celosomia)

Cantrell五徴症．臍帯ヘルニアのほかに横隔膜胸骨部欠損，心奇形(ファロー四徴症が多い)，胸骨下部欠損，心膜欠損からなるが，不全型も多い．

2) 臍部型(middle celosomia)

最も多い．合併異常は少ないが，Beckwith-Wiedemann症候群：内臓肥大(肝・膵・腎)，片身肥大，巨舌，巨人症，悪性腫瘍(腎，副腎など)，火焔状母斑，低血糖(膵肥大によるnesidioblastosis)などを合併することがある．細胞のdysmaturity，常染色体優性遺伝，間脳・下垂体系障害説，内分泌異常(インスリン過剰分泌，TSH高値)，代謝異常説(高hydroxyproline血症)，染色体異常説(11番短腕欠損)などが病因とされる．

3) 臍下型(lower celosomia)

総排泄腔外反(cloacal exstrophy)：恥骨離開，尿道上裂，高位鎖肛(後腸形成不全)，髄膜瘤，膀胱外反・膀胱腸裂などの重症の合併異常の頻度が高い．

3. 他の合併異常

心奇形が多く，うちファロー四徴症が最多で，心房中隔欠損がこれに次ぐ．横隔膜ヘルニア，小腸閉鎖症，鎖肛，短結腸，停留精巣なども見られる．脾，腎の位

置異常，肝の位置・分葉異常，下大静脈の狭窄，臍腸管遺残，中枢神経疾患なども見られる．結合体双生児のomphalopagus typeで見られるが，分娩時に破裂していることが多い．腸回転異常は，臍帯内ヘルニアやごく小さいヘルニアを除くほぼ全例に見られる．

臍帯ヘルニア（とくに巨大ヘルニアや多発奇形例）では，染色体異常［13・18・21 trisomy（トリソミー），ターナー症候群］を伴うことが多い．

IV. 診 断

1. 出生後

腹壁前壁中央，臍帯基部が欠損し腹腔内臓器が脱出する（図Ⅷ-1）．腹膜，Wharton膠質，羊膜の半透明の無血管性ヘルニア嚢に覆われる．臍帯の血管はヘルニアの末端部より出入し腹水を含む．破裂型臍帯ヘルニアはほとんど出生前からの破裂で，腹壁破裂と同様に腸管の浮腫，短縮が起こることがある．

2. 出生前診断

胎生11～14週までには画像診断可能であるが，それ以前では生理的臍帯ヘルニアとの鑑別は困難である．腹壁の正中部における腹壁の欠損で，臍帯動静脈がヘルニア嚢の先端に流出入する．3層の輪郭はスムーズである（図Ⅷ-2～4）．腸管，胃や肝，膀胱，腹水を内部に確認する．破裂型では，臍帯付着がヘルニア嚢内となり肝が脱出している．Cantrell症候群，

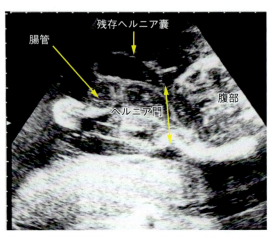

図Ⅷ-3　破裂型臍帯ヘルニア（在胎30週）の出生前超音波所見

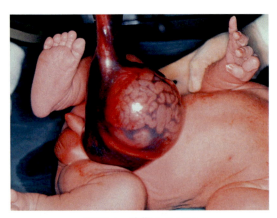

図Ⅷ-1　臍帯ヘルニア

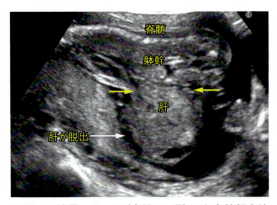

図Ⅷ-2　臍帯ヘルニア（在胎29週）の出生前超音波所見（⇒は腹壁欠損部）

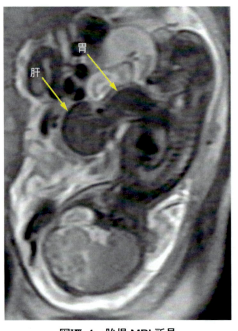

図Ⅷ-4　胎児MRI所見
腹部中央前壁が欠損し，ここから肝や胃が脱出している．

EMG(exomphalos, macroglossia, and gigantism)症候群, 総排泄腔外反症の胎児診断も可能である.

母親の血中 AFP(α-フェトプロテイン)濃度が高値となるが, 他疾患と鑑別が必要である. 羊水中 AFPも上昇する.

3. 出生前の重症度評価

全臓器の詳細な観察, 胎児の発育状況(身体発育, 推定体重の計算)が重要である. 推定体重には, 通常の腹囲計測は不都合で大腿骨長や頭部の横径で代用される. 臍帯ヘルニアの相対的な大きさは予後を決定する重要な因子で, 在胎 23〜32 週における臍帯ヘルニアの径/腹囲が, 0.26 以下であればヘルニアの一期的閉鎖が可能で入院期間の短縮, 呼吸管理の期間などが短いという報告がある[2].

その他, ヘルニア嚢の破裂, 腹壁の欠損孔の大きさ, 肝脱出, 腹水, 他の奇形, 脊椎変形, 胸郭の扁平化, 胸腔の容積の測定や破裂型では腸の壁肥厚や拡張の評価が重要である.

4. 鑑別診断

1) 腹壁破裂
ヘルニア嚢を欠く. 破裂型臍帯ヘルニアは巨大な欠損孔を有し, 臍帯遺残がヘルニア嚢に付着していることや, 肝の体外脱出から鑑別される.

2) 臍ヘルニア
皮膚に覆われる.

3) 心臓脱
心臓の一部が脱出する.

V. 治　療

1. 出生前管理

診断時から出生後の治療に至るまで, 産科, 遺伝の専門医, 新生児科, 小児外科, 麻酔科医による多方面からのフォローが必要である.

多発奇形が疑われると羊水検査が必要となる. 子宮内発育不全や羊水過少が出現すると予後不良因子となるため, nonstress test(NST)や臍帯動脈ドップラー(Doppler)検査などで胎児の状況を把握, 早期分娩が必要となることもある.

2. 分　娩

集中的な周産期管理が可能な施設への母体搬送が望ましい. 合併異常がないと満期での通常分娩が望まれ, 羊水中 L/S 比や micro bubble テストなどから肺成熟を評価し, 分娩時期を決定する. 巨大臍帯ヘルニアでは, 分娩時の肝の破裂や出血, 感染, 損傷を避けるために帝王切開が選択されることもあるが, 経腟分娩, 帝王切開により, 術式, 合併症, 回復状態, 入院期間や生存率に差は見られていない[3].

3. 初期治療

ヘルニア嚢から熱の喪失のため, 乾ガーゼで被覆, 温浴が必要である. 呼吸管理を要することもある. 脱水, 低蛋白血症, 代謝性アシドーシス, 電解質異常には補正を行う. 清潔操作を要し, 胃管留置, 浣腸や洗腸と脱出腸管の捻れ防止のために左下側臥位にする.

4. 手術療法

脱出臓器や腹壁欠損, 腹腔内容積, 脱出臓器, 残存臓器の容量により異なるが, 腸管の血流を確保することが重要で, 腹部のコンパートメント症候群を起こさないように留意する. 第一選択は一期的腹壁閉鎖術で, 不可能なら多期的閉鎖術を行う. 重篤な場合保存的治療が行われる.

1) 一期的閉鎖術
ヘルニア嚢を付着部から切離, 用手的に腹壁を拡張, 脱出臓器を腹腔内に還納し, 筋層, 皮膚を縫合する. 同時に臍形成を行う.

2) 多期的閉鎖術
肝脱出や腹腔の狭い症例に行う[4].

①皮弁法(Gross 法):真皮の下部の層で皮弁を形成し, 脱出臓器を覆うよう還納する. 皮膚の断端を閉鎖する. 感染の機会が少ないが, 後に腹壁筋層の縫合を行う必要がある.

②Allen-Wrenn 法(サイロ)(図Ⅷ-5):人工布を腹壁欠損部に沿って全周性に縫合, 円筒状のサイロを形成し, 中に脱出臓器を還納する. 全体を釣り下げ重力で脱出腸管が自然還納するのを待つ. 2〜3 日おきに縫縮し, 腹腔内を加圧し最終的に腹壁を閉鎖する. 感染の機会が多く, 皮膚との縫着部が裂けることがある.

③Schuster 法:ヘルニア嚢を切除せずに人工布を筋膜欠損部の腹直筋内縁に縫着して欠損部を覆い, こ

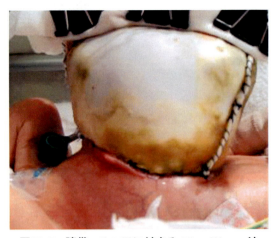

図Ⅷ-5 臍帯ヘルニアに対するAllen-Wrenn法

の上を皮膚で覆う．その後，腹壁を閉鎖する．感染は少ないが治療に長期間を要する．

④中條法（人工布）：局所麻酔下に人工布を周囲の皮膚に縫着し，羊膜を覆い，少しずつ整復をはかる．全身麻酔や皮膚切開をするのは最終手術のときのみで，感染の機会は少ない．

⑤プラスチックサイロ（ウンドリトラクター）を用いたサイロ法（図Ⅷ-9を参照）：腹壁破裂で考案された低侵襲的な方法で，最近臍帯ヘルニアでも使用されている．

いずれも巨大臍帯ヘルニアで段階的に腹腔内に臓器を納めていく場合，肝の捻れが問題となり，ドップラー超音波検査で肝静脈や下大静脈の血流を評価すると安全に行える．

5．保存的治療（三色素療法）

ピオクタニンブルー，ブリリアントグリーン，アクリルフラビンの混合液塗布にて羊膜を乾燥硬化，痂疲形成と脱落，その後に肉芽形成，瘢痕収縮から上皮化を促進．その後，創収縮から腹壁閉鎖を促進する．適応は非破裂型，重症奇形や合併症例，低出生体重児，狭基性で還納不可能な巨大例などである．

6．術後管理

腹部臓器により横隔膜が圧迫されるため，腹壁の緊張が緩和され，呼吸状態が安定するまで人工呼吸を行う．腹腔内圧の上昇により下大静脈・腎静脈が圧迫による還流障害をきたし，腹腔内圧の指標として，血圧，尿量のほか，胃内圧や膀胱内圧，中心静脈圧のモニターが有用である．循環不全やコンパートメント症候群が疑われる場合には再手術にて減圧を考慮する．腸管麻痺が起こるため，消化管の減圧，蠕動促進を行う．消化管の機能が改善するまで栄養サポートとして絶食下に静脈栄養を行う．胃管の排液量が減少し腹腔の緊張が改善した頃に経腸栄養を開始する．腹腔容積を増加させないために成分栄養から開始し，次いで低残渣食を用いる．

Ⅵ．予後

重症の合併異常（肺低形成，重症心奇形など）を持つものや染色体異常の合併例では成績が不良である．また，巨大臍帯ヘルニアは肝の脱出のない症例に比し予後は不良である．2013年における日本小児外科学会の統計では死亡率15.1%である．

（長谷川　利路）

【参考文献】
1) Duhamel B：Embryology of Exomphalos and Allied Malformations. Arch Dis Child 38：142, 1963.
2) Fawley JA, Peterson EL, Christensen MA, et al：Can omphalocele ratio predict postnatal outcomes？ J Pediatr Surg 51：62, 2016.
3) Segel SY, Marder SJ, Parry S, et al：Fetal abdominal wall defects and mode of delivery；a systematic review. Obstet Gynecol 98：867, 2001.
4) Pacilli M, Spitz L, Kiely EM, et al：Staged repair of giant omphalocele in the neonatal period. J Pediatr Surg 40：785, 2005.
5) 2013 新生児外科の現状．日本小児外科学会ホームページ．学会データベース http://www.jsps.gr.jp/member/database

VIII 腹壁形成異常
2. 腹壁破裂 (Gastroschisis)

I. 概念

①先天的に傍臍帯部の腹壁が全層にわたり欠損しているもの.
②臍帯ヘルニアに比し合併異常が少なく,脱出臓器が腸管だけのことが多いので死亡率は低い.
③近年,sutureless closure などの種々の低侵襲手術が普及し,良い成績を上げている.

II. 発生と頻度

1. 発生病因

①胎芽期に,ⅰ)腹壁となる中胚葉の形成異常,ⅱ)臍輪周囲の羊膜の破裂:生理的臍帯ヘルニアが胎生中〜後期に破裂,ⅲ)右臍静脈の発育異常による腹壁の脆弱化,ⅳ)卵黄動脈の破綻に伴う腹壁の損傷,ⅴ)体壁の異常な折りたたみによる腹壁の異常,などによる腹壁の形成異常に関係する.
②タバコ,アスピリン,イブプロフェン,アセトアミノフェン,農薬との関連が示唆されている.家族内発生を伴うこともある.

2. 発生頻度

臍帯ヘルニアと合わせ 4,000〜5,000 出生に 1 例である.男女差はない.双胎児では少ない.10 代母親,同じ疾患既往患者やタバコ,アルコール,痩せ,尿路感染の既往などが関与.発展途上国に多い.

III. 合併異常

①先天性合併異常や染色体異常は少ないが,消化管の長期間の羊水中曝露や栄養血管の圧迫による血流障害に関連し,種々の消化管の異常が起こる.
②腸回転異常(無回転),軸捻転,腸閉鎖/狭窄(上腸間膜動脈の血行障害による),穿孔,壊死性腸炎など.腸管の神経組織(カハール細胞)の成熟が阻害され出生後の蠕動運動障害をきたす.まれに腹壁欠損部が自然に閉鎖し,脱出腸管を締め付け,虚血や梗塞・閉鎖・短腸症候群を起こす(closed or vanishing gastroschisis)[1].
③臍腸管遺残症(メッケル憩室など),胆嚢閉鎖,尿路系の拡張を伴う膀胱の脱出,停留精巣もまれに起こる.ときに心奇形合併が見られる.

IV. 診断

1. 出生後の診断

正常の臍帯の通常右側の腹壁(左右の腹直筋の間)が欠損し(直径 4 cm 以下),内臓が臍帯に覆われずに体外に脱出する(図Ⅷ-6).欠損孔と臍帯との間に皮膚(skin bridge)がときにある.胃,十二指腸,小腸など中腸が脱出するが,ときに肝,膀胱,卵巣,腹腔内精巣が含まれる.脱出臓器には,胎脂や胎児の生毛を含むコラーゲンの沈着が見られる.

2. 出生前診断,評価

胎生 12〜13 週頃より診断可能である.画像検査で

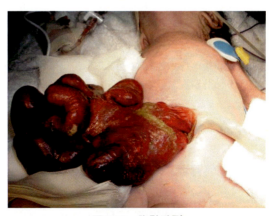

図Ⅷ-6 腹壁破裂
腹壁欠損は臍帯の右側にある臍帯は基部まで正常.

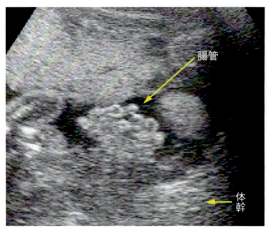

図Ⅷ-7　腹壁破裂の出生前（在胎24週）超音波所見
羊水腔内に脱出している腸管の壁は肥厚している．

腹壁が正中の右側で欠損し，腹腔内臓器が脱出する．臍帯は正常で，腸管は羊水中に浮遊し「カリフラワー」状に見える（図Ⅷ-7）．腸管壁は浮腫や炎症のために高輝度となる．妊娠後期になると壁が厚く，腸間膜が短縮する．拡張が強ければ軸捻転，腸管の狭窄や閉鎖に留意すべきで，腸管からの蛋白質や水分喪失による胎児発育不全や羊水過少が見られるが，腸の蠕動障害や腸閉鎖を合併すると羊水過多となる．

母体血中α-フェトプロテイン（AFP）が上昇する．

出生前からの重症度の評価には，胎児の身体計測，推定体重（頭長や大腿骨長より計算），腹壁の欠損孔の大きさ，脱出臓器，他の合併異常，ヘルニア門の大きさ/頭囲比，ヘルニア門の大きさ/腹囲比，脊椎変形，胸郭の扁平化，胸腔の容積の測定などが挙げられる．腸管の評価法としては，腹腔内と外に脱出している消化管の壁肥厚や浮腫，拡張の状況，胃の拡張，腸間膜動脈ドップラー所見などである．

3．鑑別診断

破裂型臍帯ヘルニアでは，臍帯付着部がヘルニア囊内となり，肝が脱出している．

Ⅴ．治　療

1．出生前管理

消化管に急激な異常変化が起これば，34週までにステロイド投与にて胎児発育を促し，早期の分娩に備える．

自然早産，子宮内胎児死亡があり，胎児発育不良や羊水過少が見られたら，臍帯動脈の血流ドップラー検査による循環動態の把握や，nonstress test（NST）などにより胎児の状況を評価する．脱出した腸管により，臍帯の圧迫や腸管の捻転などから妊娠後期に胎児仮死を起こすことがあり，羊水過少があればリスクが高い．

2．分　娩

多くは早産傾向にあり外科的ケアのできる病院への母体搬送が望ましい．腹壁破裂のみでは計画分娩や帝王切開の適応とはならないが，肝脱出は難産，血管系の損傷をきたしうるので，帝王切開が望ましい．分娩時期は，羊水中L/S比やmicrobubble testによる肺の成熟度，重症度評価から総合的に判断される．

3．初期治療

出生後は消化管から大量の水分や体温が喪失し，出生後搬送例ではとくに重症化する．低体温，感染，脱水，低蛋白血症，代謝性アシドーシス，電解質異常の補正が必要である．脱出臓器の清潔保持，右側臥位による脱出臓器の捻れや浮腫軽減をはかる．消化管減圧，呼吸管理もときに必要である．

4．手術治療

従来，腹壁欠損部を直接閉鎖する方法が行われているが，臍帯被覆による一期的閉鎖術（umbilical cord capping法）[2]は，皮下の剝離や筋層の切開を行わずに，腹腔内に臓器還納後臍帯にて腹壁欠損部を被覆し，ハイドロコロイドドレッシングにて覆う低侵襲的

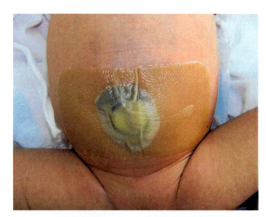

図Ⅷ-8　臍帯被覆による一期的閉鎖術（術後5日目）
脱出腸管を腹腔内に戻し，腹壁欠損部は臍帯で覆い，ドレッシングで被覆している．

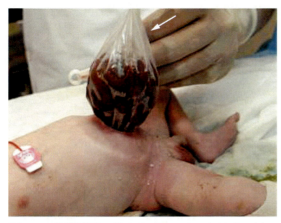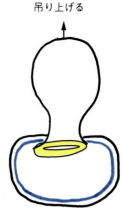

図Ⅷ-9　腹壁破裂に対するプラスチックサイロ（ウーンドレトラクター）を用いた閉鎖法（白矢印：プラスチックバッグ）

で簡便な方法である（図Ⅷ-8）．

　腹壁欠損が3〜4cm程度で，脱出臓器の少ないものに適応され，ドレッシングが湿潤となれば適宜交換する．臍帯の出生後の生理的な退縮機序を利用し，腹直筋鞘に近接した臍帯が乾燥し，臍輪である腹壁の欠損部が同心円状に収縮して，整容性の高い臍の形成が期待される．また，腹壁との縫合なしにドレッシングで覆う方法もある（sutureless closure）．

　全身状態不良や合併異常，肝脱出，高度の腸管浮腫や小さい欠損による腸管と腹部の容積が不均衡，臍部に腸管・腸間膜が付着するため腸管の血行障害をきたす可能性の高いものには，臍帯ヘルニアと同様に人工膜などによる多次的腹壁閉鎖を行う．また，最近ではプラスチックサイロ（ウーンドレトラクター）を用いたサイロ形成術が極めて低侵襲的な方法で多く行われている（図Ⅷ-9）．つまり，脱出腸管をヘルニア門から体外へ脱出させ，これを小さいサイズのウーンドレトラクターの内部に納めた状態で，リングを腹腔内へ挿入する．末梢側をクリップでクランプし，徐々に腸管を腹腔内に還納すべく折り込んでいく．

　腸閉鎖合併例では，消化管の浮腫や炎症が強いため，縫合不全や吻合部狭窄などのリスクが高いが，一時的な腸瘻造設は消化管の浮腫や消化管液が減る利点がある一方で，腹壁の感染リスクが高い．このため，腹壁の多段階手術の時期に応じ，消化管の手術を考慮する必要がある．また，著明な拡張，多発閉鎖，炎症が高度なものでは，いったん腹壁を閉じて減圧を十分行ったうえで，2〜3週間後に二期的に手術を行う選択肢もある．

5．術後管理

　術後も消化管に残存する炎症や浮腫に注意が必要で，消化管の減圧や蠕動促進を行う．消化管穿孔や腹圧の上昇による肝圧迫により，肝壊死や呼吸障害を起こすことがある．腹腔内圧の指標として，血圧，尿量のほか，胃内圧や膀胱内圧，中心静脈圧のモニターが有用である[4]．循環障害や腹腔内のコンパートメント症候群が考えられれば，直ちに再手術にて他の術式に変更し減圧をはかる．

　栄養サポートとしては，消化管の機能が改善するまで絶食下に静脈栄養を行う．胃管の排液量が減少し腹腔の緊張が改善した頃に経腸栄養を開始するが，腹腔容積を増加させないために成分栄養から開始し，次いで低残渣食を用いる．

Ⅵ．予　後

　予後は臍帯ヘルニアに比し良好である．北米175センターの統計では，生産児の生存率は97.8％である[5]．消化管異常の合併は生命予後に影響しないが，消化管の閉塞，壊死をきたし短腸症となれば，高カロリー輸液や経管栄養に依存して，病悩期間が長くなる傾向にある．長期予後も良好であるが，臍形成術をのちに要する患児が見られる．

（長谷川　利路）

【参考文献】

1) Kumar T, Vaughan R, Polak M：A proposed classification for the spectrum of vanishing gastroschisis. Eur J Pediatr Surg 23：72, 2013.
2) Bianchi A, Dickson AP：Elective delayed reduction and no

anesthesia；"Minimal intervention" for gastroschisis. J Pediatr Surg 33：1338, 1998.

3) Pastor AC, Phillips JD, Fenton SJ, et al：Routine use of a SILASTIC spring-loaded silo for infants with gastroschisis；a multicenter randomized controlled trial. J Pediatr Surg 43：1807, 2008.

4) Olesevich M, Alexander F, Khan M, et al：Gastroschisis revisited；role of intraoperative measurement of abdominal pressure. J Pediatr Surg 40：789, 2005.

5) Angtuaco TL：Fetal Anterior Abdominal Wall Defect. Ultrasonography in Obstetrics and Gynecology, 4th ed, p489, WB Saunders, Philadelphia, 2000.

VIII 腹壁形成異常
3. 総排泄腔外反症（Cloacal exstrophy）

I. 概　念

①総排泄腔から尿膜管・泌尿生殖器と後腸・直腸肛門への分離・発達過程の異常のうちで最も重症のものである．排尿および排便における禁制は期待できないので，永久的な人工肛門造設と尿路変更を要することが多い．生殖器系にも重篤な障害が残ることが多い．

②排便・排尿障害に加え，下肢帯異常や脊髄・中枢神経系の合併異常による歩行障害，中枢神経症状あるいは脊髄症状などが高頻度に合併する．

③身体的な障害に加え，性交，妊娠，出産あるいは性にかかわる悩みや不安も無視できない問題であり，QOL あるいは心理社会的観点からの長期的ケアが必要になることも多い．

II. 発生・頻度

①胎生早期，将来の泌尿生殖器および直腸肛門になる尿膜管（allantois）および後腸（hindgut）は，共通の汚溝（総排泄腔；cloaca）を形成しており，外界とは汚溝膜（cloacal membrane）によって境されている．胎生5〜8週頃，尿膜管と後腸は尿直腸中隔（urorectal septum）によって分離され，それぞれ泌尿生殖洞（urogenital sinus）と肛門直腸管（ano-rectal canal）となり，汚溝膜も尿生殖膜（urogenital membrane）および肛門膜（anal membrane）とに分離される．同時に，腹壁が延びてきて尿生殖膜および肛門膜を狭くし，さらにそれぞれの膜は穿破して尿道開口・腟口および肛門となる（図VII-27，214頁参照）．

一方，腹壁の閉鎖不全が起こると，exstrophy complex と呼ばれる発生異常が形成される．腹壁の閉鎖不全の程度や発生異常の出現時期によって，比較的軽度の恥骨離開や尿道上裂，中等度の膀胱外反症，および最も重症の総排泄腔外反症（cloacal exstrophy）が発生する．

②総排泄腔外反症の発生頻度は20万出生あたり1例で[1]，直腸肛門異常（cloacal complex）のおよそ10%と報告されている[2]．

性染色体による性別は，最近のわが国の集計では男91例に対し女116例であった[1]．

III. 病型と臨床所見および合併異常

①通常，種々の大きさの臍帯ヘルニアが合併する（図VIII-10，11）．

②臍帯ヘルニアの尾側に接して，正中に外反した回盲部腸管があり，外反腸管の両側には外反した膀胱を認める．典型例は，外反した左右の膀胱（hemi-bladder）が外反腸管の頭側で連続しているもの（I-A型）（図VIII-10），左右の膀胱が完全に離断されていて連続性がないもの（I-B型）（図VIII-11）および左右の膀胱が尾側で連続している（I-C型）（図VIII-12）に分類される．

③女児では，陰核は左右に広く解離している．子宮および腟は重複している場合や，双角子宮（bicornuate uterus），双角腟をきたしている場合が多いが，無形成のこともある．

④男児では，亀頭，陰茎が左右に離開していることもあるが，同定できないこともある．陰嚢は二分陰嚢（図VIII-10）か左右に離れて存在する（図VIII-12）．鼠径ヘルニアおよび停留精巣はほぼ必発である．

⑤腸管は回盲部で外反しているが，外反膀胱への開口は口側および肛門側腸管が合流して単開口しているものと，口側および肛門側が別々に開口しているものとがある（図VIII-10〜12）．虫垂はしばしば重複しており，2つの開口を認める（図VIII-10，11）．短小腸は比較的まれであるが，結腸は大多数の症例で腹腔から骨盤腔深部に至るいずれかの部位で盲端に終わり，種々の程度の短結腸となっている．まれながら正常の結腸が会陰に anterior anus として開口していることもある．その他の腸管奇形として腸回転異常や腸閉鎖がある．

⑥下肢帯異常による先天性股関節脱臼や外反尖足な

各論 VIII. 腹壁形成異常

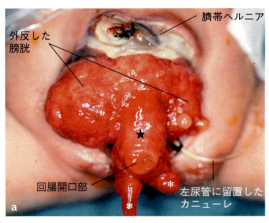
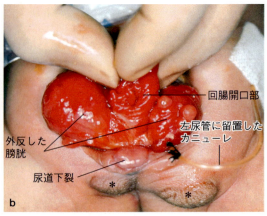

図VIII-10 Ⅰ-A型の総排泄腔外反症（男児）
a：左右の hemi-bladders は頭側で連続している．中央に外反した回盲部（★）が見られる．回腸は脱転している．脱転した重複虫垂（＊）も認められる．
b：結腸の開口部が見られる．短い尿道は上裂を呈している．陰嚢（＊）は左右に解離し二分陰嚢を呈しているが，精巣は触知せず，停留精巣である．

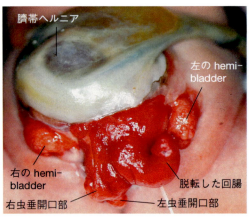
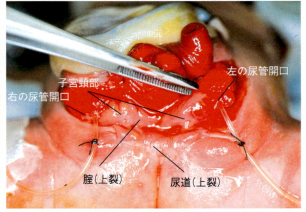

図VIII-11 Ⅰ-B型の総排泄腔外反症（女児）
外反した膀胱は外反した腸管の左右にあり，連続性を認めない．回盲部が大きく外反しており，回腸は脱転している．重複虫垂が認められる．大きな臍帯ヘルニア内に肝臓の脱出を認める．

どがほぼ半数に見られる．

⑦脊髄系の合併異常として脊髄髄膜瘤（myelomeningocele），脂肪髄膜瘤（lipomeningocele）あるいは繋留脊髄（tethered cord）が高頻度に見られる．

IV. 診 断

1. 基本病型

総排泄腔外反の基本病型は3種類に分類されているが，外表異常あるいは下肢帯異常の診断は比較的容易である．治療を開始するにあたって内臓，とくに心大血管系および腎臓の合併異常を評価しておく必要がある．

2. 合併異常

①腸管では，修復後予想される腸管の長さを知っておく．

②泌尿生殖系でとくに重要なことは性別を判別することである．男児では陰嚢がはっきりしていることがある（図VIII-10）．女児では腟（上裂）と左右の子宮腟部が同定できることがある（図VIII-11）．外性器で性別が判別できない場合には，内性器で判別する．内性器の観察には腹腔鏡が有用である．性染色体の検査が必要になることもある．

③脊髄髄膜瘤あるいは髄膜瘤の精査と同時に，繋留脊髄や水頭症などの中枢神経の異常の有無を確認するMRIが有用である．

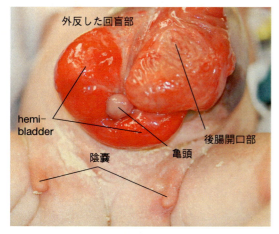

図Ⅷ-12　Ⅰ-C型総排泄腔外反症(男児)
左右のhemi-bladderは外反した腸管の尾側で連続している.

④腹壁閉鎖術を行えば腹腔内圧が上昇し循環状態への影響もあるので，心大血管系の合併異常の精査は不可欠である．

3. 出生前診断

最近の集計では，73%が超音波検査により出生前診断されている[1]．主な所見は臍帯ヘルニア，脊髄髄膜瘤，外性器異常などである．早期に診断されると，治療をするために妊娠を続けるか治療を諦めて人工中絶をするかの選択に迫られることがあり，倫理的な検討が必要となる．

Ⅴ. 治　療

①外反臓器からの体液・体温の喪失，粘膜の萎縮，尿路感染を予防する目的で，出生後早期に可能な限り一期的に修復術を行うことが望ましい．一期的修復術には小児泌尿器科医，整形外科医および脳神経外科医との協力が不可欠である．そのためには小児外科医を中心にした医療チームを結成して治療戦略をたてる．

②患児が男児である場合には，外科的治療を行う前に社会的性の決定を行う必要がある．陰茎が低形成であれば，男児として外性器を形成しても，立って排尿ができない可能性があること，および男性として性行為ができない可能性があることを両親に説明する，また，女児とした場合には，身体的性と心理的性の不一致を訴える可能性があること，および妊娠することはありえないことを説明して，両親に性の決定を委ねる．十分な時間をかけて検討してもらう．

1. 一期的修復術

①臍帯ヘルニア，膀胱・尿道，腟および回盲部腸管をそれぞれ分離する(図Ⅷ-13a, b, h)．

②回盲部腸管を管状に形成する(図Ⅷ-13c)．術後，回盲部は拡張や屈曲による通過障害の，また低形成の後腸は狭窄による通過障害の原因となるので細心の注意を要する．後腸を切除する場合は，回盲部の血流支配に注意を払う．虫垂は将来の尿路再建に利用する可能性があるので可及的に温存する．

③単孔式腸瘻造設(図Ⅷ-13c)：最大限の吸収能・便貯留能を確保し，将来の尿路変更に用いる目的で結腸は最大限温存するのが理想的である．腸間膜あるいは後腸自体が低形成の場合は，術後，難治性の狭窄などの合併症をきたすことがあるので切除しても良い．

④膀胱および尿道の形成(図Ⅷ-13d, e)：左右の尿管にカテーテルを留置してから，膀胱を球形に，尿道を筒状に形成する．

⑤恥骨の接合(図Ⅷ-13e)：形成した尿道を接合した恥骨の背側を通して会陰部に尿道開口部を造設するのが理想的であるが，尿道の前で恥骨を接合するのは容易でないことが多い．会陰に尿道瘻を造設しても禁制は得られないうえに，尿道の狭窄，穿孔・離断や恥骨のカッティングをきたすことがあるので，下腹部に造設しても良い．この場合は恥骨接合が容易で，尿道の狭窄や離断などの合併症も回避できる．

⑥性器の形成術(詳細は他項に譲る)：双角子宮・腟が大きい場合には，管状に形成し開口部を造設するが(図Ⅷ-13f, g)，低形成の場合はこの時点での形成術は必要ない(前述の集計では，待機的手術でも腟形成が行われたのは10%に過ぎない)．

⑦恥骨接合に緊張が強い場合は，腸骨骨切り術を行うが，背部から縦に切る方法と前方から横に切る方法(horizontal pelvic osteotomy)がある．後者は体位変換する必要がない，髄膜瘤の手術を行う場合には手術創が離れているなどの利点があるので，最近は主流となっている．

⑧臍帯ヘルニアの修復と腹壁閉鎖：臍帯ヘルニア修復術と腹壁閉鎖が一期的にできる場合は，一期的に行うのが感染の危険性が少なくて理想的である．一期的閉鎖が困難な場合でも，できるだけ皮膚で覆って，閉鎖できないところにAllen-Wrenn法を行い，二期的に腹壁閉鎖を行う．ヘルニアが巨大で二期的閉鎖まで時間がかかると予想される場合は，広範囲の皮弁を作って皮膚だけで閉鎖する(Ladd法)か，人工被膜を

各論 VIII. 腹壁形成異常

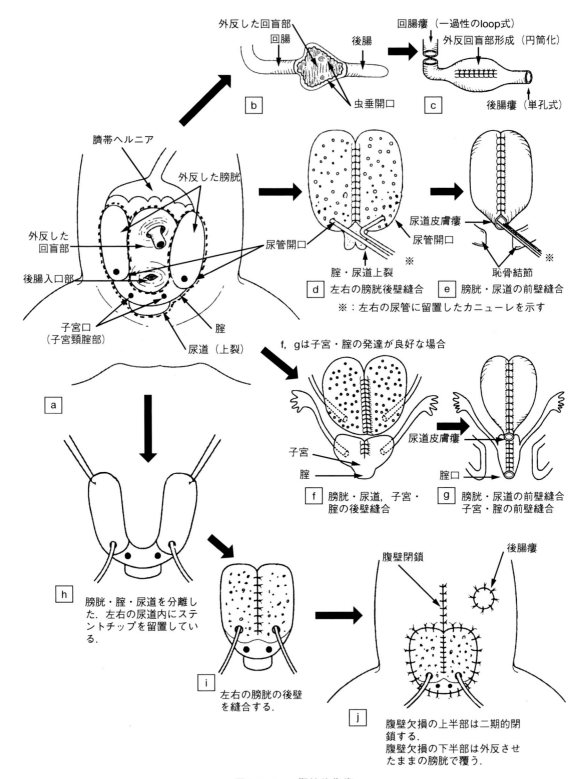

図VIII-13 一期的修復術
①子宮，腟の発達が良好な場合は，それぞれを再建する(f, g)．
②腹壁閉鎖に緊張がかかる場合は，恥骨接合はしない(e)．
③腹壁閉鎖に強い緊張がかかる場合には，腹壁欠損は外反させたままの膀胱で覆う(i)．

用いて筋膜を閉鎖し，その上を皮弁で覆う（Schuster法）．

⑨創外固定：創部の安静，とくに腹壁閉鎖創および恥骨接合部に緊張がかからないように腹部から大腿部をギブスで固定する．

2．分割手術

一期的または二期的に腹壁閉鎖が困難な場合には，消化管は再建し永久的腸瘻を造設するが，泌尿生殖器系は外反のままで腹壁欠損部を覆っておいて（図Ⅷ-13j），時間をおいて（約半年後に）泌尿生殖器の形成術と尿道皮膚瘻造設術を行う．膀胱・腟・尿道を腹壁・腸管・臍帯ヘルニアから分離し（図Ⅷ-13h），左右の膀胱の後壁を縫合し（図Ⅷ-13i），膀胱・腟・尿道を外反のまま腹壁に縫合する（図Ⅷ-13j）．尿道皮膚瘻造設時には腸骨骨切り術を行ってから恥骨接合を行う．脊髄髄膜瘤があれば修復術を行う．

Ⅵ．予　後

1．生命予後

救命率は，1970年代では50%であったが，1980年代には90%以上となった．死因の多くは尿路感染あるいは短小腸であったが，最近では超低出生体重児や腎形成異常などの重篤な合併異常が死因の大部分を占めるようになった．

2．機能的予後

QOLとしての予後は，歩行状態，排便，排尿および性器あるいは性行為の完成度によって評価される．前述の集計[1]では，肛門形成術を受けた症例8%であった．したがって，禁制が得られたのは8%以下である．腎機能に関しては，約10%で血清クレアチニンの上昇を認め，約1%の症例で腎不全をきたし，透析か腎移植を受けている．60%の症例で膀胱機能障害を認め，その半数でCIC（clean intermittent catheterization；清潔間欠導尿）をしている．女児（46XX）の約40%で月経を認め，そのうち約30%で月経困難症を認めた．女児の10%で腟形成がされているが，2.5%が性交が可能であり，ほぼ同数の症例が結婚している．挙児の報告はない．

前述の集計[1]では，染色体上の男児91例中21例，23%は社会的性を女児として育てられたが，21例中4例，19%思春期に至ってから社会的性も男児に戻している．

（窪田　昭男）

【参考文献】

1) Kubota M：The current profile of persisitent cloaca and cloacal exstrophy in Japan：the results of nation-wide survey in 2014 and a review of the literature. Pediatr Surg Int 33：505-512, 2017.

2) Ziegler MM, Duckett JW, Howell CG, et al：Cloacal exstrophy. in Pediatric Surgery, 4th edt（Welch KJ, Randolph JG, Ravitch MM, et al. eds）, pp764-771, Year Book Medical Publisher, Chikago, 1986.

VIII 腹壁形成異常
4. 臍ヘルニア，臍肉芽腫
(Umbilical hernia, Umbilical granuloma)

I. 臍ヘルニア（umbilical hernia）

1. 概念

①臍ヘルニアは，臍帯が脱落後，筋膜の欠損が閉鎖されず，欠損孔がヘルニア門，腹膜がヘルニア嚢となって腹腔内容物が脱出するもので，膨隆は正常の皮膚で覆われる．

②嵌頓あるいは非還納性ヘルニアになることは極めてまれであり，大部分が自然治癒することより[1]，手術適応はほとんどが外見上の問題である．

2. 発生と頻度

1) 発生

胎児期に胎児は臍輪を通して胎盤と臍帯でつながっており，出生時すべての新生児において臍輪には筋膜の欠損がある．出生後，臍帯が脱落したのち臍動静脈の閉鎖吸収が起こり，腹膜，横筋筋膜，皮膚は閉鎖されるが，横筋筋膜の閉鎖が遅れれば，臍ヘルニアを生じる．横筋筋膜の欠損孔がヘルニア門，腹膜がヘルニア嚢，大網あるいは腸管がヘルニア内容となる．

2) 頻度

①臍ヘルニアは，小児外科医が日常遭遇する最も頻度の高い疾患の1つで，発生頻度は人種，出生時体重，基礎疾患によって異なる．

②アフリカ系人種で約30％，欧米で約10％[1]，わが国では新生児の4～10％とされている[2]．

③低出生体重児に多く，1,500 g未満で75％との報告もある[3]．

④Beckwith-Wiedemann症候群，Hurler症候群，13・18・21トリソミー（trisomy），甲状腺機能低下症で臍ヘルニアの頻度が高い．また，腹水や腹膜透析症例で腹腔内圧が上がると自然閉鎖が起こりにくい[3]．

3. 症状および診断

1) 症状

啼泣などで腹圧が上がると，腹横筋筋膜の欠損孔を通じて，小腸，大網などの腹腔内臓器が脱出し，健常な皮膚が膨隆する（図Ⅷ-14）．触れるとぐじゅぐじゅした柔らかい脱出臓器を触れるが，容易に還納される．臍ヘルニアは通常無症状である．ヘルニア嵌頓，脱出腸管の絞扼，破裂の報告もあるが，極めてまれである．

2) 診断

臍部の膨隆は，腹圧が下がると消失するが，皮膚を通して筋膜の欠損孔を触知するので，本症と診断できる．

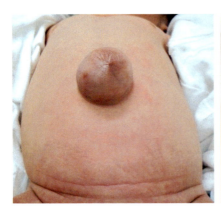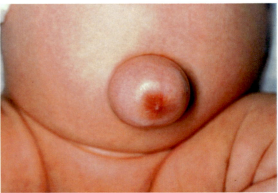

図Ⅷ-14　臍ヘルニア

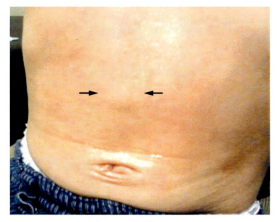

図Ⅷ-15　白線ヘルニア

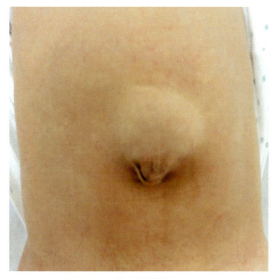

図Ⅷ-16　臍上部型臍ヘルニア

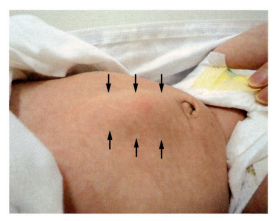

図Ⅷ-17　腹直筋離開

3）自然経過

臍ヘルニアは，生後，臍帯脱落後2～3週頃から出現し，次第に増大するが，月齢3～6ヵ月にて最も大きくなる．その後，次第に小さくなり，1歳までに80％が，2歳までに90％が自然閉鎖する．低出生体重児では発症率が高いが，自然治癒傾向も高い．欠損口が大きいほど自然閉鎖が起こりにくくなる．自然閉鎖は加齢とともに頻度は減るが，思春期まで続く．

4．鑑別診断

1）白線ヘルニア

臍と剣状突起の間の白線に生じる欠損孔がヘルニア門となって，腹膜前脂肪が脱出するヘルニアである（図Ⅷ-15）．白線ヘルニアは嵌頓することがあり，嵌頓すれば痛みを生じる．自然治癒の可能性は低く，手術適応である．臍直上の白線ヘルニアは，臍ヘルニアと鑑別が難しく，しばしば臍上部型臍ヘルニア（図Ⅷ-16）として扱われる．手術に際しては麻酔がかかる前にヘルニア門にマーキングしておく（麻酔がかかるとヘルニア門を触知しないことがある）．

2）臍帯ヘルニア（詳細は各論Ⅷ-1．「臍帯ヘルニア」の項を参照）

腹壁形成異常の一種で，半透明の臍帯内に腹腔内臓器が脱出するものである．合併異常が多い代表的な疾患で，生命予後が最も悪い新生児外科疾患の1つである．

3）腹直筋離開

腹直筋離開は腹直筋が縦に長く離開しており，とくに臍上部に認められる（図Ⅷ-17）．腸管脱出なく，症状もない．成長すれば目立たなくなるため，手術適応になることはない．

5．治　療

1）治療適応と治療法

ほとんどの臍ヘルニアは自然治癒するため，まずは経過観察を行い，自然閉鎖しない場合に外見上の問題で手術適応になることがある．治療法には圧迫法と手術があるが，近年圧迫法が急速に普及している．保存的治療あるいは観察期間は，欧米では2～5歳まで[4]，わが国では2～3歳までとする報告が多い．

2）臍突出症

臍輪が閉鎖しても，皮膚余剰があり，外見上の問題がある場合も臍突出症（いわゆるでべそ）として手術対

象となる．

3）臍ヘルニア嵌頓

臍ヘルニアの嵌頓例はまれであるが，嵌頓すれば脱出臓器の絞扼をきたすので外科治療の適応となる．

4）圧迫療法

圧迫療法は，臍ヘルニア自体の自然治癒率が高いこと，その治療効果が一定しないこと，接触性皮膚炎など皮膚トラブルが高率に生じることより，海外では推奨されていない[3]．わが国では被覆材料が改善され，長期の圧迫でも重篤な皮膚トラブルはきたさなくなったこと，短期間に治癒が見込めること，閉鎖できなくとも皮膚の余剰が軽減され，手術が容易となり術後の外観も改善されることなどの理由から，近年再評価され広く普及してきた．

治癒率の大規模集計での報告では，出生時体重1,501 g以上で生後6ヵ月未満の乳児臍ヘルニア対象では99.1％，また圧迫症例1,194例の報告では87.6％と報告されている[5]．3ヵ月までの早期の圧迫開始で治癒率が高い．ヘルニア門が臍頭側に位置する臍上部型臍ヘルニア（図Ⅷ-16）では治癒率が低いとされている．

5）手術治療

入園あるいは入学時までに自然治癒しない場合，心理的ストレスの予防も含めて手術適応を検討する．

麻酔の神経学的影響の観点から，3歳以降の手術を推す意見もある[4]．

手術の基本は，ヘルニア嚢の切除とヘルニア門の閉鎖および臍の形成である．皮切は臍内にとどめ，術後創が目立たないようにする．整容性を求めて，巨大臍ヘルニアでは余剰皮膚を切除し，平坦な臍では皮弁形成し陥凹を作成するなど，多くの臍形成術が工夫・報告されているが，定まったものはない．術後の合併症としては，創感染や再発（1～2％）などがある．

Ⅱ．臍肉芽腫（umbilical granuloma）

1．概念

臍帯脱落後，臍帯剥脱部に形成される肉芽組織．

2．発生と頻度

1）発生

臍帯脱落後，断端に感染をきたすために上皮化が妨げられて，肉芽が形成されるとする説，臍帯の遺残が肉芽になるとする説などがあるが，詳しい機序は不明である．

2）頻度

新生児500人に1人ともされる[6]が，まとまった報告は少ない．臍帯の処理，衛生状況にて頻度はさまざまである．

3．診断

臍部に，鈍く赤色した，表面が凹凸不整で，漿液性血性滲出液を伴う小隆起を呈する（図Ⅷ-18）．感染し，周囲の皮膚炎を伴ったり，膿汁を分泌することもある．臍洞や瘻孔は認めない．

4．鑑別診断

臍ポリープ，異所性組織が鑑別診断となる．

1）臍ポリープ

臍ポリープとは，臍部の硬い腫瘤で，卵黄腸管遺残としての腸管上皮，尿膜管遺残としての尿管上皮からなる．鮮紅色を呈し，表面は平滑で，漿液性の分泌液を伴う．外観にて鑑別できるとの報告もあるが，正確な診断には組織診断を要する場合がある[6]．保存的加療は無効であり，外科的治療が必要となる．

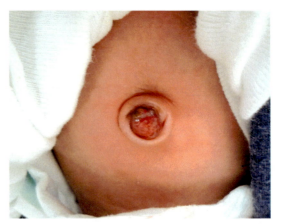

図Ⅷ-18 臍肉芽腫

2）異所性組織

卵黄管よりの多機能細胞から生じた膵組織，臍輪閉鎖時に取り込まれた肝組織が報告されている．固形腫瘍で，外科的切除が必要である．

5. 予防と治療

1）予　防

臍肉芽腫の予防には，臍帯断端のケアが重要である．臍帯の根部に近いところで臍をクランプする．断端は清潔にして，感染を防ぐ．早期に乾燥させ，脱落を促す[7]．

2）保存的治療法

臍帯断端の消毒，肉芽に食塩を塗布する salt application，抗生物質塗布，ステロイド塗布，乾燥させて観察する，などがある．近年，ステロイド軟膏処置が，硝酸銀焼灼と治癒率に差がないとして注目されている[8]．

3）侵襲的治療

①硝酸銀による焼灼が第一選択である．週1～2回焼灼するが，焼灼後は皮膚障害を避けるために生理食塩水で洗浄し，硝酸銀を失活させる必要がある．

②結紮法：ポリープ状形態を呈する場合は結紮し，脱落を待つ．

③電気メスによる焼灼，凍結療法がある[7]．

④外科的切除：これらの方法で消退しなければ，臍ポリープの可能性があるので，外科的に切除し，組織学的検査を行う[7]．

（黒田　征加）

【参考文献】

1) Weber TR：Umbilical and Other Abodominal Wall Hernias. George WHⅢ, et al（eds）, ASHCRAFT'S Pediatric Surgery, 6th ed, Chapter 49, pp673-675, Saunders, Philadelphia, 2014.
2) 奥山宏臣：保護者の疑問・相談にこたえるために．その他の外科疾患 でべそ．小児科 58：1149-1152, 2017.
3) Cilley RE：Disorders of the Umbilicus. Colan AG, et al（eds）, Pediatric Surgery, 7th ed, pp961-972, Mosby, Philadelphia, 2012.
4) Zens T, Nichol TF, Cartmill R, et al：Management of asymptomatic pediatric umbilical hernias；a systematic review. J Pediatr Surg 52：1723-1731, 2017.
5) 中山智理，土岐　彰，千葉正博ほか：臍ヘルニア圧迫：する．小児外科 49：177-180, 2017.
6) Assi AN, Kadem MK, AI Rubaee RJ, et al：Management of umbilical granuloma. Thi-Qar Medical Journal 4：82-87, 2010.
7) Karaguzel G, Aldemir H：Umbilical Granuloma；Modern Understanding of Etiopathogenesis, Diagnosis, and Management. J Pediatr Neonatal Care 4（3）：00136, 2016.
8) Ogawa C, Sato Y, Suzuki C, et al：Treatment with silver nitrate versus topical steroid treatment for umbilical granuloma；A non-inferiority randomized control trial. PLoS One 13（2）：e0192688, 2018.

VIII 腹壁形成異常
5. 鼠径ヘルニア (Inguinal hernia)

I. 概念

①小児鼠径ヘルニアのうち，内鼠径ヘルニアおよび大腿ヘルニアはそれぞれ1%以下と少ないので，ここでは外鼠径ヘルニアについて述べる．

②外鼠径ヘルニアは，開存した腹膜鞘状突起(patent processus vaginalis；ヘルニア嚢)に腹腔内臓器の一部が脱出するものである．脱出臓器は，新生児期の男児ではほぼ全例が腸管で，女児では腸管，卵巣である．

③鼠径ヘルニアの嵌頓は，乳児期，とくに生後6ヵ月未満に多い．

④治療はヘルニア嚢の高位結紮であるが，アプローチは従来の鼠径法と腹腔鏡下法がある．後者は，わが国では laparoscopic percutaneous extraperitoneal closure (LPEC) 法が広く行われている[1]．

⑤低出生体重児では，嵌頓や術後の合併症が多い[2]．

II. 発生と病型・頻度

①腹膜鞘状突起は，胎生3ヵ月に腹膜が内鼠径輪から鼠径管内へと突出し形成される．男児では，胎生7ヵ月以降の精巣の下降に関与し，36〜40週にはその遠位側は精巣鞘膜 (tunica vaginalis) となり，近位側は閉鎖する．女児では，子宮円索が大陰唇方向に向か

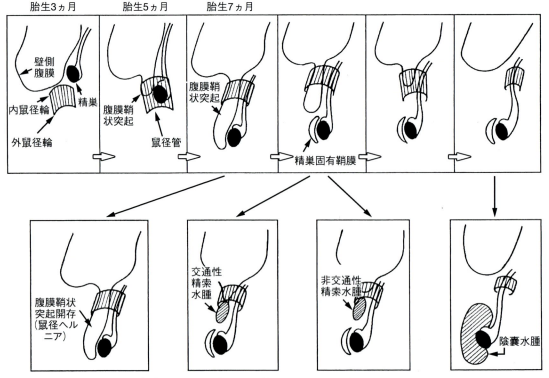

図VIII-19 腹膜鞘状突起の発生に伴う精巣の下降および鼠径ヘルニアの形態分類
上段：生理的に生じた腹膜鞘状突起は精巣固有鞘膜を残して消退する．
下段：腹膜鞘状突起の遺残あるいは不完全消退による．

うNuck（ヌック）管がこれに相当する．腹圧や腹腔内の液体成分の貯留などの因子が関与すると，腹膜鞘状突起は開存したままとなり，ヘルニア嚢が形成される（図Ⅷ-19）[3]．腹膜鞘状突起が分節的に閉鎖し，末梢側に水腫が貯留すると，男児では陰嚢水腫や精索水腫，女児ではヌック管水腫となる．

②鼠径ヘルニアの発生率は0.8〜4.4%と報告され，男女比は3：2と男児に，発生部位も男児では右側60%，左側30%，両側10%と右側に多い[4]．2012年のNational Clinical Database（NCD）の16歳未満手術症例50,227件のうち，19,624件（39%）が鼠径ヘルニア類縁疾患手術*で，その手術時年齢は1歳未満の割合が16.1%で，そのうち6ヵ月未満が9.7%，3ヵ月未満が4.6%，30日以下が0.2%であった[5]．

> ＊：NCD小児外科領域の鼠径ヘルニア類縁疾患手術の
> ヘルニア手術（腹腔鏡による，その他による）．大
> 腿ヘルニア，交通性陰嚢水腫手術，陰嚢水腫手術が
> 含まれる．

低出生体重児では鼠径ヘルニアの発生率はさらに高く，1,500 g以下では6人に1人，1,000 g以下では3人に1人の発生を認める．男児と女児の差はなく，両側発生も多く，とくに女児では約半数に認める[6]．

Ⅲ．臨床所見と診断

①鼠径ヘルニアは，鼠径部や陰嚢部に表面平滑で柔らかい膨隆として気づかれる．診察時には膨隆を認めない場合，鼠径管を触知するとヘルニア嚢が擦れる感覚（silk sign）を認めることがあるが，皮下脂肪の多い新生児では触れにくい．脱出臓器としては腸管が大半を占める．虫垂が脱出するものをAmyand's herniaと呼ぶ．女児では卵巣の脱出が多いが，子宮の脱出もある．

②嵌頓ヘルニアでは，不機嫌，嘔吐などの症状を認める．嵌頓ヘルニアは1歳未満が約2/3を占め，とくに生後6ヵ月未満に起こりやすい．さらに，低出生体重児では13%に嵌頓ヘルニアを認める[6][7]．血流障害が進行し絞扼性ヘルニアとなると，局所の圧痛・発赤，血便などが出現する．腹部X線写真では，腸管脱出時には鼠径部・陰嚢に腸管ガス像を認める．超音波検査では，腹膜鞘状突起の開存やヘルニア嚢内への脱出臓器を描出でき，ドップラー（Doppler）検査は脱出臓器の血流障害の診断に有用である．

③鑑別診断としては，①精索水腫・陰嚢水腫・ヌック管水腫，②鼠径部リンパ節炎，③停留精巣，④鼠径部・陰嚢内腫瘍などがある．水腫と嵌頓ヘルニアとの鑑別には超音波検査あるいはMRI検査が必要で，透光テスト（transillumination test）は特異度が低い．穿刺による鑑別診断は，腸管穿刺の可能性があり禁忌である．

④外陰部が女児で両側鼠径ヘルニアで鼠径管に腫瘤を触知した場合は，disorders of sex developmentの可能性もあり，腹腔鏡下手術などによる内性器の観察が必要である．

Ⅳ．治　療

鼠径ヘルニアの診断がつき次第，予定手術を計画する．とくに1歳以下や卵巣の脱出を認める症例は，嵌頓や捻転のリスクを考慮し早期手術を予定する．

1．徒手整復

嵌頓ヘルニアで血流障害が可逆的と判断した場合，徒手整復を試みる．約80%は整復可能である．整復後は再嵌頓をきたしやすいため，局所浮腫がとれた整復後5日目以降に早急に手術を行う．整復不能または絞扼が疑われる症例は緊急手術を行う．女児の卵巣の非還納ヘルニアはslidingヘルニアによることもあり，無理な徒手整復は控える．

2．周術期管理

5 kg以上で，全身状態に問題がなければ日帰り手術が行われる．低出生体重児では術後も無呼吸をきたしやすいので，注意深い経過観察が必要である．

3．手術手技

小児ではヘルニア嚢の高位結紮（high ligation）を行う．成人で行われている鼠径管の補強や人工補強材を用いた手術は不要である．

1）鼠径部アプローチ

精索へのアプローチ法としては，鼠径管のみを切開し外鼠径輪は温存するPotts法（図Ⅷ-20a），鼠径管を外鼠径輪まで切開するLucas-Championniere法（図Ⅷ-20b）がある．嵌頓を伴わない場合，乳幼児では鼠径管を切開しないで，外鼠径輪の外からアプローチするMitchell-Banks法が有用である（図Ⅷ-20c）．

〈男児鼠径ヘルニアの手術〉

①恥骨頭外側の皮膚襞に沿い約1.5 cmの皮膚切開を置き，腸骨鼠径神経（ilioinguinal nerve）を損傷し

各論 Ⅷ. 腹壁形成異常

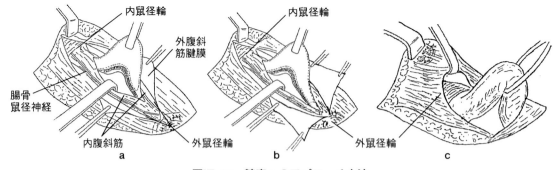

図Ⅷ-20 精索へのアプローチ方法
a：Potts 法　鼠径管を開く.
b：Lucas-Championniere 法　鼠径管を外鼠径輪まで開く.
c：Michell-Banks 法　鼠径管を開かないで外鼠径輪の外で精索を授動する.

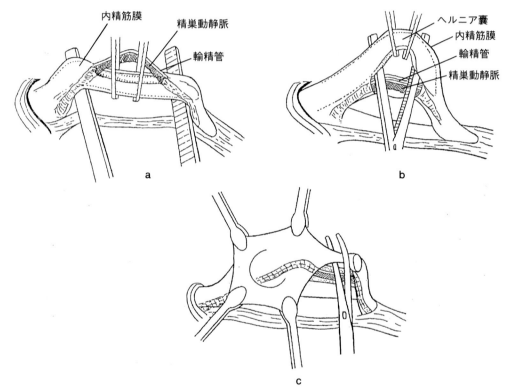

図Ⅷ-21 ヘルニア嚢の剝離方法
a：内精筋膜を，ヘルニア嚢を損傷しないように，血管が透見できるところで鋭的に切開し，輸精管・精巣動静脈を剝離授動する．内精筋膜の切開を可及的に内鼠径輪近くまでにすると，図bの剝離が楽になる
b：内精筋膜の側面から，ヘルニア嚢と輸精管・精巣動静脈の間を鈍的に剝離する.
c：ヘルニア嚢を切開し，輸精管・精巣動静脈の前面のヘルニア嚢を横断する.

ないよう外腹斜筋腱膜を線維方向に切開する．乳児では浅腹筋膜が発達しており，これを外腹斜筋腱膜と間違わないように注意する．挙睾筋を split し，内精筋膜に包まれたヘルニア嚢を挙上し，内鼠径輪（下腹壁動静脈または腹膜前脂肪組織の高さ）まで剝離する．

②内精筋膜を切開し，精巣動静脈と輸精管をヘルニア嚢から愛護的に剝離し（図Ⅷ-21），これらを巻き込まないようヘルニア嚢を高位で刺入結紮する．新生児などの巨大ヘルニアでは，剝離された左右の内精筋膜にも運針し，ヘルニア門を縫縮する（図Ⅷ-22）．

③ヘルニア嚢の末梢側を切開開放し，止血を確認したのち，精巣を陰囊内に牽引し，精巣動静脈と輸精管

5. 鼠径ヘルニア

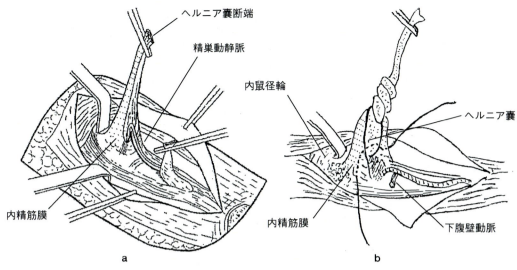

図Ⅷ-22 ヘルニア嚢の高位結紮
a：内鼠径輪の近くでは，内精筋膜とヘルニア嚢は精巣動静脈と輸精管を左右から取り囲んでいる．
b：精巣動静脈と輸精管を巻き込まないようヘルニア嚢を数回捻り，切開した内精筋膜にも運針し，高位結紮する．

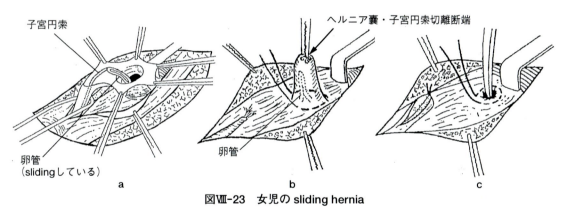

図Ⅷ-23 女児の sliding hernia
a：Sliding hernia の有無は，ヘルニア嚢を切開し内腔から観察しなければ確認できない（図では卵管の sliding hernia を認める）．
b，c：卵管の遠位側でヘルニア嚢を子宮円索とともに結紮切離し，内鼠径輪の高さでヘルニア嚢の周りに巾着縫合をかけ，結紮したヘルニア嚢断端を卵管ごと腹腔内へ押し戻し閉鎖する．

を鼠径管内に戻す．外腹斜筋腱膜・浅腹筋膜を縫合後，皮内縫合する．

〈女児鼠径ヘルニアの手術〉

約20％に卵管や卵巣の sliding hernia を合併しており，必ずヘルニア嚢の前壁を切開し，内腔からその有無を確認する（図Ⅷ-23a）．Sliding hernia がなければ子宮円索をヘルニア嚢とともに穿刺結紮し，あればヘルニア嚢を子宮円靭帯とともに切離し，ヘルニア嚢を卵管・卵巣付着部のすぐ末梢側で同様に穿刺結紮し，内鼠径輪の高さで巾着縫合をかけ，腹腔内に還納させたのち閉鎖する（図Ⅷ-23b，c）．

〈嵌頓ヘルニアに対する手術〉

外腹斜筋腱膜は外鼠径輪まで切開する．ヘルニア嚢の授動が困難な場合は内鼠径輪前壁も一部切開する．ヘルニア嚢を切開し，腸管の血行障害の回復を観察する．腸管の血流障害があれば腸管の切除再建を行う．万一，壊死腸管が操作中還納した場合，開腹操作や腹腔鏡下に壊死腸管を検索する．

2）腹腔鏡下ヘルニア手術（LPEC 法）

腹腔鏡下ヘルニアは対側の診断と治療，内ヘルニアや大腿ヘルニアの診断とその治療にも有用である．術前に浣腸を行う．気管内挿管による全身麻酔とし，導

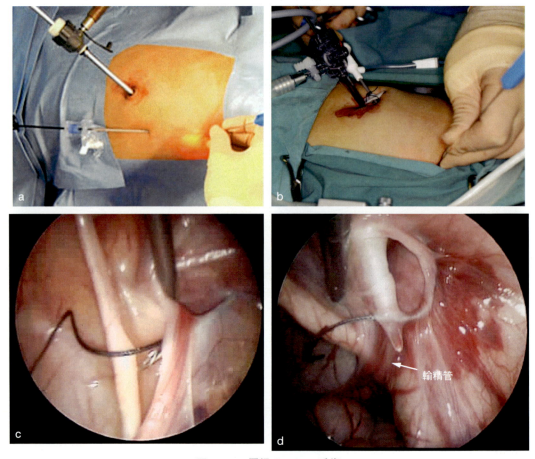

図Ⅷ-24 男児のLPEC手術
a：臍部にカメラポートを，臍右側にワーキングポートを挿入し，鼠径部にLPEC針を刺入する．
b：Single incisional LPEC（SILPEC）法：臍内の同一創部内にカメラポートとワーキングポートを挿入．
c：LPEC針でヘルニア門外側縁を半周通したところ（女児）．
d：内鼠径輪に沿い，輸精管を剥離し腹膜のみを拾うようにLPEC針を運針する．

尿する．

①臍よりopen Hasson法で3 mmのトロッカーを挿入し，6〜8 mmHgの気腹下に30 cmの硬性鏡を挿入する．臍左縁に2 cmのトロッカーを挿入しworking portとする（図Ⅷ-24a）．臍創内に挿入する方法（single incisional LPEC：SILPEC）も多く行われている（図Ⅷ-24b）．腹腔内臓器の脱出があれば愛護的に整復し，対側の腹膜鞘状突起の検索も行う．

②非吸収糸を把持したラパヘルクロージャー™（LPEC針）を経皮的に刺入し，ヘルニア門の外縁に沿い腹膜下を運針する．男児では，輸精管や精巣動静脈を巻き込まないように，LPEC針の先で腹膜をこれらから剥がす．半周運針したら，LPEC針を腹腔内へ誘導し，把持鉗子を用い縫合糸をループから外す（図Ⅷ-24c）．

③LPEC針を刺入部の皮下まで引き戻し，ヘルニア門の内縁を運針したあと腹腔内に誘導し（図Ⅷ-24d），縫合糸断端を保持し体外で結紮する．女児では，子宮円靱帯とヘルニア嚢を一緒に結紮する．止血を確認し，臍部の創を閉鎖する．

3）低出生体重児に対する手術

低出生体重児では鼠径ヘルニアの発生率は15〜30％と高く，嵌頓ヘルニアの合併も13〜55％と多い[2)7)8)]．NICU在室中は，嵌頓がなければ非還納性ヘルニアでも血流障害の有無に注意しながら体重増加を待ち，NICU退室する前（修正週数が40〜45週）での手術が推奨される[9)]．低出生体重児では内精筋膜が肥厚し，一方，ヘルニア嚢は非常に薄く脆弱で，輸精管や精巣動静脈も細いため，熟練した手術操作を要する．なお，対側の予防的手術は推奨しない報告が多い．低出生体重児でも腹腔鏡下手術が行われるようにな

り，鼠径アプローチに比べ，輸精管や精巣動静脈の剥離範囲が狭い，対側の腹膜症状突起開存に対しても同時手術が可能，術後の合併症も少ないことから有用と報告されている[8)9)]．

V. 術後合併症と予後

①約2%に精巣萎縮や挙上，再発を認める[6)]．精巣萎縮は，嵌頓ヘルニアに対して緊急手術を行った例や低出生体重児に多い[2)6)-8)]．精巣挙上は，感染や出血や乳児などの巨大なヘルニアの症例に多く，術後は精巣の牽引を指導するが，改善がない場合は精巣固定術が必要である．

②ヘルニアの再発は0.5%前後で，多くは1歳未満の症例で，半数は術後1年以内に発生する．脳室-腹腔シャントや腹膜透析の症例，低出生体重児，connective tissue disorderの症例，臍帯ヘルニアや膀胱外反などの症例は，異時性両側発生や術後の再発も起こりやすい．再手術は，鼠径部アプローチ後でも腹腔鏡下に行うと癒着剥離が少なく，再発形式の原因検索という点でも有用である．

（米倉　竹夫）

【参考文献】
1) 嵩原裕夫，久山寿子：最近の小児鼠径ヘルニアの手術法；LPEC法を含めて．消化器外科 32：377-386, 2009.
2) de Goede B, Verhelst J, van Kempen BJ, et al：Very low birth weight is an independent risk factor for emergency surgery in premature infants with inguinal hernia. J Am Coll Surg 220：347-352, 2015.
3) 米倉竹夫：鼠径ヘルニア（external inguinal hernia）・接鼠径ヘルニア（indirect inguinal hernia）．系統小児外科学，福澤正洋ほか（編），pp683-690，第3版，永井書店，大阪，2013.
4) Lloyd DA, Rintala RJ：Inguinal hernia and hydrocele. O'Neill, Rowe MI, et al（eds）, Pediatric Surgery, Fifth edition. pp1071-1086, MS Mosby, St Louis, 1998.
5) 日本小児外科学会データベース委員会；米倉竹夫，臼井規朗，古村　眞ほか：National Clinical Database（小児外科領域）Annual Report 2011-2012. 日小外会誌 52：1350-1359, 2016.
6) Johnstone JMS：Hernia in the neonate. Freeman NV, et al（eds）, Surgery of the Newborn, pp321-330, Churchille Licinstone, New York, 1994.
7) Misra D, Hewitt G, Potts SR, et al：Inguinal herniotomy in young infants, with emphasis on premature neonates. J Pediatr Surg 29：1496-1498, 1994.
8) Pini Prato A, Rossi V, Mosconi M, et al：Inguinal hernia in neonates and ex-preterm；complications, timing and need for routine contralateral exploratio. Pediatr Surg Int 31：131-136, 2015.
9) Pastore V Bartoli：Neonatal laparoscopic inguinal hernia repair；a 3-year experience. Hernia 19：611-615, 2015.

固形腫瘍

IX. 1. 新生児固形腫瘍総論とOncologic emergency

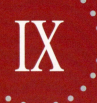

I. 新生児固形腫瘍総論

1. 疫学と病因

新生児腫瘍の発生率は，出生 12,500〜27,500 人に1人と言われ，小児がんの2%を占めると報告されている[1]．

成人悪性腫瘍と違い，発症因子に環境因子がほとんど関与しないとされているため，遺伝的要因が発症に大きくかかわると考えられる．実際，先天奇形や染色体異常に合併する症例も多く，新生児腫瘍の15%に何らかの先天異常を合併すると言う報告も見られる．環境因子としては，妊娠中の放射線被曝，感染，薬剤投与，母親の悪性腫瘍などが胎児の腫瘍の発生にかかわると報告されている[2]．

生物学的悪性度と臨床的悪性度は必ずしも一致せず，病理学的には悪性でも，良性腫瘍のように予後良好の経過を示す腫瘍がある一方，巨大仙尾部奇形腫のように，病理学的には良性腫瘍でも，出血や循環障害などを引き起こし，臨床的に悪性の経過を辿る症例もある．また，経過中に悪性度が変化する腫瘍も見られ，病理学的に明らかに良性の成熟奇形腫が，悪性腫瘍として再発する例が報告される一方[3]，神経芽腫のように，病理学的には悪性でも自然退縮，あるいは良性の神経節腫に分化する腫瘍もある[4]．

新生児の腫瘍の病理組織診断別の頻度は，SIOPからの報告では奇形腫(23.5%)，神経芽腫(22.5%)が最も多く，次いで軟部腫瘍(8.1%)，腎腫瘍(5.9%)，中枢神経腫瘍(5.9%)，白血病(5.9%)が続く[2]．Raoらの単一施設からの報告でも奇形腫が33例と最も多く，次いで神経芽腫が14例，腎腫瘍，軟部腫瘍13例の順となっている[5]．

2. 症状と治療

症状としては，出生時の腫瘤として発症することがほとんどであるが，後述のように，oncologic emergencyとして発症し，緊急に治療介入が必要な症例もある．最近は胎児超音波検査の普及により，出生前から診断され，生下時は無症状の症例も増加している．

治療は，良性腫瘍では化学療法が無効のため手術による摘出が基本方針となるが，悪性腫瘍では新生児期の摘出が困難な症例は，年長児と同様に腫瘍生検ののちに化学療法や放射線治療を行い，腫瘍を縮小してから摘出術を行う方針がとられる(second look operation)．しかし，新生児に対する化学療法や放射線療法は慎重に行う必要があり，抗がん剤の投与量や放射線の線量は，少量(年長児の20%程度)から開始し，全身状態と抗腫瘍効果を見ながら徐々に増加すべきである．

II. 新生児のoncologic emergency

新生児期の腫瘍は，治療が奏効すれば予後良好なものが多いが，なかには腫瘍そのものの存在が生命の危機を招き，緊急的な治療介入が必要となるoncologic emergency症例が見られる(表IX-1)．

一般に新生児期の腫瘍は急速に増大するものが多いため，腫瘍そのものの大きさが致死的要因(life-threatening)となりうる．たとえば，巨大な仙尾部奇形腫は腫瘍への血流増加により心拍出量が増大し，高拍出性心不全を引き起こす．また，腫瘍破裂による出血を引き起こすため，病理学的には良性腫瘍でも悪性

表IX-1 新生児のoncologic emergency

1. 腫瘍の増大によるもの	
呼吸障害	腹腔内の巨大腫瘍，神経芽腫の肝転移
循環障害	仙尾奇形腫
止血機能異常	巨大血管腫
腫瘍破裂	CMN，肝芽腫
2. 腫瘍の局在によるもの	
口腔内	呼吸障害
胸腔内	呼吸障害，循環障害
上縦隔	上大静脈症候群

1. 新生児固形腫瘍総論とOncologic emergency

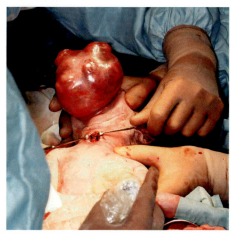

図IX-1 出生前に診断された口腔内奇形腫(上顎体)に対し、EXITによる分娩を行っているところ.

の転帰をとることがある.巨大血管腫などでは凝固因子の消費による血小板の低下や止血機能低下を引き起こす.神経芽腫の病期IVs症例では、肝転移による肝臓の急速な腫大により呼吸不全や循環不全を引き起こす症例も報告されている[6].

気道周辺や胸腔内に発生する腫瘍もoncologic emergencyを引き起こす可能性がある.口腔内の奇形腫(上顎体)では出生直後から呼吸不能に陥る可能性があるため、子宮外分娩時治療(ex utero intrapartum treatment:EXIT)による分娩が考慮される(図IX-1).縦隔や胸腔内の腫瘍も肺や心臓を圧迫して呼吸不全や心不全を引き起こし、上縦隔の腫瘍では上大静脈症候群を引き起こすなど、腫瘍の発生部位によってはoncologic emergencyを引き起こす可能性がある.

Oncologic emergencyに対しては、気管内挿管による呼吸管理をはじめとする全身管理を行いつつ、腫瘍に対する手術や、化学療法や放射線治療が行われる.奇形腫のように化学療法・放射線療法が効かない腫瘍では、緊急の摘出術を余儀なくされるが、巨大な腫瘍を新生児期に摘出することは必ずしも容易ではなく、術中の出血や循環不全、術中の臓器損傷による膀胱直腸損傷、腎障害などの重篤な術後合併症を引き起こすことがある.しかし、化学療法が有効な神経芽腫などでは、緊急の抗がん剤投与により腫瘍の縮小が得られ、良好な治療経過が得られる症例も報告されている.

III. 出生前診断された腫瘤病変に対する治療方針

近年、産科領域における超音波診断の普及と技術の向上に伴い、胎児期に腫瘤性病変を指摘されて紹介される症例が増加してきた.それに伴い、胎児診断された腫瘍の診断、治療を効率的に進めるシステム作りが必要となる.

胎児期に見つかる腫瘤性病変の中には、妊娠中に胎児循環不全、腫瘍内出血を引き起こし、緊急分娩の適応となる症例がある.また上述のように、出生直後にoncologic emergencyを引き起こし、緊急処置を要するものも見られる.

したがって、胎児に腫瘤性病変が疑われた場合は、必要に応じて母体を検査入院させ、エコーやMRIによる精査を行い、産科、新生児科、小児外科など関連各科による周産期カンファレンスを開いて分娩様式や出生後の治療方針を決める必要がある.出生直後に治療介入が必要な例では、出生前から出生後の手術の準備や、家族への説明が行われる.

まず、腫瘤が実質性のものか、嚢胞性のものかにより治療方針が異なってくる.嚢胞性のもので最も重要

腫瘍が小さく、母児ともに健全	→ 自然分娩	→ 待機手術/保存的治療
巨大腫瘍 産道通過障害 腫瘍破裂の恐れ	→ 予定帝王切開 (37週以降)	→ 準緊急手術、治療
頸部、胸腔内腫瘍 気道閉塞の危険性	→ 帝王切開(EXIT考慮)	→ 緊急手術
胎児循環障害 腫瘍の急速な増大	→ 緊急帝王切開	→ 準緊急手術、治療

図IX-2 出生前に診断された固形腫瘍の治療方針

なのは卵巣嚢腫であるが，これは他の項目で詳述するので，本項では実質性腫瘍の治療方針に関して解説する．**図Ⅸ-2**に出生前診断された固形腫瘍症例の治療方針を示す[7]．腫瘍が小さく臨床的に問題にならない例では，通常の分娩の後に診断，治療が行われるが，巨大なものでは帝王切開が予定される．また，気道を閉塞する可能性がある腫瘍も予定帝王切開で娩出し，直ちに気管切開などの処置が行われる．出生直後に呼吸不全が予測される頭頸部の腫瘍ではEXITによる分娩が考慮される．

妊娠中のフォローアップとしては，急速な増大や腫瘍内出血，胎児水腫の出現などが見られないか，頻回の超音波検査を行いチェックする．腫瘍の大きさや性状のみならず，胎児水腫，肺の成熟などの胎児のコンディション，さらに妊娠高血圧症候群など母親のコンディションなども厳重にフォローし，これらの所見を基に娩出の時期や方法，出生後の治療を決定する．

経過中，腫瘍への血流量の増加から胎児循環不全を引き起こし，胎児水腫の進行，胎児仮死に至る例も見られるため，胎児循環不全の兆候などが見られた場合は，緊急帝王切開にて早期に娩出させる必要がある．

（大植　孝治）

【文　献】

1) Bader JL, Miller RW：Cancer incidence and mortality in the 1st year of life. Am J Dis Child 133：157-159, 1979.
2) Moore SW, Satge D, Sasco AJ, et al：The epidemiology of neonatal tumors. Report of an international working group. Pediatr Surg Int 19：509-519, 2003.
3) 岩谷壮太，武岡恵美子，浅野貴大ほか：当新生児科で経験した仙尾部奇形腫17例の臨床経過．日本周産期・新生児医学会雑誌50：945-951, 2014.
4) Oue T, Inoue M, Yoneda A, et al：Profile of neuroblastoma detected by mass screening, resected after observation without treatment；results of the Wait and See pilot study. J Pediatr Surg 40：359-363, 2005.
5) Rao S, Azmy A, Carachi R：Neonatal tumours；a single-centre experience. Pediatri Surg Int 18：306-309, 2002.
6) 佐藤光則，川崎達也，金沢貴保ほか：神経芽腫多発肝転移による腹部コンパートメント症候群に対して長期間の開腹減圧管理を行った乳児例．ICUとCCU 41：333-337, 2017.
7) 大植孝治，米田光宏，上原秀一郎ほか：胎児固形腫瘍の治療方針．日本産婦人科・新生児血液学会誌18：35-42, 2009.

IX 固形腫瘍
2. 神経芽腫 (Neuroblastoma)

I. 概念

①新生児神経芽腫の多くは，腫瘍としての予後は良好である．とくに出生前診断された症例が無症状の場合，自然退縮が期待されることを念頭におく必要がある．

②急速な肝腫大が進行する症例，巨大な縦隔病変を有する症例，先天性のdumbbell腫瘍により神経症状を有する症例など，oncologic emergencyを呈することもある．

③生物学的予後不良因子を持つ症例も少数ながら存在する．

④それぞれの症例の特性を的確に判別し，治療が必要な症例には迅速な対応がとれる態勢を整えておくことが重要である．

⑤手術においては，新生児であること，拡大切除が予後改善に寄与するデータに乏しいことから，新生児神経芽腫の特徴を念頭において，過度の侵襲や合併症を生じることがないように留意することが重要である．

II. 疾患概念

神経芽腫は自然退縮する予後良好例(図IX-3)[1]から，長期生存率が5割に満たない予後不良例までさまざまな症例が存在するため，正確なリスク評価のもとに適切な治療方針を立てることが重要である．本項では紙面の制限があるため，神経芽腫の基本的事項については成書を参照されたい[2]．

新生児神経芽腫においては，転移のない局所性腫瘍(stage L1・L2)に加えてstage MS症例の割合が多い．INRGSS病期分類(International Neuroblastoma Risk Group Staging System)が発表される前の国際病期分類であるINSS病期分類(International Neuroblastoma Staging System)で登録されている日本小児外科学会による「小児の悪性固形腫瘍登録」(小外会登録)の1998〜2015年の登録データによると，生後1ヵ月までに治療開始され，神経芽腫・神経節芽腫と組織診断された症例において，stage 1が39%と最も多く，次にstage 4Sが24%を占めていた(図IX-

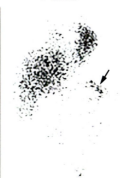
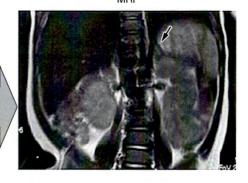

図IX-3 新生児神経芽腫自然退縮例
(米田光宏：日本周産期・新生児医学会雑誌，2016[1]による)

各論 IX. 固形腫瘍

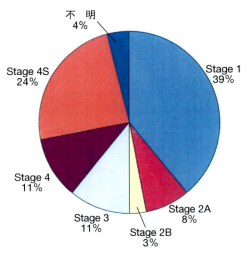

図IX-4 生後1ヵ月までに治療開始された神経芽腫・神経節芽腫のINSS病期分類
（日本小児外科学会　小児の悪性固形腫瘍登録　2004〜2015年）

4). Stage 4Sは遠隔転移を有しながら予後の良い症例で，Evansが特別(special)な病期であることからstage IV-Sとして最初に報告[3]し，INRGSSではstage MSと分類された[2]．いずれの病期分類においても予後良好な特別な病期として扱われるが，小児外科学会病期分類のstage IV-S，INSSのStage 4S，INRGSSのstage MSの間には定義の相違があるので注意が必要である（表IX-2）．

III. 疫 学

新生児悪性固形腫瘍の中で神経芽腫の頻度が最も高い．米国のSEER(Surveillance, Epidemiology, and End Result Program)データベースを利用した報告では，615例の新生児悪性腫瘍（うち454例が中枢神経原発腫瘍を除く固形腫瘍）中174例（28％）が神経芽腫であった．5年全生存率は76.8％で，男女，人種で予後に差を認めなかった．また，1歳未満の乳児において，血液腫瘍を含めた小児がんの中でも最も頻度が高く，2番目に頻度が高い白血病のほぼ2倍の発生率である[4]．神経芽腫の1〜2％が家族性に発生する．

IV. 病 態

新生児期に発症する神経芽腫の多くは生物学的に予後良好で，$MYCN$遺伝子増幅がないものが90％，hyperdioloidyが79％，favorable histologyが86％という報告がある[5]．しかしながら，stage MSであっても，びまん性肝転移による著明な肝腫大からabdominal compartment症候群を呈する症例や，胸腔内占拠性病変による呼吸不全例など生物学的に予後良好であっても，重篤なoncologic emergencyを呈する症例がある．また，dumbbell型の先天性神経芽腫は下肢麻痺や膀胱直腸障害を呈することがあり，胎児期から長期の神経圧迫のため症状が改善しないことが多く，機能面でのQOLが不良である[1]．

Beckwithは，他病死した生後3ヵ月までの乳児剖検例において副腎に神経芽腫細胞を認め，in situ neuroblastomaとして報告した．臨床的に発見される神経芽腫の40倍以上の頻度で観察されたことより，多くのin situ neuroblastomaは自然退縮することを指摘している[6]．

V. 診 断

出生前診断例は近年増加傾向にあり，胎児超音波検査の精度が向上していることがその要因であると思われる．小外会登録データより，神経芽腫の発見経路として「出生前診断」の項目が設けられた1998〜2015年までの18年間の登録症例数を6年ごとにまとめてみた（表IX-3）．最近6年間に出生前診断により発見された神経芽腫症例は30例となっており，それ以前の

表IX-2 Stage IV-S・4S・MSの違い

病期分類名	Stage 表記	原発巣のStage	遠隔転移部位	月齢
日本小児外科学会分類	IV-S	I・II	皮下・肝・骨髄※	制限なし
INSS[*1]	4S	1・2A・2B	皮膚・肝・骨髄※	12ヵ月未満
INRGSS[*2]	MS	L1・L2	皮膚・肝・骨髄※,※※	18ヵ月未満

[*1]：International Neuroblastoma Staging System
[*2]：International Neuroblastoma Risk Group Staging System
※：骨髄転移：浸潤腫瘍細胞は，有核細胞の10％未満
※※：MIBG検査で骨，骨髄陰性

2. 神経芽腫

表IX-3　出生前診断例の推移

登録年	神経芽腫群腫瘍 症例数	出生前診断された 症例数	出生前診断例中の 無症状症例数
1998〜2003	1,408	20	11
2004〜2009	647	15	7
2010〜2015	659	30	18

（日本小児外科学会　小児の悪性固形腫瘍登録　1998〜2015）

20例, 15例と比較して増加している. このうち無症状で発見された症例は, 18年間の出生前診断例65例中36例と半数以上を占めている. 無症状の症例は出生前診断がなければ発見されることがないはずで, この中には自然退縮する症例も相当数含まれていると推測される.

胎児期に腎上部に腫瘤が認められた場合, 副腎出血, 肺葉外肺分画症, 気管支原性囊胞などが鑑別に挙がる. この場合, 出生後すみやかに腫瘍マーカーを検索する. 尿中VMA（vanillylmandelic acid）, HVA（homovanillic acid）が最も特異的で, 血清NSE（non-specific enolase）上昇も診断の一助となる. ただし, NSEは溶血により高値を示し, 出産時に生じる頭血腫や採血時の溶血による上昇をしばしば経験する. ドップラー超音波検査による血流の評価も有用な情報となる. 充実性で腫瘤内の血流が豊富であれば腫瘍性病変の可能性が高くなる. 逆に囊胞性病変で血流が乏しければ副腎出血を考えるが, 囊胞性神経芽腫も存在するので注意が必要である. 腫瘤の質的評価, 血流の評価, 解剖学的評価は造影CTが有用である. 新生児の場合, 鎮静の問題があり難しいが, 放射線被曝の点からMRIも推奨され, とくにdumbbell型神経芽腫には有用である[1]. また, 神経芽腫の可能性が高いと判断すれば, 生後9週までにMIBG（^{123}I-metaiodo-benzylguanidine）検査を行うことが推奨されている. 腫瘤に一致してMIBGの取り込みが見られた場合は神経芽腫と診断でき, 転移巣の有無を判定するためにも必要である. 上記検査から神経芽腫と診断されれば, 骨髄転移の検索が必須で, 骨髄穿刺または生検を施行する.

VI. 治療戦略

新生児期の神経芽腫治療は, 年長児と同様に考えると過剰治療となることが多く, 注意が必要である. 転移がない局所性神経芽腫（stage L1・L2）や予後良好とされるstage MS症例で無症状の場合は, 無治療経過観察も選択肢となる. 2018年現在, JCCG神経芽腫委員会（JNBSG）では, 無症状の局所性神経芽腫に対する無治療経過観察プロトコール（JN-L-15）の臨床試験が行われている.

有症状例については慎重に治療方針を決定する必要がある. 腫瘍自体の予後が生命予後を規定するのではなく, 随伴症状が生命予後を規定する症例も存在することを念頭におくべきである.

たとえば, stage MSでびまん性肝転移による肝腫大から腹部膨満が急速に進行してabdominal compartment syndromeに発展する場合があり, 全身状態が急激に悪化する場合は迅速な治療介入が必須で, 必要時には呼吸管理を含めた集中治療を遅滞なく開始する. 神経芽腫の診断が確定したら, 全身症状に注意しながら腫瘍治療も開始する. 低用量の化学療法（シクロフォスファミド, ビンクリスチン）が第一選択であるが, 体重換算して減量するなど新生児症例に対する配慮が必要である. また, 急速に肝腫大が進行する場合は, 低用量の放射線療法（3〜5 Gy）が奏効すると報告されている. 外科的介入としては, 開腹してサイロを立て腹圧を下げる治療が有用との報告がある. この時期の神経芽腫の多くは生物学的に予後良好であるので, 人工呼吸管理など集中治療を含めた全身治療を行いながら粘ることで, 腫瘍が自然退縮する時期まで生命維持することを第一目標とし, 過剰治療とならないように心がけることが重要である. リスクの高い症例に対する切除術などの直接的外科治療介入は, 却って全身状態を悪化させる可能性があるので適応となることはまれである.

全身状態が良好でかつ原発巣切除が適応となる症例において, 副腎や後腹膜原発で腎血管と接している場合は, 腎動脈の攣縮による腎萎縮に注意が必要である. 粗暴な操作を避けることは当然であるが, テーピングは極力避け, 塩酸パパベリン散布（通常10倍希釈で使用しているが, 新生児の場合, 血中濃度上昇のリスクを考慮して20倍程度が良いと思われる）も併用する.

各　論　IX. 固形腫瘍

VII. 予　後

　前述のように，生物学的予後不良因子を持つ症例は少数で，腫瘍の性質としては予後良好な症例が多い．胎児期に副腎腫瘍を指摘され，出生後に神経芽腫と診断された55症例を集積した報告[7]によると，stage I・II・IV-Sの予後良好な病期の症例が93％を占め，stage IVは5％のみであった．*MYCN*増幅は，検索された16例においてはいずれも増幅は認めなかった．47例において primary surgery が施行され，5例が化学療法を受け，3例が放射線治療を受けていた．フォローアップされた50例中5例が死亡していた（追跡期間2〜120ヵ月）．うち1例は死産，3例は新生児期死亡であった．

　胎児期から生後2ヵ月までに診断された271例の神経芽腫をレビューした報告[5]によると，INSS stage 1・2・3の症例はすべて90％以上の生存率を示していた．Stage 4S が71％と中間の生存率を示し，stage 4 が16％と極端に予後不良であった．また，嚢胞性病変を持つ症例は生存率92％であったのに対し充実性病変を持つ症例は70％であった．出生前診断を受けた症例の生存率は91％であったのに対し，出生後診断を受けた症例は64％と予後不良であった．出生前診断された無症状の症例において，しばしば自然退縮が見られることがその要因と考えられる．

　以上より，新生児神経芽腫の多くは予後良好であることから，過大な治療を行わないように心がけることが重要である．また，少数ながら，予後不良例やonco-logic emergency を呈する症例が存在することに留意し，適切な治療方針を立てることが求められる．

（米田　光宏）

【参考文献】
1)　米田光宏：教育講演7　新生児悪性固形腫瘍．日本周産期・新生児医学会雑誌 51：1410-1413, 2016.
2)　米田光宏：神経芽腫/基本．田口智章，黒田達夫（編），スタンダード小児がん手術　臓器別アプローチと手技のポイント，pp122-126，メジカルビュー社，東京，2017.
3)　Evans AE, D'Angio GJ, Randolph J：A proposed staging for children with neuroblastoma；Children's cancer study group A. Cancer 27：374-378, 1971.
4)　Ries LAG, Smith MA, Gurney JG, et al：Cancer Incidence and Survival among Children and Adolescents；United States SEER Program 1975-1995, 1999.
5)　Isaacs H, Jr：Fetal and neonatal neuroblastoma；retrospective review of 271 cases. Fetal Pediatr Pathol 26：177-184, 2007.
6)　Beckwith JB, Perrin EV：*In Situ* Neuroblastomas；A Contribution to the Natural History of Neural Crest Tumors. Am J Pathol 43：1089-1104, 1963.
7)　Acharya S, Jayabose S, Kogan SJ, et al：Prenatally diagnosed neuroblastoma. Cancer 80：304-310, 1997.

IX 固形腫瘍
3. 肝腫瘍，腎腫瘍
(Liver tumor, Renal tumor)

I．新生児肝腫瘍

1．概　念

①新生児の肝腫瘍のうち，悪性腫瘍では肝芽腫が，良性腫瘍では血管腫が最も多い(各論IX-5.「血管奇形と血管性腫瘍」の項を参照)．そのほか過誤腫や神経芽腫の肝転移などが鑑別に挙げられる．

②肝芽腫は2歳以下の小児に好発するが，1ヵ月未満の新生児に発症することは極めてまれである．

③新生児肝芽腫の特徴は，ⅰ)進展は早いが遠隔転移はまれである，ⅱ)組織型は，胎児型(fetal type)が多い，ⅲ)年長児に比べて予後不良である，ⅳ)早産児に多い，ⅴ)腫瘍破裂する症例が多いなどである．

④急速に増大し，腫瘍破裂や呼吸障害などを引き起こして全身状態が不良となる症例もあるため，発見されたら早期に治療介入が必要となる．

2．症状と診断

腹部膨満や肝腫大にて発見される例が多いが，出生前診断される例も見られる．先天性の巨大な肝芽腫では，分娩時の産道通過の際に外傷性に破裂する可能性があるため，胎児エコーにて診断した場合は帝王切開による娩出を考慮する必要がある．

診断は，まず腹部CTやエコーによる画像診断を行い，胸部CTにて肺転移の有無を検索する．肝芽腫の腫瘍マーカーにはα-フェトプロテイン(AFP)があり，診断や治療効果の判定，再発の早期発見などに用いられる．しかし，新生児は正常でも生理的にAFPが高値であり，生後徐々に低下して1歳頃に10 ng/ml以下になると言われている．このため，新生児の肝芽腫では，AFPが高値か否か判定するためには，月齢ごとのAFPの正常値と比較して判断しなければ正確な治療効果の判定はできない．AFPのL3分画は肝腫瘍に特異的で，診断に有用と報告されている．図IX-5に新生児肝芽腫症例のCT(入院時，化学療法後)，図IX-6に治療経過を示す．化学療法によりAFPの低下と腫瘍の縮小が得られている[1])．

3．治　療

肝芽腫の治療は，化学療法と肝切除による腫瘍の完全摘出が基本である．腫瘍が小さく，一期的切除が可能な場合は，一期的切除のみで治療を終了する例も報告されているが，多くの症例は化学療法を施行して腫瘍の縮小を図ったのちに摘出術が施行される．画像診

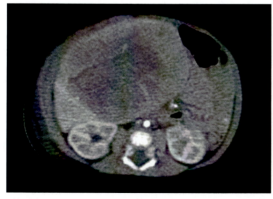
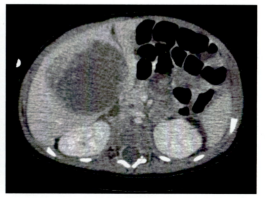

a：入院時 CT　　　　　　　　　b：化学療法後の CT

図IX-5　新生児肝芽腫症例

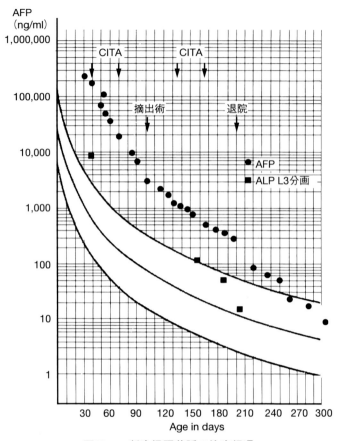

図IX-6 新生児肝芽腫の治療経過
(大植孝治ほか:小児がん, 2008[1]より転載. なお, 新生児期, 乳児期における血清AFP値の正常曲線は, 土田嘉昭ほか:小児内科 12:1630-1635, 1980より引用)

断やAFPの値で血管腫など良性疾患との鑑別診断が困難な場合は, 抗がん剤治療を開始する前に腫瘍生検による病理診断が必要となる.

抗がん剤としては, シスプラチン, アドリアマイシン, ピラルビシン, ビンクリスチン, 5-FUなどの投与が報告されている. わが国では日本小児肝がん研究グループ(JPLT)(現在は日本小児がん研究グループJCCGの肝腫瘍委員会)の治療プロトコールに従って治療されることが多く, 従来はシスプラチンとピラルビシンを用いたCITAプロトコールが使用されていたが, 現在は標準リスク群ではシスプラチン単独療法が行われている. 新生児では抗がん剤の有害事象が起こりやすいため, 抗がん剤の投与量を減量する必要がある. 現行のJPLTのプロトコール(JPLT-3S)では, シスプラチンの投与量が年長児では体表面積当たり80 mgと規定されているのに対し, 5 kg以下の乳児では体重換算で1.8 mg/kgと計算されるため, 概ね年長児の1/3の投与量となっている.

4. 予 後

新生児肝芽腫の予後は従来, 年長児に比して不良とされていたが, 2013年に米国とドイツの症例をまとめた報告では, 化学療法と外科治療により86%と高い3年生存率が得られており[2], 新生児でも年長児と同様の良好な予後が期待できるようになってきた. わが国でもJPLTのプロトコールに準じた化学療法と手術により, 良好な結果が得られたとする症例報告が散見される.

II. 新生児腎腫瘍

1. 総論

1) 発生頻度

新生児期に発生する腎腫瘍は，新生児腫瘍全体の約7％を占め，奇形腫群腫瘍，神経芽腫に次いで多い．腎腫瘍の中で最も多いのは，congenital mesoblastic nephroma(CMN：先天性間葉芽腎腫)で約60％を占め，Wilms 腫瘍がこれに続く[3]．

2) 症状

腹部腫瘍として発症することが多いが，出生前の超音波検査で見つかる例や，出生後に他疾患に対して行われた超音波検査で，無症状のうちに偶然見つかる場合もある．腎盂に接して発症した場合，血尿にて発見されることがある．

3) 診断

超音波，CT，MRI などの画像検査により，腫瘍の進展や質的診断，転移の有無を評価する．Wilms 腫瘍が疑われる場合は，肺転移の検索のため胸部 CT を撮影する必要がある．鑑別診断の対象としては，副腎から発生した先天性の神経芽腫が重要である．

4) 治療

治療としては，腫瘍を含めた腎臓摘出術が一般的に行われる．CMN では術後の化学療法は行わないが，Wilms 腫瘍では病期と組織診断により術後化学療法，放射線治療が行われる．

5) 予後

予後は CMN，Wilms 腫瘍ともに良好である．腎ラブドイド腫瘍(RTK)は新生児期では極めてまれで，予後は極めて不良である．

2. Congenital mesoblastic nephroma(CMN)

新生児の腎腫瘍の中で最も多く，約60％を占める．腹部腫瘤，腹部膨満として発症するが，出生前あるいは生下時の超音波検査で腫瘍が小さいうちに見つかる症例では無症状のこともある．血尿や貧血，高血圧を伴う症例もある．ほとんどの症例が病期Ⅰ，Ⅱであり，手術により全摘出される．

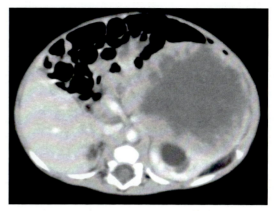

図Ⅸ-7　CMN の CT 像

画像診断では，CT や超音波検査で腎臓から発生する実質性の腫瘍として描出される(図Ⅸ-7)が，画像のみでの Wilms 腫瘍との鑑別は困難であり，確定診断のためには病理組織診断が必要である．

病理組織学的には，古典型(classic type)，富細胞型(cellular type)，混合型(mixed type)の3つの亜型に分類され，発生頻度は古典型：24％，富細胞型：66％，混合型：10％と報告されている[4]．富細胞型と混合型ではまれに肺，脳，肝臓などに転移する例が見られるため，境界悪性腫瘍(low grade malignancy)と考えられている．生物学的予後因子としては，遺伝子転座 t(12;15)，(p13;q25)に起因する *ETV6-NTRK 3* 融合遺伝子が，富細胞型の CMN に検出され，予後不良と関連することが報告されている．

外科的に完全切除されれば予後は良好であるため，通常は術後の化学療法は行われない．まれに再発の報告が見られ，5年生存率は95％前後と報告されている．局所進展例や転移例では Wilms 腫瘍に準じた術後化学療法が施行される．

3. Wilms 腫瘍

新生児の腎腫瘍では CMN に次いで多く約20％を占める．腹部腫瘤，腹部膨満で発症するが，出生前のエコーで発見されることもある．Wilms 腫瘍では，約7％に先天性の合併異常や症候群を合併し，症候性 Wilms 腫瘍と呼ばれる．主な合併疾患は，無虹彩症，Denys-Drash 症候群，Beckwith-Wiedemann 症候群，WAGR 症候群などである．

画像診断では腎原発の実質性腫瘤として描出される(図Ⅸ-8)．早期例では CMN との鑑別は困難であるが，腎静脈，下大静脈への進展，リンパ節転移，肺転移などを引き起こすと Wilms 腫瘍が強く疑われる．

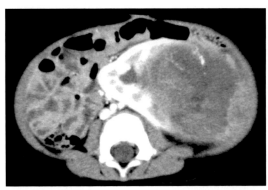

図IX-8 Wilms腫瘍のCT像

ごくまれに,両側例(stage V)も報告されている.病理学的にはほとんどが予後良好な腎芽腫(favorable nephroblastoma:FH)である.臨床検査では貧血,高カルシウム血症を示すことがある.特異的な腫瘍マーカーはないが,高血圧を伴う症例ではレニンが高値となる.

治療は,腎臓とともに一期的に腫瘍を完全摘出し,手術所見と病理組織所見に従って術後の化学療法が行われる.新生児期に放射線治療が行われることはまれである.

化学療法は,わが国ではNWTS-5(JWiTS)の治療プロトコールに準じて行われ,完全切除された病期I,IIの症例ではアクチノマイシンDとビンクリスチンの2剤による化学療法が行われる.化学療法に関しては新生児期は有害事象が顕著となるため,有害事象に十分留意し投与量を減量する必要がある.JWiTSのプロトコールでは,体重30 kg以下の症例は抗がん剤の投与量が体重あたりで規定されているが,6ヵ月未満の乳児ではさらに投与量を半量にするように規定されている[5].欧州では,新生児に対する抗がん剤の影響を考え,病期I,IIの予後良好例では腎摘出術のみで化学療法を行わない方針が推奨されている.両側性Wilms腫瘍(病期V)では,化学療法施行後に腎実質をできるだけ温存して腎部分切除により腫瘍を摘出する(nephron sparing surgery)[6].また,症候性のWilms腫瘍でも,異時性に対側腎臓に腫瘍が発生する可能性が高いため,化学療法施行後に腎温存腫瘍摘出術を施行する.

4. その他の新生児腎腫瘍

腎ラブドイド腫瘍(RTK)は,新生児腎腫瘍の約10%とまれであるが,進展が早く,予後不良である.脳腫瘍を合併することがある.腫瘍を腎臓とともに全摘した後,高リスクの腎腫瘍に対するプロトコールに従って強力な化学療法と,放射線治療が行われる.

腎明細胞肉腫は年長児に発生し,新生児期の発症は極めてまれ(3%以下)である.早期から骨や肺に転移し,予後不良である.治療は腫瘍とともに腎臓を摘出した後,化学療法と放射線治療が行われる.化学療法は高リスクの小児腎腫瘍に対するプロトコールが用いられる.

(大植 孝治)

【文 献】

1) 大植孝治,山中宏晃,谷 岳人ほか:JPLTのプロトコールに従って術前化学療法を施行した新生児肝芽腫の1例.小児がん 45:307-311, 2008.
2) Trobaugh-Lotrario AD, Chaiyachati BH, Meyers RL, et al:Outcomes for patients with congenital hepatoblastoma. Pediatr Blood Cancer 60:1817-1825, 2013.
3) Powis M:Neonatal renal tumors. Early Human Development 86:607-612, 2010.
4) 日本小児腫瘍組織分類委員会(編):小児腎腫瘍.小児腫瘍組織カラーアトラス,第4巻,金原出版,東京,2008.
5) Oue T, Fukuzawa M, Okita H, et al:Outcome of pediatric renal tumor treated using the Japan Wilms Tumor Study-1 (JWiTS-1) protocol;a report from the JWiTS group. Pediatr Surg Int 25:923-929, 2009.
6) Oue T, Koshinaga T, Okita H, et al:Bilateral Wilms tumors treated according to the Japan Wilms Tumor Study Group protocol. Pediatr Blood Cancer 61:1184-1189, 2014.

IX

固形腫瘍
4. 胚細胞腫瘍─頭頸部・仙尾部を中心に─
(Germ cell tumors)

I. 概　念

　胚細胞腫瘍とは，かつて奇形腫群腫瘍と称され，胎生期の原始胚細胞が胚細胞になるまでに発生する腫瘍の総称である．原始胚細胞は胎生4週頃に卵黄嚢に発生し，胎生6週頃には腸間膜を経由して性腺に遊走して，成熟すると配偶子になるが，胚細胞腫瘍はその過程で腫瘍化したものと考えられている．

II. 発生頻度

　胚細胞腫瘍は，15歳未満の小児固形腫瘍の7〜10%，小児がん全体では約3%を占める．新生児期に生じる固形腫瘍はまれで，全小児固形腫瘍の約2%にあたる．胚細胞腫瘍は，新生児期に生じる腫瘍の中では最も頻度の高い腫瘍である．

III. 病因・病態

　胚細胞腫瘍の発症機序は明らかでないが，性分化疾患と胚細胞腫瘍の発生には関連があると言われている．身体の正中線上ならびに性腺が好発部位で，乳児期以降は縦隔や後腹膜腔と精巣・卵巣が主な発生臓器であるが，新生児期には仙尾部と頭頸部に好発する．腹部腫瘤や腫瘍による圧迫症状で発症するが，発症部位が多岐にわたるため，多彩な症状を呈する．

IV. 組織分類

　日本病理学会胚細胞腫瘍の病理組織分類によると，組織分類は単一組織型と複合組織型に分類される．単一組織型は，絨毛癌，胎児性癌，未分化胚細胞腫，卵黄嚢癌などの悪性胚細胞腫瘍と，奇形腫群腫瘍であり，複合組織型はこれらの組織成分のうち2種類以上が混在して認められるものを言う．奇形種は，分化成熟した組織からなる成熟奇形腫，未熟な胎児性組織を含む未熟奇形腫，悪性奇形種の3つに分類される．

V. 診　断

　診断には，超音波検査，CT検査，MRI検査などの画像検査が有用である．画像所見は，脂肪成分，骨成分，実質成分や囊胞など種々の特徴を併せ持つ不均一な内部構造を示す．未熟奇形腫では実質成分が多く，出血や壊死を示唆する所見が特徴的である．腫瘍マーカーは，卵黄嚢癌の成分を有する場合は血清α-フェトプロテイン(AFP)が，絨毛癌の成分を有する場合は絨毛性ゴナドトロピン(β-HCG)が重要である．

VI. 治　療

　良性の胚細胞腫瘍は化学療法が無効なため，原則として外科的切除を行う．一方，悪性胚細胞腫瘍の場合は，外科的切除が可能であればまず手術が選択されるが，切除不能な腫瘍は化学療法を先行させる．

VII. 予　後

　胚細胞腫瘍全体の生命予後は良好であるが，腫瘍組織が残存していると局所再発したり，構成成分が悪性転化することがあり，長期にわたり腫瘍マーカーおよび画像検査による経過観察が必要である．

　本項では，新生児期に好発する仙尾部胚細胞腫瘍と頭頸部胚細胞腫瘍について詳述する．

VIII. 仙尾部胚細胞腫瘍

1. 概　念

　仙尾部胚細胞腫瘍は尾骨の先端にある多分化能を有する細胞(Hensen's node)から発生する腫瘍で，出生前に診断されることのある腫瘍性疾患である(図IX-9).

255

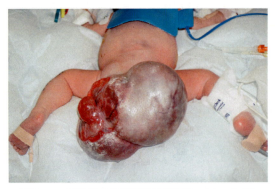

図IX-9 新生児仙尾部奇形腫（生後1日, 女児）

2. 発生頻度

仙尾部胚細胞腫瘍は, 小児の胚細胞腫瘍のうちで最も頻度が高く, 約40%を占め, 80%程度が生下時または出生前診断される. 新生児期に発生する腫瘍の中で発生頻度が最も高く, 出生35,000〜40,000人に1人の割合で認められ, 女児に多いのが特徴である. 胎児超音波検査, 胎児MRI検査などの画像診断の発達に伴い, 出生前診断される症例が増加している.

3. 病態・病型分類

一般に, 腫瘍の発育形態によってI〜IV型に分類されるAltmanの分類が用いられている[1]. 胎児期, 新生児期に発見されるものは骨盤外に発育するI型（腫瘍の大部分が骨盤外成分）, II型（骨盤腔内への進展を伴うが骨盤外成分が大きいもの）, III型（骨盤内・腹腔内成分のほうが大きいもの）が多く, 組織型は良性が大部分を占める[2]. 仙骨前に限局するIV型（骨盤内・腹腔内成分のみで骨盤外の発育を認めない）は発見が遅れることが多い. 病理組織学的には, 成熟奇形腫, 未熟奇形腫または卵黄嚢癌で, 発見が遅い症例ほど悪性である可能性が高くなる.

4. 症状

出生前に診断された症例で, 腫瘍が大きく, 充実性で血流が豊富なものは, 胎児の循環不全をきたし, 心不全, 羊水過多, 胎児水腫を呈する. また, 腫瘍内出血や分娩に伴う腫瘍破裂を生じ, 胎児, 新生児死亡の原因となる. 腫瘍内の動静脈シャントなどの影響で, 胎盤循環血液量の増大により胎盤が腫大し, 母体の循環に影響を及ぼし, Mirror症候群を生じることがある. わが国における出生前診断された仙尾部胚細胞腫瘍の検討によると, 新生児死亡のリスク因子として, 診断時もしくは分娩時の在胎週数, 分娩方法, 腫瘍の構成成分, 胎児水腫の有無などが挙げられている[3]. 在胎28週未満で出生した症例では死亡率が60%と高く, それ以降は減少し, 在胎37週以降で出生した症例の死亡率は0%であった. また, 腫瘍の構成成分を囊胞性, 囊胞成分優位, 充実成分優位, 充実性の4つに区分した場合（図IX-10）, 充実性成分を多く含むに従って死亡率が高かった.

5. 診断

診断は, 超音波検査, CTなどの画像検査と病理組織学的検査で行う. 画像検査では腫瘍の性状, 骨盤・腹腔内への進展, 浸潤程度などを評価する. 出生後の死因は腫瘍出血が多く, 術前に造影CT検査（図IX-11）を施行し腫瘍の栄養血管を評価することが推奨される. 仙尾部胚細胞腫瘍の腫瘍マーカー（AFPなど）は, 診断, 治療効果判定, 再発の指標となるため有用である. 最近では, AFPのL3分画の測定が, 未熟奇形腫における悪性成分の同定や再発の発見に有用であると報告されている[4].

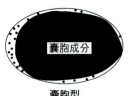
囊胞型

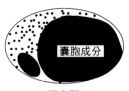
混合型
（囊胞成分優位）

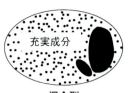
混合型
（充実成分優位）

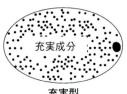
充実型

図IX-10 仙尾部胚細胞腫瘍の構成成分

囊胞型. 腫瘍の90%以上を囊胞成分が占めるもの.
充実型. 腫瘍の90%以上を充実成分が占めるもの.
それ以外は混合型とするが, 囊胞成分と充実成分のどちらが優位かによって, 2つに分類する.
（Usui Nら, J Pediatr Surg, 2012[3]による）

4．胚細胞腫瘍—頭頸部・仙尾部を中心に—

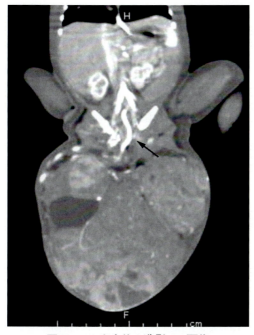

図Ⅸ-11　出生後の造影 CT 画像

仙尾部に充実性成分が主体で囊胞性成分が一部混在した仙尾部奇形腫を認める．仙尾部側から骨盤外に腫瘍の進展を認め，Altman 分類 type I と診断した．腫瘤の栄養血管として，正中仙骨動脈（矢印）が発達している．

6．治　療

1）胎児治療

胎児腫瘍切除は，リスクの高い治療であり，その適応基準は未だ確立されていない．そのため，腫瘍破裂を回避するための囊胞穿刺，腫瘤への血流を遮断するためのレーザーやラジオ波による焼灼など，比較的侵襲の少ない処置が胎児治療の中心である．わが国で施行された胎児治療は，2 例が囊胞成分の多い腫瘍に対する囊胞穿刺，1 例がラジオ波焼灼であった[3]．生命予後不良な妊娠 28 週以前に胎児心不全徴候をきたした場合や，母体が Mirror 症候群を呈した場合は，娩出の時期や方法に加え，胎児治療や EXIT（ex utero intrapartum treatment）の適応についても検討する余地がある．

2）出生後治療

出生前診断された症例は悪性化を考慮し，可能であれば新生児期に切除する．手術は尾骨を含めた腫瘤の完全摘出を行う．尾骨を残した場合，再発率は 30～40％と高率である．Altman I 型では，会陰部からのアプローチのみでも腫瘍の摘出が可能である．皮膚切開は，肛門の位置を確認し，肛門括約筋を損傷しないように距離をとる．腫瘍が大きいと，直腸および周囲の筋群が進展され菲薄化していることが多いため，術中損傷に注意する．骨盤内や後腹膜腔に腫瘍が進展している場合や，血流が豊富で多量の出血が危惧される場合には，経腹的アプローチが必要となる．下腹部で開腹して腫瘍への流入血管である正中仙骨動脈を結紮切離する．腫瘍の栄養血管は，正中仙骨動脈以外にも内腸骨動脈から分岐するものもあるため注意を要する．

7．予　後

新生児期に診断された症例は，ほとんどが良性であり，完全切除のみで 95％以上の生存率が得られている．しかし，骨盤内の手術操作の影響で，術後排尿・排便障害，下肢の運動障害などの後遺症をきたすことがある．術後には，腫瘍の遺残や悪性転化による再発・遠隔転移を発生する可能性があるため，定期的な腫瘍マーカーの測定と画像検査による経過観察が必要である[5]．成熟奇形腫や未熟奇形腫の再発率は 4～20％程度であるが，再発した場合は約 50％が悪性で卵黄囊癌の成分を含む．再発に対しては外科的切除が基本であるが，悪性成分を認める場合や AFP が高値を呈する場合には，化学療法を併用する必要がある．

Ⅸ．頭頸部胚細胞腫瘍

1．概　念

新生児の上顎や鼻咽頭に先天的に発生する胚細胞腫瘍は上顎体と総称される．本症は，Rathoke 囊または脊索前端に存在した多潜能細胞が起源と考えられている．発症時期は，口蓋が癒合する胎生 7 週以前とされており，しばしば口蓋裂を伴う．組織学的には成熟型奇形腫が大部分を占め，未熟型奇形腫や悪性奇形腫は少ない．

2．発症頻度

頭蓋内を除く頭頸部奇形腫の発生頻度は，出生 20,000～40,000 人に 1 人と極めて少なく，奇形腫全体の約 5％を占める．

3．臨床像

胎児期に出生前診断されることが多く，腫瘍による気道，食道，大血管などの圧迫症状を呈する．胎児が羊水を十分嚥下できないために，母体は羊水過多をき

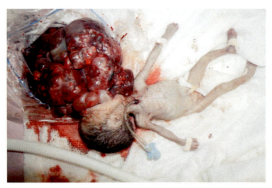

図Ⅸ-12　EXIT を施行した上顎体

たして早産となりやすい．出生後は，気道閉塞による低酸素血症により，致死的な経過をとることもある．

4．診断と治療

　出生前診断には，胎児超音波検査や胎児 MRI が有用である．出生前診断例では母体の周産期管理が重要で，出生後の患児の呼吸管理や，腫瘍摘出の時期についてあらかじめ検討しておく．出生後に気道閉塞が予想される症例は，胎盤血流を保ったまま気管挿管や気管切開などで気道確保を行う EXIT の適応となる(図Ⅸ-12)．腫瘍は完全摘出することが困難な場合も多く，新生児期の手術は圧迫症状の解除が目的となることもある．しかし，乳児期を過ぎて腫瘍が遺残していた場合，悪性化率は高く，早期の完全摘出が推奨されている．

5．治療成績と予後

　出生後の呼吸障害が軽度であれば死亡率は低いが，巨大な腫瘍により周囲の臓器が偏位し識別が困難になるため，術後合併症の発生が問題となる．

（正畠　和典，臼井　規朗）

【参考文献】

1) Altman RP, Randolph JG, Lilly JR, et al：Sacrococcygeal teratoma. American Academy of Pedatrics Surgical Survey, 1973. J Pediatr Surg 9：389, 1974.
2) 田口智章，田尻達郎：新生児腫瘍性疾患．周産期医学 41：710-716, 2011.
3) Usui N, Kitano Y, Taguchi T, et al：Outcomes of prenatally diagnosed sacrococcygeal teratomas；the result of Japanese nationwide survey. J Pediatr Surg 47：441-447, 2012.
4) Kinoshita Y, Tajiri T, Souzaki R, et al：Diagnostic value of lectin reactive alpha-fetoprotein for neo-infantile hepatic tumors and malignant germ cell tumors；Preliminary study. J Pediatr Hematol Oncol 30：447-450, 2008.
5) Yoneda A, Usui N, Taguchi T, et al：Impact of the histological type on the prognosis of patients with prenatally diagnosed sacrococcygeal teratomas；the results of a nationwide Japanese survey. Pediatr Surg Int 29：1119-1125, 2013.

固形腫瘍

IX 5. 血管奇形と血管性腫瘍
(Vascular malformations and Vascular tumors)

I. 概　念

　体表，深部骨軟部に発生し，血管の異常増生を示す病変である血管奇形と血管性腫瘍は，胎生期から発生するもの，乳児期に発生して小児期に自然退縮するもの，成長とともに進行するものまで多様であり（図IX-13），それぞれの特徴を十分に把握したうえで，新生児の血管病変を診断する必要がある．そのためには，以下に示す International Society for the Study of Vascular Anomalies（ISSVA）分類を正しく理解することが重要である．

II. 分　類

　1982年に Mulliken らが"infantile hemangioma"と"vascular malformation"とに大別した．1996年には International Society for the Study of Vascular Anomalies による分類（ISSVA 分類）が提唱され，血管性腫瘍（vascular tumors）と血管奇形（vascular malformations）の二群に大別された．さらに，2014年には新たな病態やさまざまな亜型，分子生物学的視点の導入など，最新の知見を反映させた新 ISSVA 分類に改訂されている．

　ホームページ（http://www.issva.org）よりその分類が閲覧できるので，参照されたい．

III. 診　断

　新生児期に発見された病変は，胎児期の経過，生下時から病変が存在したか，出生後に出現した病変か，家族歴などを勘案しながら，理学的所見（視診・触診・聴診）をとり，超音波検査やドップラー血流計，必ずしも必須ではないが CT 検査の所見を組み合わせることで，典型的な病変の多くは診断可能である．MRI 検査は鎮静の必要性から行わないことが多い．これらの検査は病変の血流評価や供血動脈の同定に有用である．臨床経過や症状の程度に応じて，早期に治療が必要か，しばらく経過観察で良いかなどを考慮しつつ，画像診断の適応や時期などを検討する．非典型的な病変

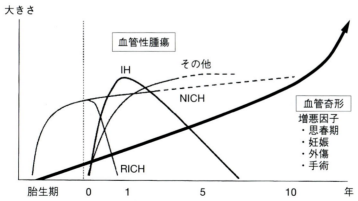

図IX-13　血管奇形と血管性腫瘍の胎生期から小児期にかけての臨床経過

NICH：non-involuting congenital hemangioma, RICH：rapidly involuting congenital hemangioma, IH：infantile hemangioma
（Mulliken JB and Enjolras O；Congenital hemangiomas and infantile hemangioma: missing links. J Am Acad Dermatol 50：875-882, 2004 を一部改変）

では，血管腫・血管奇形以外に悪性腫瘍との鑑別が必要となる場合もある．

IV. 血管奇形の特徴，治療

1. 概念

血管奇形は先天的な脈管形成異常で，毛細血管・リンパ管・静脈・動脈などの単一あるいは混合成分で構築される．発症は，新生児期から思春期以降までさまざまで，成長とともに進行し，思春期・妊娠・外傷・外科手術などを契機に増悪することも多い．よって新生児期に明確にわからなかった病変が，成長に伴って顕在化してくることもあることを患児の保護者に説明しておく必要がある．血行動態的に影響の大きい脈管成分により，以下のように分類される．

①low-flow type：毛細血管奇形(CM)・リンパ管奇形(LM)・静脈奇形(VM)
②fast-flow type：動静脈奇形(AVM)
③mixed type：CVM(毛細血管静脈奇形)，LVM(リンパ管静脈奇形)(図IX-14)，CLVM(毛細血管リンパ管静脈奇形)，CAVM(毛細血管動静脈奇形)

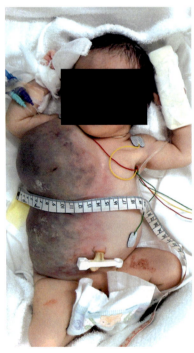

図IX-14 生下時から右半身に認めた混合型脈管奇形(LVM)
(岐阜大学小児科小関道夫先生ご提供による)

2. 静脈奇形(VM)

1) 概念

静脈奇形(venous malformation：VM)は最もよく見られる血管奇形で，血管平滑筋が菲薄化し，過剰伸展した静脈腔に血液が貯留する．局在は，皮膚表在・皮下脂肪・筋肉・腱・関節・骨やこれらの間隙に進展する．出生10,000に対して1～2例程度である．海綿状～嚢胞集簇状腫瘤や静脈瘤を形成するなど，形態は多様である．多くは散発孤発性であるが，まれに多発例や家族性もあり，TIE2の遺伝子変異と関係が示唆されている．

2) 理学的所見と検査所見

体表の静脈瘤や青紫色の結節，患部の膨隆，柔軟な圧縮性，皮下の血栓硬結や静脈石の触知などを認める．超音波では，境界不明瞭で不均一な低エコーを示す海綿状・分葉状・多房状腫瘤や，管腔状の拡張・蛇行した静脈の皮下・筋内への浸潤を認める．内部に静脈石を認めることが多い．MRIでは，典型的にはT1強調画像で筋肉と等信号，T2強調画像で高信号を示す．静脈石は点状・小円形の無信号域として認める．

3) 治療方針

新生児期に治療介入が必要なことはまれであるが，将来的には硬化療法や外科的切除術が必要になることがある．

3. リンパ管奇形(lymphatic malformation：LM)

1) 概念

「リンパ管腫」とも呼ばれる．出生前診断例もしばしば認められ，新生児期から乳児期に診断されることが多い．嚢胞の大きさにより，macrocystic type(>1 cm)，microcystic type(<1 cm)やmixed typeに分類される．頭頸部に好発するが，体幹，四肢，腋窩，腹部(後腹膜)などにも発生する．

2) 理学的所見と検査所見

Macrocystic type は明瞭な大小の嚢胞腔を持つ．超音波では多房状の嚢胞性腫瘤の像を示し，隔壁や内腔のdebris貯留を伴うことも多い．MRIでは，嚢胞腔は通常T1強調画像で低信号，T2強調画像で高信号を示す．

一方，microcystic typeは，超音波では無数の微小

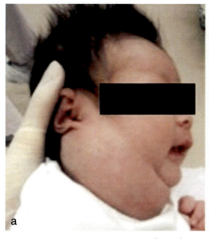
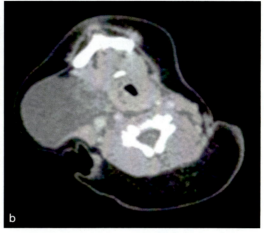

図Ⅸ-15　生下時より右頸部に認めた巨大リンパ管奇形
a：生後18日の外観写真
b：頸部造影 CT 所見：右頸部の単房性の囊胞で咽頭壁を圧排している．
（大阪大学小児成育外科中畠賢吾先生ご提供による）

隔壁により境界不明瞭な高エコーを示し，充実様にも見える．MRI では T 1 強調画像・T 2 強調画像ともに中間信号を示すことが多い．試験穿刺で淡黄色や希血性の排液を認め，細胞診ではリンパ球優位であることで証明可能である．

3）治療方針

Macrocystic type はわが国では OK432，海外ではブレオマイシンやエタノールなどを用いた硬化療法が行われる．一方，microcystic type は微小リンパ管の密集により微細網状～充実様となり，しばしば難治性である．どちらの type も内出血や感染を合併した際に急に増大することがあるので，気道などの近傍の病変は life-threatening になることもあり，注意を要する（図Ⅸ-15）．

4）その他の注意すべき疾患：GLA や GSD

GLA（generalized lymphatic anomaly）は，リンパ管腫を骨格系，肝臓，脾臓，縦隔，肺ならびに軟部組織と言った，さまざまな臓器に病変を認める疾患である．GSD（Gorham-Stout disease）は，骨溶解と病変部分の脈管ならびにリンパ組織の増殖を特徴とする病態である．GSD は骨格系に主病変があるが，内臓病変を認めることもある．いずれも予後不良な疾患であるが，最近は mTOR 阻害薬による奏効例が散見される．

4．動静脈奇形（AVM）

1）概　念

AVM（arterial-venous malformation）は，動静脈間の異常短絡（nidus）を形成し，進行につれて流入動脈，流出静脈の拡張・蛇行・瘤化を伴う．一般的には散発性の発生であるが，遺伝家系もある．40％の症例は出生時に診断される．

2）治療方針

新生児期に治療介入を要することはほとんどないが，巨大なものは心不全をきたすこともあるので，IVR（interventional radiology）などが必要なこともある．

5．毛細血管奇形（CM）

1）概　念

CM（capillary malformation）は通常皮膚の膨隆を伴わない比較的境界明瞭な体表の紅斑で，真皮浅層での拡張した毛細血管の集合である．生下時より見られ，自然消退はない．性差はなく，部位や大きさはさまざまである．従来，「赤アザ」「単純性血管腫」「ポートワイン斑」と呼ばれ，これは真皮内における血管奇形の血管系や分布によりさまざまな色調を呈する．

2）治療方針

治療の基本はレーザー（ロングパルス色素レーザー）が中心である．新生児期に治療を開始することはまれ

だが，乳児期からの早期治療が重要である．

3) その他の留意すべき CM 関連疾患

① サーモンパッチ(salmon patch, angel kiss)：新生児の約30%に認める．両側上眼瞼内側，眉間から前額部中央に見られる紅斑であり，2歳頃までに自然消退する．

② ウンナ母斑(stroke bite)：項から後頭部にかけて生じる紅斑であり，自然消退が遅く，1歳で50%，成人でも10%が残存する．

6. その他の合併異常を有する血管奇形

1) Sturge-Weber 症候群

顔面片側三叉神経第1(or＋2枝)領域の毛細血管奇形，頭蓋内(脳髄膜)の血管病変を伴い，てんかん発作，けいれん発作，精神発達遅滞などの症状を伴う．また，眼球内(脈絡膜)の血管病変として緑内障を呈する．

2) Klippel-Trenaunay 症候群

四肢の血管奇形(CM，VM，LM)と患側の骨および軟部組織の肥大や過成長をきたす疾患である．

3) Parkes Weber 症候群

四肢の AVM，動静脈瘻と1肢ないし片側の上下肢の骨および軟部組織の肥大や過成長を認める．

V. 血管性腫瘍の特徴，治療

1. 先天性血管腫(congenital hemangioma：CH)

1) 概念

出生時にすでに増殖し，生下時より病変が存在する．発生頻度に性差はない．退縮の有無により以下のように分類する．

① 早期退縮型(rapidly involuting congenital hemangioma：RICH)：生後数週〜数ヵ月で退縮する．

② 非退縮型(non-involuting congenital hemangioma：NICH)：退縮せず成長に比例する．

③ 部分的退縮型(partially involuting congenital hemangioma：PICH)

2) 理学的所見と検査所見

RICH は深い青，紫で粗い毛細血管拡張を伴う[1]（図Ⅸ-16）．また，NICH はわずかに隆起もしくは局面状で，青色斑に細かい赤色斑が散在する．その周囲は青みがかっており，pale halo と呼ばれる．また，太い drainage vein を伴うこともある[2]．超音波やMRI像は high flow 所見を示し，血管の瘤化，静脈成分の増加に伴う部分血栓や石灰化，動静脈シャントなどは，CH に比較的特有の所見であり，動静脈シャントが目立つ場合には AVM や悪性腫瘍との鑑別が問題となる[3]．病理組織学的に GLUT-1 や D2-40 の免疫染色は陰性である．

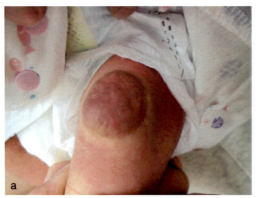 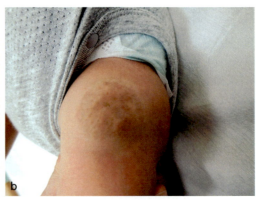

図Ⅸ-16　Rapidly involuting congenital hemangioma の新生児例
a：生下時より右大腿に深い青，紫で粗い毛細血管拡張を伴う病変を認める．
b：生後半年で病変は急速に退縮した．
(岐阜大学小児科小関道夫先生ご提供による)

3）治療方針

RICHかNICHかを外観や生検で鑑別することは困難であり，経過観察をしながら病変の退縮を慎重に見極める必要がある．退縮しなければ，機能的，美容的な側面を鑑みて外科的切除を考慮するが，表在の小病変に対しては色素レーザー治療の適応も考慮する．

2．幼児血管腫（infantile hemangioma：IH）

1）概　念

乳幼児期に最も多い良性腫瘍で，女児に多い（男女比約1：3）．新生児期では生後3日までの発生率は全幼児血管腫の1.1～2.6%とされ，新生児期に発症する症例が散見される．生後数日～数週より急速に増大し（proliferating phase：増殖期），1歳以降数年かけて緩徐に退縮し（involuting phase：退縮期，消退期），脂肪変性～瘢痕に至る（involuted phase：消失期）．

2）理学的所見と検査所見

「イチゴ状血管腫」と呼ばれ，視診で診断は容易である．体表に露出する病変がなく，皮下深部に腫瘤が存在する場合もある．眼窩・外耳・咽頭・気管など視聴覚・気道を脅かすようないわゆるalarming hemangiomaで治療方針が問題になることもある．

病理学的に，臨床経過のどの時期であれ，血管内皮細胞がGLUT-1陽性を示す点で，他病変との鑑別に役立つ[4]．

3）治療方針

基本は，「wait and see policy」である．しかし，Leaute-Labrezeら[5]により，IHに対するβ遮断薬（プロプラノロール）の有効性が報告され，2016年にはわが国でもヘマンジオル®シロップ（マルホ）が保険収載された．絶対的適応は，alarming hemangioma，潰瘍形成，顔面広範囲，増殖が急激な場合であるが，腫瘤型や露出部に見られる血管腫にも第一選択になりつつある．

3．カポジ様血管内皮腫（KHE）（図Ⅸ-17）

1）概　念

KHE（Kaposiform hemangioendothelioma）は局所性に強い増殖能を持つ境界悪性病変で，カポジ肉腫に類似した血管性腫瘍である．境界不明瞭で局所浸潤傾向が強い腫瘍で，筋肉や骨まで浸潤し，Kasabach-Merritte phenomenon（KMP）を合併しやすいこと

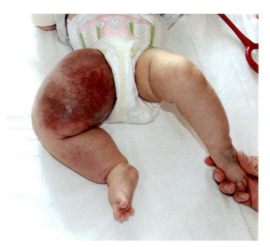

図Ⅸ-17　新生児期にKasabach-Merritte現象で発症した左大腿部カポジ様血管内皮腫

が特徴である．DIC（播種性血管内凝固症候群）に陥ることから皮下出血斑などを呈し，虐待によるものと混同されることもある[6]．一方，中川型血管芽腫（tufted angioma：TA）は，1989年にJonesら[7]が最初に報告した皮膚に浸潤し淡紅色～褐色調で四肢に好発する有痛性腫瘍であり，KMPを起こしやすく，KHEに病理学的にも類似することから，その亜型と考えられている．

2）理学的所見と検査所見

KHEは，新生児や乳幼児の頭頸部・四肢・体壁・後腹膜などの皮膚や深部組織に発生し，多発例も存在する[8]．深部組織に浸潤するKHEの評価には画像診断が有用で，境界不明瞭な多血性の浸潤性腫瘍の像を示す．MRIではT1強調画像で低～中間信号，T2強調画像で高信号を示し，皮下の索状像や筋肉・骨など深部組織への不整な浸潤を示す．造影では，びまん性に不均一な増強効果を示す．病理学的には，KHEはリンパ管成分を豊富に含み，免疫染色でD2-40陽性，GLUT-1陰性が診断に有用である．また，TAはcannon ball nestsの形成が特徴的である．

3）治療方針

確定診断には生検しかないので，疑われたら躊躇せずに生検を施行する．KMPを起こしている場合は，緊急的かつ厳重な全身管理が必要である．ステロイド，放射線治療，抗がん剤治療などのさまざまな報告がなされているが，近年ではシロリムスの全身投与が有効であると言う報告がなされている．一般的な予後

各　論　Ⅸ. 固形腫瘍

は不良である.

4. 肝血管腫

1) 概　念

　肝の血管性病変は,包括的に"肝血管腫"と呼ばれ,このうち単発性で巨大な病変あるいは多発性・びまん性の病変を持つ症例では,新生児期から乳幼児期早期より肝腫大,血管床の増大から高拍出性心不全や呼吸不全,消費性凝固障害などの重篤な病態を呈し,生命の危機に陥ることがある.積極的な生検が困難なため,病理組織学的背景が不明な場合がほとんどで,ISSVA分類に落とし込むことができない.

2) 治療方針

　肝血管腫の治療方針の決定には未だ課題が山積している.第一選択はステロイドとされるが,病変の退縮が見られた症例は20〜25%のみとされる.ステロイドの効果不十分な症例に対して,ビンクリスチンなどの抗悪性腫瘍薬が奏効した症例の報告が散見される.そのほか,薬物療法においてはプロプラノロールが有効であると言う報告もある.放射線療法やIVRによる血管塞栓術が有効であったとする報告もあるが,安易な放射線照射は肝不全を惹起しかねない.外科的にも冠動脈結紮術,肝切除術,肝移植なども考慮されるが,むしろ新生児である患児の全身状態が許さないことも多い.

5. PHACES 症候群

　胎生期からの異常で,1疾患の中に非増殖性奇形(大動脈縮窄,Dandy-Walker)と増殖性徴候(血管腫,動脈瘤,閉塞性病変)が混在する特殊な病態であるが,基本的には大きな顔面頸部血管腫と後頭蓋窩異常を代表とする奇形症候群である.予後不良である.

（上原　秀一郎）

【文　献】

1) Boon LM, Enjolras O, Mulliken JB : Congenital hemangioma ; evidence of accelerated involution. The Journal of pediatrics 128 : 329-335, 1996.
2) Enjolras O, Mulliken JB, Boon LM, et al : Noninvoluting congenital hemangioma ; a rare cutaneous vascular anomaly. Plastic and reconstructive surgery 107 : 1647-1654, 2001.
3) Dubois J, Alison M : Vascular anomalies ; what a radiologist needs to know. Pediatric radiology 40 : 895-905, 2010.
4) North PE, Waner M, Mizeracki A, et al : A newly discovered immunohistochemical marker for juvenile hemangiomas. Human pathology 31 : 11-22, 2000.
5) Leaute-Labreze C, Dumas de la Roque E, Hubiche T, et al : Propranolol for severe hemangiomas of infancy. The New England journal of medicine 358 : 2649-2651, 2008.
6) Cyrulnik AA, Dawkins MC, Smalberger GJ, et al : Kaposiform hemangioendothelioma with Kasabach-Merritt syndrome mistaken for child abuse in a newborn. Cutis 93 : E17-E20, 2014.
7) Jones EW, Orkin M : Tufted angioma (angioblastoma). A benign progressive angioma, not to be confused with Kaposi,s sarcoma or low-grade angiosarcoma. Journal of the American Academy of Dermatology 20 : 214-225, 1989.
8) Fernandez Y, Bernabeu-Wittel M, Garcia-Morillo JS : Kaposiform hemangioendothelioma. European journal of internal medicine 20 : 106-113, 2009.

IX 固形腫瘍
6. 卵巣嚢腫 (Ovarian cyst)

I. 概 要

①小児の卵巣の嚢腫性病変は，嚢腫を主成分とする卵巣腫瘍と非腫瘍性の卵巣嚢腫に分けられる．新生児期に卵巣から発生する代表的な疾患は非腫瘍性の卵巣嚢腫であり，卵巣奇形腫などの腫瘍性の嚢胞性病変や卵巣原発の悪性腫瘍の発生は極めてまれである．

②新生児の卵巣嚢腫の大多数は胎児期に母体由来のエストロゲンの刺激を受けたものであり，分娩後は母体由来のホルモンの刺激がなくなり自然退縮する．

③嚢腫の直径が5 cm 未満では捻転を生じる頻度は20%であるが，5 cm 以上では50〜78%の頻度で茎捻転をきたし，手術適応になる[1]．

II. 発生頻度

本症は，女児に見られる代表的な腹部嚢胞性病変で，胎児期に発見される卵巣嚢腫はおよそ 2,500 出生に1例の頻度である[2]．

III. 病 因

①発症の原因は，胎児ゴナドトロピンや母体由来のエストロゲン，胎盤性の絨毛性性腺刺激ホルモンなどの刺激と考えられているが，胎児期の発症機序は明確になっていない．

②形態的には直径 2 mm 以上の単房性の嚢胞で，嚢胞壁は薄く内面が顆粒膜細胞に覆われており，内部には黄色清明な内容液が貯留したものを言う．内容液中のエストラジオールは通常高い．

IV. 症 状

①無症状で経過することが多い．しかし，嚢腫が巨大な場合は，尿路や消化管の圧迫による嘔吐，腹部膨満を呈する．

②茎捻転や嚢腫破裂をきたした場合は，腹部の圧痛や腹膜刺激症状を呈する．

V. 診 断

出生前診断は，通常在胎 28 週以降の胎児超音波検査で発見される．

①卵巣嚢腫の腔内に見られる daughter cyst は，残存する viable な卵巣成分から出現した機能性の濾胞卵胞と考えられており，卵巣嚢腫によく見られる所見である[3]（図IX-18a）．

②画像診断上，嚢胞内に均一な内容液が貯留する simple cyst（図IX-18b）として描出されるが，嚢胞内

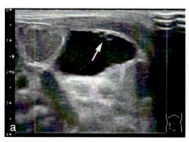 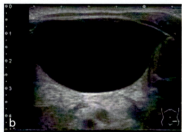 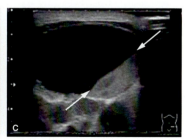

図IX-18 卵巣嚢腫の超音波検査所見
a：daughter cyst sign　viable な卵胞の存在を意味しており，卵巣嚢腫の診断に有用である（矢印）．
b：simple cyst　壁の薄い単房性嚢胞で，内部は無エコーである．
c：complex cyst　嚢胞内に鏡面形成を伴う debris を認める（矢印）．

に出血をきたせば，debris，血塊，液面形成あるいは隔壁を認める（complex cyst）（図Ⅸ-18c）[4]．

Ⅵ．鑑別診断

1．消化管重複症

超音波検査で，円形または管状の消化管に隣接する嚢胞性腫瘤として描出され，通常内部に debris を認める．多くは単房性で，壁の内面に粘膜に相当する高エコー域と，その外側に筋層に相当する低エコー域を認めるのが特徴である（図V-14 参照）．

2．リンパ管奇形（嚢胞性リンパ管腫）

超音波検査で嚢胞壁が薄く，無エコーの多房性嚢胞性病変を呈することが特徴である．感染や出血を伴う場合は，debris などを認める．

3．水腎症

新生児の腹部腫瘤は，水腎症などの腎尿路疾患が過半数を占める．嚢胞が大きければ腹部腫瘤を呈する．超音波検査で腎盂・腎杯の拡大の有無，腫瘤と腎実質の位置関係から診断は可能である．

4．先天性胆道拡張症

超音波検査あるいはCTで，肝床部に密着した可動性に乏しい嚢胞性腫瘤を呈する．肝内もしくは肝外胆管との連続性を確認することができれば鑑別は容易である．

Ⅶ．治　療

1．胎児期の治療

①Simple cyst は，直径4〜5 cm 以上の場合は胎児期でも捻転をきたしやすいので，捻転予防のために嚢胞穿刺を推奨する意見がある[5]．一方，嚢胞穿刺に伴う胎児や母体への危険性から，胎児治療の適応については反対する意見もある．

②Complex cyst は，卵巣嚢腫がすでに茎捻転をきたしていて卵巣壊死あるいは嚢腫内出血を意味する．カラードップラー検査で血流が保たれていれば，緊急帝王切開後，手術を行えば温存できる可能性がある．卵巣壊死をきたすと，腹腔内癒着に伴う腸閉塞や卵巣機能低下などが起こる可能性がある．

③巨大卵巣嚢腫で嚢腫破裂や消化管の圧迫による羊水過多をきたす可能性がある場合には，生じうる合併症を十分に説明したうえで，穿刺排液を行う．

2．新生児期の治療

嚢腫径が4〜5 cm 以下の場合は，経過観察し自然退縮を待つ．ただし，4 cm 以下でも茎捻転をきたした報告もあるので，3 cm 以下を経過観察とする意見もある．

新生児期の手術適応は，①嚢腫の大きさが直径4〜5 cm 以上で自然退縮の傾向が見られない場合，②捻転による嚢腫内出血が疑われる場合，③嚢腫による圧迫症状（尿路や消化管）を認める場合，④充実性成分が混在し腫瘍性病変が否定できない場合，などである．とくに分娩を契機に捻転が誘発されることもあるので，出生後はできるだけ早期に画像評価を行い，捻転

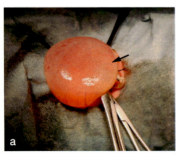 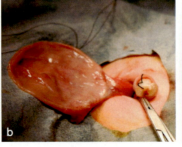 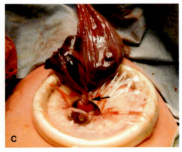

図Ⅸ-19　新生児卵巣嚢腫の術中写真
a：腹腔鏡補助下に臍部より引き出した卵巣嚢腫（矢印）．
b：卵巣嚢腫の内溶液を穿刺・吸引した．
c：茎捻転（矢印）を生じた卵巣嚢腫．

が疑われる場合は緊急手術を行う.

Complex cystの場合,これまで卵巣組織を温存する目的で外科的治療が推奨されてきた.しかし最近では,complex cystであっても自然退縮が期待できること,complex cystの治療の意義は出血,破裂や癒着性腸閉塞などの合併症の予防にあること,新生児期の全身麻酔による合併症の危険性を考慮すると,必ずしも外科的治療が必要ではなく保存的に経過観察する方針へ変わりつつある.

手術は,臍部の小切開創などから嚢胞壁の開窓術もしくは嚢腫核出術を行い,可能な限り正常卵巣組織を温存するよう努める(図IX-19).腹腔鏡補助下での手術は低侵襲で安全性に優れており,腹腔内の異常の有無,対側卵巣が直接確認できるため有用である.

VIII. 予　後

新生児の卵巣嚢腫は,ほとんどは生後1年以内に自然退縮することが多い.しかし,経過観察中にcomplex cystに変化する場合もあるため,超音波検査による定期的な経過観察が必要である.また,卵巣が温存できたかどうか判断するためには正常卵巣を確認しなければならないが,乳児期の卵巣は超音波検査で観察しにくい場合があるため,繰り返し検査を行う.

(正畠　和典,臼井　規朗)

【参考文献】
1) Kim HS, Yoo SY, Cha MJ, et al：Diagnosis of Neonatal Ovarian Torsion；Emphasis on Prenatal and Postnatal Sonographic Findings. J Clin Ultrasound 44：290-297, 2016.
2) Trinh TW, Kennedy AM：Fetal ovarian cysts；review of imaging spectrum, differential diagnosis, management, and outcome. Radiographics 35：621-635, 2015.
3) Lee HJ, Woo SK, Kim JS, et al："Daughter cyst" sign；a sonographic finding of ovarian cyst in neonates, infants, and young children. AJR Am J Roentgenol 174：1013-1015, 2000.
4) Nussbaum AR, Sanders RC, Hartman DS, et al：Neonatal ovarian cysts；sonographic-pathologic correlation. Radiology 168：817-821, 1988.
5) Bagolan P, Giorlandino C, Nahom A, et al：The management of fetal ovarian cysts. J Pediatr Surg 37：25-30, 2002.

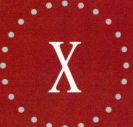

X 泌尿・生殖器の異常
1. 上部尿路通過障害
（Upper urinary tract obstruction）

I. 総論

1. 概念

①上部尿路通過障害の主な原因は，腎盂尿管移行部通過障害（ureteropelvic junction obstruction：UPJO）や巨大尿管（megaureter），異所性尿管（ectopic ureter），および尿管瘤（ureterocele）がある[1]．

②胎児超音波検査の普及とともに胎児水腎症として無症候性に発見されることが多くなってきた．しかしながら，出生後に腹部腫瘤や尿路感染症を契機に発見される場合もある．

③上部尿路通過障害による尿路内圧の上昇は，尿管芽や後腎組織の分化障害，腎の成長障害および間質への細胞外基質の沈着や線維化を引き起こし，腎機能が障害される．上部尿路通過障害の程度と期間によってさまざまな病態を呈する．完全閉塞では腎機能は廃絶する一方，部分閉塞では腎機能は正常から高度障害までさまざまである．

2. 発生頻度

胎児水腎症は，全妊娠の1〜3％に認められる胎児診断される頻度が高い先天性異常である．英国での周産期スクリーニングにおいて，胎児水腎症は在胎28週時に1.4％に認められ，出生後に0.65％であったと報告されている．

3. 病因・病態

①水腎症は，腎盂，腎杯および尿管を含む尿路が拡張した病態と定義される．

②水腎症の主な病因は，上部尿路通過障害や膀胱尿管逆流（vesicoureteral reflux：VUR）および下部尿路通過障害である．上部尿路通過障害の原因は，UPJOが最も頻度が高く，巨大尿管が続く．その他の原因は，異所性尿管や尿管瘤である．

4. 診断

1）胎児診断

胎児超音波検査が必須であり，腎盂，腎杯および尿管を含む尿路拡張を呈する．一方，妊娠後期に生理的な軽度の腎盂・尿管拡張を呈することは珍しくなく，出生後の経過観察が必要となる水腎症を予測するうえで，腎盂前後径のカットオフ値の設定が必要である．腎盂前後径が4〜5 mmをカットオフ値とし，15 mm以上は臨床的意義のある高度水腎症である．胎児水腎症が高度になるにつれて，出生後に病的な腎尿路異常が発見される頻度は増加する．

2）出生後診断

①超音波検査：水腎症や水尿管症の程度を非侵襲的に観察するうえで最も適した検査である．超音波検査による水腎症の分類として，SFU（Society for Fetal Urology）分類や日本小児泌尿器科学会分類（図X-1）が用いられる．

②排尿時膀胱尿道造影（voiding cystourethrography：VCUG）：VCUGは，下部尿路の解剖学的や生理学的評価に用いられる検査であり，とくにVURの診断には欠かせない．腎盂・腎杯拡張以外の腎や膀胱の形態異常や尿路感染既往がある場合にはVCUGを行う．

③核医学的検査（radioisotope検査：RI検査）：RI検査は，分腎機能測定や腎病変の有無，尿路通過障害の程度を評価するために行う．分腎機能や腎瘢痕を評価する目的でDMSA腎シンチグラフィが行われる．分腎機能や尿路通過障害の程度を評価する目的でMAG 3腎利尿レノグラフィが行われる（表X-1）．検査時の条件が尿路通過障害の判定に影響を与えるために，同一条件下に行うことが重要である．

④MRI：超音波検査で正確な形態学的評価ができない複雑な腎尿路異常を認める場合には勧められる．

1. 上部尿路通過障害

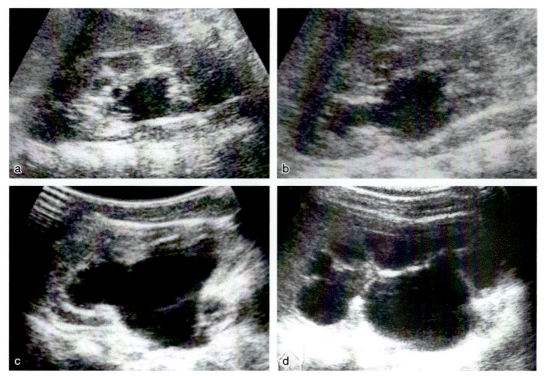

図X-1　超音波検査による水腎症の分類
a：grade 1　腎盂拡張のみが観察され，腎杯の拡張は見られない．
b：grade 2　腎盂拡張に加え，拡張した腎杯が数個観察される．
c：grade 3　すべての腎杯が拡張．
c：grade 4　Grade 3に加え，腎杯が凸型に実質内に張り出し，腎実質の菲薄化を認める．

表X-1　小児泌尿器科学会が提唱する利尿レノグラフィ標準プロトコール

1. 新生児は腎機能が未熟であり，排泄相が遅延化し閉塞型と誤解を招くことがあるため，生後1ヵ月以降に実施する．
2. RI投与の1時間前から経静脈的に生理食塩水を20 ml/kg/時で投与する．
3. 尿道カテーテルを留置し，膀胱ドレナージを行う．
4. 関心領域は腎機能評価用と尿流動態評価用とを区別して設定する．
5. 利尿剤はfurosemide 1.0 mg/kg（1歳以降は0.5 mg/kg）を経静脈的にショットで投与する．利尿剤のタイミングは腎盂・腎杯がRIで充満したときが望ましい．

II. 先天性水腎症（congenital hydronephrosis）

1. 病因・病態

先天的な腎盂尿管移行部（UPJ）の通過障害により腎盂・腎杯が拡張し，腎盂内圧が上昇する．尿管内腔が狭窄する内因性と交差血管などの外因性要因がある．胎児期に発見される上部尿路通過障害の30〜45％を占める．新生児期には2：1と男児に多い．左右差も見られ，左側が全体の60〜70％を占める．両側性は約10％程度に見られる．

2. 症　状

新生児期に腹部正中を超える巨大水腎症による哺乳障害や呼吸障害ならびに尿路感染症が生じることがある．また，機能的単腎に伴う高度水腎症で急性腎不全となることがある．

3. 診　断

超音波検査によって診断する．VURの合併は6〜10％であり，VCUGを全例に行うことは推奨されない．Grade 3〜4の高度水腎症では，腎シンチグラフィや腎利尿レノグラフィを行う．ただし，腎盂が腹部正中を超えるほど腎盂が大きな症例や分腎機能が低い症例では，核種が腎盂内に長時間停滞することにより，尿路通過障害の判定には限界がある．

各 論　X. 泌尿・生殖器の異常

4. 治　療

1) 保存的治療

　Grade 1〜2 の軽度水腎症では，多くの例で腎機能が低下することなく自然軽快するので，超音波検査で経過観察する．しかしながら，軽度水腎症の中にもいったん水腎症が軽快したにもかかわらず，再増悪をきたす症例が存在する．再増悪した症例の多くは，腹痛や嘔吐，肉眼的血尿を伴うことから，腹痛や嘔吐，肉眼的血尿を認めた場合には間欠性水腎の可能性があることを家族に説明しておく[2]．

　一方，Grade 3〜4 の高度水腎症であっても，腎機能が低下することなく自然軽快する可能性は低くない．経過観察中に，高度水腎症の約 20% で手術が必要となる．高度水腎症では RI 検査を併用し，慎重な経過観察が勧められる．手術に至る症例のほとんどが 4歳以下であり，Grade 3〜4 の無症候性水腎症において，少なくとも 4 歳までは定期的な超音波検査を行い，腎盂・腎杯拡張や実質の菲薄化が増悪した場合には RI検査を行い，分腎機能の低下の有無を評価する．

2) 手術適応・タイミング

　新生児期に他臓器圧迫による哺乳障害や呼吸障害ならびに尿路感染症が生じる場合や，機能的単腎で急性腎不全となった場合には早期に手術を行う．

　無症候性水腎症では，分腎機能が 40% 以下，もしくは 5% の経時的な分腎機能低下は手術適応である．腹痛，尿路感染症を伴う症候性水腎症では，症状を改善する目的に手術を行う[3]．

3) 術　式

　新生児期の緊急処置として経皮的腎瘻造設術が行われる．長期間の腎瘻は尿路感染の原因となるので，全身状態が落ち着いたら，数ヵ月以内に手術を行う．主に Dismembered 法による腎盂形成術が行われる．

5. 機能的予後

　手術成功率は 95〜100% と良好である．腎盂形成術後に多くの症例で水腎症は改善し，悪化症例は 5% 未満である．水腎症が改善し，尿路通過が良好な症例の中でも分腎機能が低下する症例が存在する[4]．分腎機能は術後 5 年以内で安定し，長期間保たれる．術後 5年以上経過した症例の 1.3〜4.0% に水腎症が再発することがある．術後 10 年以上経過した症例で蛋白尿や高血圧を認める症例がある．

III.　巨大尿管（megaureter）

1. 病因・病態

　閉塞性巨大尿管，VUR による逆流性巨大尿管，尿管通過障害や VUR が証明されない非閉塞性・非逆流性巨大尿管ならびに VUR と尿管通過障害を併せ持つ閉塞性・逆流性巨大尿管に分類される．ここでは最も頻度が高い閉塞性巨大尿管を取り上げる．

　閉塞性巨大尿管は，尿管膀胱移行部もしくは尿管下端の異常な adynamic segment により通過障害が引き起こされる．胎児期に発見される上部尿路通過障害の 10〜23% を占める．4：1 と男児に多く，左側に多い．両側性は 25% に見られる．

2. 症　状

　新生児期や乳児期に，腹部正中を超える巨大な拡張尿管による哺乳障害や呼吸障害を認める場合や治療抵抗性の尿路感染を認める場合がある．

3. 診　断

　超音波検査によって診断する．巨大尿管の診断には，小児期では尿管径 7 mm をカットオフ値とすることが多い．尿管径が 10 mm 以上の場合には，尿路感染や腹痛，結石形成のリスクが高く，手術適応となる場合が多い．巨大尿管の原因を鑑別するため，VCUGは必須である．RI 検査は分腎機能評価や尿路通過障害を評価するうえで必要である．

4. 治　療

1) 保存的治療

　閉塞性巨大尿管の 85% は，腎機能が低下することなく生後数年以内に自然軽快するので，超音波検査で経過観察する．UPJO と比較して有熱性尿路感染のリスクが高く，予防的抗菌薬投与を行う．

2) 手術適応・タイミング

　腹痛や再発性尿路感染症といった症候性の場合や，超音波検査での水腎水尿管症の増悪や分腎機能が40% 以下および 5% 以上の経時的な分腎機能低下を認める場合は手術適応である．新生児期や乳児期に他臓器圧迫症状を認める場合や治療抵抗性の尿路感染を認める場合は早期に手術を行う．

3）術　式

新生児期や乳児期での緊急処置として経皮的腎瘻造設術や一時的尿路変更術が行われる．一時的尿路変更術は拡張した下部尿管を皮膚瘻とする．尿管拡張の改善を待って，膀胱内，膀胱外アプローチ，あるいは併用で手術が行われる．手術は，adynamic segment の切除，尿管のストレート化，尿管形成および尿管膀胱新吻合術である．拡張尿管を縫縮する尿管形成術は，尿管壁を切除する方法や尿管壁を切除しない方法が報告されている．

5．機能的予後

手術成功率は約90％と良好である．主な合併症は，尿管狭窄やVUR，尿管通過障害の残存である．尿管狭窄は，術後早期の一過性浮腫の場合を除いて，尿管虚血による狭窄であり再手術を行う．多くの軽度VURは，経過観察にて自然軽快する．有熱性尿路感染を起こす場合は，内視鏡的尿管口注入療法や再手術の適応となる．

IV．異所性尿管と尿管瘤

1．病因・病態

異所性尿管（ectopic ureter）は，尿管が膀胱三角部以外に開口する先天性異常である．尿管開口部位は，男子では膀胱頸部や後部尿道，精管，精囊であり，女子では膀胱頸部や尿道，前庭部，腟，Gartner管である．尿管瘤（ureterocele）は，尿管下端が膀胱内や尿道内で囊胞状に拡張した先天性異常である．

胎児期に発見される上部尿路通過障害の中で10％未満と比較的少ない．両疾患とも女児に多く，約80％は重複尿管に合併する．ただし，本邦において腟開口尿管の多くは単一尿管に合併する．尿管瘤は，瘤が膀胱内に限局する単純性尿管瘤と，瘤先端部が尿道内にまで広がる異所性尿管瘤に分類される．

2．症　状

尿管瘤を有する女児では，新生児期に瘤が尿道内に嵌頓し尿閉となる場合や，外尿道口から脱出する場合がある．乳児期に尿路感染症や腹痛にて発見される場合もある．異所性尿管は，女児では排尿習慣確立後の尿失禁や帯下，男児では精巣上体炎で発見されることがある．

3．診　断

異所性尿管や尿管瘤では，尿管下端部の通過障害を伴う場合には胎児超音波検査で発見される場合が多い．重複尿管例では，超音波検査にて上腎由来腎盂尿管が拡張を示し，膀胱背側で尿管拡張を認める．膀胱内に囊胞性病変を認めれば，尿管瘤と診断される（図X-2）．異所性尿管において尿管拡張が強く，膀胱底部を圧迫し，あたかも尿管瘤のように描出される場合（pseudo-ureterocele）があるので注意が必要である．尿管瘤では，瘤壁の厚さが薄いことが鑑別診断の一助となる．VCUGは，VURの有無や膀胱機能を判断するうえで必須である．異所性尿管を疑った場合，女児では前庭部の観察は重要である．腟開口を疑った場合

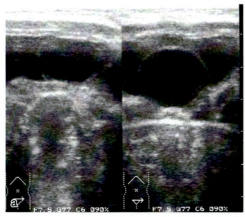
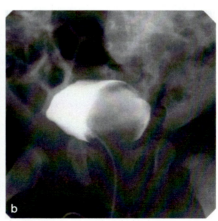

図X-2　左尿管瘤の女児
a：膀胱内に囊胞を認める．囊胞壁は薄い．
b：VCUGでは尿管瘤による膀胱内に欠損像が見られる．カテーテルは瘤による圧排のため右に偏位している．

には，腔造影にて尿管が描出されることもある．DMSA腎シンチグラフィは，所属腎の位置や所属腎の腎機能を評価するうえで必須である．

4. 治　療

1）保存的治療

無症候性尿管瘤において，尿管拡張や高度VURを伴わない場合には経過観察可能である．

2）手術適応・タイミング

無症候性の異所性尿管や尿管瘤の手術適応や方法については，現在でも議論がある．年齢，所属腎機能，同側/対側VURや尿管拡張の有無，尿管瘤による膀胱出口部通過障害，単純性あるいは異所性尿管瘤であるか，家族の希望や外科医の判断に依存する．腹痛や尿路感染症，精路感染症，尿管性尿失禁といった症候性の場合は手術を行う．

3）術　式

異所性尿管では，所属腎機能が無機能もしくは乏しい場合には腎摘除術や上半腎摘除術が，開腹もしくは腹腔鏡によって施行される．所属腎機能を認める場合には，尿管膀胱新吻合術や腎盂尿管吻合術（あるいは尿管尿管吻合術）と所属尿管摘除術が施行される．

新生児期に瘤の尿道内嵌頓により尿閉となった場合には，緊急に内視鏡的瘤切開術を行う．症候性や尿管拡張を伴う尿管瘤では，初回治療として内視鏡的瘤切開術が適応されることが多い．しかしながら，異所性尿管瘤の60～80％は追加の治療が必要である．追加の治療は上部尿路アプローチと膀胱アプローチに分けられる．上部尿路アプローチとして，所属腎機能が乏しい場合には上半腎摘除術や，所属腎機能を認める場合には腎盂尿管吻合術が行われる．所属尿管を切除する際には姉妹尿管の血流に注意する．膀胱アプローチは，VURが残存する場合には最も適切な方法であると考えられ，尿管瘤摘除術，尿管膀胱新吻合術および膀胱三角部・膀胱頸部形成術を行う．筆者らは，症候性や尿管拡張を伴う尿管瘤においては，内視鏡的瘤切開術を初回治療として行い，拡張尿管が減圧したのちに，瘤による膀胱筋層の脆弱性を補強する目的で膀胱アプローチによる手術を第一選択としており，良好な長期成績を得ている[5]．

5. 機能的予後

上部尿路アプローチでは，まれに腎摘除術後の残存尿管に感染を起こす場合や，残存尿管拡張により膀胱頸部を圧迫し排尿障害をきたすことがある．上半腎摘除術後に下半腎の腎機能が低下した報告を認める．尿管瘤における上部尿路アプローチでは，VUR残存や新規発生のために40～50％に追加の手術が必要である．異所性尿管瘤や両側性の異所性尿管では，先天的に膀胱三角部から尿道にかけて筋層が脆弱な場合がある．そのような症例では尿失禁がトイレトレーニング終了後にも持続することがあり，排尿状態に関して長期間の経過観察が必要である．

（松井　太）

【参考文献】

1) 日本小児泌尿器科学会学術委員会（編）：小児先天性水腎症（腎盂尿管移行部通過障害）診療の手引き2016. 日小泌会誌 25：1-76，2016.
2) Matsui F, Shimada K, Matsumoto F, et al：Late recurrence of symptomatic hydronephrosis in patients with prenatally detected hydronephrosis and spontaneous improvement. J Urol 180：322-325, 2008.
3) Shimada K, Matsumoto F, Kawagoe M, et al：Urological emergency in neonates with congenital hydronephrosis. Int J Urol 14：388-392, 2007.
4) Matsumoto F, Shimada K, Kawagoe M, et al：Delayed decrease in differential renal function after successful pyeloplasty in children with unilateral antenatally detected hydronephrosis. Int J Urol 14：488-490, 2007.
5) Shimada K, Matsumoto F, Matsui F：Surgical treatment for ureterocele with special reference to lower urinary tract reconstruction. Int J Urol 14：1063-1067, 2007.

X

泌尿・生殖器の異常

2. 膀胱の異常 (Bladder anomalies)

I. 総 論

1. 概 念

①膀胱の異常をきたす疾患には，後部尿道弁，総排泄腔遺残症，膀胱低形成，膀胱外反症および総排泄腔外反症がある．

②膀胱の異常は，「膀胱が大きい」や「膀胱が見えない」として胎児期に指摘されることが多い．

③膀胱の異常は，膀胱のみの異常でなく，複雑かつ重症の先天性異常に合併することが多い．生命予後や腎機能予後に直結する疾患が多く，胎児期から両親にカウンセリングし，出生後早期に治療することが重要である．

2. 病因・病態

①巨大膀胱の原因は性別特異的である．男児では下部尿路通過障害や prune belly 症候群である．女児では尿管瘤や総排泄腔遺残症，megacystis-microcolon-intestinal hypoperistalsis syndrome がある[1]．高度の両側膀胱尿管逆流（VUR）も原因となりうる．

②見えない膀胱：胎児超音波検査で「膀胱が見えない」場合は，膀胱低形成/無形成，膀胱外反症や総排泄腔外反症ならびに膀胱の脱出を伴った尿膜管開存症が考えられる．

3. 診断（胎児診断）

胎児の膀胱は，妊娠 10～12 週に初めて描出される．膀胱の拡張所見は同時期より観察され，first trimester に膀胱の長径が 8 mm 以上であれば巨大膀胱と診断される．Second trimester 以降では主観的評価となる．

巨大膀胱を認めた場合は，膀胱壁の肥厚，腎上部尿路の拡張，腎の異形成所見，後部尿道の拡張，膀胱の排尿サイクルの有無，羊水量の推移などを評価する．

「膀胱が見えない」場合は排尿後に空虚となっている

可能性があり，15 分後に再度超音波検査にて評価する．

膀胱外反症や総排泄腔外反症は，臍帯が通常より尾側に存在し，下腹壁から前方に膀胱や回盲部腸管が突出する腫瘤として描出され，膀胱低形成/無形成と鑑別可能である．臍帯ヘルニアを合併することが多い．

II. 先天性膀胱憩室

1. 概 念

①先天性膀胱憩室は，膀胱平滑筋欠損部位から膀胱粘膜が膀胱壁外に突出した状態である．下部尿路通過障害により生じる膀胱肉柱形成や膀胱憩室を認める場合は続発性として除外される．

②切除すれば，機能的予後は良好である．

2. 病 因

①先天性膀胱憩室の多くは尿管裂隙に生じ，尿管のWaldeyer 鞘の脆弱性が源因であるとの説がある．

②結合組織疾患である Menkes 症候群や Ehlers-Danlos 症候群，Williams elfin-facies 症候群に合併する場合がある．

3. 発生頻度

正確な頻度は不明であるが，尿路造影検査を行った症候性の小児において約 1.7% に発見されたと報告される．

4. 症 状

出生前診断される症例もあるが，多くは尿路感染や血尿，排尿障害の精査にて発見される．

5. 診 断

VCUG（排尿時膀胱尿道造影）が必須の検査であり，膀胱憩室の部位や大きさ，孤発か多発かが評価される（図X-3）．同時に，VUR の合併や，膀胱変形や下部

273

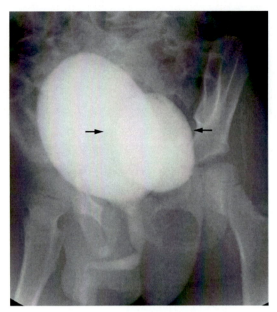

図X-3　先天性膀胱憩室（男児）
左傍尿管口に巨大な憩室を認める（矢印）．

尿路通過障害の有無を評価する．腎低・異形成を伴う場合や憩室による尿管膀胱移行部の通過障害を疑う場合にRI（radioisotope）検査を行う．

6. 治　療

1）保存的治療
偶発的に発見された無症候性の小さな憩室は経過観察する．

2）手術適応・タイミング
臨床症状を伴う場合には手術を行う．

3）術　式
憩室切除術を膀胱内アプローチで行うのが一般的である．憩室が尿管を巻き込んでいる場合，尿管口が憩室内に存在する場合やVURを合併する場合には尿管膀胱新吻合術を同時に施行する．

7. 機能的予後
手術成績は非常に良好であり，臨床症状の多くは改善する．

III. 膀胱低形成/無形成

1. 病因・病態
膀胱低形成は，両側腎無発生のPotter症候群や高度の尿道上裂，両側異所性尿管で見られる．胎児期に膀胱への尿貯留が十分でなかったことに起因する．
膀胱無形成は，尿生殖洞の頭側部分の萎縮や膀胱三角部への尿管や中腎管の癒合不全によって起きると推測される．

2. 発生頻度
頻度は不明であるが，非常にまれである．膀胱無形成は，16例の生存例が報告されている．

3. 症　状
出生前診断されることが多い．膀胱無形成は，腎尿路・生殖器異常や脊椎異常を合併し，多くは生存できない．尿管がミューラー（Müller）管組織や直腸に開口した場合にのみ生存可能である．膀胱頸部形成不全を伴う場合には持続性尿失禁となる．

4. 診　断
VCUGや内視鏡検査で診断される．腎低形成/異形成を伴う場合があるので，超音波検査やRI検査での上部尿路の評価が必要である．

5. 治　療

1）手術適応・タイミング
膀胱低形成では，膀胱容量を増大する目的に出生後早期に手術を行う．

2）術　式
低形成膀胱と尿管を端側もしくは側々吻合する．

6. 機能的予後
多くは十分な膀胱容量が得られずに膀胱拡大術が必要となる．膀胱頸部形成不全を伴う場合には腹壁導尿路作成術を行う．

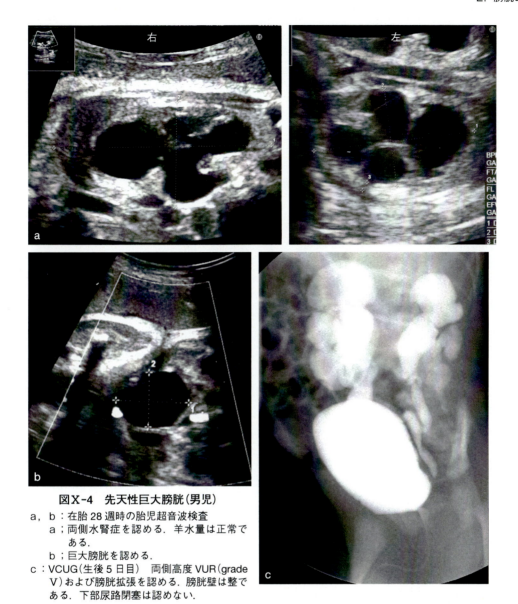

図 X-4 先天性巨大膀胱(男児)
a, b：在胎 28 週時の胎児超音波検査
 a；両側水腎症を認める．羊水量は正常である．
 b；巨大膀胱を認める．
c：VCUG(生後 5 日目) 両側高度 VUR(grade V)および膀胱拡張を認める．膀胱壁は整である．下部尿路閉塞は認めない．

IV．先天性巨大膀胱

1．病因・病態

先天性巨大膀胱は，高度 VUR により尿が膀胱と上部尿路との間をサイクリングすることにより，膀胱拡張を呈する病態である(図 X-4a〜c)．非神経原性であり，膀胱壁は薄く，膀胱三角部は低形成で広がっており，両側尿管口は極端に外側に偏位している．

2．発生頻度

まれな疾患であるが，頻度は不明である．

3．症　状

多くは出生前診断される．

4．診　断

VCUG にて高度 VUR と膀胱拡張を認める．下部尿路通過障害がある場合や神経学的異常がある場合は除外される．

5．治　療

1) 保存的治療
尿路感染予防目的に予防的抗菌薬投与を行う．

2) 手術適応・タイミング

自然軽快することは少ないと考えられ，乳幼児期に手術を行う．

3) 術 式

尿管膀胱新吻合術を行う．

6. 機能的予後

多くの場合，術後には膀胱容量が縮小し，正常排尿可能となる．

V. 膀胱外反症・総排泄腔外反症・尿道上裂

1. 病因・病態

膀胱外反症，総排泄腔外反症および尿道上裂はスペクトラム上の疾患であると考えられ，exstrophy-epispadias complex (EEC) として総称される．総排泄腔外反症の病態は他項（各論Ⅷ-3．「総排泄腔外反症」）に譲る．

膀胱外反症は，膀胱粘膜が下腹壁から外反し，尿道上裂を伴う極めてまれな疾患である（図Ⅹ-5）．

総排泄腔外反症と比較して脊髄疾患の合併は少ない．尿道上裂は，膀胱外反を伴わず，外尿道口が陰茎背側から膀胱頸部背側に開口する異常である．

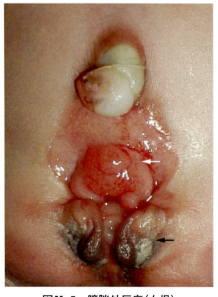

図Ⅹ-5 膀胱外反症（女児）
外反膀胱（白矢印）および二分した陰核（黒矢印）を認める．

2. 発生頻度

膀胱外反症は，出生10万人に対し2.2人と報告されているが，人種差が大きく，わが国ではさらに少ない．男女比は2.3：1であり男児に多い．

尿道上裂の頻度は膀胱外反症より少なく，男児出生117,000人に対し1人であると報告され，男女比は3～5：1であり，男児に多い．

3. 症 状

多くは出生前診断される．

4. 診 断

出生時にその外観から容易に診断される．

5. 治 療

1) 手術適応・タイミング

EECに対する腎・尿路・生殖器に対する治療の目的は，第一に腎機能を保護することである．さらに尿禁制を獲得し，機能的・形態的に許容できる外性器を形成することである．

手術は，膀胱閉鎖術，尿道・陰茎形成術，膀胱頸部形成術，尿路再建術，および性器形成術が行われる．膀胱閉鎖術と尿道・陰茎形成術を同時に行う方法と段階的に行う方法がある．わが国では総排泄腔外反症の頻度が最も高く，症例の多くは陰茎のサイズや長さが非常に小さいので，段階的に手術を行うことが多い．

2) 術 式

①膀胱閉鎖術：総排泄腔外反症の項で述べられており，詳細は割愛する．

②尿道・陰茎形成術：陰茎の発育が良好な膀胱外反症や尿道上裂の男児では生後6ヵ月程度に行う．尿道・陰茎形成術は，陰茎背側への屈曲の矯正，尿道形成，および亀頭形成を行う．主にCantwell-Ransley法やMitchell法が行われる．尿道・陰茎形成術によって，形態的に許容できる外性器形態となるが，この処置のみで尿道抵抗が増大し，のちに尿禁制が獲得できる症例は非常に少ない．わが国でみられる多くの総排泄腔外反症では，男性ホルモン補充を行ったとしても陰茎が十分には発育しないことが多く，この手術を行わないことが多い．

③膀胱頸部形成術，尿路再建術：尿禁制獲得を目的とし，小学校に就学する年齢に行われることが多い．主にYoung-Dees-Leadbetter法が行われる．海外

の報告では，膀胱外反症においては膀胱頸部形成術によって約70%の症例が尿禁制を獲得できるとされる[2]．一方，わが国では膀胱閉鎖術後の膀胱容量が非常に小さく，膀胱頸部形成術のみで十分な膀胱容量が得られ，尿禁制が獲得される症例は非常に限られている．われわれの経験では，多くの症例で消化管利用膀胱拡大術ならびに腹壁導尿路作成術を同時に行っている．

④性器形成術：総排泄腔外反症の女児においては，腟形成術を尿路再建術と同時に行うことが多い．腟形成は，消化管や膀胱を利用した腟形成を行う．総排泄腔外反症の男児においては，前腕やほかの部位の皮弁を用いた陰茎形成術を思春期以後に行うことが可能である．

6. 機能的予後

膀胱外反症の男性の多くは，勃起能や性的興奮に関しては正常男性と変わらず良好である．父性獲得率は，2,500人あたり38人と低い．射精量は少なく，多くが乏・無精子症である．しかしながら，生殖補助技術の進歩によって父性獲得した例は増加しており，これらの児では膀胱外反症を認めなかったと報告されている．

膀胱外反症の女性の多くは正常な性的興奮があり，性交渉が可能である．恥骨離開による陰核や恥丘の分離や恥骨部の瘢痕に関しては，青年期に形成される．成人期では骨盤底筋が弱いために，とりわけ妊娠期での子宮脱の合併が多い．多くの妊娠・出産が可能であった報告が見られるが，流産や死産率が約40%であったとの報告もある．出産に関する合併症も多く，計画的な帝王切開が望ましい．総排泄腔外反症の女性では，月経路の通過障害のために，月経開始後に子宮腟留血腫となることが多い．腟と子宮とを再吻合する手術を必要とする．

（松井　太）

【参考文献】

1) 松井　太，高野周一，相野谷慶子ほか：「腸壁内神経に異常のみられない Hirschsprung 病類縁疾患」に随伴する泌尿器科合併症と対応．日小泌会誌 16：35-41，2007.
2) Baird AD, Nelson CP, Gearhart JP：Modern staged repair of bladder exstrophy；a contemporary series. J Pediatr Urol 3：311-315, 2007.

X 泌尿・生殖器の異常
3. 前部・後部尿道弁
（Anterior・posterior urethral valves）

I. 概 念

①下部尿路通過障害の主な原因は，前部尿道弁（anterior urethral valves）や後部尿道弁（posterior urethral valves）である．

②下部尿路通過障害の程度はさまざまであるが，尿路通過障害の程度が強いほど早期に発見される[1]．

③重症の下部尿路通過障害は，肺低形成や腎不全に伴う生命予後に直結しており，胎児治療および出生後早期に集学的治療が可能な施設で扱うことが重要である．治療や予後について両親への十分なカウンセリングが必要である．

II. 発生頻度

下部尿路通過障害の頻度は，出生10,000人あたり2.2人と報告されている．人種差があり，欧米と比較してわが国での頻度は低い．

III. 病因・病態

高度な下部尿路通過障害では，上部尿路拡張や膀胱拡張を呈し，高圧膀胱による膀胱尿管逆流も伴い，腎機能が障害される．Second trimester に発見された重症の下部尿路通過障害は，無治療では肺低形成による周産期死亡率が95％であると報告されている．

IV. 診断（胎児診断）

下部尿路通過障害は，胎児超音波検査により感度95％，特異度80％の正確性で診断される．発見時期は尿路通過障害の程度によりさまざまであるが，羊水過少を伴う重度の下部尿路通過障害は在胎20週前後で発見される．特徴的な超音波所見は，両側水腎水尿管，膀胱拡張，膀胱壁肥厚，"key hole" サインと呼ばれる後部尿道拡張，そして羊水過少もしくは無羊水である（図X-6a）．腎実質のエコー輝度の上昇や腎皮質の囊胞性変化は，腎機能の予後不良因子である（図X-6b）．わが国では倫理的な面で同意が得られていないが，羊水検査や絨毛膜サンプリングによる性別を含め

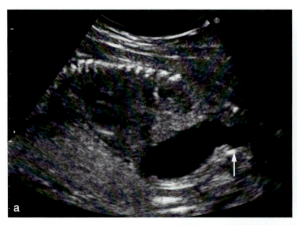
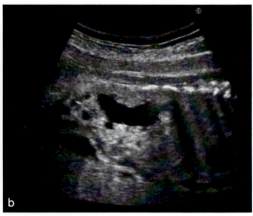

図X-6 後部尿道弁の胎児超音波検査像
a：膀胱拡張と key hole サイン（矢印）（在胎20週）
b：腎皮質の囊胞性変化（在胎29週）

た染色体検査も欧米では必須である．

　前部尿道弁や後部尿道弁の鑑別診断として，尿道低形成/閉鎖を伴った prune-belly 症候群や先天性巨大膀胱，女児では総排泄腔遺残症がある．重度の下部尿路通過障害は胎児治療の適応となるが，どのような尿路通過障害に対して胎児治療を行うべきかコンセンサスは得られていない．胎児治療の詳細は他項に譲る（各論XI-3．「シャント術」の項を参照）．

V．後部尿道弁

1．病因・病態

　後部尿道弁は，小児の器質的下部尿路通過障害では最も頻度が高い疾患であり，男児5,000人に1人である．尿路通過障害の原因として3種類の弁の形態が Young によって提唱されている[2]．

　Type 1：後部尿道弁の約95％を占める．精丘の左右から膜状の弁が上方に延び，外尿道括約筋の近位側12時で癒合する．

　Type 2：精丘から膀胱頸部に向けて弁が延びている．現在では，尿路通過障害の原因と考えられていない．

　Type 3：後部尿道弁の5〜10％を占める．尿道膜様部に見られるリング状の膜様構造である．現在では，先天性膜様閉鎖が，出生後のカテーテル挿入によって穴が開いた状態であると考えられている．

　後部尿道弁の発生原因は，中腎管と尿生殖洞の接合異常や尿生殖膜の残存に由来する後部尿道膜であると考えられている．

2．症　状

　多くの例が出生前診断にて発見される．新生児期や乳児期での体重増加不良や嘔吐，脱水といった腎不全症状や尿路感染症を契機として発見されることもある．軽度の通過障害では，学童期以降の排尿障害や尿路感染症で発見される場合がある．

3．診　断

　超音波検査は出生後早期に行われ，両側水腎水尿管，膀胱拡張，膀胱壁肥厚や後部尿道拡張を認める．腎実質のエコー輝度の上昇や皮質囊胞を認めることがある．

　VCUG（排尿時膀胱尿道造影）は，全身状態が落ち着いた後に行われる．膀胱壁肥厚や肉柱形成を認め，約

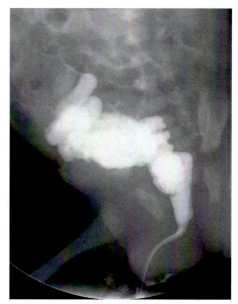

図X-7　図X-6症例のVCUG像
膀胱壁肥厚，肉柱形成を認める．排尿には後部尿道の拡張が見られる．

50％ではVUR（膀胱尿管逆流）を合併する．排尿時には，膀胱頸部の肥厚や後部尿道拡張を認める（図X-7）．

4．治　療

1）保存的治療

　新生児期の初期治療として，尿路をドレナージする．5 Fr 程度の栄養チューブやカテーテルを挿入する．膀胱頸部の挙上により膀胱内にカテーテルが挿入できない場合には，先端がJ型に曲がったカテーテルを使用する．

2）手術適応・タイミング

　呼吸・循環動態が安定するのを待って手術を行う．尿道カテーテルのサイズを徐々に太くし，6.5 Fr の尿道カテーテルが挿入できるようになってから経尿道的尿道弁切開術を行う．

3）術　式

　①経尿道的尿道弁切開術：現在，細径の内視鏡が使用可能であり，多くの場合は治療の第一選択である．7.5〜10 Fr の内視鏡を用いて cold knife にて切開する．尿路閉塞を解除するうえで，弁の12時方向の切開は必須であり，5時と7時方向の切開は補助的に行う．弁は薄い膜様組織であり，分厚い組織の切開は尿道括約筋を損傷する危険がある．

　②膀胱皮膚瘻造設術：内視鏡操作ができない低出生

体重児や経尿道的尿道弁切開術では，膀胱尿のドレナージが不良である場合には膀胱皮膚瘻造設術が行われる．膀胱皮膚瘻造設にて将来の膀胱容量の減少が危惧されてきたが，現在では膀胱容量は減少しないことが示されている．

③上部尿路変更術：経尿道的尿道弁切開術や膀胱皮膚瘻造設術によって，上部尿路拡張が改善せずに腎機能が改善しない場合や再発性尿路感染症をきたす場合に行われる．

④VURに対する手術：経尿道的尿道弁切開術や膀胱皮膚瘻造設後にVURの約30%は消失する．VURの原因は下部尿路閉塞による高圧膀胱であり，膀胱機能障害に対する治療を優先する．頻回の尿路感染が起こらない限り，膀胱尿管逆流症手術は行わない．

5．機能的予後

1）腎機能予後

出生前診断の普及や新生児期からの早期治療の導入にもかかわらず，後部尿道弁の20〜50%は末期腎不全に至ると報告されている．1歳時のnadirクレアチニン値が0.8 mg/dl未満では末期腎不全のリスクが低く，一方，1.2 mg/dl以上では高リスクであるとされる．その他の予後不良因子として，腎実質のエコー輝度の上昇や皮質嚢胞の存在，VURの合併，再発性有熱性尿路感染ならびに膀胱機能障害がある．

2）Valve bladder syndrome

尿道弁切開により尿路閉塞を解除したにもかかわらず膀胱機能障害が残存し，膀胱機能障害を原因とする上部尿路拡張や腎機能が悪化する状態をvalve bladder syndromeと呼ばれている[3]．尿路閉塞状態での高い排尿筋圧の持続により，徐々に代償不全となり残尿が増加する．続いて，腎機能低下に伴う遠位尿細管機能障害による多尿となり，上部尿路や膀胱には持続的に尿貯留を認める．伸展した膀胱は，コラーゲン線維の変化や低酸素状態となり膀胱壁コンプライアンスが低下する．コンプライアンスの低下により上部尿路拡張が増悪し，腎機能が悪化する．これらのサイクルが循環することにより最終的には腎不全を呈する．

Valve bladder syndromeに対する早期の診断と治療の重要性が指摘されている．時間排尿，二段排尿，抗コリン薬やα-ブロッカー（わが国では保険適用外）を行う．膀胱収縮力障害を認める場合には清潔間欠導尿（CIC）が適応となる．尿道知覚のために導尿が困難な場合は，腹壁導尿路作成が必要である．上部尿路拡張の増悪や腎機能が悪化する場合には，夜間留置カテーテルが有効である．これらの尿路管理を行ったにもかかわらず腎機能が悪化する場合には，膀胱拡大術が適応となる．

VI．前部尿道弁

1．病因・病態

前部尿道弁はまれな下部尿路通過障害であり，その頻度は後部尿道弁の1/30〜1/25である．前部尿道に弁状構造が形成され，その近位側の尿道が拡張する．発生部位は，球部尿道や陰茎陰嚢移行部，陰茎部尿道である．前部尿道弁の発生原因は，尿道海綿体の部分的欠損やCowper腺胞の拡張・破裂であると考えられている．

2．症　状

約半数が出生前診断にて発見される．軽度の通過障害では，排尿後尿滴下や尿失禁，陰茎部の腫脹で発見される．

3．診　断

VCUGが必須の検査であり，前部尿道の著しい拡張，その遠位側尿道の狭小化ならびに膀胱壁肥厚やVURを認める．

4．治　療

多くの場合，経尿道的尿道弁切開術が治療の第一選択である．尿道拡張部の遠位部で弁が6時方向に立ち上がっており，この部分を切開する．

5．機能的予後

前部尿道弁は，後部尿道弁と比較して腎機能および膀胱機能予後は良好である．弁切開を行った前部尿道弁の78%は腎機能が正常である．

（松井　太）

【参考文献】
1) 松井　太，島田憲次，松本富美ほか：羊水過少を伴った重症先天性尿路通過障害の腎機能・下部尿路機能予後．日周産期・新生児会誌 46：1056-1059, 2010.
2) Young HH, Frontz WA, Baldwin JC：Congenital obstruction of the posterior urethra. J Urol 3：289, 1919.
3) Koff SA, Mutabagani KH, Jayanthi VR：The valve bladder syndrome；pathophysiology and treatment with nocturnal bladder emptying. J Urol 167：291-297, 2002.

X 泌尿・生殖器の異常
4. 尿道下裂 (Hypospadias)

I. 概念

尿道下裂（hypospadias）とは，外尿道口が陰茎腹側の亀頭部先端から離れた位置にあり，さまざまな程度の陰茎屈曲と包皮の形成異常を伴った先天性疾患である（図X-8）．外観の異常のみならず，高度なものでは立位排尿障害や男性機能障害をきたす．

II. 病因

胎児の外性器は共通の原器からなり，受精後第8週頃から，通常男児であれば胎児精巣から分泌される男性ホルモンの影響で，生殖結節が陰茎へと分化を始める．それに伴って生殖結節の腹側にある尿生殖襞の一部から男性型尿道が形成され，第14週頃には男女の区別が明確になる[1]（図X-9）．この男性型尿道の形成不全により尿道下裂となる．形成不全の程度によって重症度が異なり，形成不全尿道が長く，一般に外尿道口の開口部が近位側になるほど重症型に分類される（図X-10）．外尿道口は亀頭部先端にあるものの，陰茎の屈曲が明らかな chordee without hypospadias と呼ばれるものも尿道下裂の亜型で，特徴的な hooded prepuce を伴う．

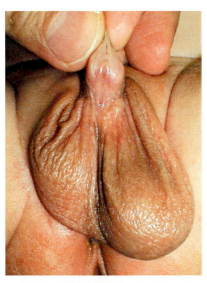

図X-8 尿道下裂（中間型）の男児
右停留精巣を伴う．
（松本富美：45,X/46,XY（混合型性腺異形成）．性分化疾患ケースカンファレンス，位田忍，島田憲次（編集主幹），p68，診断と治療社，東京，2014 による）

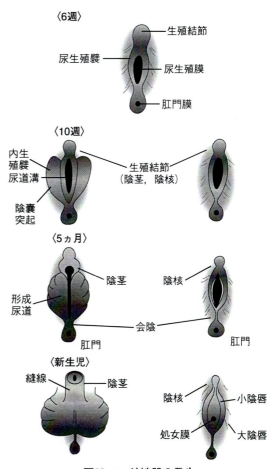

図X-9 外性器の発生
（島田憲次：発生学（Embryology）．性分化疾患ケースカンファレンス，位田忍，島田憲次（編），p22，診断と治療社，東京，2014[1] による）

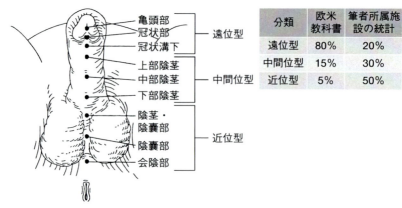

図X-10 尿道下裂の程度と頻度

(島田憲次:陰茎の異常 2.尿道下裂,陰茎彎曲症.小児泌尿器疾患診療ガイドブック,島田憲次(編), p162, 診断と治療社, 東京, 2015[2])による)

III. 疫 学

発生頻度は,欧米では300人に1人程度と言われているが,白人に多い傾向があり,わが国では1,000～1,500人に1人と,人種差が見られる.また,欧米では遠位型が80%を占めるのに比べて,わが国では近位型が半数程度と,重症例が多いのが特徴である[2].

およそ90%は孤発例であるが,2親等以内の発生率は13倍にのぼる.遺伝因子や環境因子のほかに,胎児期の男性型尿道の発生に影響を及ぼすさまざまな異常が病因と考えられ,不十分な男性化をきたす性分化疾患との関連は深い.尿道下裂に停留精巣の合併が見られる症例ではambiguous genitaliaを呈することもあり,対応には注意が必要である(各論X-7.「性分化疾患」の項を参照).また,子宮内発育遅延の児に多く見られることから,胎盤機能との関連も示唆されている.

胎生早期に男性化が障害されることで,さまざまな程度の性腺の下降不全とミューラー(Müller)管の退縮異常(男子小子宮)を有する症例がある.通常,ミューラー管由来臓器が問題となることは少ないが,尿道と交通のある大きな腔が残存する場合は尿路・精路感染症や排尿障害の原因となることがあり,症候性であれば摘除術が行われる.

IV. 治 療

必要に応じて修復術が行われる.機能的に問題のない最軽症の亀頭部尿道下裂の手術適応については議論が絶えない.

尿道下裂に対する術式は,それを行う術者の数だけあると言われ,これは,すなわち未だ100%の成功率が得られるgold standardとなるような術式が存在せず,尿道下裂の修復術がいかに困難な手術であるかを物語っている.20年以上前には二期的手術が標準術式であり,外尿道口の位置も亀頭部先端でなくても可とされていたが,1990年代後半以降は一期的修復術が主流となり,1994年にSnodgrassがtubularised incised plate urethroplasty(TIPU法)[3](図X-11)を発表してからは,尿道下裂の術後も包茎に対する環状切開術と同等の外観が期待されるようになった.

尿道下裂の修復術において最も重要なのは陰茎の屈曲の矯正である.術前に一見外尿道口が亀頭部に近い位置にあっても,陰茎の屈曲が強い場合は重症な部類に属することが多い.屈曲が残存すれば陰茎が短く,小さな印象を与えるばかりでなく,勃起時に性交渉が困難となれば,男性不妊の原因となる.また,強い屈曲を解除した後はより長い尿道の形成が必要となり,瘻孔や尿道狭窄,亀頭部尿道離開などの手術による合併症も生じやすい.手術は主に,尿道板を温存する方法と切除する方法に大別されるが,高度な症例では尿道板が屈曲の主原因となるために温存は難しい.世界的に見て遠位型ではTIPU法が好まれるが,近位型についてはいずれの方法も高度な技術を要するため,術者の好みに応じて行われているのが現状である.近位型では,合併症の発生率は決して低くなく(～50%),再手術には創意工夫を必要とする.

手術時期に関しては,わが国では未だに3歳を過ぎて排尿習慣が確立してからでないと手術はできないと

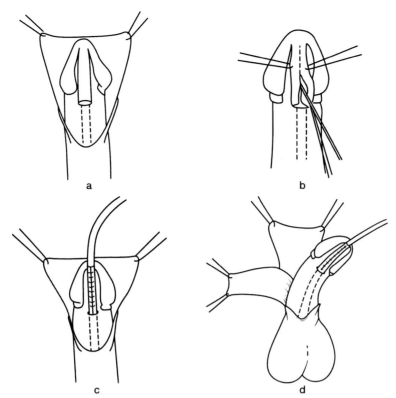

図X-11 尿道下裂修復法；Tubularized incised plate urethroplasty：TIPU (Snodgrass)法
(Snodgrass W：J Urol, 1994[3]による).

主張する施設もあるが，欧米では精神的な影響を考慮して，生後6ヵ月～1歳半の間に行われることが多く，陰茎の発育が良好であれば乳児期に安全に行える．陰茎の発育が不十分な際は，術前に男性ホルモンを投与し，陰茎を大きくしてから行う場合もある．

V. 長期予後

長期予後に関するわが国での報告は多くないが，Moriyaら[4]の調査によると，性機能，排尿機能ともに対照の成人男性と比べて大きな違いは見られなかった．妊孕性については乏精子症が多く見られるとの報告もあるが[5]，原疾患や停留精巣の合併の有無についても異なるため，評価は困難である．

（松本　富美）

【文　献】

1) 島田憲次：総論2．発生学．性分化疾患ケースカンファレンス，位田忍，島田憲次（編集主幹），pp19-25，診断と治療社，東京，2014．
2) 島田憲次：各論D，陰茎の異常 2．尿道下裂，陰茎彎曲症．小児泌尿器科疾患診療ガイドブック，島田憲次（編），pp160-167，診断と治療社，東京，2015．
3) Snodgrass W：Tubularized, incised plate urethroplasty for distal hypospadias. J Urol 151：464-465, 1994.
4) Moriya K, Kakizaki H, Tanaka H, et al：Long-term patient reported outcome of urinary symptoms after hypospadias surgery；norm related study in adolescence. J Urol 178：1659-1662, 2007.
5) Bracka A：Sexuality after hypospadias repair. BJU international 83（Suppl. 3）：29-33, 1999.

X 泌尿・生殖器の異常
5. 停留精巣，精索捻転，精巣腫瘍
(Cryptorchidism, Testicular torsion, Testicular tumor)

I．停留精巣

1．概念

停留精巣(cryptorchidism)は，出生時に発見される外性器異常では最も一般的な疾患であり，精巣が正常な下降経路の途中でとどまってしまい，陰嚢底に位置していない状態を言う．

2．発生頻度

停留精巣の発生頻度は，新生児期で4.1〜6.7％，3ヵ月で1.0〜1.6％，1歳時で1.0〜1.7％である．2,500g以上の新生児では2.2〜2.7％，2,500g未満の低出生体重児では19.8〜22.5％と停留精巣の発生頻度は高くなる．また，37週以降の満期産児では3.3〜3.4％であるのに対し，37週未満の早産児では17.3〜30.1％と高頻度になる[1]．

出生時の停留精巣のうち，60〜70％は生後3ヵ月以内に自然下降すると言われている．生後2〜4ヵ月の間に下垂体のゴナドトロピンがテストステロンの分泌を促し，3〜6ヵ月頃に分泌がピークになる．これを"mini-puberty"と言うが，最終的に自然下降が得られた症例は，このテストステロンが上昇している時期に精巣が下降してくる．mini-pubertyが終わった6ヵ月以降に精巣が自然下降してくる可能性は非常にまれである．

3．分類

触知停留精巣（約70％）と非触知停留精巣（約30％）に分けられる．非触知精巣は，腹腔内停留精巣，精巣無形成，消失精巣(vanishing testis)に分けられる．

4．診断

1) 病歴聴取

妊娠中の異常，出生時の在胎週数と出生体重を聴取する．

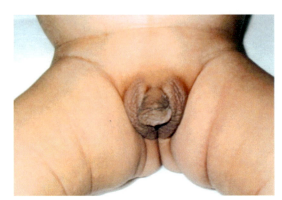

図X-12　先天性副腎皮質過形成の女児の外陰部

2) 身体所見

新生児の停留精巣の診察で大事な点は，触知停留精巣か非触知停留精巣かと言うことと，尿道下裂，マイクロペニスを含めたambiguous genitaliaを伴うか否かである．Ambiguous genitaliaに停留精巣を合併する場合は，性分化疾患(disorders of sex development：DSD)を考慮して精査を進める必要がある．とくに出生時に外陰部所見が男児で両側の非触知精巣の場合は，先天性副腎皮質過形成の女児の可能性があることに気をつけなければいけない(図X-12)．

3) 画像診断

触診で精巣を触知しない場合，あるいはambiguous genitaliaを伴う場合は，超音波検査にて性腺を確認する．新生児期の非触知精巣に対して精巣が存在しないことを証明することは困難であるため，超音波検査でも確認できない場合は，それ以上の画像検査をする必要はない．

5．治療方針

通常の停留精巣であれば，6ヵ月までは自然下降の可能性があるため，新生児期に手術することはない．ただし，DSDを疑う症例に関しては，性別判定のために，性腺の検索，生検が必要になる場合もある．

6. 予 後

停留精巣は，将来の妊孕性や精巣の悪性化といった問題がある．

1) 悪性化

古くから停留精巣と精巣の悪性化については関連があることが示されている．最近のCohort研究，Meta-analysisの報告では，停留精巣の悪性化の相対リスクは一般に比べると約3〜6倍と言われている[2)3)]．手術時年齢と悪性腫瘍の発症に関する報告では，13歳未満での手術症例の悪性化の相対リスクが2.23倍であるのに対し，13歳以上では相対リスクが5.40倍と，約2倍になると言われている．ただし，低年齢で手術を行えば悪性化の相対リスクが低下すると言うわけではないこと，片側停留精巣患者の対側の陰嚢内に下降している精巣にも悪性腫瘍が発生する相対リスクが約2〜4倍であること[4)5)]などは，フォローしていくうえで大事な点である．

2) 妊孕性

停留精巣の妊孕性は片側か両側かによって大きく異なる．片側停留精巣では，思春期以降まで未治療で経過した場合，乏精子症や無精子症を43〜83.5％に認めることが報告されている[6)7)]．一方，小児期に精巣固定術を行った症例では77〜84％で正常の精液所見で[8)9)]，父性獲得率も66〜89.7％と言われており[10)11)]，片側停留精巣では小児期の手術により妊孕性の回復が期待される．両側停留精巣の場合は，治療を行わなければ，ほぼすべての症例で無精子症や乏精子症であるという報告が多い[6)]．しかし，小児期に精巣固定術を行った症例では42〜50％で精液所見が正常化し[8)9)]，父性獲得率も33〜65.3％と報告されており[11)]，両側停留精巣においても小児期に手術を行うことにより妊孕性の改善は期待される．

II. 精索捻転

1. 概 念

精索捻転（testicular torsion）は，精巣が精索を軸にして捻れ，その結果，精巣と精巣上体につながるリンパ管，静脈と動脈の流れが障害されるために，虚血，梗塞をきたし最終的に壊死する疾患である．

2. 病 型

1) 鞘膜外捻転

胎児期と新生児期で起こる精索捻転で，精索鞘膜と陰嚢との固定がゆるやかであることが原因となる．

2) 鞘膜内捻転

精巣鞘膜が精索の高い位置まで覆っており（bell clapper deformity），精巣，精巣上体と精索が精巣鞘膜内で捻れることにより起こる．

3. 頻 度

精索捻転のうち，約10％は新生児期に起こり，ほぼすべてが鞘膜外捻転である．新生児期に起こる精索捻転の70％が胎児期に発症したもので，残りの30％は日齢30日以内に起こる[12)13)]．

4. 診 断

捻転が起こった直後，精巣は腫大しているが，新生児症例では啼泣し続ける，機嫌が悪いなどの症状はきたさない場合が多い．超音波検査では精巣内部は不均一で，ドップラー（Doppler）では血流の減少あるいは消失を認める（図X-13）．時間が経過すると精巣の大きさは正常に戻るが，精巣内部は不均一で辺縁に高輝度の石灰化を認めることもある．最終的に精巣は萎縮する．

5. 治 療

出生時に捻転している精巣を認めた場合には，捻転は出生前あるいは出生時に起きたものであるので，迅速な診断ができたとしてもすでに不可逆的な虚血変化

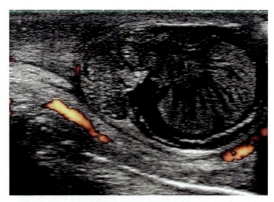

図X-13 精索捻転の超音波検査所見（日齢1）
精巣内部は筋状の低エコー領域を認め，ドップラーでは血流を認めない．

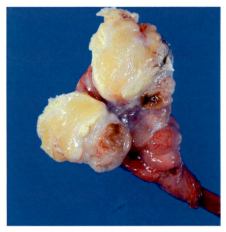

図X-14　奇形腫（2歳）

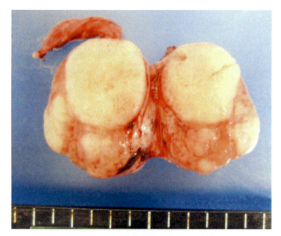

図X-15　卵黄嚢腫瘍（2ヵ月）

が起きている可能性が高い．そのため，外科的治療を行うとしても捻転の確認と対側の精索捻転防止のための固定を行うことになる．出生後の精索捻転に対しては緊急手術の対象になると考えられ，捻転側の精巣を救済することと反対側の精巣固定をすることが必要である．精索捻転から4時間経過すれば，精巣の虚血障害が起こり始めると言われている．

III. 精巣腫瘍

1．概念

新生児の精巣腫瘍（testicular tumor）は極めてまれであり，腹腔内精巣に発生した奇形腫や顆粒膜細胞腫の報告が数例ある程度である．新生児の精索捻転の場合，精巣が固く，腫脹しているので腫瘍と混同される場合があることに注意が必要である．

2．発生頻度

精巣腫瘍は，小児では珍しい疾患で，男児の固形腫瘍の1～2%を占める程度であり，新生児ではよりいっそう珍しい疾患になる．

3．分類

精巣腫瘍は，胚細胞腫瘍（卵黄嚢腫瘍，奇形腫，類表皮嚢胞など）と間質腫瘍（若年性顆粒膜細胞腫など）に分けられる．胚細胞腫瘍の中では奇形腫と卵黄嚢腫瘍が一般的である．奇形腫は新生児期でも発症しうる腫瘍であるが，発症年齢の平均は18ヵ月である（図X-14）．小児の精巣腫瘍全体として見ると，卵黄嚢腫瘍の発症頻度は2番目になるが，2歳前後の発症が多い．

90%以上の症例でAFP（αフェトプロテイン）が上昇し，有用なマーカーになる（図X-15）．

4．診断・治療

6ヵ月以下の乳幼児で最も一般的な精巣腫瘍は非常に珍しいが，若年性顆粒膜細胞腫で，浸潤，転移，再発と言った悪性徴候を示さない．また，性染色体異常，内外性器奇形を合併することが多い[14]．超音波検査では嚢胞状の部位を含む充実性腫瘍で，ドップラーではhypervascularである．

新生児期に精巣腫瘍が見つかった場合には，良性腫瘍の可能性が高いので，超音波検査の所見も考慮して精巣温存の手術を試みるべきである[15]．

（矢澤　浩治）

【文　献】

1) Ghirri P, Ciulli C, Vuerich M, et al : Incidence at birth and natural history of cryptorchidism ; a study of 10,730 consecutive male infants. J Endocrinol Invest 25 : 709-715, 2002.
2) Walsh TJ, Dall'Era MA, Croughan MS, et al : Prepubertal orchiopexy for cryptorchidism may be associated with lower risk of testicular cancer. J Urol 178 : 1440-1446, 2007.
3) Lip SZ, Murchison LE, Cullis PS, et al : A meta-analysis of the risk of boys with isolated cryptorchidism developing testicular cancer in later life. Arch Dis Child 98 : 20-26, 2013
4) Prener A, Engholm G, Jensen OM : Genital anomalies and risk for testicular cancer in Danish men. Epidemiology 7 : 14-19, 1996.
5) Akre O, Pettersson A, Richiardi L : Risk of contralateral testicular cancer among men with unilaterally undescended testis ; a meta analysis. Int J Cancer 124 : 687-689, 2009.
6) Chilvers C, Dudley NE, Gough MH, et al : Undescended testis ; the effect of treatment on subsequent risk of subfertility and malignancy. JPediatr Surg 21 : 691-696, 1986.
7) Gomez-Perez R, Osuna JA, A rata-Bellabarba G : Surgical VS. untreated cryptorchidism ; effects on fertility. Arch Androl 50 : 19-22, 2004.
8) Cortes D, Thorup J, Lindenberg S, et al : Infertility despite surgery for cryptorchidism in childhood can be classified by patients with normal or elevated follicle-stimulating hor-

5. 停留精巣，精索捻転，精巣腫瘍

mone and identified at orchidopexy. BJU Int 91 : 670–674, 2003.

9) Gracia J, Zalabardo JS, Garcia JS, et al : Clinical, physical, sperm and hormone data in 251 adults operated on for cryptorchidism in childhood. BJU Int 85 : 1100–1103, 2000.

10) Lipshultz LI, Caminos-Torres R, Greenspan CS, et al : Testicular function after orchiopexy for unilaterally undescended testis. N Eng J Med 295 : 15–18, 1976.

11) Lee PA, Coughlin MT : Fertility after bilateral cryptorchidism. Evaluation, by paternity, hormone, and semen data.

Horm Res 55 : 28–32, 2001.

12) Kaye JD, Levitt SB, Friedman SC, et al : l Neonatal torsion ; a 14-year experience and proposed algorithm for management. J Urol 179 : 2377–2383, 2008.

13) Djahangirian O, Ouimet A, Saint-Vil D : Timing and surgical management of neonatal testicular torsions. J Pediatr Surg 45 : 1012–1015, 2010.

14) Fagin R, Berbescu E, Landis S, et al : Juvenile granulosa cell tumor of the testis. Urology 62 : 351, 2003.

15) Ross JH : Prepubertal testicular tumors. Urology 74 : 94–99, 2009.

X 泌尿・生殖器の異常
6. 女児外陰部の異常
(Abnormalities of the external genitalia in girls)

●はじめに

新生児期に女児の外性器異常を呈する疾患はさまざまで，中には緊急対応を要するものもあり，鑑別が重要である．本項では女性外性器であることに疑いがなく，腟前庭部に限局した代表的疾患について述べる．内分泌学的異常や直腸肛門異常を含む広義の性分化疾患によるもの，膀胱および総排泄腔外反症などの下腹壁形成異常に伴うものは他項を参照されたい．

I. 陰唇間腫瘤 (interlabial mass)

左右の陰唇間に腫瘤性病変が認められる症例では，尿路由来，前庭部の分泌腺由来，性路由来の鑑別を必要とする．

1. 傍尿道囊腫 (paraurethral cyst)

傍尿道腺 (Skene gland) の閉塞により，尿道と腟前壁の間に黄白色の腫瘤を形成する (図X-16)．生下時から新生児期に発見されることが多く，巨大なものでは開窓術が行われることもあるが，多くは母体由来の女性ホルモンの低下とともに数ヵ月で自然に消退する[1]．

2. 処女膜閉鎖，過形成

尿生殖洞由来の腟とミュラー (Müller) 管由来の腟の管腔化不全にて生じる (図X-17)．母体由来の女性ホルモンにより腟分泌物が多い新生児期や乳児早期に見つかることが多いが，その時期を過ぎると思春期に月経モリミナなどで発見される．不完全閉鎖症例では，腟口より突出した索状物を形成することもある．

3. 尿道脱

遠位部尿道粘膜が外尿道口より外反した状態で，通常ドーナツ状の暗赤色の腫瘤として確認される (図X-18)．思春期前の女児と高齢者によく見られる．脱出した粘膜が下着と接触し，血性の汚染を主訴として見つかることが多い．排尿障害をきたすこともある．病因は不明であるが，尿道の平滑筋層の付着異常やエス

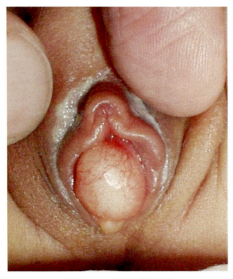

図X-16 傍尿道囊腫
新生児，女児．外尿道口と腟前壁との間に黄白色の内容液を蓄えた腫瘤が認められる．

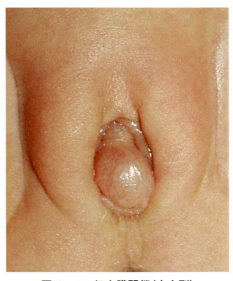

図X-17 処女膜閉鎖 (完全型)
3歳，女児．腟分泌物の貯留による著明な囊胞状の突出が認められる．

6. 女児外陰部の異常

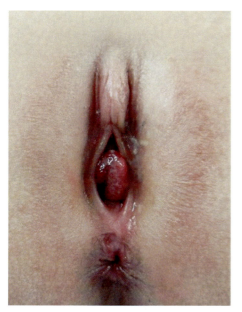

図X-18　尿道脱
7歳，女児．うっ血した尿道粘膜のドーナツ状の脱出を認める．腟口は正常である．

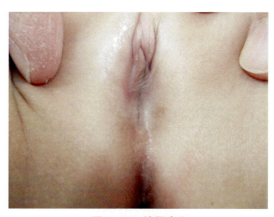

図X-19　陰唇癒合
12ヵ月，女児．陰核尾側より前庭部全体にわたる小陰唇の癒合を認める．外尿道口および腟口は視診上確認できない．

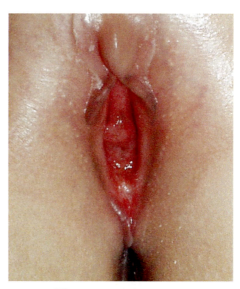

図X-20　Perineal Groove
1歳，女児．腟前庭部が肛門側にかけて裂けて見える．

トロゲンの低下などが推測されている．発症の契機として，咳や便秘などによる腹圧の上昇や外傷の既往を認めることもある[2]．エストロゲン軟膏の塗布が有効な症例もあるが，完全治癒には脱出した粘膜の外科的切除が望ましい．

4．その他

尿路由来のものとしては，尿管瘤の脱出や膀胱脱，尿道ポリープなどがある．また，胎生期の遺残物であるウルフ管(Wolffian duct)由来のGarter's duct cystの脱出などもあり，腎形成不全や尿路・内性器の合併異常を伴うことも多く(各論X-1．「上部尿路通過障害」の項を参照)，疑わしい場合は積極的な画像診断を行う．

後天性の場合は，コンジローマなどの性器感染症や腟原発の横紋筋肉腫などがあり，病理組織診断が重要である．

II．陰唇癒合

女児の外性器異常のうち，外来で最もよく目にするのが陰唇癒合である．母体からのエストロゲンの影響がなくなる乳児期後半から幼少期に見つかる．膜様の浸出液で左右の小陰唇が正中で合わさり，前庭部が塞がって見える(図X-19)．尿の刺激などによる非特異的な炎症が原因と言われている[3]．陰核亀頭部のすぐ尾側から会陰部まで広範囲に癒着したものでは，尿の出る小さな隙間以外は閉じており，外尿道口も腟口も視診上確認できない．そのため，検診などで"腟欠損"と言われ，大きな不安を抱えて来院する家族も少なくない．別項で述べる性分化疾患とは異なり，尿道と腟は完全に分化しており，女性内性器も正常である．わが国では乳幼児健診で見つかることが多く，ほとんどは無症候性であるが，年長児では排尿障害(尿線の異常)や尿路感染症を呈することもある．

思春期になると自然に治癒すると言われているが，

289

癒合した陰唇と前庭部に貯まった尿が感染源になる可能性もあり，癒着が高度な症例では早期の治療が望ましい．欧米ではエストロゲン軟膏の塗布が有効とされている[4]が，軽微な侵襲にて剥離が可能なため，乳幼児では外来で麻酔なしで処置を行うこともできる．年長児では心理的なストレスを考慮し，全身麻酔下で剥離することが望ましい．通常，縫合止血は不要であるが，外傷などにより病的な癒着が見られるものは，鋭的な切開と適切な縫合が必要である．

III. Perineal Groove

会陰部縫線の癒合不全により前庭部粘膜が肛門側にかけて連なり，前庭部が裂けて見える先天的な異常である[5]（図X-20）．成長とともに目立たなくなる症例もあるが，外観が問題となる場合は形成術を行う．性的虐待との鑑別が重要である．

（松本　富美）

【文　　献】

1) Badalyan V, Burgula S, Schartz RH：Congenital paraurethral cysts in two newborn girls；differential diagnosis, management strategies, and spontaneous resolution. J Pediatr Adolesc Gynecol 25：e1-e4, 2012.
2) Kleinjan JH, Vos P：Strangulated urethral prolapse. Urology 47：599, 1996.
3) Rock JA, Azziz R：Genital anomalies in childhood. Clin Obstet Gynecol 30：682-696, 1987.
4) Starr NB：Labial adhesions in childhood. J Pediatr Health Care 10：26, 1996.
5) Mullassery D, Turnock R, Kokai G：Perineal groove. J Pediatr Surg 41：e41-e43, 2006.

X 泌尿・生殖器の異常
7. 性分化疾患 (DSD)

●はじめに

性分化疾患(disorders of sex development：DSD)は，染色体，性腺，内・外性器の発達が非典型的な状態と定義されているが，性分化疾患と言う用語が積極的に用いられるようになったのは最近のことである．数年前までは"性分化異常症"と訳されることが多く，さらに以前は"半陰陽(hermaphrodite)""intersex"などと呼ばれていた．転機となったのは2005年に開催されたLWPES-ESPE(Lawson Wilkins Pediatric Endocrine Society and European Society for Paediatric Endocrinology)を中心としたconsensus meetingで，患者の意見を反映し，それまでの差別的とされる用語が徹底的に排除されるに至った[1]．

性分化疾患は，二次性徴の異常(無月経など)や不妊にて診断されることもあるが，生下時に外性器の形態からは男女の識別が困難な，いわゆるambiguous genitalia(図X-21)にて気づかれることが多い．性別不詳児は，社会的理由により新生児期の緊急疾患として扱う必要があり，敏速かつ慎重な対応が望まれる[2]．

I. 必要な検査の進め方

1. 外性器の診察

典型的なambiguous genitaliaの症例では，女児としては陰核にあたる部位は大きく肥大して陰茎様に見え，腟が存在する場合も未分化な尿生殖洞が残存しており，外尿道口と腟口は区別できないことが多い．陰唇は癒合して陰嚢様の外観を呈する．男児としては高度尿道下裂の状態で，しばしば二分陰嚢や停留精巣を合併する．

Ambiguous genitaliaの原因の特定を進める際は，それが男性化の過程で障害を受けたもの(undervirilized male)か，女性化の過程で過剰な男性化を受けたもの(virilized female)か，もしくはその他の3通りに大別すると理解しやすい．外陰部所見のみで原疾患を特定することは不可能であるが，著明な色素沈着が見られる場合は，副腎皮質刺激ホルモン(ACTH)

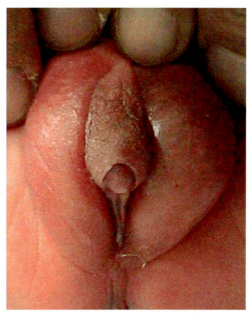

図X-21　ambiguous genitalia(生後2日目)
(松本富美：45,X/46,XY(混合型性腺異形成)．性分化疾患ケースカンファレンス，位田忍，島田憲次(編集主幹)，p65，診断と治療社，東京，2014 による)

の上昇を示し，virilized femaleの代表疾患である先天性副腎皮質過形成(congenital adrenal hyperplasia：CAH)を疑う．また，正常男児に比べて陰茎や陰嚢の発育が著しく未熟な症例では，何らかのアンドロゲン合成障害や作用異常の関与が示唆される．

2. 性腺の状態

診断においては，最初に入念な触診にて性腺(男児なら精巣，女児なら卵巣)を確認する．一側でも正常な精巣が確認できれば，CAHに代表されるvirilized femaleは除外される．しかしながら，性腺の触診は熟練を要し，触知可能であっても硬さや形態に異常があればdysgenetic testisやovotestisの可能性があり，生検にて確認することが望ましい．また，一側がいかに正常と思われる精巣であっても，もう片方が不明な場合は混合型性腺異形成(mixed gonadal dysgenesis：MGD）などの可能性があり，安易に男児の診断を下してはならない．

3．内性器の検索

女性内性器（子宮の有無）の検索には，超音波検査や尿生殖洞造影，MRI などの画像診断が有効であるが，尿道と腟の分岐部の位置（尿生殖洞の長さ）を同定し，男性化の重症度分類を確実に行うには内視鏡検査が必要である．同時に子宮口の有無や腟の大きさを観察し，ミューラー（Müller）管由来臓器の退縮の程度を確認する．また，悪性化の危険を考慮し，性腺の位置と性状の確認（生検）は性決定の前に行う．性腺の生検は開腹で行われる場合もあるが，最近では腹腔鏡が頻用され，内性器の観察を兼ねて非常に有用である．

4．内分泌学的検査

性腺機能検査として，正常の男児では生後 2～3 ヵ月の乳児期早期には LH，テストステロンのサージが見られるため，これらの基礎値を測定することによって機能的精巣の有無を知ることができる．その他の年齢では HCG 負荷試験が有用である．HCG 負荷試験では，男性ホルモン（テストステロン）産生能のほかにテストステロン・5α-ダイハイドロテストステロン（dihydrotestosterone：DHT）比を測定し，5α-リダクターゼ欠損症などのテストステロン代謝異常の検索を行う．また，ミュラー管抑制因子を測定することにより，胎児期以降の機能的精巣の有無を推測できる．なお，5α-DHT の測定は保険適用外であり，ミュラー管抑制因子はわが国では限られた施設でしか測定が行われていない．

5．染色体検査

Y 染色体の同定は FISH 法で 1～2 日のうちに結果が得られるが，詳細な G-band 法を行うには 24 時間以上の培養と標本作製に時間がかかるため，設備の整った実験室を有する施設でも結果を得るまで数日を要する．また，最近では遺伝子分析にて初めて異常が指摘されるような複雑な病態が解明されつつあり，染色体検査の結果は最重要項目の 1 つであるが，性の判定において唯一絶対のものではない．

II．性別の判定

性別の判定には，主に内・外性器の男性化の度合いや，テストステロン作用障害の程度，子宮・腟などの有無，妊孕性が重要視される．外性器形成術の難度は慎重に考慮されるべきである．男性化の一般的な目安として陰茎長が用いられるが，新生児期に陰茎長が 20 mm 以下で，アンドロゲンレセプター異常症などが原因でテストステロンに対する反応が不良な場合は，男児として満足な外性器を得ることは難しい．また，女性化外陰部形成術は男性化手術に比べて容易であるとの誤った認識を有している医師や医療スタッフも未だ少なくないが，ミュラー管由来臓器の発育が不良な症例では機能的腟の形成は非常に困難であり，"女児"ではなく"女性"としての長期的視野で QOL を考えた場合，安易な選択を行ってはならない．近年，"脳の男性化"が注目されているが，定量化することは難しく，性別の判定においてどのくらい重要視すべきかは結論が出ていない．

戸籍の提出は，戸籍法（第 49 条）により生後 2 週間以内を原則としているが，理由を届け出ることで延期できる．一度提出した戸籍は変更しても記録が残り，将来何かの折に患児の目に触れる危険がある．事務的な理由で急ぐ必要はなく，初診時に Medical Social Worker と連絡を取り，両親に十分な説明を行う．

III．外科的治療

性の判定が下されると，おのおのの性に応じた外陰部形成術が考慮される．また，養育性に矛盾する性腺や悪性化が危ぶまれる性腺に対しては摘除術が行われる．性分化疾患に対する外科手術，とくに女性化手術は不可逆性であることが多く，手術の時期，適応については今なお議論が絶えない．最近では侵襲的な手術は患者自身が希望するまでは行わず，gender assignment も患者が自ら性別を選択するときまで先送りにするよう勧める意見もあるが，養育者の精神的ストレスの軽減と社会的状況を鑑み，実際は乳幼児期に行われることが多い．

1．女性化外陰部形成術

女性化外陰部形成術の目的は，肥大した陰核の縮小と陰唇形成により正常な外観を得ることと，月経困難のない性交渉（できれば経腟分娩も）が可能な機能的腟を形成することである．女性化外陰部形成術の手術手技は，陰核形成術と腟形成術に大別される．両者は同時に行いうるが，男性化の程度が著しくなるに従い，腟形成術は困難となる．男性化の重症度の判断や手術術式の選択のため，腟開口部の位置や大きさをまず調

べておくことが重要で，手術に先立ち下腹部超音波検査や尿道・腟(尿生殖洞)造影，内視鏡検査などを行っておく．

1) 陰核形成術

陰核形成術の主な目的はその縮小を図ることであり，同時に陰唇形成術も行われる．1950年代までは，陰核は性交渉には不要なものとされ，陰核亀頭部および体部もろともの切除術(clitoral amputation)が行われることが多かった．しかしながら，その後性的感覚の重要性が考慮されるようになり，陰核の知覚を損なわないためのさまざまな術式が考案されている．近年の主流は，肥大の主原因となる陰核体部の海綿体を切除し(reduction clitoroplasty)，背側にある神経血管束ならびに陰核亀頭部を温存する方法である．

2) 腟形成術

手術の難易度を決めるのは，腟・子宮の発育の程度(大きさ)と腟と尿道の合流部の位置関係(図X-22)である．腟の合流部が低位で，ほとんど陰唇の癒合のみであれば見かけの尿生殖洞をカットバックするか，加えて会陰部の皮膚フラップを腟口の6時方向に落とし込むだけでよい．ただし，皮膚フラップ法は，尿生殖洞をカットバックすると外尿道口が奥まって，いわゆる女児の尿道下裂となるような中間位以上の症例では行ってはならない．適応を誤ると将来，腟狭窄が生じる．中間位より高位の症例では，pull-through法[3]や，尿生殖洞を一塊に剥離して前庭部に移動させるtotal or partial urogenital mobilization(TUM or PUM)[4)5]法の適応となる．腟の合流部は，高位になるほど十分な腟口を前庭部に形成するのは難しく，腟合流部が尿道括約筋の近傍もしくはさらに近位部にあるようないわゆるhigh vaginaでは，陰核形成術とは機会を改めた二期的手術となることが多かった．しかしながら，1990年代になって多施設よりhigh vaginaの症例についても経会陰的もしくは経直腸的後方アプローチによる一期的腟形成術の報告が増加すると，腟形成術の時期は早まった．中には母体や胎盤からのエストロゲンの影響で女性器が相対的によく発達している新生児期の手術を勧める報告もある．また，腟が低形成であったり，欠損している症例では消化管などを用いた腟形成術が行われる．いずれの術式においても尿道括約筋や膀胱頸部に侵襲が及ぶ場合は，術後の排尿管理を含めた泌尿器科的follow-upが重要である．さらに，機能的な満足を得るには術後狭窄に対する定期的な拡張術(腟ブジー)を要することが多く，管理や指導の難しさから症例の選択や適応，手術時期などについて十分な注意が必要である．

2. 男性化外陰部形成術

胎生早期に男性化が障害され，尿道および陰嚢の発育不全とミュラー管の退縮異常を有する症例が対象となる．さまざまな程度の性腺の下降不全を伴う．Ambiguous genitaliaを呈する症例の男性化外陰部形成術は，尿道下裂修復術(各論X-4.「尿道下裂」の項を参照)と陰茎と陰嚢の位置異常の修正，二分陰嚢の修復といった陰嚢形成術に大別される．前者は機能的な効果が重視され，cosmeticな改善だけを目的とした後者に比べてより高度な技術が必要である．通常ミュラー管由来臓器が問題となることは少ないが，大きな腟・子宮が残存する場合は尿路・精路感染症や排尿障害の原因となることがあり，症候性であれば摘除

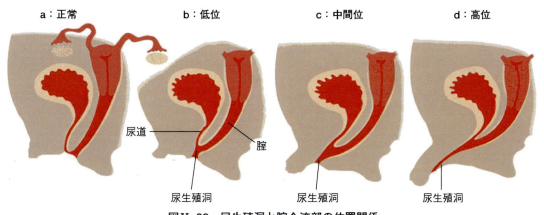

図X-22 尿生殖洞と腟合流部の位置関係
(Grumbach MMら：Fertil Steril, 1960[6])による)．

術を行う.

●おわりに

　性別の判定は患児の一生を左右する重大な問題であ
ることを踏まえ,出産に立ち会った産科医や助産師の
独断に陥らないよう,複数の専門家の同意を得ること
が重要である.性分化疾患のマネジメントにおいて
は,小児内分泌科医,小児泌尿器科(外科)医が中心と
なり,発達小児科医,遺伝診療科医,さらに臨床心理
士やMedical Social Workerを含むチーム体制で臨
むことが望ましい.わが国の社会は未だ性分化疾患に
対して寛容とは言い難く,養育者のストレスや思春期
への対応など,精神面でのサポートも不可欠である.
窓口となる専門看護師の育成やセクシャリティ支援の
充実が急がれる.

(松本　富美)

【文　献】

1) Hughes IA, Houk C, Ahmed SF, et al : LWPES Consensus group ; ESPE Consensus group. Consensus statement on management of intersex disorders. Arch Dis Child 91 : 554-563, 2006.
2) 堀川玲子：日本の性分化疾患の現状；性分化疾患の初期対応. 日児誌 115：7-12, 2011.
3) Hendren WH, Atala A : Repair of high vagina in girls with severely masculinized anatomy from the adrenogenital syndrome. J Pediatr Surg 30 : 91-94, 1995.
4) Peña A : Total urogenital mobilization-an easier way to repair cloacas. J Pediatr Surg 32 : 263-267, 1997.
5) Rink RC, Metacalfe PD, Kaefer MA, et al : Partial urogenital mobilization : a limited proximal dissection. J Pediatr Urol 2 : 351-356, 2006.
6) Grumbach MM, Ducharme JR : The effects of androgens on fetal sexual development ; androgen-induced female pseudohermaphrodism. Fertil Steril 11 : 157-180, 1960.

XI 新生児外科疾患の胎児治療
1. 胎児鏡下気管閉塞術 (FETO)

I. 概　念

　先天性横隔膜ヘルニア(congenital diaphragmatic hernia)は，先天的な横隔膜の欠損により腹腔臓器が胸腔内へ脱出するため，正常な肺の発育が阻害されて肺低形成となり，生直後から呼吸障害と肺高血圧をきたす重篤な疾患である．生後に胸腔内の腹腔臓器を腹腔内に還納して横隔膜の欠損を修復する手術が行われるが，死因の多くは肺低形成による呼吸不全である．腹腔臓器の嵌入度合いが少ないものは，肺低形成が少なく予後は良いが，欠損口が大きく肝臓が嵌入しているもので肺低形成が高度なものの予後は極めて悪い．生後の治療では限界があり，胎児治療による予後の改善が試みられている．

　胎児治療法としては，胎児鏡下気管閉塞術(feto-scopic endoluminal tracheal occlusion：FETO)が用いられている[1]．胎児鏡を用いて胎児の気管に着脱式バルーンを挿入し，一時的に気管を閉塞させ，肺胞分泌液が貯留して肺が拡張して，発育が促されることを期待するものである．

II. 胎児治療法の変遷

1. 直視下手術

　先天性横隔膜ヘルニアに対する胎児治療法の試みは1980年代後半から始まった．当初は子宮を切開して胎児に直接手術を行う直視下法が行われ，生後と同じ横隔膜修復術が行われた．肝が挙上していない例では生後治療の成績も悪くないため，肝挙上例が胎児治療の適応と考えられた．しかし，肝挙上例において胎児手術で肝臓を腹腔内に還納し横隔膜修復術を行った例で，臍静脈還流が阻害されて胎児死亡に至った例があり，以後直視下手術は行われなくなった．

2. 胎児鏡下気管閉塞術

　そこで，まったく異なるアプローチがとられることとなった．先天性横隔膜ヘルニアの病因である横隔膜の欠損を治療するアプローチではなく，先天的な横隔膜の欠損によって引き起こされる肺低形成を治療するアプローチである．気管を閉塞して肺胞分泌液の排出を阻害すると肺の発育が促進され，反対に肺胞分泌液を持続的に排出させると肺低形成になることが知られていた．そこで，先天性横隔膜ヘルニアの治療法として，気管を一時的に閉塞して肺の発育を促進する胎児治療法が試みられるようになった．気管閉塞の方法も当初は金属クリップで気管を外部から閉塞していたが，閉塞解除が難しく，また気管閉塞部位に不可逆的な障害が見られることなどから，気管内に詰め物を用いて閉塞する方法へと変わっていった．詰め物は動脈瘤の閉塞に用いる血管バルーンが用いられるようになった．胎児鏡を用いて気管にバルーンを挿入して気管閉塞を行うため，胎児鏡下気管閉塞術(FETO)と言われている[1]．

　気管閉塞を行う時期，気管を閉塞する期間は重要な課題である．動物実験の結果から，気管を閉塞すると肺の大きさは増すが，肺胞II型細胞は減少し，肺サーファクタントが減少すると言われている．周期的に気管の閉塞と解除を繰り返すのが理想的と言われているが，実際の胎児治療でこれを実現するのは困難である．そこで，妊娠27週以降に挿入して，34週に抜去する方法がとられている．

III. FETO の手術方法

　手術方法の模式図を**図XI-1**に示す．気管閉塞は妊娠27週0日〜31週6日までに行う．まず，超音波ガイド下で胎児の臀部に細い針を穿刺し，麻酔薬と筋弛緩薬を筋注し，胎児麻酔をする．胎児の口腔内へ胎児鏡を挿入しやすい穿刺部位を選定し，超音波ガイド下で経皮的に外套針(約4 mm弱)を子宮内の羊膜腔に挿

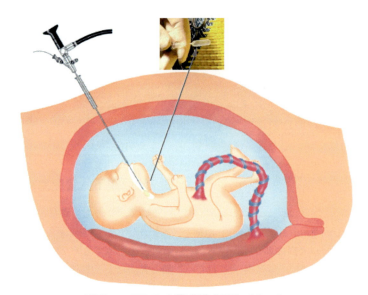

図XI-1　FETO の術式模式図とバルーン
胎児鏡を胎児の口腔内から気管に挿入し，バルーンを留置する．
(*Japan Fetal Therapy Group 2013*)

入する．FETO 専用の外筒(約3 mm)の中に胎児鏡(1.3 mm)を装着して，外筒を通して子宮内へ挿入する．胎児鏡を胎児の口へ挿入し，喉頭蓋の見える位置まで進め，喉頭蓋の裏側の気管内へ挿入する．気管分岐部を確認し，その少し口側で着脱型のバルーンを膨らませて留置する．

バルーン抜去術は妊娠34週0日～34週6日に行う．超音波下で穿刺針によるバルーンの穿破が可能な場合は，超音波下で行う．不可能な場合は，バルーン挿入と同じ要領で胎児鏡を胎児の気管内へ挿入し，穿刺針を用いてバルーンを穿破する．34週未満に分娩となる場合は，帝切時に ex utero intrapartum treatment (EXIT)下で児の出生直前に喉頭鏡などを用いて抜去する．

IV．FETO の治療成績

2003年に，Harrison らは FETO のランダム化比較試験(計24例)を行い，生後90日の生存率が FETO 群73%(8/11例)，対照群(生後治療)77%(10/13例)と両者の成績に差はなく，FETO は先天性横隔膜ヘルニアの予後を改善しないと報告した[2]．一方，2004年に Deprest らは，先天性横隔膜ヘルニアの最重症例に対して FETO を行い，生存率は47.6%(10/21例)で，同様の最重症例における出生後手術管理の生存率は8%(1/12例)で，FETO の有用性を報告した[3]．前者は比較対照試験で，後者は後方視的観察研究であったが，両研究はまったく反対の結果であった．Harrison らの研究では対照群の生存率が非常に高く，またやや太い胎児鏡を用いていた．FETO の治療効果は，胎児治療の適応基準と手術方法の差に起因すると考えられた．

2001～2008年に，欧州では210例の FETO が施行され，その成績が2009年に報告された．左先天性横隔膜ヘルニアの FETO の生存率は49%で，他の研究であるが，同じ重症度に相当する生後治療の生存率は24%であった[4]．あくまで後ろ向き研究であるが，胎児治療の効果が期待できる結果であった．FETO の治療効果を判定するためには新たなランダム化比較臨床試験が必要と考えられ，2008年から TOTAL trial という多施設ランダム化比較臨床試験が欧州で開始され(中等症例に対する臨床試験と重症例に対する臨床試験があり，重症例に対する試験は2011年から)，現在も進行中である．

2012年に，ブラジルのランダム化比較試験の成績が報告され，生存率は FETO 群(20例)50%，対照群(21例)5%と有意な結果であったが，バルーン抜去は全例 EXIT で行っていた[5]．日本においても2014～2016年に，「先天性横隔膜ヘルニアに対する胎児鏡下気管閉塞術(FETO)の臨床試験」(UMIN000012395)という早期安全性試験が行われた．11例の重症先天性横隔膜ヘルニアに FETO を行い，生存率は45.5%

(5/11例)であった．どの研究もFETOの生存率は50%前後であり，生後治療による生存率が低い重症例には治療効果が期待できると考えられる．しかし，現段階ではFETOが先天性横隔膜ヘルニアの治療として有用であるとの高いエビデンスはなく，現在進行中である大規模多施設ランダム化比較臨床試験であるTOTAL trialの結果が期待される．

●まとめ

FETOは先天性横隔膜ヘルニアに対する胎児治療法で，胎児鏡を用いて胎児の気管にバルーンを一時的に留置するもので，気管を一時的に閉塞することによって肺の発育を促進する胎児治療法である．重症先天性横隔膜ヘルニアに対する有用性は期待されているが，未だ実験的な治療法で，大規模多施設ランダム化比較臨床試験であるTOTAL trialが現在世界規模で進行中である．

（左合　治彦）

【文　献】

1) 左合治彦，和田誠司，遠藤誠之：先天性横隔膜ヘルニア最新の治療と今後の課題；胎児治療の現状—わが国の現状．小児外科 48：445-449, 2016.

2) Harrison MR, Keller RL, Hawgood SB, et al：A randomized trial of fetal endoscopic tracheal occlusion for severe fetal congenital diaphragmatic hernia. N Engl J Med 349：1916-1924, 2003.

3) Deprest J, Gratacos E, Nicolaides KH：Fetoscopic tracheal occlusion（FETO）for severe congenital diaphragmatic hernia；evolusion of a technique and preliminary results. Ultrasound Obstet Gynecol 24：121-126, 2004.

4) Jani JC, Nicolaides KH, Gratacos E, et al：Severe diaphragmatic hernia treated by fetal endoscopic tracheal occlusion. Ultrasound Obstet Gynecol 34：304-331, 2009.

5) Ruano R, Yoshisaki CT, da Silva MM, et al：A randomized controlled trial of fetal endoscopic tracheal occlusion versus postnatal management of severe isolated congenital diaphragmatic hernia. Ultrasound Obstet Gynecol 39：20-27, 2012.

XI 新生児外科疾患の胎児治療
2. EXIT procedure

I. 概　念

EXIT (ex utero intrapartum treatment) procedure とは，帝王切開時に子宮収縮を抑制させながら胎盤・臍帯血流を維持した状態で，上半身だけ娩出させた児に対して気道確保など，手術的処置を行う方法である．

II. EXIT procedure の種類と適応

EXIT procedure には次の種類がある．
1. EXIT-to-Airway（気道確保目的）
2. EXIT-to-ECMO（膜型人工肺接続目的）
3. EXIT-to-Resection（腫瘍除去目的）
4. EXIT-to-Separation（接合児分離目的）
5. EXIT-to-Resuscitation（心肺蘇生目的）

1. EXIT-to-Airway（気道確保目的）

出生後直ちに呼吸困難となること，また気道確保に非常に時間がかかることが予想される場合に，EXIT 下に気道確保をすることを目的とする．EXIT の中でも最も一般的な手技で，喉頭鏡・気管支鏡・気管切開など，気道確保のために十分な時間を作ることが可能となる．巨大頸部腫瘍（図XI-2）や先天性気道閉鎖（図XI-3）が適応となる．

2. EXIT-to-ECMO（膜型人工肺接続目的）

EXIT 下に ECMO (Extra-Corporeal Membrane Oxygenation) のカニュレーションを行うことを目的とする．子宮胎盤循環から児が分離された瞬間から呼吸循環状態が不安定になることが予測されるような重症心疾患，あるいは重症先天性横隔膜ヘルニアを患っている場合に有効である．

3. EXIT-to-Resection（腫瘍除去目的）

EXIT 下に腫瘍摘出を行うことを目的とする．出生後に正常肺の膨らむスペースがない場合，心臓が圧排されて正常の静脈還流量が確保できない場合，口腔内や頸部に腫瘍があり腫瘍を摘出しない限り気道確保が

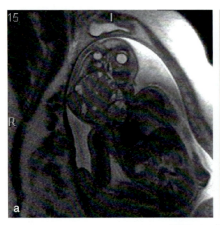
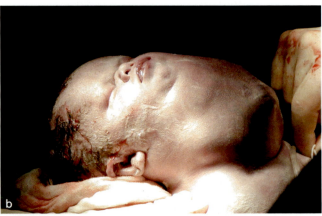

図XI-2　胎児頸部奇形腫に対しての EXIT
a：出生前の胎児 MRI 画像　胎児頸部左側に充実性腫瘤を認める．
b：胎児上半身を子宮より露出した状態　気管支鏡を用いて挿管を試みたが，挿管できず，これから気管切開を行うにあたり，腫瘍からの出血の可能性を考慮して，児に輸液ルートを確保するところ．
（写真はフィラデルフィア小児病院の提供による）

2. EXIT procedure

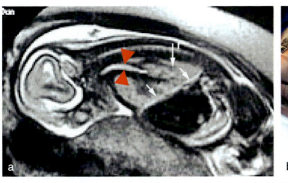 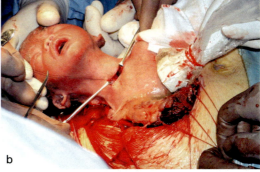

図XI-3 出生前診断された CHAOS（先天性上気道肺閉塞症候群）に対する EXIT
a：出生前の胎児 MRI 画像　閉塞により拡張した気管を認める（▲）．肺は肺胞液の貯留により過膨張している（白矢印）．
b：胎児上半身を子宮より露出した状態　気管上部で閉塞しているため，気管切開をしている．
（写真は大阪母子医療センターの提供による）

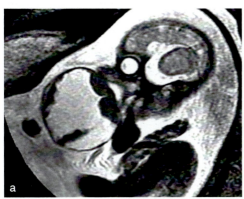 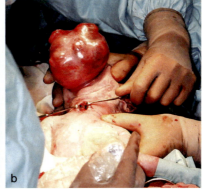

図XI-4 胎児上顎体に対しての EXIT
a：出生前の胎児 MRI 画像　胎児上顎からの充実性腫瘤を認める．
b：胎児上半身を子宮より露出した状態　口腔内より突出する腫瘍を認める．経口的に気管内挿管が困難であるため，気管切開をしている．気管切開後，腫瘍の減量手術を行った．
（写真は大阪母子医療センターの提供による）

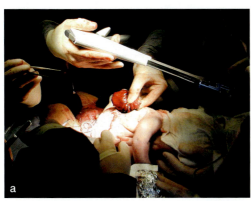 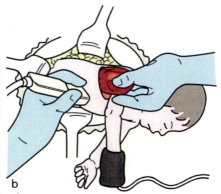

図XI-5 胎児 CPAM に対しての EXIT
胎児上半身を子宮より露出し，右胸腔内 CPAM を EXIT 下に切除しているところ．
（写真はフィラデルフィア小児病院の提供による）

299

困難な場合などに用いられる．上顎体(epignathus；**図XI-4**)，先天性嚢胞性腺腫様奇形[congenital cystic adenomatoid malformation：CCAM．現在は先天性肺気道異常(congenital pulmonary airway malformation：CPAM)に包含されている](**図XI-5**)，肺分画症(bronchopulmonary sequestration：BPS)，縦隔奇形腫が適応となる．

4. EXIT-to-Separation(接合児分離目的)

EXIT下に接合児の分離，あるいは出生後すみやかに手術が行えるように心血管系の解剖などの詳細な術前評価を行うことを目的とする．

5. EXIT-to-Resuscitation(心肺蘇生目的)

出生後の心肺蘇生が著しく困難であると予想される症例に対する心肺蘇生も，今後適応が拡げられることが期待される．

III. EXIT の禁忌

EXITを行う前に，胎児に他の合併症の有無の検索は必須である．胎盤に関しての診断も重要で，前置胎盤や絨毛膜下血腫などでは，術中合併症が多くなる．原則的に，母体に対する長時間の全身麻酔が禁忌の場合にはEXITを避ける．また，①分娩が進行している場合(active labor)，②絨毛膜羊膜炎，③骨盤位(外回転不成功例)，④著明な性器出血のある場合(胎盤早期剝離など)，⑤重篤な母体血小板減少，⑥HELLP症候群，⑦母体の播種性血管内凝固症候群あるいは凝固障害，などの産科的合併症を有する場合にも避けるべきである．

IV. EXIT procedure の実際

1. 多職種による術前検討，インフォームドコンセント

適応，禁忌に関するすべてのデータをもとにして，小児外科医・産婦人科医・麻酔科医・新生児科医・小児循環器科医・耳鼻咽喉科医・手術室看護師・ソーシャルワーカー・臨床心理士などからなる多職種・多専門チームで手術適応の有無を検討し，妊婦とその家族がEXITのリスクと利点についてしっかりと理解し，適切な選択ができるよう十分な情報を提供する．

2. EXIT と帝王切開の違い

EXITは，帝王切開とはまったく概念の異なるものである．帝王切開では，児が出生後に呼吸抑制などをきたさないように，全身麻酔の適応は必要最小限にとどめる．さらに，児娩出後には弛緩出血を避けるために，子宮収縮促進薬を積極的に用いて子宮を収縮させる．一方，EXITは母体血圧を維持し，胎児の心機能を妨げることのないように注意しながらも，十分な全身麻酔をかける．子宮収縮をしっかりと抑制することで，胎盤血流を維持するとともに，胎盤が剝がれないように予防する．そして何よりも，EXITでは母体と胎児，2人の患者を同時進行で管理していくという特殊性もある．

3. EXIT の実際

EXITを行うにあたって，最も重要な4要素は，①子宮胎盤循環を維持したまま，②主に吸入麻酔で子宮の弛緩を維持させ，③持続的人工羊水注入をしながら，④胎児を臍上半身のみ子宮外に露出して，手術を行う点である．すべての処置を子宮胎盤循環補助下に完遂することを目標とするが，EXIT中に母体麻酔合併症・胎盤早期剝離・胎児心拍異常など，不測の事態が起こった場合には，躊躇せずにEXITを中断し，児の娩出を図る．

1) 母体への麻酔

母体は全身麻酔で管理する．吸入麻酔は，セボフルランを0.5 MAC(minimal alveolar concentration)で調節する．子宮胎盤循環を良好に維持するためには，母体血圧の厳密な管理が必要である．昇圧薬(エフェドリン)を積極的に使用して，母体血圧の変動をベースラインから10%以内に保つ．

2) 腹壁切開

母体皮膚切開前に胎児と胎盤の位置確認を超音波装置で行い，皮膚切開創の幅・高さを決定する．母体腹壁横切開にて皮膚を切開する．

3) 子宮切開

胎盤辺縁から6 cm以上距離を置いた位置で，子宮前壁体下部横切開を行う．胎児・臍帯・胎盤に針がかからないように注意しながら，子宮全層を貫通する子宮固定糸を2本結紮留置する．その固定糸を持ち上げながら，電気メスで子宮壁を1～2 cm切開する(**図XI-**

2. EXIT procedure

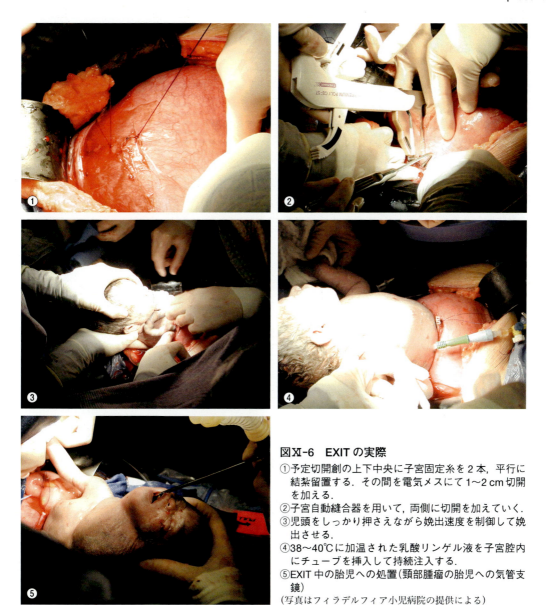

図ⅩⅠ-6 EXITの実際
①予定切開創の上下中央に子宮固定糸を2本，平行に結紮留置する．その間を電気メスにて1〜2cm切開を加える．
②子宮自動縫合器を用いて，両側に切開を加えていく．
③児頭をしっかり押さえながら娩出速度を制御して娩出させる．
④38〜40℃に加温された乳酸リンゲル液を子宮腔内にチューブを挿入して持続注入する．
⑤EXIT中の胎児への処置（頸部腫瘤の胎児への気管支鏡）
（写真はフィラデルフィア小児病院の提供による）

6①）．次に，子宮自動切開縫合器を用いてこの切開創を広げる（図ⅩⅠ-6②）．子宮切開創の大きさは，娩出する胎児のサイズによって適宜決定する．

4）胎児の露出

児頭をしっかり押さえながら娩出速度を制御して，ゆっくりと胎児頭部および上半身を子宮切開創から露出させる（図ⅩⅠ-6③）．同時に子宮腔内容量を保つために，胎児の臍帯付着部位やそれ以下の下半身は子宮内にとどめておき，さらに羊水量を保つために，加温給水ポンプを用いて38〜40℃に加温した乳酸リンゲル液を，子宮腔内に挿入したチューブを通して持続注入する．麻酔科医は積極的に術者と連携して，子宮の弛緩をモニターし，麻酔深度を調節する．

5）胎児への手術

胎児を露出させた段階で，胎児へ直接筋弛緩薬・鎮痛薬・アトロピンを肩などに筋肉内投与する．パルスオキシメーターを児の手に取り付けて，胎児心拍数と胎児酸素飽和度を持続モニタリングする（図ⅩⅠ-6④）．胎児の酸素飽和度の正常値は40％程度である．また同時に，胎児心機能の評価を心エコーで持続的に行う．術中に胎児へ観血的操作を加える場合には，胎児の末梢血管に輸液ラインを確保する必要がある．

各　論　XI. 新生児外科疾患の胎児治療

6）胎児の娩出

　胎児の気道確保が終了し（図XI-6⑤），必要な処置が終了したら，胎児への換気を行い，胎児の血中酸素飽和度をできる限り上昇させる．必要に応じてサーファクタントを気管内注入する．胎児の換気が可能で，十分な酸素化が得られることを確認後に，臍帯を駆血・切断して児を娩出させ，蘇生措置を行う．必要があれば，引き続き手術を行う．

7）子宮切開創の閉創

　臍帯を駆血した瞬間から，弛緩出血を避けるために，子宮をできる限りすみやかに収縮させる必要がある．この相反する目的をいかに上手にコントロールするかが，EXIT のもう1つの大きな山場である．そのためには，術者と麻酔科医との間で密に連絡を取り合うことが不可欠である．

●まとめ

　EXIT procedure は，劇的に胎児の予後を改善させ

る可能性がある．EXIT procedure を成功させるためには，用意周到な計画と，細心の注意と，すべてを滞りなく完遂させる熟練と，多職種・多専門にわたる医療チームのチーム力が必須になる．

（遠藤　誠之）

【参考文献】

1) Moldenhauer JS：Ex Utero Intrapartum Therapy. Semin Pediatr Surg 22：44-49, 2013.
2) Adzick NS：Open fetal surgery for life-threatening fetal anomalies. Seminars in Fetal and Neonatal Medicine 15：1-8, 2010.
3) Liechty KW：Ex-utero intrapartum therapy. Seminars in Fetal and Neonatal Medicine 15：34-39, 2010.
4) Hirose S, Harrison MR：The ex utero intrapartum treatment（EXIT）procedure. Semin Neonatol 8：207-214, 2003.
5) Bouchard S, Johnson MP, Flake AW, et al：The EXIT procedure：experience and outcome in 31 cases. Journal of Pediatric Surgery 37：418-426, 2002.
6) 遠藤誠之：胎児手術；EXIT. 竹田　省（編），OGS Now 15；妊娠中の手術・胎児手術　こんなときどうする？ pp134-143, メジカルビュー社，東京，2013.
7) 窪田昭男，奥山宏臣，川原央好ほか：胎児治療・EXIT. 醫學のあゆみ 213：779-784, 2005.

XI 新生児外科疾患の胎児治療
3. シャント術（胎児胸水症，肺嚢胞，尿路閉塞）
Shunt (pleural effusion, pulmonary cyst, urinary obstruction)

I. 胎児胸水症

胎児腔水症は，胸腔・腹腔に病的に体液が貯留した状態を指す．貯留する部位としては胸腔，腹腔，心嚢，皮下とさまざまであり，2ヵ所以上に体液の貯留を呈した場合には「胎児水腫」と定義される．

胎児腔水症の明らかな原因として，胎児貧血（血液型不適合妊娠，パルボウイルス感染などによる），胎児不整脈・心構造異常，代謝異常症，染色体異常，奇形症候群などが挙げられるが，これらの原因が特定できない「特発性」の腔水症が最も多い．発症週数と原疾患によるが，胎児水腫を発症した場合には，胎児死亡・新生児死亡を含め一般的に生存予後不良である．

胎児腔水症の1つである胎児胸水は，1/10,000～15,000妊娠の頻度で発生する．その多くは特発性胸水である．特発性胎児胸水の細胞組成は，多くは乳び胸水である．特発性の胎児胸水の約20%は胎児期に自然消失するが，胎児胸水が持続もしくは増加した場合，胸腔内臓器を圧迫することで肺低形成や循環不全を引き起こす危険性がある．循環不全が重度の場合には，静脈還流障害をきたし胎児水腫を呈する．一般的に妊娠30週未満に発症した胎児水腫は，その原因によらず児の予後は極めて不良であり，循環不全による子宮内胎児死亡（IUFD）や重症の肺低形成のため，出生後早期に死亡する．

胎児貧血が胎児腔水症の背景にある場合には，臍帯穿刺を行い，胎児のヘモグロビン値を確認したのちに，必要量の胎児輸血（複数回の輸血が必要な場合もある）を行うことが効果的である．胎児不整脈が原因と考えられる腔水症の場合には，経母体的な抗不整脈治療が試みられている．

特発性の胎児胸水の場合には，胎児治療により胸水を羊水腔内に物理的にドレナージ（胎児シャント）することで，肺の物理的圧迫や心循環系への負荷が低減され，児の生存予後を改善することが示されている[1]．

1. 胎児シャント（胸腔羊水腔シャント）

非侵襲的検査で胎児胸水の原因が明らかでない場合には，超音波ガイド下に胸腔穿刺を行い，胸水性状を確認する．リンパ性であることを確認したのち，再貯留の有無を確認する．再貯留がなければ待機的管理で妊娠継続を目指すが，穿刺後再貯留を呈した場合に胎児治療の対象となる．わが国では妊娠34週以内に，胸腔穿刺後の再貯留（概ね1週間以内）を認めた場合に

表XI-1 胎児シャント（胸腔羊水腔シャント）の適応と要約

適応
片側もしくは両側の胎児胸水で，胎児胸水穿刺・吸引後7日以内に再貯留をきたした症例
要約
・妊娠18週0日から妊娠33週6日の単胎
・母体年齢が16歳以上，45歳未満
・胎児の生命予後に影響する他の形態異常がない
・ミラー症候群・妊娠高血圧症候群・切迫早産（子宮頸管長短縮，破水）などの母体合併症がない
・胎児不整脈・胎児貧血・重篤な染色体異常がない

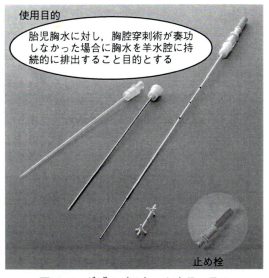

図XI-7　ダブルバスケットカテーテル
（株式会社八光，http://www.hakko-medical.co.jp による）

は，胎児シャント（胸腔羊水腔シャント）留置術が考慮される（表XI-1）．

胎児胸水に対する胎児シャントは1980年代より海外で報告され，ダブルピックカテーテルが広く用いられているが，わが国ではダブルバスケットカテーテル（商品名：胎児シャント，株式会社八光）が用いられている（図XI-7）．本機器の特徴は，シャントデバイス径が約1.5 mmと，海外で使用されているデバイスより細く，母体および胎児へ対する侵襲がより少ないことである．本製品は2年間の前方視的安全試験が行われたのち，2013年から保険収載されている[2]．現在では一定の基準を満たした施設に限定して施術されており，安全性と効果判定が行われている．

2. 胎児シャント（胸腔羊水腔シャント）留置術の実際

胎児シャントは，イントロデューサー，シャントデバイスからなっている．母体に麻酔（局所麻酔もしくは区域麻酔）をしたのち，超音波検査にて穿刺予定部位を決定する．はじめにイントロデューサー（16 Gエラスター針）を胎児胸腔内に刺入し，内筒を抜去，胸水の逆流を確認する．その後すみやかにシャントデバイスを挿入し，胎児の胸腔内で遠位端のバスケットを開放する．次にイントロデューサーとデバイスの両方を把持し，羊水腔内で近位端のバスケットを開放，イントロデューサーを抜去する（図XI-8）．ダブルバスケッ

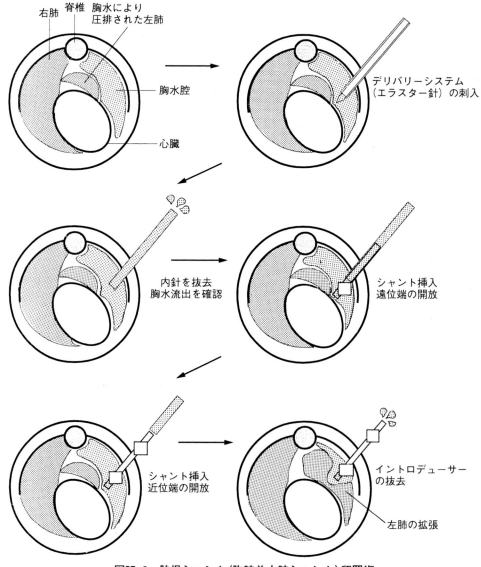

図XI-8　胎児シャント（胸腔羊水腔シャント）留置術

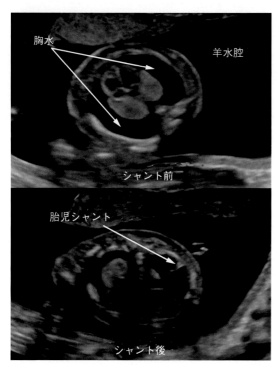

図XI-9 胎児シャント（胸腔羊水腔シャント）の術前後画像

トカテーテルは，ダブルバスケットカテーテルなどの他のデバイスに比べ細く，留置手技はやや煩雑であるため手術完遂率が低く，再手術率が高い傾向にあるが，治療効果としては同等である[2].

II. 肺囊胞性疾患

　胎児期に診断される先天性嚢胞性肺疾患としては，気管支原性嚢胞，肺分画症，先天性肺気道異常（CPAM），気管支性嚢胞，気管支閉鎖症などが挙げられる．このうち，臨床的に胎児超音波検査で判別しうるものは肺分画症とその他の嚢胞性疾患であり，肺分画症以外の疾患については嚢胞を形成している状態がわかるのみで，その詳細を鑑別することが困難である．肺分画症の場合には，超音波ドップラー法により大血管より病変部に起始する栄養血管を直接描出することで診断する．

　胎児治療の対象となりうる病態としては，肺分画症の病変による胸腔内臓器圧迫による静脈還流の障害に起因すると想定される胸水であり，肺分画症病変自体への直接的な治療は行われていない．

　肺分画症に伴う胸水の場合には，胎児胸水と同様に胸水を羊水腔内にドレナージすることで胸腔内圧を低下させ，循環不全を軽減させる．

　CPAMを代表とするその他の嚢胞性疾患の場合には，CVR（CPAM volume ratio）を参考として，一定の大きさ以上の病変である場合には，胎児水腫を続発する可能性が高くなるため，胎児治療の適応となる．Macrocystic CPAMに対しては，主たる嚢胞と羊水腔内をドレナージする（嚢胞羊水腔シャント）ことで，胸腔内圧の減少をはかる．Micro-cystic CPAMに対しては，経母体的ステロイド投与で病変サイズの縮小をはかる．嚢胞羊水腔シャントは胎児シャントの適応とはなっていないが，治療時点で胎児水腫を呈している状態であっても，約80％以上の生存率が期待できる[3].

III. 尿路閉塞

　胎児期に診断される腎尿路異常は多岐にわたるが，胎児治療の対象となる疾患は，下部尿路閉塞性疾患（lower urinary tract obstruction：LUTO）に限られる．

　胎児超音波では，拡張した膀胱，水腎症，羊水過少・無羊水を呈する．在胎16週以降の羊水は，主に胎児尿に由来され，肺成熟に大きく関与する．下部尿路狭窄・閉塞が生じると，膀胱拡張，水腎症をきたし，出生後の膀胱・腎機能障害が危惧される．また，無羊水期間が長期にわたった場合には，重症の肺低形成をきたし，生命予後も不良である．LUTOに対する膀胱羊水腔シャントは生存予後を改善するが，長期的な膀胱・腎機能の改善については寄与しない可能性がある．このため，胎児治療の対象とする症例の選択が重要である[4].

（笹原　淳，石井　桂介）

【文　献】

1) Romero R PG, Jeanty P, Ghijini A, et al：Nonimmune hydrops fetalis. Prenatal diagnosis of Congenital Anomalies, pp414-426, Appelton-Lange, Norwalk, 1988.
2) Takahashi Y, Kawabata I, Sumie M, et al：Thoracoamniotic shunting for fetal pleural effusions using a double-basket shunt. Prenatal diagnosis 32（13）：1282-1287, 2012.
3) Litwinska M, Litwinska E, Janiak K, et al：Thoracoamniotic Shunts in Macrocystic Lung Lesions；Case Series and Review of the Literature. Fetal diagnosis and therapy 41（3）：179-183, 2017.
4) Morris RK, Malin GL, Quinlan-Jones E, et al：Percutaneous vesicoamniotic shunting versus conservative management for fetal lower urinary tract obstruction（PLUTO）；a randomised trial. Lancet 382（9903）：1496-1506, 2013.

XI 新生児外科疾患の胎児治療
4. 子宮開放手術 (Open fetal surgery)

I. 概念

①胎児治療は，生後に行う従来の治療では救命できない，あるいは重篤な後遺症が残ることが予想される疾患が対象となる．

②子宮開放手術は，健康な母親に対して全身麻酔下に開腹・子宮切開して，胎児に手術を行い，いったん胎児を子宮内に戻して子宮閉鎖・閉腹し，後日改めて帝王切開にて児を娩出させるものであり，胎児治療の中でも最も母体・胎児への侵襲の大きな治療法である．

③子宮開放手術は，他の胎児治療と同様に患者選択基準・除外基準に準拠し，症例ごとに医学的・倫理的検討を行い，手術により得られる恩恵が手術リスクより明らかに上回ると判断され，かつ患者家族が強く手術を希望する場合にのみ適応とし，施行される．

II. 胎児治療における生命倫理

1982年に国際胎児治療学会(International Fetal Medicine and Surgery Society)で提唱された以下に示す胎児治療ガイドライン[1]が，胎児治療を行う際の生命倫理の基本概念としても使用されている．

①正確な胎児診断・ステージ分類ができる疾患に行うこと，他の奇形を合併していないこと．

②病態生理・自然経過・予後が十分理解されている疾患に行うこと．

③現行の生後治療では，治療効果が不十分であると考えられる疾患に行うこと．

④臨床試験以前に，動物モデルで胎児治療の実行可能性・有効性が十分に示されていること．

⑤多分野の専門家から構成される胎児治療チームにより，厳格なプロトコールに従って行われること．その際，施設の倫理委員会の承認を受け，母親・家族からの同意書をもらうこと．

III. 子宮開放手術の対象疾患

子宮開放手術の対象疾患は，胎児治療の発展とともに変遷している．現時点では，主には脊髄髄膜瘤に対して，まれに超重症の肺囊胞性疾患と仙尾部奇形腫に対して施行されている．

1. 脊髄髄膜瘤(MMC)

脊髄髄膜瘤(myelomeningocele：MMC)とは，妊娠4週頃の神経管閉鎖不全が原因で，1/2,000の発生

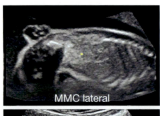
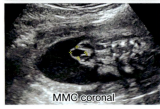
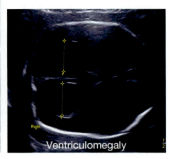

図XI-10 胎児超音波検査

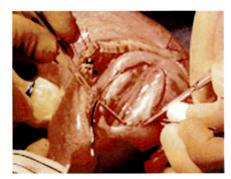

図XI-11 髄膜瘤閉鎖術

4. 子宮開放手術

表XI-2 脊髄髄膜瘤子宮開放手術

選択基準（Inclusion Criteria）
・小脳扁桃下垂を伴うT1-S1レベルの脊髄髄膜瘤もしくは脊髄披裂
・母親18歳以上
・（手術日が）妊娠19週0日〜25週6日
・胎児正常核型

除外基準（Exclusion Criteria）
・多胎妊娠　　　　　　・母体糖尿病
・母体肥満（BMI＞35）・母体高血圧
・頸管不全症歴　　　　・頸管短縮（＜20 mm）
・母体子宮奇形　　　　・前置胎盤
・胎盤早期剥離　　　　・早産既往歴
・母子間Rh不適合　　　・母体HIV, HB, HC陽性
・胎児30度以上の後彎
・脊髄髄膜瘤以外の胎児奇形合併
・耐術不能と考えられる母体状況
・不十分なサポート体制

率で生じる二分脊椎の最重症型を言う（図XI-10, 11）．患部以下の運動・感覚障害，膀胱直腸障害を呈し，キアリII型奇形や水頭症に伴う中枢神経障害や脳幹機能障害を合併する．2003年からは米国の胎児治療センター3施設に限定した前方視的ランダム化比較試験（MOMS trial）が行われ，2011年に胎児中期の髄膜瘤閉鎖術の有効性（下肢運動機能の改善，キアリ奇形の改善，VPシャント率の減少）が報告された[2]．その後の中期成績でもMOMS trialと同等の有効性が報告され，現在，海外の代表的胎児治療施設において妊娠19週0日〜25週6日の間に子宮開放手術が行われている（表XI-2）が，日本では2017年時点では未施行である．

2．先天性肺気道異常（CPAM）

先天性肺気道異常（congenital pulmonary airway

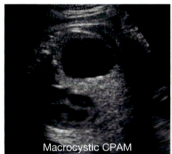
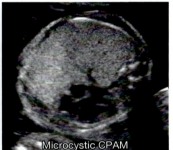
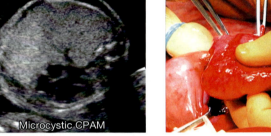

図XI-12　胎児超音波検査　　　　　図XI-13　CPAM肺葉切除術

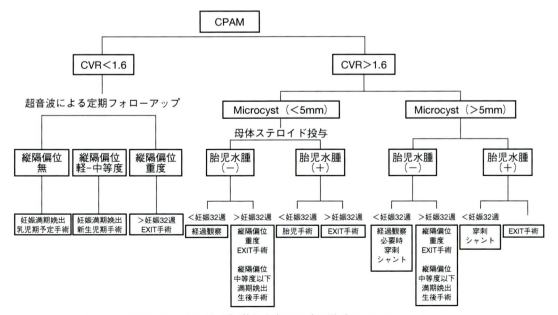

図XI-14　先天性肺気道異常（CPAM）の治療フローチャート

malformation: CPAM)とは，在胎5〜6週頃の肺芽分化異常が原因で，1/25,000〜35,000の発生率で生じる先天性囊胞性疾患である．従来は先天性囊胞性腺腫様異形成（CCAM）と呼ばれていた（図XI-12, 13）．

CPAMの病変サイズは，妊娠25週まで増大し，妊娠25〜28週に定常となり，以降縮小する．CPAMの大部分は，病変が小さく周囲臓器に及ぼす影響が少ないが，15%の症例で急速に病変サイズが増大し，縦隔偏位・羊水過多・右心不全・胎児水腫・母体ミラー（Mirror）症候群を生じることがある．そのため，胎児診断ではCPAM volume ratio（CVR）を用いて胎児水腫のリスク予測を行う．CVR＜1.6の小囊胞病変の場合，胎児水腫発症率は3%以下であるため低リスク群と考えられ，胎児治療は必要ない．一方でCVR＞1.6の場合，75%の胎児水腫発症率で高リスク群と考えられ，母体ステロイド投与が行われる[3]．効果不十分の場合，妊娠32週以前であれば子宮開放手術を，妊娠32週以降であればExutero intrapartum treatment（EXIT procedure）による肺葉切除術を考慮する．一方，大囊胞病変（＞5 mm）はステロイド治療に反応不良，かつ急速増大のリスクがあるため，CVR＞1.6の大囊胞病変には，妊娠32週以前であれば囊胞穿刺もしくは囊胞・羊水シャントチューブ挿入を，妊娠32週以降で縦隔偏位が重度の症例にはEXITもしくは新生児期の肺葉切除術を行う（図XI-14）．

3．仙尾部奇形腫（SCT）

仙尾部奇形腫（sacrococcygeal teratoma: SCT）とは，多分化能を有するHensen's nodeから生じる腫瘍であり，囊胞型，混合型，充実型に分類され，発生率は1/25,000〜40,000と言われている（図XI-15, 16）．一般的に予後の良い良性腫瘍であるが，胎児診断症例の中には妊娠中期に腫瘍内出血や腫瘍破裂を生じ，腫瘍が急速増大し，高心拍出性心不全・胎児水腫・母体ミラー症候群・子宮内死亡を呈する重症例が存在する．重症化は，腫瘍内の充実成分の割合・腫瘍サイズ増大度・腫瘍血流の豊富さと相関があり，血流豊富で急激に増大する充実成分の多い病変には頻回なフォローが必要である[4)5]．妊娠27週以前に心不全へ進行する症例には，子宮開放手術による腫瘍部分切除が考慮される（図XI-17）．その際，体外腫瘍の部分切除のみを短時間で行い，尾骨や体内残存腫瘍は出生後に再手術により切除する．仙尾部奇形腫に対する子宮開放手術の周術期生存率は50〜55%と低く，無治療であった場合の生存率とほぼ変わらないため，十分な手術適応症例の検討と適切なカウンセリングが必要である．一方で，妊娠27週以降に重症化する症例には，早期に帝王切開による分娩を行い，出産後そのまま腫瘍摘出術を行うか，EXITによる腫瘍切除術が考慮される（図XI-17）．

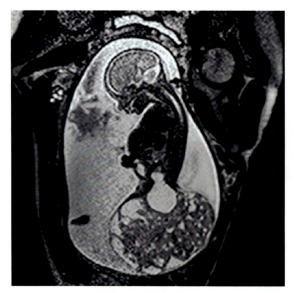

図XI-15　胎児MRI

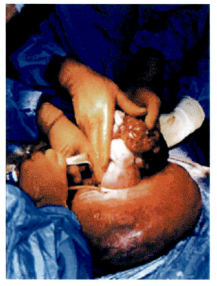

図XI-16　腫瘍部分切除術

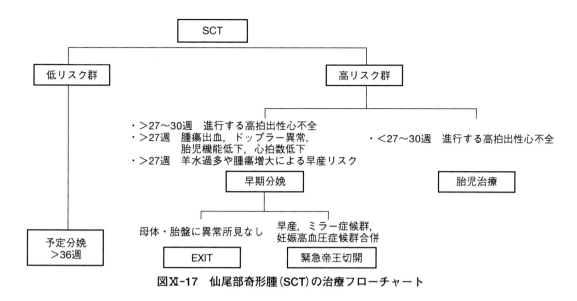

図XI-17 仙尾部奇形腫(SCT)の治療フローチャート

IV. 子宮開放手術の実際

1. 術前診断・胎児カウンセリング

術前検査としては，通常の妊婦検診で施行する母体・胎児評価のほか，経腹・経腟超音波検査(病変評価・子宮頸管長・胎盤位置・他合併異常の有無)・胎児MRI・胎児心エコー・染色体検査・必要あれば遺伝子検査を行い，子宮開放手術の適応を含む提供可能な周術期管理方法を議論する．胎児カウンセリングは，疾患に関連する複数科からの専門医と多職種からなる胎児治療チームによって行われる．疾患の病態生理・予測される生後経過・機能予後・選択可能な治療法・生じうるリスクなど可能な限り多くの情報を提供し，必要に応じて複数回行われる．十分理解を得たのち，母親・家族の望む選択肢に沿った治療を行うが，子宮開放手術を望む場合には，心理的・経済的サポートを行いながら手術に備える．

2. 子宮開放手術

子宮開放手術は，全身麻酔と硬膜外麻酔下に施行され，術後鎮痛には硬膜外麻酔を使用する．抗生剤は，術前に第一世代セファロスポリンを静注し，術中にβラクタム系抗生剤を羊水中に投与する．子宮収縮抑制薬は，術前に経口インドメタシンを，術中子宮閉創後に硫酸マグネシウムの投与を始める．可及的短時間の手術時間で，羊膜損傷を最小限に抑え，子宮トーヌスや胎児モニタリングに細心の注意を払って手術操作が行われる．具体的には，術野をイソジン®消毒したのち，基本下腹部横切開にて母体開腹し子宮を創外に脱転させる．超音波下に胎盤縁をマーキングし，胎盤から少なくとも5 cm離れた部位で子宮切開を行う．超音波ガイド下に子宮全壁に支持糸を2針かけ，その間の子宮壁を剪刀で切開，その後子宮切開用ステープラーを用いて子宮切開を行う．子宮切開口に温生理食塩水注入用チューブを留置し子宮内羊水量を調節する．胎児心エコーによる胎児モニタリングを開始し，胎児に鎮痛薬と筋弛緩薬を筋注し，胎児への手術を施行する．手術終了後，子宮壁のステープラーは残したまま2層で閉鎖する．子宮創部は大網パッチで補填し，その後母体の筋膜，皮膚を層々に閉創し，手術を終了する．

3. 周術期管理

術当日から翌日までは，各種モニタリングと深部静脈血栓症予防を行い，床上安静とする．輸液は80 ml/時に制限し，経口摂取量に合わせて漸減する．術当日夜から食事再開し，術後2日目から薬剤を経口内服に変更する．術後抗生剤は術翌日まで投与する．子宮収縮抑制薬は，術直後は硫酸マグネシウムの持続投与とインドメタシンを投与し，その後，経口ニフェジピンを妊娠終了まで継続する．入院中は，連日胎児超音波検査を行う．通常，術後4〜5日で退院となるが，術後2週間は自宅安静とする．退院後は，通常の胎児検診に加えて，週2回の胎児超音波検査を行い，妊娠37週での帝王切開による出産を目標とする．子宮収縮がコントロールできず妊娠継続が困難な場合には，その

各　論　XI. 新生児外科疾患の胎児治療

時点で帝王切開とする．母体へのステロイド投与は，34週以前に出産する可能性が高い場合のみ投与する．

4. 子宮開放手術の現状と将来展望

　子宮開放手術の有効性が認められる一方で，子宮開放手術のリスクも報告されている．母体へのリスクとしては，子宮切開創の菲薄化や創部離開のリスク，将来すべての妊娠において帝王切開が必須となることが挙げられる．そのほか，早産，絨毛膜羊膜分離，前期破水，早産に伴うさまざまな新生児合併症がある一定の割合で報告されている[2]．

　症例数を積み重ねることによる手術技術の向上や手術時間を短縮しても，ある一定の割合で合併症を認めるという報告があり，現時点での子宮開放手術の限界と考えられる．この合併症の回避する方法として，子宮鏡を用いた治療法や再生医療を用いた治療法の開発が期待されているが，有効性を示すには至っていない．

（渡邊　美穂）

【参考文献】

1) Harrison MR, Filly RA, Golbus MS, et al：Fetal treatment 1982. The New England journal of Medicine 307：1651-1652, 1982.
2) Adzick NS, Thom EA, Spong CY, et al：A randomized trial of prenatal versus postnatal repair of myelomeningocele. The New England journal of Medicine 364：993-1004, 2011.
3) Peranteau WH, Wilson RD, Liechty KW, et al：Effect of maternal betamethasone administration on prenatal congenital cystic adenomatoid malformation growth and fetal survival. Fetal diagnosis and therapy 22：365-371, 2007.
4) Shue E, Bolouri M, Jelin EB, et al：Tumor metrics and morphology predict poor prognosis in prenatally diagnosed sacrococcygeal teratoma；a 25-year experience at a single institution. Journal of pediatric surgery 48：1225-1231, 2013.
5) Rodriguez MA, Cass DL, Lazar DA, et al：Tumor volume to fetal weight ratio as an early prognostic classification for fetal sacrococcygeal teratoma. Journal of pediatric surgery 46：1182-1185, 2011.

和文索引

池田恵一　4
植田　隆　3
葛西森夫　3
駿河敬次郎　3
若林　修　3

あ

アポトーシス　41
赤ちゃんの最善の利益　9

い

いのちの選択　9
胃食道逆流　124
　──現象　200
　──症　122
胃穿孔　126
胃破裂　126
胃瘻造設　56
異所性胃粘膜　143
異所性尿管　268,271,272
　──瘤　272
移行期医療　5
遺伝性多発性腸閉鎖症　137
一時的ストーマ　60
一期的直腸肛門形成術　210
一酸化窒素吸入療法　92
陰核形成術　293
陰茎形成術　277
陰唇形成術　293
陰唇癒合　289
陰嚢水腫　239

う

ウンナ母斑　262
右心不全　90

え

エンドトキシン　153
壊死性腸炎　153,160
永久的人工肛門造設　229
永久的ストーマ　60

栄養管理　36

お

オンディーヌの呪い　186
嘔吐　124
　──，噴水状　129
横隔神経麻痺　94
横隔膜挙上症　94
横隔膜弛緩症　94
横隔膜透視　94
横隔膜ヘルニア　17
　──，先天性　72,76,89,94,
295
横隔膜縫縮術　94,95
大阪府立母子保健総合医療セン
　ター　4
恩恵の原則　9

か

カポジ様血管内皮腫　263
カルレチニン免疫染色　189
ガストログラフィン　29
　──浣腸　162
ガドリニウム造影剤　32
ガラクトース血症　184
下腸間膜静脈-門脈臍部バイパ
　ス術　185
下部食道括約筋　124
下部尿路通過障害　268,273,
278
下部尿路閉塞　24
　──性疾患　305
化学性腹膜炎　150
　──（線維性癒着型）　150
　──（嚢胞型）　150
　──（汎発型）　150
葛西分類　169
外鼠径ヘルニア　238
拡散強調画像　32
核医学検査　33
核医学的検査　268
完全大血管転位　49
肝外門脈閉塞症　184

肝線維化　169
肝門部空腸吻合術　169
肝鎌状靭帯　28
換気量　43
嵌頓ヘルニア　239
環状切除端々吻合　99

き

キアリ奇形　86
キャリーオーバー　5
気管・気管支軟化症　100
気管・喉頭閉鎖症　19
気管狭窄　63
気管支原性嚢胞　107
気管支性嚢胞　107
気管支閉鎖　27
　──症　102
気管支閉塞群　102
気管食道瘻　117
気管切開カニューレ　64
気管切開術　63
気管軟化症　98
気管無形成　110
気管腕頭動脈瘻　64
気胸　72,93
気道異物　101
気腹　72
奇形腫　63
機能的残気量　43
逆行性胆管炎　174
巨大臍帯ヘルニア　221
巨大尿管　268,270
巨大膀胱　273
　──，先天性　275
胸腔鏡下手術　72
胸腔ドレナージ　67
胸腔羊水腔シャント留置術
　303,304
胸腹裂孔膜　89
近畿小児外科懇談会　3

索 引

け

経肛門的ヒルシュスプルング病
　根治術　191
経静脈性（腎盂）尿路造影　30
経腸栄養　38
経尿道的尿道弁切開術　279，
　280
経皮的腎瘻造設術　270
経皮内視鏡的胃瘻造設術　56
憩室切除術　274
繋留脊髄　230
血液吸着療法　71
血便　200
血管奇形　259
血管性腫瘍　259
血漿交換　71
結節性再生性過形成　184
限局性結節性過形成　184
限局性腸穿孔　157，160

こ

コンプライアンス　44
呼気終末陽圧　45
公正の原則　9
広範囲無神経節症　187
甲状腺ホルモン投与　162
交通性水頭症　84
好酸球の浸潤　201
抗原特異的リンパ球刺激試験
　200
肛門形成術　211
肛門周囲膿瘍　203
肛門腟前庭瘻　209
肛門直腸形成　217
肛門ポリープ　206
後腸　229
後部尿道弁　278
高位結紮　239
喉頭閉鎖症　111
絞扼性ヘルニア　239
国立小児病院　4
国立成育医療センター　5
極・超低出生体重児　160

さ

サーモンパッチ　262
サイロ形成術　227
左心低形成症候群　49
再構成画像　32
臍帯潰瘍　134
臍帯内ヘルニア　221
臍帯ヘルニア　20，221，235
　——，巨大　221
臍腸管遺残症　164
臍腸管索　165
臍腸瘻　165
臍肉芽腫　236
臍ヘルニア　234

し

シナプス形成　42
ショック状態　51
シルエットサイン　27
シンチグラフィ　34
　——，メッケル　165
子宮開放手術　306
子宮外分娩時治療　245
死腔　43
指定難病　93
自律の原則　9
持続血液濾過透析　70
若年性ポリープ　205
十全大補湯　204
重症肺動脈弁狭窄　49
縦隔気腫　64
出生前診断　4，11，90，118，248
　——，新型　10
純型肺動脈弁閉鎖　49
女性化外陰部形成術　292
小児外科医　78
小児慢性特定疾患　93
小児用成分栄養剤　37
消化管アレルギー　198
消化管ストーマ　59
　——合併症　60
消化管重複症　142
消化管ポリープ　205
消化管利用膀胱拡大術　277
鞘膜外捻転　285

鞘膜内捻転　285

上顎体　257
上半腎摘除術　272
上部尿路通過障害　266，269
上部尿路変更術　280
静脈栄養　5，38
静脈管　47
静脈奇形　260
静脈切開（カットダウン）法　68
食道閉鎖　19
　——，先天性　72
食物負荷テスト　201
心胸腺陰影　26，27
心理社会的発達　78
侵害回避の原則　9
神経芽腫　247
　——，新生児　247
神経腸管嚢胞　108
神経ブロック　41
新型出生前診断　10
新生児・乳児食物蛋白誘発胃腸
　症　198
新生児肝芽腫　251
新生児肝腫瘍　251
新生児外科手術　3
新生児固形腫瘍　244
新生児循環　47
新生児神経芽腫　247
新生児腎腫瘍　253
新生児遷延性肺高血圧　90
新生児腸閉塞症の三徴　134，
　139，207
新生児メレナ　205
人工呼吸器関連肺傷害　45
人工肛門　210
　——造設術　210
　——閉鎖術　212
腎盂形成術　270
腎盂尿管移行部　269
　——通過障害　266
腎盂尿管吻合術　272
腎形成異常　21
腎摘除術　272
腎明細胞肉腫　254
腎ラブドイド腫瘍　254

索引

す

スピンエコー　32
スライド気管形成術　99
水腎症　21, 268
　──，先天性　269
　──，胎児　268
水腟症　215, 217
水頭症　83
　──，交通性　84
　──，幼児　268
　──，閉塞性　84
膵管胆道合流異常　176, 177
膵管癒合不全　181
膵島細胞症　182
髄液　84

せ

生命倫理　8
声門下腔狭窄　63
性分化疾患　284, 291
清潔間欠導尿　220, 233
精索水腫　239
精索捻転　285
精神発達遅滞　78
精巣萎縮　243
精巣挙上　243
精巣腫瘍　286
脊髄脂肪腫　85, 87
脊髄髄膜瘤　85, 230, 306
脊髄脊椎奇形　207
脊髄膿瘍　88
脊髄皮膚洞　85, 88
脊髄披裂　85, 86
仙尾部奇形腫　25, 308
仙尾部胚細胞腫瘍　255
先天性横隔膜ヘルニア　72, 76, 89, 94, 295
先天性間葉芽腎腫　253
先天性気管狭窄症　97
先天性巨大膀胱　275
先天性血管腫　262
先天性高インスリン血症　182
先天性十二指腸閉鎖　72, 77
　──症・狭窄症　133

先天性小腸閉鎖症・狭窄症　137
先天性上気道閉塞症候群　110, 111
　──胎児エコー　112
先天性食道閉鎖　72
　──症　75, 117
先天性食道裂孔ヘルニア　122
先天性水腎症　269
先天性胆道拡張症戸谷分類　176
先天性囊胞性腺腫様異形成　308
先天性囊胞性肺疾患　102, 305
先天性肺気道異常　104, 307
先天性副腎皮質過形成　291
先天性膀胱憩室　273
先天性門脈体循環短絡症　184
染色体異常　207
潜在性二分脊椎　85
全結腸無神経節症　187
全層一層縫合　54
前腸重複囊胞群　107
前腸由来囊胞　109
前部尿道弁　278, 280

そ

鼠径部アプローチ　239
鼠径ヘルニア　238
　──，外　238
双角子宮　229
双孔式（完全分離型）ストーマ　59
双孔式（二連銃式）ストーマ　59
双孔式（ループ式）ストーマ　59
総合周産期母子医療センター　5
総動脈幹遺残　50
総肺静脈還流異常　50
総排泄腔　214, 229
　──外反症　229, 273, 276
総排泄腔遺残　214
　──症　210, 214
造影検査　29

た

ダイアモンド吻合術　136
多脾症候群　169, 184
体外式膜型人工肺　93
体壁形成不全　21
胎児胸水　19, 303
胎児鏡下気管閉塞術　93, 295
胎児腔水症　303
胎児形態異常　14
胎児シャント　303
　──留置術　303, 304
胎児循環　47
胎児水腫　303
胎児水腎症　268
胎児超音波検査　268
胎児腹水　215
胎便関連性腸閉塞症　160
胎便性腹膜炎　20, 150, 215
胎便栓症候群　160
胎便排泄　207
大動脈弓離断　49
大動脈縮窄　49
大動脈肺動脈窓　50
代用腟　217
第1回日本小児外科学会　3
単孔式（ハルトマン式）ストーマ　60
単孔式腸瘻造設　231
単純X線写真　26
胆道再建法　179
胆道閉鎖症　33, 34, 169
短腸症　156
　──候群　145
男性化外陰部形成術　293

ち

遅発性の副作用　32
窒素　50
腟形成術　293
中腎傍管　214
中腸回転異常　30
中腸軸捻転　30, 145
長期のQOL　78
重複腟　217
重複腸管　142

索　引

超音波検査　33
　　——，胎児　268
超低出生体重児　157
腸回転異常　145
腸間膜血流障害　137
腸間膜嚢腫　142
腸管重複嚢腫　108
腸管吻合　54
腸管壁内ガス　154
腸骨骨切り術　231
腸重積　205
　　——症　167
腸閉鎖　20
腸瘻　159
　　——造設　156
調製粉乳　37
直腸・肛門異常　207
直腸肛門内圧検査　189
直腸肛門反射　189
直腸総排泄腔瘻　214
直腸腟前庭瘻　209
直腸粘膜生検　189

て

低出生体重児　239,242
　　——，極・超　160
　　——，超　157
停留精巣　239,284

と

東京小児外科懇談会　3
東京都立清瀬小児病院　4
倒立位撮影　209
頭蓋内圧　84
頭頸部胚細胞腫瘍　257
動静脈奇形　261
動脈管　49
　　——後　92
　　——前　92
道徳　8

な

内視鏡外科手術　72
内視鏡的瘤切開術　272
内臓錯位症候群　184

内臓心房錯位症候群　169
難病法　5

に

二分脊椎　85
　　——，潜在性　85
　　——，嚢胞性　85
日本外科学会　3
日本周産期・新生児医学会　5
日本周産期学会　5
日本新生児医学会　5
日本胆道閉鎖症全国登録　169
乳児持続性高インスリン血性低
　血糖症　182
乳児痔瘻　203
乳び胸水　93,114
乳び腹水　114
尿管形成　271
尿管膀胱新吻合術　271,272,
　274,276
尿管瘤　268,271,272
　　——・尿管異所開口　22
　　——摘除術　272
　　——，異所性　272
尿生殖洞　214
尿中胎便混入　207
尿道・陰茎形成術　276
尿道下裂　281
尿道上裂　276
尿道造影　209
　　——，経静脈性（腎盂）　30
尿道脱　288
尿路再建術　276
尿路閉塞　305
　　——，下部　24,305
認定医制度　4

ぬ

ヌック管　239
　　——水腫　239

の

脳室-腹腔短絡術　83
脳脊髄液　84
嚢胞性二分脊椎　85

嚢胞性肺疾患　17
　　——，先天性　102,305

は

％肺断面積頭周囲長比　91
バリウム　29
パターナリズム　9
肺胸郭断面積比　91
肺血管抵抗　42,49
肺低形成　89
肺動脈弁欠損　51
肺動脈輪　97
肺分画症群　105
肺葉外肺分画症　105
肺葉性肺気腫　102
肺葉内肺分画症　105
背側膵芽　181
胚細胞腫瘍　255
　　——，頭頸部　257
排泄性膀胱尿道造影　30
排尿時膀胱尿道造影　268,279
排膿散及湯　204
白線ヘルニア　235
反復性呼吸器感染　124

ひ

ヒルシュスプルング病　186
　　——類縁疾患　160,193
泌尿器生殖器系異常　207
肥厚性幽門狭窄症　130

ふ

ファロー四徴症兼肺動脈閉鎖
　49
フェンタニル　40
プロスタグランジン E_1 製剤
　92
プロスタグランジン誘導体　48
プロバイオティクス投与　154
腹腔鏡下ヘルニア手術　241
腹腔ドレナージ　66,156,159
腹側膵芽　181
腹直筋離開　235
腹壁導尿路作成術　274
腹壁破裂　21,225

iv

腹膜鞘状突起 238
噴水状嘔吐 129
分娩外傷 94, 95
分流手術 179

へ

ヘルニア嚢 238
閉塞性水頭症 84

ほ

ボホダレク孔ヘルニア 89
母乳 37
　——投与 154
傍尿道嚢腫 288
膀胱外反症 273, 276
膀胱拡大術 274, 280
膀胱頸部形成術 276
膀胱低形成 273, 274
膀胱尿管逆流 209, 268, 273, 279
　——現象 87
膀胱皮膚瘻造設術 279
膀胱閉鎖術 276
膀胱無形成 273, 274
膀胱瘻 217

ま

膜型人工肺 70
末梢留置型中心静脈カテーテル 68
慢性特発性偽性腸閉塞症 193

み

ミルクアレルギー 198

む

無害原則 9
無気肺 43
無侵襲的出生前遺伝学的検査 10
無治療経過観察 249
無嚢性ヘルニア 89
無脾症候群 169, 184

め

メッケル憩室 164, 205
メッケルシンチグラフィ 165

も

モルヒネ 40
門脈ガス 154

ゆ

有嚢性ヘルニア 89
輸液管理 36

よ

幼児血管腫 263

ら

ランゲルハンス島 182
卵円孔 49
卵巣腫瘍 265
卵巣嚢腫 24, 265

り

リンパ管奇形 260
リンパ管腫 63
リンパ球幼若化反応 200
硫酸アトロピン静注療法 130
倫理学 8
輪状膵 133

る

ループ式ストーマ造設術 61

れ

レミフェンタニル 41

ろ

瘻孔 207

わ

わが国における新生児外科の現況 3
和の思想 8

欧文索引

I cyst 型胆道閉鎖症 176
^{18}F-DOPA PET 183
24 時間食道インピーダンス pH モニタリング 124
^{99m}Tc-シンチグラム 143

Rickham 4
Swenson 3

A

α-フェトプロテイン 251
abdominal compartment syndrome 249
AFP 251
allergic colitis 200
allied disorders of Hirschsprung's disease 193
ALST(antigen-specific lymphocyte stimulation test) 200
Altman の分類 256
angel kiss 262
annular pancreas 133
anorectal anomaly 207

anorectal manometry 189
anterior urethral valves 278
apple-peel 型 138
ASARP(anterior sagittal anorectoplasty) 211,213
asplenia syndrome 184
AVM(arterial-venous malformation) 261

B

bacterial translocation 153, 197
BAPS (british association of paediatric surgeons) 3
Bell の臨床病期分類 154
beneficence 9
bicornuate uterus 229
Biliary atresia 169
biliary atresia splenic malformation syndrome 184
Bochdalek hernia 89
body stalk anomaly 221
BPS(bronchopulmonary sequestration) 105
bronchial cysts 107
bronchial obstruction 102
bronchogenic cysts 107

C

CAH(congenital adrenal hyperplasia) 291
caliber change 188
calretinin immunohistochemistry 189
cardiothymic shadow 27
CCAM 308
CH(congenital hemangioma) 262
CHAOS (congenital high airway obstruction syndrome) 19,110,111
CHDF 70
chemical peritonitis 150
chemical peritonitis (cystic type) 150

chemical peritonitis (fibroadhesive type) 150
chemical peritonitis (generalized type) 150
CHI (congenital hyperinsulinism) 182
CIC (clean intermittent catheterization) 220,233
CIIPS (chronic idiopathic intestinal pseudo-obstruction syndrome) 193
cloaca 229
cloacal exstrophy 229
closed or vanishing gastroschisis 225
closing volume 43
CMN (congenital mesoblastic nephroma) 253
common channel 214
complex cyst 266
congenital diaphragmatic hernia 89
congenital duodenal atresia and stenosis 133
congenital hydronephrosis 269
congenital intestinal atresia and stenosis 137
congenital portosystemic shunt 184
context sensitive half-time 40
corkscrew appearance 30
corkscrew sign 146
CPAM(congenital pulmonary airway malformation) 104, 307
cranio-caudal migration theory 186
CRBI(catheter-related bloodstream infection) 197
cross-table lateral 29
cryptorchidism 284
CSF(cerebrospinal fluid) 84
CT(computed tomography) 31

D

daughter cyst 265
DIC-CT 31
disorders of sex development 239
DMSA 腎シンチグラフィ 268
do no harm 9
double bubble sign 134
doughnut sign 168
DSD (disorders of sex development) 284,291
Duhamel 法 191
dumbbell 型 248
duplication of the alimentary tract 142
DWI(diffusion weighted image) 32

E

Ebstein 奇形 50
ECMO (extracorporeal membrane oxygenation) 70,93
ectopic ureter 268,271
EEC(exstrophy-epispadias complex) 276
end-to-back 吻合 141
end-to-oblique 吻合 141
enteric duplication cysts 108
EOB プリモビスト® 32
EXIT (ex utero intrapartum treatment) 112,245
——procedure 298

F

Fetal Palliative Care 9
FETO (fetoscopic endoluminal tracheal occlusion) 93,295
FIP (focal intestinal perforation) 157,160
FLAIR (fluid attenuated inversion recovery) 法 32
focal nodular hyperplasia 184
football sign 29,127
foregut cysts 109

索引

foregut duplication cysts　107
free air　28
Fryns症候群　89

 G

GABA$_A$（γ-aminobutyric acid-A）　41
Gambee縫合　54
gastric perforation　126
gastric rupture　126
gastroschisis　225
gentle ventilation　92
GER（gastroesophageal reflux）　124, 200
GERD（gastroesophageal reflux disease）　122
GLA（generalized lymphatic anomaly）　261
GLUT-1　262
Gross分類　117
GSD（Gorham-Stout disease）　261

H

Heinrich分類　182
hernia into the umbilical cord　221
heterotaxia syndrome　184
HG（hypoganglionosis）　193
high ligation　239
hindgut　229
Hirschsprung病　186
Huchinson手技　168
hydrocephalus　83
hypospadias　281

I

ICDS（islet cell dysmaturation syndrome）　182
ICP（intracranial pressure）　84
IFALD（intestinal failure-associated liver disease）　38, 148, 193
IgE　200

IH（infantile hemangioma）　263
IMG（immaturity of ganglia）　193
immaturity of ganglia　160
in situ neuroblastoma　248
incomplete rotation　145
infantile anal fistula　203
Inguinal hernia　238
INRGSS病期分類　247
INSS病期分類　247
Intestinal anastomosis　54
ISSVA（international Society for the Study of Vascular Anomalies）分類　259
IVP（intravenous pyelography）　30

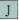 J

justice　9

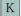 K

Kasabach-Merritte phenomenon（KMP）　263
KHE（Kaposiform hemangio-endothelioma）　263
Klippel-Trenaunay症候群　262

L

L/T比　91
Ladd手術　148
LES（lower esophageal sphincter）　124
LM（lymphatic malformation）　260
LPEC（laparoscopic percutaneous extraperitoneal closure）　238
LPEC法　241
LST　200
LUTO（lower urinary tract obstruction）　305

 M

Macrocystic type　260
MAG 3腎利尿レノグラフィ　268
maleficence　9
malrotation　145
meckel diverticulum　164
meconium disease　160
megaureter　268, 270
mesenteric cyst　142
MIBG（^{123}I-metaiodobenzylguanidine）検査　249
microcolon　28, 162
microcystic type　260
midgut malrotation　30
midgut volvulus　30, 145
mini-puberty　284
MMC（myelomeningocele）　306
MMIHS（megacystis microcolon intestinal hypoperi-stalsis syndrome）　193
MRI（magnetic resonance imaging）　32
MRI（meconium-related ileus）　160
mucous impaction　27
multidetector row CT　31
multiple bubble sign　139
Müller管　214
*MYCN*遺伝子増幅　248
myelomeningocele　85, 230
myeloschisis　86

 N

NEC（necrotizing enterocolitis）　153, 160
nesidioblastosis　182
neurenteric cysts　108
neuroblastoma　247
　——stage 4S　247
　——stage IV-S　248
　——stage MS　247
NICH（non-involuting congenital hemangioma）　262

vii

索 引

NIPT (non-invasive prenatal genetic testing) 10
NIPT コンソーシアム 10
NMDA (*N*-methyl-ᴅ-aspartate) 受容体拮抗薬 41
nodular regenerative hyperplasia 184
Non-IgE-GFA (Non-IgE-mediated gastrointestinal food allergy) 198
non-rotation 145
Nuck 管 239
nuclear medicine 33

O

o/e LHR 91
omphalomesenteric duct remnant 164
oncologic emergency 244, 248
Ondine Curse 186
open fetal surgery 306
ovarian cyst 265

P

PA-sling 97
Pallister-Killian 症候群 89
pancreas divisum 181
PAPS (Pacific Association of Paediatric Surgeons) 3
paraurethral cyst 288
Parkes Weber 症候群 262
patent processus vaginalis 238
PE 71
PEEP (positive end-expiratory pressure) 45
PEG (percutaneous endoscopic gastrostomy) 56
perianal abscess 203
perineal groove 290
PHACES 症候群 264
PHHI (persistent hyper- insulinemic hypoglycemia in infancy) 182
PICH (partially involuting congenital hemangioma) 262

pig tail sign 30
PI カテーテル (peripheral inserted central catheter) 68
PNALD (parenteral nutrition-associated liver disease) 37, 148, 197
polysplenia syndrome 184
posterior urethral valves 278
Potts 法 211
PPHN (persistent pulmonary hypertension of the newborn) 90
projectile vomiting 129
PSARUVP (posterior sagittal anorectourethrovaginoplast) 217
pseudo-ureterocele 271
pseudokidney sign 168

Q

QOL (quality of life) 78

R

radioisotope 検査 268
Ramstedt 式粘膜外幽門筋層切開術 131
rectal mucosal biopsy 189
reproductive life cycle 9
Rex シャント 185
RICH (rapidly involuting congenital hemangioma) 262
RI 検査 268

S

saddle bag sign 29, 127
salmon patch 262
SBBO (small bowel bacterial overgrowth) 196
SCT (sacrococcygeal teratoma) 25, 308
SD (segmental dilatation of the intestine) 193
SE (spin echo) 33
second-look operation 147
simple cyst 265

sliding hernia 241
Sliding window 法 135
sliding ヘルニア 239
Soave-伝田法 191
SPECT (single photon emission CT) 34
spina bifida 85
spinal dermal sinus 88
spinal lipoma 87
Spitz のリスク分類 120
stroke bite 262
Sturge-Weber 症候群 262
Surgical Section of American Academy of Pediatrics 3
sutureless closure 227
sutureless enterostomy 61
Swenson 法 191

T

T1 強調画像 32
T2 強調画像 32
TA (tufted angioma) 263
TAEPT (trans- anal endorectal pull-through) 191
tapering enteroplasty 141
TAPVC 50
target sign 168
TEF (tracheo-esophageal fistula) 117
testicular torsion 285
testicular tumor 286
tethered cord 230
the fetus as a patient/a person 9
TIPU 法 282
total or partial urogenital mobilization 法 293
tracheal agenesis 110
triangular cord sign 33, 171
tubularised incised plate urethroplasty 282
TUM or PUM 法 293
TUM (total urogenital mobilization) 217, 219

viii

索　引

umbilical cord capping 法　226
umbilical granuloma　236
umbilical hernia　234
UPJ　269
UPJO(ureteropelvic junction obstruction)　266
upper urinary tract obstruction　266
ureterocele　268,271
US(ultrasonography)　33

V

VACTER 連合　207

valve bladder syndrome　280
vascular accident　137
VCUG(voiding cystourethrography)　30,268,279
VM(venous malformation)　260
VP shunt(ventriculo-peritoneal shunt)　83
VUR (vesicoureteral reflux)　87,268,273,279

Wangensteen-Rice 法　209
well-being の評価　13
whirlpool sign　30,146
Wilms 腫瘍　253

window 幅　31
window レベル　31
windsock 型　133
"Wingspread" 病型分類　208

X 線検査法　26

最新　新生児外科学

ISBN978-4-907095-50-5 C3047

平成 31 年 2 月 20 日　第 1 版発　行
令和 4 年 5 月 1 日　第 1 版第 2 刷

編　　集 ——— 窪　田　昭　男
　　　　　　　 奥　山　宏　臣
発 行 者 ——— 山　本　美　惠　子
印 刷 所 ——— 三 報 社 印 刷 株式会社
発 行 所 ——— 株式会社 ぱーそん書房
　　　　　　　 〒 101-0062 東京都千代田区神田駿河台 2-4-4 (5 F)
　　　　　　　 電話 (03) 5283-7009 (代表) /Fax (03) 5283-7010

Printed in Japan　　　　　　　　　Ⓒ KUBOTA Akio, OKUYAMA Hiroomi, 2019

・本書の複製権・翻訳権・上映権・譲渡権・公衆送信権（送信可能化権を含む）は
　株式会社ぱーそん書房が保有します．
・**JCOPY** ＜出版者著作権管理機構　委託出版物＞
　本書の無断複製は著作権法上での例外を除き禁じられています．複製される場合
　には，その都度事前に出版者著作権管理機構（電話 03-5244-5088，FAX 03-5244-
　5089，e-mail：info@jcopy.or.jp）の許諾を得て下さい．